全国高等医药院校"十二五"规划教材，供护理学专业使用

现代护理学

（第二版）

主　编　张静平

副主编　唐　莹　冷晓红

主　审　何国平

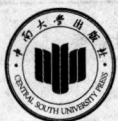

中南大学出版社
www.csupress.com.cn

图书在版编目(CIP)数据

现代护理学/张静平主编. —长沙:中南大学出版社,2012.5 二版
ISBN 978-7-81105-288-6

Ⅰ.现... Ⅱ.张... Ⅲ.护理学... Ⅳ.R47

中国版本图书馆 CIP 数据核字(2006)第 031612 号

现代护理学

(第二版)

主编 张静平

□**责任编辑** 谢新元	
□**责任印制** 易红卫	
□**出版发行** 中南大学出版社	
社址:长沙市麓山南路	邮编:410083
发行科电话:0731-88876770	传真:0731-88710482
□**印　装** 长沙市宏发印刷有限公司	

□**开　本** 787×1092 1/16	□**印张** 25 □**字数** 638 千字
□**版　次** 2006 年 5 月第 2 版	□2016 年 11 月第 8 次印刷
□**书　号** ISBN 978 – 7 –81105 – 288 – 6	
□**定　价** 45.00 元	

现代护理学编写人员名单
（第二版）

主　编　张静平

副主编　唐　莹　冷晓红

编　者（按姓氏笔画排列）

毛　婷　邓小梅　叶　曼　刘　丹

李小云　张静平　冷晓红　宋　妍

余晓波　唐　莹　黄海珊

主　审　何国平

前　言······

随着社会进步及医学科学发展，护理学领域新理论、新知识、新技术、新方法的运用呈日新月益之势，护理学科与其他学科有了更多的互相渗透与融合。一方面极大地促进了护理学科的发展；另一方面也要求护理人员必须接受继续护理学教育，不断更新专业知识，以提高业务技能，满足社会人群的健康需要。我国高等教育重启较晚，临床护理人员以中专起点为主，因此，通过再继续教育，促进护理人员自身职业发展，加速护理专业人才培养与护理队伍建设更显迫切；而针对这群已具有护理基本知识且临床经验丰富不同层次的护理人员，如何衔接以往学历教育，使课程内容不重复，并能满足各级护理人员的学习需要，学致以用，则为课程设计的一大挑战。

本教材是为适应临床中高级护理人才继续教育需要而组织编写，适用于攻读护理专业的本科生、研究生使用及网络教育、成人继续教育用书，此为更新后教材的第二版。全书仍分为 11 章，包括护理专业发展、临床护理、护理管理、护理教育、社区护理、护理学理论、与护理学科相关的理论、健康教育等，每章节随护理领域动态更新、增加了相应内容。

本教材作为现代护理学教学内容和护理人员进行继续教育的载体，在编写上仍力争保持第一版风格并突出以下特点：

1. 前沿性　护理人员知识层次不同，职称不同，需求的知识也不同。临床经验丰富的中高级护理人员作为护理队伍建设的中坚力量，急需了解的是本学科各领域各方面的最新进展，学习在本专业的运用，以及获取与专业发展息息相关的知识与信息。因此，本书在各章节的着重介绍了护理新理论、新理念、新知识、新技术、新方法在国内外的发展与应用现状，如护理管理中介绍了 ISO9000 标准族在护理品质保证中的应用，护理信息管理的系统化与科学化，护理成本经济管理、护理人员参政议政对专业发展的促进；临床护理中介绍了循证护理、临床路径的应用与发展，现代诊疗护理技术，如呼吸机、高压氧、输液泵以及各危重症监护技术在护理实践中的运用，简述在国外已成体系但我国尚在讨论与酝酿阶段的临床护理专家制度；在护理理论中介绍了已应用于国内的与正在被引进的新理论，如 Johnson 的行为系统模式、Peplau 的人际间关系模式等，新引入 Watson 的人性照护理论；在护理相关理论中创新性地引入了传播学相关理论及跨理论模型；在临床护理技术中引入专科护理技术，如肺部疾病重点护理(pulmonary intensive care unit，PICU)、造口护理等。

2. 引导性 21 世纪是一个出于需要必须在整个工作生涯中不断学习的世界，终生学习过程最重要的是培养学习力，可以说学到什么重要，学会学习更重要。医学科学领域专业知识更新快，各种新技术、新方法更是日新月异涌现，保持高的学习力，学会学习是保持护理人才与时俱进的有效方法。因此，本书注重的不是基本知识的灌输，而是引导护理人员对专业发展的探索，学会在学习中通过获得的知识与信息，提出临床实践中的问题，探索分析问题，进而解决问题。本书大部分章节以综述的形式出现，对专业发展各领域客观现状的描述，涉及发展中的问题及问题的解决，引导护理人员不断思考、探索此问题，进行再学习获取相关信息与方法，解决问题。

本书全体编者均以高度认真负责的态度参与工作，竭尽所能进行编写，但因能力、水平及时间的限制，难免有内容不当之处，尚祈广大师生批评指正，在使用本教材的过程中，提出意见和建议。

张静平

于中南大学

2011 年 6 月

目 录

第一章 护理发展概况

护理学是一门最古老的艺术和最年轻的专业，是医学科学中的一门独立学科，是研究维护人类身心健康的护理理论、知识、技能及发展规律的应用性科学。100 多年来，随着人们的健康需求不断增加和变化，护理学从一个简单的医学辅助学科迅速地向更加成熟和独立的现代学科发展；经历了从简单的清洁卫生到以疾病为中心的护理，以病人为中心的护理和以人的健康为中心的整体护理发展历程，并在实践、教育、研究中得到充实和完善，逐渐形成了自己特有的理论和实践体系。

第一节 护理发展史

一、护理学简史

护理学的产生与发展与人类的生存繁衍、文明进步息息相关，并随着社会的演变、科学技术的进步而不断地发展。不了解护理学的过去，就不能推断人类未来的护理发展。了解护理发展史，就是为了学习前人的经验与教训，以便把工作做得更好，促进护理学科的发展。

（一）人类早期的护理

自从地球上有了人类以后，就开始了原始的医药和护理活动，护理是人们谋求生存的本能和需要。Nurse 一词来源于拉丁语，原意为养育、保护、照料等意思，后来引伸为照顾老人和病人等弱势群体，并随着人类的存在和对自然的认识，经历了漫长的发展历程。

古代医学起源于生活实践，是人类应对生、老、病、死的客观现象，是保护自己、维持生存和繁衍后代的活动。如北京猿人在火的应用中，逐步认识到烧热的石块、砂土既可局部供热，也可消除疼痛。因此，原始人创造了"砭石"和"石针"等解除病痛的工具。早期的医学与护理是合二为一、密不可分的，"三分治、七分养"就是我国对古代医学与护理学关系所作的高度概括。

（二）中世纪的护理

中世纪的欧洲，由于政治、经济和宗教的发展，战争频繁、疾病流行，对护理工作的发展具有一定的促进作用。13 ~ 14 世纪的罗马天主教皇掌握了欧洲许多国家的宗教大权，在各地修建教堂和修道院，并在修道院内修建医院收治病人，但多数医院条件很差，管理混乱，病人和医务人员的交叉感染率和死亡率很高。受宗教思想的影响，在这些医院里担任护理工作的主要是修女，她们以良好的道德品质为病人提供一些生活照顾和精神安慰，但由于没有受过正规的护理训练和教育，没有护理设备，护理工作仅限于简单的生活照顾。

（三）文艺复兴时期的护理

西方国家称文艺复兴时期为科学新发现时代。由于欧洲新兴资产阶级对新旧文化知识的研究产生兴趣，促进了文学、艺术、科学包括医学领域的发展。在此期间，1493 年 ~ 1541 年，瑞士医生帕拉塞尔（Paracelsas）在药物化学方面作出贡献；1514 年 ~ 1564 年，比利时医生维萨里（Vesalius）写出了第一部《人体解剖学》；1578 年 ~ 1675 年，英国医生哈维（Harvey）

发现了血液循环；1517 年～1592 年，法国人巴拉斯·帕里（Pare Ambrorse）由理发师成为第一名外科医生。但由于受教 1517 年宗教改革的影响，社会结构与妇女地位发生了变化，护理工作不再由具有仁慈博爱的宗教人员担任，而是由新招聘的护理人员担任，这些人既无经验，也没有受过专业训练，多数是为了谋生而从事护理工作，致使护理质量大大下降，护理发展进入了长达 200 年的黑暗时期。

（四）现代护理学的创始人——南丁格尔的贡献

弗洛伦斯·南丁格尔（Florence Nightingale，1820～1910），世界著名的护理专家，近代护理教育的创始人，现代护理学的奠基人。她出生于英国富有的贵族家庭，受过高等教育，精通英、法、德、意四门语言，有着很好的教养。年轻时代经常协助父亲的一位医生朋友护理病人，逐渐对护理工作产生兴趣，并不顾家庭的反对，把解除他人病痛作为自己的崇高理想，立志把自己的一生献给护理事业。

南丁格尔从 1837 年开始关心医院里的护理情况并产生学习护理工作的念头，她经常利用游览机会参观修道院、女子学校、孤儿院等，探询慈善事业的情况及经营方法，1851 年在德国的一所医院接受护理训练。1853 年，在慈善委员会的资助下，在伦敦哈雷街一号成立了一间看护所，开始施展她的抱负，当时采取的许多措施就令人叹为观止。如病人有事时可召唤拉铃；在厨房设置绞盘给病人运送膳食；强调"任何妇女，不分信仰、贫富，只要生病，就可收容……"等等。

南丁格尔对护理事业的主要贡献在以下三个方面。

1. 改善军队卫生

1854～1856 年克里米亚战争，南丁格尔率领 38 名训练不足的"护士"克服重重困难，顶住前线医院人员的抵制和非难，自愿到战地医院护理伤病员，积极改善卫生环境，加强士兵营养，健全医院管理制度，还为伤病员建立图书室和娱乐室，亲自为病人或垂危士兵书写家信，还经常手持油灯巡视病房，安慰那些身受重伤和垂危的士兵。她的服务精神赢得了医护人员的信任和伤员的尊敬，士兵称她是"提灯女神""克里米亚天使"。由于她和全体护理人员的努力，6 个月后，战地医院发生了巨大的变化，伤员死亡率从 50% 迅速下降至 2.2%。

2. 创办世界第一所正规护士学校

经过克里米亚战争的护理实践，南丁格尔更加深信护理事业是一门科学的事业，护士不仅应该接受严格的科学训练，而且应该是品德优良，有献身精神的高尚的人。从前线回到英国后，南丁格尔不顾身体的劳累和虚弱，立即着手开创护士学校。1860 年 6 月，她将英国各界人士为表彰她的功勋而捐赠的 22 万英镑作为"南丁格尔基金"，在英国伦敦的圣多马斯医院创办了世界上第一所护士学校——"南丁格尔护士训练学校"，为护理教育奠定了基础。

南丁格尔办学的基本原则是："护士必须在专门组织的医院中，接受技术训练，护士必须住在适应提高道德和遵守纪律的学校宿舍中。"她鼓励学生读书，主张学校应该成为护士之家，学生一律住校，参加圣经班聆听音乐以发展她们的兴趣，希望学生绝对忠诚并热心于护理工作，勤勉而符合道德规范。

经过南丁格尔护士学校严格训练的毕业生受到世界各国的欢迎和聘用，许多优秀者都被英国、美国和亚洲等各国医院聘请去开办护士学校，并成为各国护理学校的骨干。同时，欧美各国也相继成立南丁格尔式的护士学校，学校的课程和组织管理成为欧亚大陆上许多护士学校的办学模式。护理教育也从学徒式的教育发展成为正式的学校教育。

3. 创建护理理论

南丁格尔一生写了大量的笔记、书信、报告和论著。1856年编写的《健康和工作效率对英国军队医院管理的影响》一文，对英国陆军医院的建设起了很大作用。撰写的《医院札记》和《护理札记》两本书和10011篇论文，均被认为是护理教育和医院管理的重要文献。其中《护理札记》被称为护理工作的经典之作，被作为当时护士学校广泛应用的教科书。

除此之外，南丁格尔在医院管理、环境卫生、家庭访视、生命统计和红十字会的建设等方面也都做出了很大的贡献。

1910年8月13日，南丁格尔在睡眠中溘然长逝，享年90岁。她毕生致力于护理的改革与发展，为开创现代护理事业做出了超人的贡献，取得举世瞩目的辉煌成就，成为19世纪出类拔萃、世人敬仰和赞颂的伟大女性。为了纪念她，英国皇室为她授予勋章。

1912年，南丁格尔逝世后第二年，在美国华盛顿举行的第九届红十字国际大会上，正式确定建立国际护理界最高荣誉奖——南丁格尔奖。

二、中国护理学发展史

(一)中国古代护理

中国是世界上最早的文化发源地之一，中国医药学(中医学)是独特的、灿烂的科学文化遗产之一。在我国早期的传统医学专著中并没有"护理"二字，但中医在治病过程中坚持的一个重要原则就是"三分治，七分养"，养即护理，包括改善病人的休养环境和心态，加强营养调理，注重动、静结合的体质锻炼等辨证施护。

我国最早的医学经典著作《黄帝内经》中就有"圣人不治已病治未病"保健思想的记载，强调了解、关心病人疾苦，进行针对性疏导的整体观点；《黄帝内经》中还提出"病热少愈，食肉则复，多食则遗，此其禁也"，说明了饮食护理对防止疾病复发的重要性。

春秋末年，齐国名医扁鹊提出"切脉、望色、听声、写形，言病之所在"，就提出了病情观察的方法和意义。明代中药学巨著《本草纲目》的作者李时珍，虽然是位著名的药学家，但他很善于护理，不但为病人开药方，还亲自为病人煎药、喂药。唐代杰出医药学家孙思邈在《备急千金要方》就有"凡衣服、巾、栉、枕、镜不宜与人同之"的隔离措施记载，并创造用葱叶尖去插入尿道，引出尿液的导尿术。宋代《医说》中记有"早漱口，不如将卧而漱，去齿间所积，牙亦坚固"，阐述了口腔护理的方法和作用。明、清时代就有为防治瘟病采用的燃烧艾叶、喷洒雄黄酒消毒空气和环境，用蒸汽消毒法处理传染病人的衣物等护理技术。所有这些，都说明中医学包含着丰富的护理理论和护理措施，也是发展具有中国特色护理学的资料宝库。

(二)中国近代护理

1. 西方近代护理对我国的影响

我国近代护理学的形成与发展，在很大程度上受西方护理的影响。鸦片战争前后，西方列强侵入我国，美、英、德、法和加拿大等国的传教士、医生接踵而来，除建教堂，还开办学校和医院。当时医院的环境、护士的服装、护理操作规程、教科书和思想宗旨都带有浓厚的西方文化色彩，护理领导人也都由外国人担任。

1835年，鸦片战争前，美国传教士P. Parker在广州建立了第一所西医医院(现为广州市孙逸仙医院)，为了利用中国的廉价劳动力，以短训班形式培训护理人员。并在两年后开设了院办的"护士"短训班。

1884年，美国护士兼传教士E. Mckechnic来华，在上海妇孺医院推行现代护理技术，并于 1887 年开办第一个护士训练班。

1888 年，美国护士约翰逊在福州成立了我国第一所护士学校，首届只招收了 3 名女生。当时医院的护理领导和护校校长、教师等都由外国人担任，护士教材、护理技术操作规程、护士的培训方法也都承袭西方的观点和习惯，形成欧美式的中国护理专业。

1900 年以后，开始在全国各大城市（上海、天津、山东、湖北等）建立教会医院，并先后在这些医院里开设护士学校，招收初中、高中毕业生，学制 3 ~ 4 年。我国护理专业队伍逐渐形成；

1907 年，受美国基督教卫理公会妇女部派遣，信宝珠女士在福州基督教协和医院从事护理指导工作，她看到当时的中国护士人数极少，外籍护士又分散在各地，因交通不便各地护士又很少联络，各家医院自行其事，护理工作没有标准。而当时医生已经由"中国博医会"组织起来，经常开展学术活动并出版医学刊物。信宝珠女士认为，中国应向欧美国家学习，成立一个护士组织，以训练和培养中国护士，统一全国护理教育标准，提高护理服务水平。于是在 1908 年的《医学杂志》上刊登了一封"倡议成立中华护士会"的公开信，得到各届人士的热烈响应。

1909 年，在美国护士信宝珠的倡导下，中华护士会在江西牯岭正式成立，当时的会长都是由英国或美国护士担任，会员也都是外籍护士。

1911 年，在湖南长沙创建雅礼护病学校，由美国护士妮娜·盖仪贞担任首任校长，培训护理人员。

1912 年中华护士会成立护士教育委员会，并对全国护校注册。

1914 年，我国护士钟茂芳成为第一位被选为学会副理事长的中国护士。钟茂芳认为从事护理事业的人是有学识的人，应称之为"士"，故将"Nurse"创译为"护士"，被沿用至今。

1920 年，由中华护士会主办的、中国第一本综合性的护理刊物《中国护士季报》创刊号出版，季报主要报道各地医院的护理工作，护理教育情况和介绍各科护理技术。1931 年，更名为《中华护士季报》。第二次世界大战和抗日战期间停刊，1947 年复刊时，再次更名为《中国护士季刊》。1949 年停刊。

1921 年，北京协和医院联合燕京、金陵、东吴、岭南大学创办高等护理教育，学制 4 ~ 5 年，其中 5 年制的学生毕业时可获得护理学士学位，至 1953 年止，为我国培养了一批高等护理人才。

1922 年，我国参加国际护士会。

1924 年，我国护士伍哲英接任中华护士会理事长。

1925 年，中华护士会第一次派代表出席在芬兰召开的国际护士会会员国代表大会。

1932 年在南京创立我国第一所国立中央高级护士职业学校。

1934 年，教育部成立护士教育专门委员会，规定高级护士职业教育招收高中毕业生，学制 3 ~ 4 年。然而，在半封建半殖民地的旧中国，经过 60 年(1888 - 1948 年)的漫长岁月，正式注册的护校只有 180 所，共计培养护士 3 万多人，远远不能满足亿万人民对卫生保健事业的实际需要。

2. 革命战争时期护理工作的发展

1927 年南昌起义后，在井冈山建立了红军医院，并附设看护训练班；之后，又在闽西根据地建立了红四军后方医院，培养了许多医护人员。

1931 年底，傅连璋医生在毛泽东同志的授意下，开设了中央护士学校。

1932 年创建了第一所国立中央高级护士职业学校。

1937 年在延安开办中央医院、和平医院等，培养了大批护理人员。

为了鼓舞护士工作，在 1941 年和 1942 年的国际护士节中，毛泽东同志两次为护士亲笔题词"护士工作有很大的政治重要性""尊重护士，爱护护士"。党和革命领袖对护理工作的重视和关怀，极大地鼓舞了我军的广大护理工作者，他们浴血奋战、艰苦创业、默默奉献，谱写了永载史册的业绩，在我国近代护理史上留下了光辉的一页。

（三）中国现代护理发展

新中国成立后，我国护理事业在卫生工作"面向工农兵，以预防为主，团结中西医及卫生工作与群众运动相结合"的方针指引下，进入了一个新的发展时期，经历了三个发展阶段。

1. 护理工作规划、整顿和发展阶段（1949 年 10 月—1966 年 5 月）

新中国成立以后，我国的护理工作开始走上正轨。1950 年 8 月召开第一届全国卫生工作会议，对护理专业的发展进行了统一规划，将护理专业定为中等专业教育，纳入正规教育系统。成立卫生教材编审委员会，编写统一的护士教材。特聘中央卫生部部长李德全和全国妇联主席邓颖超同志为中国护士学会名誉理事长，学会工作从此进入新阶段。1954 年学会成立学术委员会，《护理杂志》创刊。1958 年护士学会被吸收为中国科学技术协会成员。1964 年，"中华护士学会"更名为"中华护理学会"。

新中国建立的 17 年中，在党和政府的关怀重视下，旧社会遗留下来的护士生活、政治待遇、发展前途等问题都得到相应的解决，充分调动了全国护士的工作热情。护理技术得到迅速发展。20 世纪 50 年代初，大力推行"保护性医疗制度"，创造并推广无痛注射法，创立"三级护理制度""查对制度"，使护理工作逐步规范化。专科护理技术有重大突破，尤其是烧伤护理、创伤护理、心脏外科护理发展较快。我国第一例大面积烧伤病人邱财康的抢救成功和王存柏断肢再植成功，代表了我国解放初期的护理专业的发展水平，并为护理学从一门技艺向独立学科发展创造了条件。

2. 护理工作停滞阶段（1966 年 5 月—1976 年 10 月）

1966 年至 1976 年，正置"文化大革命"的十年中，中华护理学会和各地分会被迫中止工作，全国大部分护校被迫停办，医院护理管理和规章制度遭受破坏，使我国的护理事业在思想建设、组织管理、教育训练、业务技术、学术科研等方面都受到干扰和破坏，导致护理人员短缺和护理质量下降。但广大护理人员仍然坚守岗位，努力工作，积极参加医疗队，开展中西医结合疗法，为改善广大农村和社区群众的医疗保健工作做出了成绩。

3. 护理工作进入恢复、整顿与再发展阶段（1976 年 10 月以后）

"文化大革命"的十年动乱之后，护理工作进入恢复、整顿与再发展时期；改革开放以后，护理事业开始朝着"专业化"方向发展，致力于发展有中国特色的护理事业。

（1）护理教育：1979 年，国家卫生部先后颁发了《加强护理工作的意见》和《关于加强护理教育工作的意见》，从宏观上强化了对护理专业的管理，加速了现代护理学的发展进程。1980 年，南京医学院率先开办了我国解放后第一期高级护理专修班。1984 年 1 月 12～15日，教育部、卫生部在天津联合召开全国高等护理专业教育座谈会，教育部、卫生部及天津医学院等单位的院长、副院长、教务长和护理系主任以及有关的护理专家参加了座谈会。会议提出要积极开展多层次、多规格的护理教育，并决定在高等医学院校内增设护理专业和专修科，恢复高等护理教育。当年，天津医学院开始招收首批护理本科生，恢复了停办 30 多年的高等护理教育。同年，国家卫生部领导成立了高等医学院校教材编审委员会，组织编审

《护理学基础》《内科护理学》《外科护理学》《妇产科护理学》《儿科护理学》五种教材，由人民卫生出版社出版，为开展护理本科教育准备教材。1985年，北京医科大学等11所医科大学开始招收护理本科生，一个中专、大专、本科齐全的护理教育体系已初具规模。1987年，北京市开展高等护理专科自学考试，并逐步扩展至全国部分大城市。同年，中华护理学会、卫生部和人民卫生出版社共同组织编审、出版了26个分册的《护士晋升自学丛书》，为具有中专以上文化程度的护士开展自学考试提供教材。1988年，中国人民解放军海军军医学校对全军护士开展护理大专函授教育。1992年，北京医科大学被国务院学位委员会批准为护理硕士授权点，面向全国正式招收护理硕士研究生。2004年2月，国家教育部、劳动保障部、国防科工委、信息产业部、交通部、卫生部等6部委联合行文，提出了加大护理人才培养的力度和高度。2004年7月，国内高等医学院校开始招收护理博士生。

（2）专科护理：随着人们对健康和疾病关系认识的不断完善，临床护理工作也发生了根本转变。护理工作除了强调配合医疗执行医嘱外，更重要的是对病人实施整体护理，全面照顾，促进身心健康。20世纪80年代引进的护理程序和责任制护理，是我国整体护理工作的初始阶段。90年代，经国外护理专家介绍，我国引进了先进的、符合人类要求的护理模式——系统化整体护理模式，在少数医院试点运行。1995年，卫生部通过联合国开发署项目所建立的模式病房和争创三级特等医院，开始了有组织的整体护理模式的试点工作，1996年8月，卫生部成立了"全国整体协作网"，推动了整体护理工作的开展，将护理程序贯穿到护理业务和护理管理的各个环节，促使护理质量的整体提高，同时，随着国际交流的增多，新技术、新设备的使用，我国的专科护理水平有了明显提高。

（3）护理管理：护理管理体制逐步完善，管理水平明显提高。建立健全了护理指挥系统和各种护理制度、质量标准、操作规范等。1979年，国务院批准卫生部颁发的《卫生技术人员职称及晋升条例》明确规定了护理人员的专业技术职称。使护士的社会地位得到明显提高。为加强对护理工作的领导，1982年卫生部医政司成立护理处；各医院重建护理部，使新形势下的护理工作得到加强；护理队伍不断壮大，有力地配合了医疗、预防、康复、教学和科研工作的开展。1993年平3月，国家卫生部颁发了我国第一个关于护士执业和注册的部长令和《中华人民共和国护士管理办法》，1995年6月，在全国范围内首次开始护士执业考试，考试合格获得执业证书者才能申请注册，护理管理工作开始走上法制化的轨道。

（4）护理科研与学术交流：积极开展学术科研活动，出版学术刊物。1977年以来，中华护理学会和各地分会先后恢复。1979年《护理杂志》复刊，1981年改名为《中华护理杂志》，并陆续出版、发行了《国外医学护理学分册》《实用护理学杂志》《解放军报护理杂志》、《护士进修杂志》《护理研究》等20多种学术刊物。全国性的护理学术研讨会、各种类型的学习班日益增多，国际间护理学术交流不断扩大。一些高等护理教育机构或医院设立了护理研究所或研究中心，为开展护理科研提供场地和条件。

第二节　护理学的概念、内容与范畴

一、护理学概念的形成与进展

巴甫洛夫说过："有了人类就有了医疗活动。"同样我们可以说：有了人类就有了护理活动。有医疗就有护理，有人类就有护理。医疗护理活动是人们谋求生存的本能和需要，是人们防病治病的需要。一个人从生到死，不论是健康还是生病，都需要医生、护士等专业人员的关怀和照顾。

护理作为动词是护理病人，反映护理的实践性；作为名词是精细护理，反映护理的学科性。由此可见，护理作为一门学科和一种专业实践是紧密相关的，既有关怀照顾的专业实践，也有真诚服务的理念和责任，是建立于学问、理想和理论基础之上的一门独立的学科。早期的护理工作被称为前专业的护理，护士被称为"看护"，护士的主要责任是养育儿童、支持和保护病人、受伤者和老人。由于过去养育儿童、照顾病人，护理老人的工作都是由母亲或妇女承担，因此，护理与妇女的角色有着十分密切的关系。

随着社会的进步和医学的发展，护理的定义也在变化。人们根据不同时期国家的体制以及社会的需求赋予护理不同的定义，不同的护理理论家和护理组织对护理所下的定义也不相同。

（一）护理

护理的概念是随着护理科学的不断变化面发展的，在各个不同历史时期有不同的解释：1859 年，南丁格尔认为护理担负着保护人们健康的职责以及护理病人使其处于最佳状态。1957 年，库鲁特认为护理是对病人加以保护和教导，以满足病人不能自我照料的基本需要，使病人舒适是其重要的一点。1959 年美国护理专家韩森认为护士独特的职责是帮助病人与健康人保持或恢复健康。1970 年，玛莎·罗格认为护理是协助人们达到其最佳的健康潜能状态。护理的服务对象是所有的人，只要是有人的场所，就有护理服务。

1973 年，国际护士会议（International Council of Nurses, ICN）对护理的定义是：护理是帮助健康人或患病的人保持或恢复健康（或平静地死去）。

1973 年，美国护士协会（American Nurses'Association）对护理的定义是：护理实践是直接服务并适应个人、家庭、社会在健康或疾病时的需要。

1978 年费金认为护理的定义包括促进和维护健康、预防疾病、照料在严重患病期间的人，帮助他康复。

2004 年，香港理工大学和中华护理学会关于"护理是什么"的研究结果认为护理是情、理、知、行的组合，即由"情"反映出来的关顾意识，"理"的伦理意识，"知"的知识意识和"行"的实践意识。可以概括为："了解个人健康状况的动态变化，对所出现的健康问题进行辨证、准确施护，帮助个人掌握健康知识，从自身状况出发，防治疾病，增强对疾病的应对及适应能力，达到身心最佳状态"。

（二）护理学

目前，国际上对护理学还没有统一公认的标准定义。1980 年美国护士协会对护理学的定义是："护理学是诊断和处理人类对现在的或潜在的健康问题产生的反应"。1981 年，我国著名学者周培源认为："护理学是社会科学、自然科学理论指导下的一门综合性应用科学。"1986 年，国家卫生部顾英奇副部长在全国首届护理工作会议上指出：护理工作除配合执行医嘱外，更多更主要的是对病人的全面照顾，促进身心健康……护理学就是研究社会条件、环境变化、情绪影响与疾病发生、发展的关系，对每个病人的具体情况进行具体分析，寻求正确的护理方式，消除各种不利的社会、家庭、环境、心理因素，以促进病人康复……随着科学技术的进步，社会的发展，人民生活水平的提高，护士将逐步从医院走向社会，更多地参与医疗保健。1992 年，《现代护理学辞典》中指出："护理学是以基础医学、临床医学、预防医学、康复医学以及相关的社会科学、人文科学等为理论基础的一门综合性应用学科，属医学科学的重要组成部分。"我国护理专家林菊英说："护理学是一门新兴的独立的学科，护理理论逐渐自成体系，有其独立的学说和理论，有明确的为人民服务的职责。"随着社会和医学科学的发展，特别是人类对客观世界的认识和不断深化，对护理学的认识将日趋确切和更符合护理本身的基本规律。

（三）护理学概念发展的三个阶段

1. 以疾病为中心的阶段（1860 年至约 20 世纪 40 年代）

17 世纪以来，医学科学脱离了宗教神学的束缚，在自然科学的基础上，随着生物学的发展，人们对健康与疾病的关系有了新的认识，普遍认为身体没病就是健康。主要从人体的结构、器官、细胞甚至分子水平上寻找致病因素和防治方法，确认细菌侵入和外伤因素是产生疾病的原因，消灭病原体就可以治愈疾病，对疾病的认识十分有限。医疗行为主要着眼于身体的局部病灶，忽视心理、社会因素的影响。护理工作的任务是协助医生诊疗，清除病人身体内的"病灶"，使其恢复功能；护理服务的方式是执行医嘱，完成各项护理操作规程；护士的地位是医生的助手，甚至是医院的佣人；护理学还没有形成自己独立的科学理论体系，仅局限于对各种疾病的护理操作程序和规范。

"以疾病护理为中心的阶段"是护理学发展过程中的重要阶段。在这个阶段，由于医护工作的明确分工初步形成了护理职业，并在长期的护理实践中，锻炼和培养了一支护理专业队伍，积累和形成了一套护理技术操作规程，从而构成了现代护理学的基本内容。

2. 以病人为中心的阶段（约 20 世纪 40 年代至 70 年代）

第二次世界大战以后，科学技术飞速发展，疾病与健康的概念发生了巨大变化，尤其是生态学家纽曼提出的："人和环境相互作用的学说"，使人们开始重新认识人类健康与心理、社会环境的关系。1848 年，世界卫生组织提出："健康不但是没有疾病或缺陷，而且是身体、精神和社会的完好适应状态"。1977 年，美国医学家恩格根据一系列的研究结果，提出了新的"生物－心理－社会"医学模式，引发了医学科学的根本变革，人们开始从自然和社会两方面揭示医学的属性，从个体和群体角度研究疾病的发生与各种社会因素的关系，从自然到社会各个层面研究疾病的综合防治方法。

新的医学模式也拓展了护理学的实践、研究领域，提出了以系统论为基础的护理程序，即强调以病人为中心的宗旨，运用护理程序为病人提供整体护理。护士与医生的关系转变为合作关系，护士与病人的关系更加密切，推动了护理学的进展。1955 年，美国护士莉迪亚·露尔率先用系统论的观点解释、指导护理工作，首次提出了"护理程序"的概念。

以病人为中心的护理思想在护理领域引起的变化：改变了医护关系，使传统"主从型"的医护关系转变为合作的"伙伴"关系；护士的任务和角色功能也在发生转变，除了执行医嘱和各项护理技术操作外，还要全面、系统地了解病人的情况；护士角色也从单纯的照顾者拓展到教育者、管理者、研究者等；护理研究的领域开始扩展，增加了生理、心理和社会因素对疾病影响以及对"人"的研究内容。护患关系开始明显改善，护患的实质是满足了病人在生理、心理和社会方面的需求，改变了病人被动接受治疗的现状；开始强调以人为本的护理理念，重视人的个体需求和个性特征。

3. 以健康为中心的阶段（约 20 世纪 70 年代至现在）

以健康为中心的护理阶段，反映了人类健康需求的提高和增强，是护理工作职能的进一步扩展和深化，是护理学发展的一个新的阶段和趋势。

由于疾病谱、死因谱的变化，与人们心理、社会活动有关的疾病开始严重影响人们的生活质量，有病才去寻求卫生服务的观念开始发生变化，人人享有健康保健的新观念逐渐形成。以病人为中心的护理已不能满足整个社会人群对卫生保健的需求。鉴于这些变化，世界卫生组织提出了"2000年人人享有卫生保健"的全球医疗卫生工作的总目标。

以健康为中心的护理阶段，护理实践和护理理论都发生了巨大的变化，护理工作也开始表现出特有的作用：

护理工作从附属于医疗的技术性职业转变为较为独立的为人类健康服务的事业；护理服务范围扩展到健康和疾病的全过程；护理服务的对象不仅包括病人，还包括健康人及有"健康问题"的人；护理工作场所从医院到家庭、社区、到所有有人的地方；根据不同人员制定不同的护理工作任务；护理学科已成为现代科学体系中一门综合自然科学和社会科学知识的、独立的为人类健康服务的应用性学科。

概括地说，现代护理学是为人类健康服务的；是以基础医学、临床医学、预防康复医学以及社会科学和人文科学相关的综合应用学科；是科学、艺术和人道主义的结合。

二、护理工作内容与范畴

（一）护理学的任务

我国新时期卫生工作的方针：以农村为重点，预防为主，中西医并重，依靠科技与教育，动员全社会参与，为人民健康服务，为社会主义现代化建设服务。要完成这项任务，要求护士不仅在医院内为病人服务，还应走向社区，为健康人群提供保健服务，帮助病人和健康人群解决与健康相关的问题。

（1）减轻痛苦是护士的基本职责和任务。

（2）维持健康通过护理活动帮助服务对象增强自理及自护能力，如进行健康教育，帮助恢复功能锻炼等。

（3）恢复健康是在人们患病或有健康问题后，帮助他们改善健康状况。

（4）促进健康是帮助人群获取在维持或增进健康时所需要的知识，帮助人们维持最佳健康水平和健康状态。

（二）护理学的范畴体系

1. 护理学的理论范畴

（1）护理学的研究对象：护理学的研究对象同其他事物一样，是随学科的发展而不断变化的。由于研究对象是在一定历史条件下的护理实践基础上所形成的，所以又具有相对的稳定性。

（2）护理专业知识体系的建立与发展：专业知识体系是专业实践能力的基础，是在一定历史条件下形成的，只有在实践中发现旧理论无法解释的新问题，新现象时，才会建立和发展新理论。

（3）护理学与社会发展的关系：是研究护理在社会中的作用、地位和价值，社会对护理的影响，社会发展对护理的要求等。如老年人口增多，社区护理的需求，健康教育的方法，护理人员的教育，疾病谱的变化对护理的影响等。

（4）护理分支学科及交叉学科：护理学与哲学、伦理学、心理学、美学、教育学、管理学等学科相互渗透，在理论上相互促进，在方法上相互启迪，在技术上相互借用，形成了许多与护理学交叉的相关学科，促进了护理学科发展。

2. 护理工作的内容

(1)临床护理：临床护理包括基础护理和专科护理两个方面。

基础护理——是临床各专科护理的基础，主要是满足病人的生理、心理、社会等各方面的需要和疾病治疗与康复需要的护理技术操作技能。

专科护理——以护理学及相关医疗专科理论、知识、技能为基础，结合专科病人的特点及诊疗要求，为病人提供的护理。如大面积烧伤、器官移植、心胸外科、显微外科、重症监护、灾害护理、营养疗法等病人的护理都需要由具有较深专业知识和技能的临床专家来完成。

(2)社区护理：借助有组织的社会力量，把公共卫生学和护理学技能相结合，以社区人群为服务对象，对个人、家庭和社区提供促进健康、预防疾病、早期诊断、早期治疗、减少残障等服务，提高社区群众的健康水平。如老年护理、婴幼儿护理、妇女健康指导、各种高危人群的预防保健，吸烟者的戒烟活动等。

(3)健康教育：健康教育是护理工作不可缺少的重要内容。护士可以通过信息传播和行为干预，针对不同人群宣传有关预防疾病，促进健康，有效康复以及自我保健的知识，帮助个体或群体掌握卫生保健知识，树立健康观念，自觉采纳有利的健康行为和生活方式。

(4)护理教育：以护理学和教育学为基础，有目的地培养合格的护理人才，以保证护理专业适应未来需要的基础。护理教育包括基本护理教育、毕业后护理教育和继续护理教育三种形式。

基本护理教育包括中等专业教育、专科教育和本科教育三个层次。毕业后护理教育包括研究生教育和规范化培训。继续护理教育是为从事护理工作的在职人员提供学习新理论、新知识、新技术和新方法的终生教育。

(5)护理管理：是运用管理学的理论和方法，对护理工作的诸要素进行管理，如人力资源的管理，专业政策和法规的制定，各种组织结构的设置，物品的购置与保管，资金的管理，时间的安排，工作质量的控制等，以提高护理工作的效率和质量。

(6)护理研究：是用科学方法去探索未知，回答和解决护理领域的问题。并将研究结果直接或间接地用于护理实践。护理人员有责任通过科学研究的结果改进护理方法，推动护理学的发展。

(三)整体护理的概念

整体护理的思想是护理学的基本框架之一，始终贯穿研究和发展护理理论以及相关护理概念的过程，是现代护理学的一个重要标志。尽管南丁格尔创立现代护理学已有100多年的历史，护理学理论体系，服务手段和护理范畴也发生了很大变化，但护理的本质和宗旨——满足民众对健康的需求始终不变。

整体护理思想是现代护理理论的重要指导思想，也是我们解决复杂的健康保健问题的指导思想。主要包括人、健康、环境和护理四个最基本的概念。

1. 整体概念的起源

整体护理译自英文 Holistis Nursing，源于希腊文，意为"全体论的、以人的功能为整体论的"。整体的概念最早可追溯到古代东方的文化和医学思想，如我国中医理论中把人的健康看作是"阴""阳"平衡、"五行"运转顺畅的结果等整体观的体现。

整体护理的概念是在20世纪20年代正式提出的。1926年，南非学者 Jan Smuts 在其著作《整体与发展》中正式使用了"整体"这一个新词，并详细阐述了整体的概念、强调在社会各个领域中运用整体理论的重要性。

整体是指按一定方式、目的有秩序排列的各要素的有机集合体。主要强调两个方面：一是组成整体的各要素相互作用，相互影响，任何一个要素发生变化，都将引起其他要素的相应变化；二是整体所产生的行为结果要大于要素单独行为的简单相加。由于人是生活在复杂社会中的有机体，其思想、心理、行为都与周围环境有着密切的联系，护理工作中不仅要重视机体的局部病变，还应关注外部环境对人体的影响作用。

1948年，世界卫生组织提出健康的新定义"健康不仅是没有疾病和身体缺陷，还要有完整的生理、心理状态和良好的社会适应能力"更进一步激发了人们对心理、社会因素的研究兴趣。

1955年，Lydia Hall提出了"护理程序"的概念，并尝试用于临床的护理实践。20世纪50年代末，美国明尼达大学医院率先试用责任制护理，为护理程序的应用提供了较好的工作模式。60年代，美国《整体人理论》的倡导者、护理理论家Matha Rogers明确提出护理应重视人是一个整体，除了生理因素外，心理、社会、经济等因素都会影响人的健康和康复程度。之后，"整体护理"一词正式出现在许多护理期刊上，并为护理同行认同。1977年，恩格尔的生物-心理-社会医学模式提出，更进一步强化和加深了护理界对整体护理的认识。

我国是在20世纪80年代初正式将整体思想引入现代护理学，90年代初在世界卫生组织和国外护理专家的亲临指导和帮助下，引入整体护理模式，并在少数医院试点与实践。1995年，卫生部通过联合国开发署项目所建立的模式病房和争创三级特等医院，开始了有组织的整体护理的试点工作，1996年8月，卫生部成立了"全国整体协作网"，推动了整体护理工作的开展，从根本上使护士摆脱了临床工作中只靠医嘱加常规的被动局面，将护理程序贯穿到护理业务和护理管理各个环节中，促使护理质量整体提高。

2. 整体护理概念

"整体"就是把病与病人视为一个整体；把生物学的病人与社会心理的病人视为一个整体；把病人的物质生活与病人的社会文化生活视为一个整体，既病人是具有生理、心理、社会文化生活等全面需求的整体人。

整体护理就是以整体人为中心，以护理程序为基础，以现代护理观为指南，实施身心整体护理。主要包括以下三个方面：

（1）人在成长与发展过程的各个阶段的护理——成人的疾病护理、青少年的健康保健、母婴保健、老年护理和临终关怀等。

（2）关注人的健康与疾病全过程的护理——健康促进、健康教育、健康维护、疾病预防和疾病康复。

（3）为整个人群提供护理服务——从医院走向社区，从病房发展到家庭，从个体扩大到人群，以提高社会整体的健康水平。

我国推行的系统化整体护理内容主要表现在：以生物技术医学为指导的对各种疾病的技术护理，以心理、行为医学为指导的对病人的各种心理护理和以社会医学、生态环境医学为基础的对病人健康的指导与管理。护士必须从病人的身、心、社会和文化等方面全面考虑病人的健康问题及护理措施。

3. 实施整体护理的措施

（1）护理服务方法：①预防性的护理活动：提供安全的住院环境，为孕妇提供营养知识，为婴幼儿实施计划免疫；②养育性的护理活动：为病人提供日常生活护理，为休克病人输液，给临终病人的家庭提供支持；③促进发展的护理活动：通过创造性的护理措施，帮助服务对象、家庭和社区增强自理能力，如鼓励病人发现和选择适合自己康复的方法，指导老年人增强自我护理的能力，为糖尿病人群提供健康教育等。

（2）护士应具备的知识和能力：①成长与发展的知识：能应用心理社会、认知、道德成长发展理论，识别护理服务对象的发展阶段，并根据其特点实施护理措施；预测潜在的成长发展问题；②人的基本需要的知识：识别未被满足的需要，提供护理帮助；③应激与适应的知识：评估服务对象的应激水平，并教育人们评估自身应激水平的方法，指导运用各种应对方式减轻压力；④有关生活方式的知识：护士自己首先要采取健康的生活方式，并通过健康教育等方法改变服务对象的不良生活方式；⑤教与学的知识：应用教与学的原理与方法，使病人改变健康观念，采取促进、维持和恢复健康的行为；⑥沟通能力：能运用良好的沟通技巧提供高质量的护理服务，并与其他保健人员进行有效合作；⑦解决问题的能力：识别和处理人的健康问题是护士的基本素质；⑧领导的能力和变革的思想：护士在与其他健康保健服务者的合作中将发挥更大的协调、管理和领导作用，并能对社会健康需求的趋势有所预测，以改革护理服务方法，适应社会发展。

（3）整体护理模式病房建设的主要内容：①制定指导临床实践的护理哲理；②制定护士的职责条文和评价标准；③制定病房护理人员的组织结构；④制定护理业务品质保证和评价系统。⑤设置各种护理表格；⑥编制《标准护理计划》和《标准教育计划》；⑦建立健全医院的各种支持系统，承担起非专业性、非技术性、常规性的工作，如药物分发、物品供应、联络通讯、标本送检、物品管理、设备保养等，使护士从大量的非专业性工作中解放出来，增加直接护理病人的时间，以提高护理工作的质量。

4. 护理诊断的形成与运用

由疾病、心理、家庭、社会等因素造成影响病人健康的实际存在和潜在的问题和表现。包括：问题（problem）、病因（etiology）、症状和体征（signs and symptoms），简称 P.E.S 公式。问题（P）是指存在或潜在的健康问题，这些问题是能通过护理措施解决的；病因（E）是存在和潜在健康问题产生的原因，根据不同的原因，采取不同的护理措施；症状和体征（S）是指存在或潜在的各种表现。如医疗诊断是肺气肿，护理诊断则是活动无耐力与活动后缺氧有关。对护理诊断的进一步研究，有利于促进护理学的进一步发展。

第三节 护理专业发展与影响因素

一、影响护理专业发展的因素

护理专业的形成和发展与人类文化、科学进步息息相关，并深受社会变迁的影响。社会和科学技术的进步，经济的发展，人口结构的变化，人们对健康概念的重新认识、新的社会文化问题以及疾病谱的改变等因素都影响着护理专业的发展。如心脑血管疾病、恶性肿瘤和一些慢性病逐渐替代了传染病，成为威胁人类健康和生命的主要疾病。注重生物因素和躯体变化的生物医学模式被生理－心理－社会医学模式替代。护理如何适应医学模式的转变，现代科技与护理发展有什么关系，影响护理事业发展的因素是什么等成为护理专业人士研究的主要内容。

学习和了解影响护理学的有关因素的主要目的是进一步理解护理与社会中各种变化的关

系；作为卫生事业组成部分的护理专业应该对科学的发展和社会的进步作出什么反应；影响护理学发展的因素包括哪些问题。

（一）科学技术的发展

现代科学技术的进步推动医学和护理学的发展。

（1）抗生素的发现和使用，其他各种化学药物和治疗手段的广泛应用极大地降低了病人的死亡率和疾病的发生率。

（2）公共卫生的发展与预防接种等防病措施的普及，有效地控制了急性、慢性传染病的发病率。如天花、麻疹、流行性脑膜炎等的预防。

（3）免疫学和生物技术的进展，使20世纪末的最后十年被认为是"疫苗十年"，许多新型疫苗正在研制开发，如防治传染性非典型肺炎（SARS）疫苗已正式在人体进行，北京大学学生是第一位接受人体试验者；接种防治癌症疫苗预防癌症将成为现实。

（4）大量先进技术和仪器的应用；提高了临床诊断、治疗和护理的水平，如呼吸机辅助呼吸，心电监护仪监测病情变化，电动洗胃机及时抢救中毒病人，心脏除颤仪救治心跳骤停等，使护士能更有效地抢救和监护危重病人，从而降低病人的死亡率，延长生存期。

（二）医学模式的转变

20世纪40年代以前的生物医学模式，医护人员的工作重点是重视生物致病因素，否认或忽视心理、社会等因素对健康的影响。护理工作只重视病人局部生理、病理反应，忽视精神、心理、社会对疾病的影响，从而出现护士关注的是病人的病，而不是有情感、有尊严、需要与人交往、需要自我实现的人。

70年代后，随着精神病学、心理学、社会学、行为医学等学科的迅速发展，人们逐步开始重视心理和社会环境因素对健康的影响。同时，疾病谱的改变，人们健康观念的变化，促使医学模式开始向生物－心理－社会医学模式转变。新的医学模式对护理学的发展影响极大，首先使护理学的指导思想和一些基本概念发生转变。

1. 有关人的概念

护理的服务对象不仅仅是"生物的人"，而是有精神、有情感、有思想、有尊严的"社会的人"，整体的人。人们生活在社会中，有独特的情绪和情感，有家庭和社会文化背景，有习惯、信仰、价值观等。护理工作应该充分调动每个人的主观能动性，通过健康教育等方式，丰富人的健康知识，增强自理能力。

2. 有关环境的概念

人的环境包括内环境和外环境。内环境指人的生理、心理、思维、思想和社会等方面。外环境是由自然环境和社会文化环境组成。人的内外环境之间持续进行着物质和能量的交换和相互作用。

如病人因为长期抽烟，导致机体内环境发生病理变化——肺癌，病人收治入院，在住院期间富有临床经验的医生，技术娴熟的护士，以及舒适的住院环境、恰当的健康教育等均可成为对病人内环境产生影响作用的外环境，促使病人不良的内环境向有利的内环境转变。护士的职责就是努力为服务对象创造良好的自然和社会环境，引导和改善服务对象不良的内环境。

3. 有关健康的概念

健康是医学中最基本的概念之一。过去认为，人体各器官系统发育良好、体质健壮、功能正常、精力充沛，并具有良好劳动效能的状态即为健康。而需要服药治疗或住院就是有病，事实上，给健康下定义是很困难的一件事。WHO对健康的定是："健康不但是没有身体缺陷，还要有完整的生理、心理状态和社会适应能力。"这个定义说明健康理念应包括三个主要因素，既生理、心理、社会三个方面的完好状态，也就是说，不仅要求躯体完好，没有疾病，精神也应该是健全无障碍，能够承受应激、克服困难，能为社会服务的人。

在2001年中国亚健康学术研讨会上，医学专家们提出了预防医学的新课题——防病治病与争取健康。专家根据调查研究结果提出，我国符合世界卫生组织关于健康定义的人群只占总人口数的15%——这些人"不仅仅是没有疾病，而且身体、心理和社会适应都很好。"与此同时，有15%的人处在疾病状态中。剩下的70%的人处在"亚健康"状态，也就是说有70%的人通常没有器官、组织、功能上的病症和缺陷，但是自我感觉不适，疲劳乏力，反应迟钝、活力降低、适应力下降，经常处在焦虑、烦乱、无聊、无助的状态中，自己觉得活的很累。对此，中国预防医学科学院院长巴德年院士指出：医界，包括医学教育者应将工作的重点从单纯的防病、治病转到关注健康，或者说关注亚健康上来，把70%的亚健康人群争取到健康队伍中来。还有学者认为：健康和疾病之间没有明显界线，是一个连续过程，在这个过程中，高水平的健康和死亡各处于过程的两端，大多数是处于连续的中间过程，但这个过程每时每刻都在发生变化。

健康是动态的，是因人而异的，是受年龄、文化背景、社会地位、既往经历和心理状态影响的。每个人的健康观念都不相同，每个人每个时期的生理变化和健康状态也是不相同。不同时期有不同的健康标准。

护士的职责就是帮助人们树立正确的健康观，增强抵抗疾病能力和战胜疾病的信心，使处在不同阶段的人们，能够采取适当措施保持个体处于最佳状态。

4.有关护理的概念

我国护士将护理概念理解是了解个人健康状况的动态变化，对所出现的健康问题进行辩证、准确施护，帮助个人掌握健康知识，从自身状况出发，防治疾病，增强对疾病的应对及适应能力，达到身心最佳状态。在探讨护理的特点时，我国护士将护理的认知概括为情、理、知、行四个方面："情"表现 为护患关系，重点在于提升护士的照顾意识，体察病人的痛苦，做到想病人之所想，急病人之所急；"理"在于尊重生命、尊重人的尊严和服务精神，重点在于对道德价值的探求和验证，以培养护士的道德情操、伦理思想和临床思维判断能力；"知"是由实践而获得的学问和技能，重点在于强化护士的专业知识意识；"行"是致力于促进和改善人们的健康，是情、理、知的体现，是将知识、经验、情感和理性思维汇集于一体，用心血和爱心为人类生、老、病、死提供服务。

（三）疾病谱的变化

随着我国社会经济的发展和医疗卫生的进步，人们生活的改善和生活方式的变化，我国的疾病谱正在发生变化。

1.发病率和死亡原因的变化

由于抗菌素和疫苗的应用、人口老龄化的出现、生活和工作方式、心理状态、环境污染和职业危害等因素的影响，急性、传染性疾病逐渐减少，与心理、社会因素关系密切的心脑血管疾病、恶性肿瘤、糖尿病、遗传性先天性疾病等慢性非传染性疾病的发病率、病死率逐步升高，并成为死亡的主要原因。

50年代，我国死亡前四位的主要疾病是呼吸系统疾病、急性传染病、心脑血管疾病、消化系统疾病。90年代，我国死亡前四位的主要疾病是心脑血管疾病、恶性肿瘤、呼吸系统疾病和意外伤害。

2. 致病因素的变化

近20年的研究证明：环境因素、生活方式、遗传性因素和医疗卫生服务方式等与人的健康有密切关系。统计资料表明，威胁人类健康的主要疾病10%是由生物因素引起，10%与遗传因素有关，30%起源于环境因素，而50%与不良生活方式有关。

（1）环境因素（30%）：由于工业化和生态破坏引起的环境污染加重，环境危害带来的健康问题日益突出，成人和儿童哮喘等疾病的发病率升高（1%～5%），砷等金属类中毒，地方性疾病的流行等。

（2）不健康的生活方式（饮食结构不合理、吸烟、过量饮酒、缺乏锻炼、滥用毒品）：对人体健康的影响越来越明显，是引起多种慢性疾病的最主要原因。1998年WHO报道，全世界至少有350万人由于吸烟和患与烟草有关的疾病而导致死亡。我国男性每年因吸烟导致死亡的人数已经接近100万。据2002年的不完全统计，我国的各类吸毒人员已超过400万，烟瘾患者3.4亿，酒瘾患者3000万，网络成瘾者360万，并以几何速度在不断增长。

（3）公共卫生和社会问题：导致一些新的传染病正威胁着人类的健康（药瘾、性病、精神障碍、艾滋病等），患病人数明显增加，自1994年以来，我国艾滋病流行正进入快速增长期，成为重要的公共卫生问题和严重的社会问题。最值得注意的是，2003年春季在我国北京、广州、山西、香港、新加坡、加拿大等地流行的SARS，传染性强、感染率高。病死率高、无特效治疗方法，使护理工作面临着巨大的挑战。

因此，采用生理、心理、社会、行为等多种预防及控制的方式进行综合防治，是医学界的主要研究内容，也是护理工作者应努力的方向。

3. 对健康教育的需求

健康教育滞后是我国人群生活方式疾病增多的根本原因。现代化社会中，紧张的生活节奏和激烈的工作竞争会对人的心理造成巨大压力，带来许多心理社会问题，患心理障碍和情感障碍的人数逐年增多，自杀率增高，而这些健康问题是可以通过有效预防措施避免发生或减少发生的。许多国家的护士法明确规定：护士有教育病人的责任。病人有接受健康教育的权利。健康教育能够帮助人们改变不正确的健康观念；改变不良的生活方式；增强自理知识和能力，提高预防、治疗、护理和康复的知识等。

健康教育的对象是病人、病人家属、社区人群等。护士是健康教育中的关键角色。开展健康教育是护理工作的重要任务之一。通过健康教育，帮助人们改变高脂、高糖饮食习惯、肥胖、吸烟、酗酒、吸毒、不洁的性生活等不良的生活方式，保持良好心态和采取健康的生活方式，使因生活方式引起疾病的发病率下降，同时也可节省医药开支。

慢性非传染性疾病具有死亡率高、病程长、预后差、易反复、医疗费高等显著特点，是健康教育的主要人群，积极开展健康教育，做好健康促进，是预防和控制慢性非传染性疾病的有效措施。近几十年来，发达国家将健康教育视为卫生保健工作中必不可少的一个方面。

（四）不同人群健康需求的变化

1. 人口老龄化对健康的需求

联合国世界人口组织指出：65岁以上人口占总人口的7%以上为老龄化国家。联合国最新统计数字显示，2002年，全世界60岁以上的老人为6.29亿人，占世界人口总数的10%。其中，1/5生活在中国。预计到2050年，全世界将有19.64亿多老年人，占全世界总人口的21%，平均每年增长9000万人。

目前，我国人口平均期望寿命已达到 71.8 岁，人口老龄化速度正在加快，老龄人口的绝对数占世界第一。北京、上海、天津、重庆等已进入老龄化城市。

人口老龄化是严重困扰人们的现代社会问题。据统计，约 80% 的老人有慢性疾病，约 18% 的老年人有肢体活动受限或卧床在家。因此，人口老龄化将大大增加老年护理的需求量，老人院或临终关怀等护理机构的需求增加。

2. 妇女儿童的健康需要

WHO 报道，全世界每年有 50 万妇女死于不安全分娩和流产。我国一些边远、贫困地区由于医疗条件差，许多产妇生产是由非专业人员接生，孕产妇死亡率约达 61.9/10 万，而发达国家的孕产妇的死亡率则 <10/10 万。

3. 人口集中于城市对健康的需求

我国目前卫生工作遇到的新问题就是城市化速度增快；大量流动人口由农村移向城市或城郊；广大农村缺医少药是急待解决的问题。1994 年 6 月，国家开始实施"九亿农民健康教育行动"，主要内容是普及医学科学知识，提高农民的意识和自我保健能力，培养良好的卫生习惯，提倡文明健康的生活方式。

4. 对预防保健需求的增加

社会主义现代化建设的目标是"人人享有卫生保健，不断提高全民族的健康素质"。随着文化、生活水平的提高，人们不再满足于温饱和身体没有疾病，而是希望提高生活质量，获得身体、心理、社会各方面的健康，更好地应对现代社会的压力。因此，对相关的预防保健知识需求量增加，要求扩大护理工作的范围和提高护理服务的质量。

(五)消费者运动与医药卫生改革

20 世纪 60 年代末期，美国开始兴起消费者运动，公众开始监督产品和服务质量，并向医疗卫生行业发展。健康保健也被作为一种市场。

病人作为消费者，有权利选择和监督健康服务机构。目前，美国的医疗消费者协会已参与到各种健康服务的过程中，主要工作内容是控制医疗费用上涨；制定健康保健计划；参与各种专业注册机构的工作等。

随着我国市场经济体制的逐步确立，国有企业改革的不断深化，医疗保险制度的普及，病人作为消费者的自我保护意识逐步开始向医药卫生行业渗透。

二、护理专业角色的发展

护理专业人员从"前专业"的家庭照顾者成为高层次技能型应用人才。护士的专业角色正在发生着重要变化。

(一)护理的专业特征

1. 为人类和社会提供健康服务

护理是利他的活动，护理的目的是预防疾病，延长生命，提高生命质量，减少死亡，增进人类身心健康。而不是为了单纯的获取报酬。

2. 具有独特的知识体系

20 世纪 70 年代，护理独特理论开始形成，并逐步发展和完善，为护理实践提供了理论框架。任何理论的发展都需要以科学研究为基础，越来越多的护理学者应用科研的方法阐明和检验护理概念及其相互关系，使理论对护理实践具有更强的预测性和控制性。

3.具有专业知识

作为专业人员，需要具备较深厚的专业知识和技能。护理教育的开展，使护士能够在就业前具备专业所需的知识和技能，达到一定的专业标准。同时，在护理实践中，护士可以通过继续教育，更新知识，跟上社会、科学变革的步伐。

4.具有自主性

护理专业组织和团体不断扩展，在支持和保证实施高标准的实践活动和促进专业发展中起到越来越重要的作用。如我国的中华护理学会，积极参与制定有关护士方面的相关政策、法规和专业标准，以监控护理专业活动，加强护士管理；同时，为广大护理人员谋取福利、提供教育机会，争取应有的权利和地位；护士对自己的专业行为负有责任，也增强了自主性。

5.具有伦理准则和道德规范

护理伦理准则和道德规范是护士工作中的指南。

国际护理学会提出的护理伦理准则：护士的职责是促进健康、预防疾病、恢复健康和缓解疼痛。护理的需求是广泛的，护理中蕴含着尊重人的生命、尊严和权利。不论国籍、种族、血统、肤色、年龄、性别、政治或社会地位均获得同等的尊重。护士是为个人、家庭和社区提供健康服务，而且与其他有关人员共同合作完成其服务。随着医学科学的发展，护士将面对更复杂的伦理问题。

6.把本专业作为终生的事业

绝大部分护理工作者具有不断追求的精神，通过各种教育机会，提高学历，增加和更新专业知识，把促进护理学发展作为自己终身的目标。

(二)传统的护士角色

在护理发展的历史进程中，护士曾被视为类似于母亲、修女、医院的仆人和医师的助手等角色。传统的护理工作被人们认为是简单地照顾病人，从事护理工作的人员不需要专门的训练即可胜任，护士的形象也是原始和单一的。

1.民间形象

英语单词"Nurse"的原意是给小孩喂奶，包括体贴、保护和照顾的含义。护士不需要专业知识，只需要像母亲一样照顾老弱病残幼的日常生活，满足他们的生活需要。

2.宗教形象

在宗教观的影响下，基督教徒们认为照顾病人与拯救人们的灵魂一样重要。因此，在中世纪的欧洲，不少教会开办医院，以拯救受苦受难的民众。照顾病人的工作主要由修女担任。

3.仆人形象

仆人的形象起源于16～19世纪，是护理史上的最黑暗时期。在这段时期，疾病被看成是上帝对罪人的惩罚，没有人愿意去照顾生病的"罪人"。护理工作主要由出身卑微、贫穷，甚至道德不好的妇女担任，因此护士被看成是仆人。

传统的护理以保姆似的生活护理为主，护理处于医疗的从属地位。即所谓"医生的嘴，护士的腿"。护士只是简单地执行医嘱，提供生活照顾，是医生的助手，处于医疗工作的辅助地位。

(三)现代护士的专业角色

现代护理为适应社会发展和人们的健康需要，护士角色范围扩大，由单一的照顾角色向复合的独立角色转化。每个角色只反映一个人的一个方面，每个人在生活工作中都会承担多个角色。如一位女护士，工作中承担专业护士的角色，在家里既承担母亲的角色，又承担妻子的角色,还可以承担女儿的角色,在人际交往方面承担朋友的角色等。如何在新形势下做好角色和意识的转变,是护理人员面临的课题。现代护士角色应该具有以下七个方面的特色:

1. 提供照顾者

提供照顾是护理最基本的功能,也是护理角色的基础。当病人因某种原因不能满足自己的基本需要时,护士通过评估病人的需要,根据每位病人的具体情况,采取有效的护理措施来满足病人的需要,包括使病人舒适、减少刺激、给予治疗、控制感染、预防并发症,促进疾病的康复,达到良好的身心状态。

2. 决策者

在贯彻护理程序过程中,除了执行医嘱外,还应对属于护理范围的,能在护理方面解决的问题负责作出决策,并采取护理措施予以解决,专业护士应具有能独立处理问题的能力。

3. 管理者

每个护士都应有管理的能力。根据病人的情况进行合理的安排,包括入院介绍,饮食指导,物品管理,病房陈设等。

4. 教育者

对病人进行健康教育是护士的重要职能之一。只有病人掌握了有关预防、治疗以及自我照顾的知识,才能达到更高的健康水平。如糖尿病人,如果他不知道饮食治疗的重要性,不知道药物使用的注意事项,疾病就不能得到很好的控制,并发症会很快出现,病人的生活质量会快速下降。进行健康教育要因人而异,注意了解效果,不要流于形式。护士可以在护士学校、医院、家庭和社区等各种场所行使教育职能。

5. 咨询者和顾问

(1)咨询者:护士应运用治疗性沟通技巧,与病人、亲属、医生和其他保健人员进行有效沟通,鼓励服务对象讲出受到的伤害,心理的不适,疾病与健康中存在的问题等,帮助服务对象找出现存的或潜在的健康问题,发现最佳的解决办法,提供有效护理。护士是"实现2000年人人享有保健"的主要力量。

(2)顾问:护士应帮助服务对象预防疾病,恢复健康。如对糖尿病的病人,帮助他们学会检测尿糖,学会饮食控制,了解低血糖的临床症状,掌握预防并发症的措施等。

6. 合作者和协调者

现代护理学要求护士与服务对象、家庭以及其他健康专业人员紧密合作,以更好地满足病人的需要。包括协调病人与医生的关系,病人与营养师和康复技师的关系,病人与其他护理人员之间的关系等,重要的是让病人直接参与到治疗与护理过程,并指导、帮助、组织各类人员为病人提供服务。

7. 病人利益的维护者

护士作为病人利益的维护者,有责任帮助病人理解从其他健康服务者处获得信息,补充信息,并保护病人的利益和权利不受损害。

8. 研究者和改革者

在原有的基础上努力发展新理论、新技术,积极开展科学研究和高等护理教育,以适应医学科学发展的需要。

(四)护士专业角色的扩展

1. 护理教育者

护理教育者主要在护理学院(校、系)、护士继续教育培训部门、病人健康教育服务中心工作的教育者和工作者；教育者应经过高等护理教育，具有扎实的理论知识，丰富的临床实践经验和专科护理知识。

2. 临床护理专家

在临床护理的某一领域，如成人护理、老年护理、精神心理护理、妇幼护理、急救护理领域工作，具有高超的、丰富的专业知识和技能。

3. 助产士

具有护理和助产知识的护士，能够在社区独立为家庭提供产前、产中和产后及新生儿的护理，也包括妇女保健工作、计划生育以及处理较轻的妇科疾病。

4. 开业护士(nurse practitioner)

开业护士必须经过专门训练或具有护理硕士学位。主要是为各年龄组的个人及家庭提供有关信息，协助作出重要的健康决定和选择有益的生活方式。能独立诊断和治疗常见疾病，与其他健康促进者合作，促进病人健康。

5. 护士麻醉师(nurse anesthetist)

受过麻醉专门知识训练的注册护士在具有丰富经验的外科麻醉医师的指导和监督下从事外科麻醉工作。

6. 管理者(nurse administrator)

专门从事护理管理工作，具有相关的护理学位和管理硕士学位两种学位。负责财务预算、人员招聘与安排、制定机构的工作计划、进行护士培训、参与卫生保健方针政策的制定，促进医疗保健制度的改革等工作。要求具有护理学知识，管理学知识、以及计划、决策、解决问题、与人合作和经营等能力和诚实、乐观、敏锐、勇于变革性格特点。

7. 研究者(nursing researcher)

专门从事护理研究的人员。要求具有博士学位，有较强的科学研究能力。能够进行护理理论的验证研究，适应医学科学发展的需要。

8. 个案管理者

个案管理者为病人提供从患病到恢复健康全过程的照顾，帮助病人顺利从一个健康机构转达到其他场所。可以由护士担任，但应具有某一特殊领域的专业证书或学位，有较强的沟通能力和合作能力。主要参与病人及其家属每一阶段的护理活动等工作，包括入院介绍，提供健康教育资料，与病人共同制定和实施护理计划，安排出院或转达院事宜，向社区健康服务人员介绍病人情况，出院后随访以确认康复情况，评价护理结果等。帮助服务对象降低医疗费用，促进与所有健康保健服务者的合作，有效、合理地利用社区服务资源，增加对病人患病过程的持续护理，最终促进病人和家庭独立地应对生活。

由于医学科学的发展，护士的专业角色还在进一步扩展，如造口师的出现。在发达国家，护士的社会地位和形象也正在发生变化。

(五)专业护士特征

随着护理学的发展及护士专业角色的扩展，社会和健康服务对象对护士的素质要求也越来越严格，作为一名专业护士，应具备以下特征：

1. 具有丰富的专业知识和和熟练的操作技能

护士除了具有一定的基础理论外，还必须具备丰富的专科理论知识和专业技能操作水平。具有敏锐的观察和综合分析判断能力，树立整体护理观念，能用护理程序解决病人的健康问题，具有开展护理教育和护理研究的能力。

2.具有良好的仪表和形象

护士应该仪表端庄整洁、仪态适宜、和蔼可亲、自然亲切，使病人感到容易并且愿意接近和交流。同时，应有健康的生活方式，为他人起表率作用。

3.具有高度的工作责任心和良好的职业道德

护理工作的特殊性要求护士工作认真细致，敢于承担责任，遵守职业道德规范和伦理原则。责任心是做好工作的重要保证。护士工作具有很强的"慎独"精神，在任何时候，任何情况下，都要自觉地遵守各项规章制度，自觉地维护病人的权益，敢于承担责任，工作认真细致，这样，才能让病人产生信任感。热爱护理事业，有奉献精神

护士职业道德的突出表现是无私的奉献，视病人如亲人，以病人之忧而忧，以病人之乐而乐。护理工作是一种崇高的职业，但也是必须付出艰苦劳动的事业。特别是临床护理，对危重病人的护理，对传染病人的护理，对肿瘤病人的化学治疗等，不仅要付出辛勤的汗水，还要承担一定的风险。如2003年在抗击SARS的斗争中，我们的护理工作者不顾个人的安危，战斗在救治病人的第一线，有的人为了这个崇高的事业献出了宝贵的生命。

4.能做到移情和保持敏感

移情就是用别人的眼光来观察世界，即从病人角度去感受、理解他们的心情。移情是沟通过程中最重要也是最复杂的变量，是护患之间取得理解的前题。在护理工作中，对病人的各种需求应保持敏感态度，设身处地的为病人着想，尊重病人、体贴病人、理解病人，及时发现和解决问题，帮助病人恢复健康。

5.具有独立解决问题的能力

护士对病人所实施的治疗方案以医嘱为依据，而护理则是根据病人的病情进行，这就要求护士在丰富自己知识的基础上，通过分析、判断集中提出护理诊断或问题，制订护理措施，确定护理目标，减轻病人痛苦。

6.具有沟通和进行教育的能力

护理人际沟通是护士在护理工作中与周围人进行的信息传递和交流，包括护患沟通和医护工作人员的内部沟通。随着社会的进步，人们对健康的需求越来越高，医学科学发展的目标也是尽可能地去解决人群的健康问题和满足人们的健康需求，但在实际工作中，需求与满足需求之间存在着矛盾，如果处理不好，轻者影响护患关系，重者可能导致医疗纠纷。因此，在护理工作中，护士要根据病人的具体情况采取适当的沟通方式，如与情绪低落的病人沟通，可以给病人提供一个发泄的环境；与听力障碍的病人沟通应注意面对患者，让他看到护士讲话的表情和口型，增加身体语言的表达比例；与情绪愤怒的病人沟通，护士一方面应了解和分析病人愤怒的原因，另一方面应注意安抚病人，有时甚至可以让病人发泄等。

7.具有独立学习的能力和进取心

现代护理服务的对象不再局限于患者，还包括健康人，这对护理人员提出了更高的要求，要达到这个要求，就必须善于学习，从书本中学习新的理论，从期刊杂志中学习新的进展，从专业组织和专业会议中学习新的知识，通过学习，提高自己的思维分析能力和临床工作能力。

8.具有自我评价的能力

专业护士要对自己有正确的评价，了解自身的长处和潜力，弱点和缺点，注意在工作中扬长避短，不断发展。

三、我国护理发展方向

随着 21 世纪的到来，我国的护理面临许多挑战和机遇。如目前的护理模式是否能够满足人们的健康需求和实现"减少疾病、保持健康、促进健康"的使命，以及护理的发展与现代科学特别是医学科学的发展相适应，都是亟待考虑的问题。新世纪我国护理的发展趋势主要包括以下几个方面。

（一）体现现代护理的发展趋势

现代护理的发展趋势是以病人为中心，根据病人身心、社会及文化等需要，按护理计划、护理方案进行身心整体护理、健康教育和社区保健。

世界卫生组织对健康的定义是："不但没有疾病或缺陷，还要有完好的生理、心理状态和完好的社会适应能力"。我国人民的健康观念也在不断转变，现代健康理念已取代传统的"没病就是健康"的观念。医学由单纯的生物医学模式向生物－心理－社会医学模式转变。我国护理模式发展也从以疾病为中心的护理阶段发展到以病人为中心的护理阶段，目前正向以人的健康为中心护理阶段发展。护理服务的对象和范围也由原来的病人扩展到健康人、由家庭到社区。护理学的核心思想从单一的疾病护理向重视身心健康的整体护理拓展。

（二）改革护理服务体制

医疗体制的改革，减员增效措施的落实、保险机制的引入、市场经济的观念和消费者意识都将促使护理服务体制的改革。

（1）确立以病人为中心的护理指导方针，积极开展整体护理，以病人的满意度作为护理质量评定的重要标准。

（2）实施《中华人民共和国护士管理办法》和《中华人民共和国护士法》，通过法律建立护士资格认证和考试注册制度，保证护士的基本资格和相应的权利和义务，提高护理队伍的专业素质；保护病人的合法权益。使护理管理法制化、规范化。合理利用护理人力资源。

（三）转变护理模式

我国的护理模式正在从以疾病为中心的功能化护理模式向以病人为中心的系统化整体护理模式转变。以疾病为中心的护理主要表现为护理模式流水作业式的功能制护理，护理重点在于执行医嘱和完成常规护理操作，护理人员的任务只是机械完成本班的护理工作，护理工作表现出明显的依附性。系统化整体护理是以现代护理观为指导，以护理程序为核心，将护理临床业务与护理管理的各个环节相结合，按照护理程序的科学工作方法，为服务对象解决健康问题，实施整体有效的护理。

系统化整体护理的基本内容是以生物技术医学为指导的对各种疾病的技术护理，以心理、行为医学为指导的对病人的各种心理护理，以社会医学、生态环境医学为基础的对病人健康的指导与管理。

WHO 对人类健康概念的重新界定，即"健康不但是身体没有缺陷，还要有完整的生理、心理状态和社会适应能力"，使人们从新的角度重新认识健康和疾病的概念。美国医学家恩格尔首先指出生物医学模式的缺陷是"疾病完全可以用偏离正常的可测量生物（躯体）变量来说明；在它的框架内没有给病患的社会、心理和行为方面留下余地。"事实上仅用生物医学解决不了诸如结核病、性病、艾滋病等疾病的发生、流行和预防问题。因为这些疾病更多的决定于人们的生活方式和行为以及经济条件、文化水平等社会因素。疾病研究的深度从细胞水平转向分子水平；疾病研究的广度从躯体本身扩展到人体生存的自然环境、社会环境（社会制度、经济状况、文化水平、生活方式、风俗习惯等)以及心理活动对健康的影响。这就要求护理工作者必须从生物、心理和社会这样一个整体的观点出发,除了注意人的躯体变化之外,还要了解人的心理状态、情绪反应、性格特征及社会背景等方面的情况。在对这些资料进行全面整理和分析的基础上,进行系统的、有计划的、科学的护理,即对病人实施整体护理。

(四)临床护理与健康教育一体化

世界环境与发展大会已将人类的生存和健康作为21世纪最重要的发展目标。在新的世纪,"人人享有健康保健"这个战略目标要求护理人员在整个临床护理过程中贯穿健康教育,健康教育已成为护理工作的一项重要内容。护理人员有"教育患者的责任",患者有"受健康教育的权利"。护理人员可以通过健康教育来改变人们的健康观念,改变不利于健康的各种行为习惯,促进有利于健康的行为,建立良好的生活方式,让病人主动参与医疗保健工作,减少并发症,提高生活质量,达到精神、躯体和社会关系等方面的完善。

目前,心脑血管疾病、恶性肿瘤和呼吸系统疾病已占据我国死亡顺位的前列,这与精神应激、劳累过度、饮食习惯、生活习惯等密切相关。同时,由于滥用药物和不良行为方式等导致的疾病也在增加,如艾滋病的蔓延严重威胁人类健康。健康教育是预防和控制以上疾病的有效手段之一。对此,要求护理人员在社会、家庭及个体健康服务中担任教育者的角色,向社会提供卫生宣教。

(五)护理教育改革

在护理学科,现代教育和科学技术发展的影响下,我国护理教育发展变化主要表现在三个方面。

1. 完善护理教育体制

形成从中等护理教育到博士教育的多层次教育;形成在开展普通高等教育的同时,发展面向在职护士的成人大专和本科学位教育,包括自学考试、远程教育、函授教育和夜大等多渠道教育;形成社区护理、职业护理、开业护士、造口护理师等多种教育项目教育。同时,还利用非学位教育的继续教育,提高在职护士的业务水平,更新其专业知识。

国外护理教育以学士学位为主,从事护理教育、护理管理、护理研究等的护理人员需要有硕士、博士学位,拥有高学位的护理人员越来越多。

我国提高护理教育层次的护理教育改革正在进行,大专教育和高等职业护理教育将逐渐取代中等护理教育,临床一线的护士学历以大专和本科层次为主;硕士教育主要立足于培养高层次、高水平的护理师资、护理管理人才和临床护理专家。为了适应现代科技的发展,适当扩大护理硕士教育和开设护理博士教育是我国护理教育的发展趋势。

2. 课程设置和教学内容的改革

目前,各高等院校对护理专业的课程设置均进行较大幅度的改革。从课程设置、教学方法,教学时间等各方面进行改革。大幅度增加了人文学科内容,如哲学、音乐、社会学、心理学、美学、教育学、卫生法律、管理学、人际沟通、健康教育内容等课程,注重培养学生动手能力和评判性思维能力,更好地突出了护理学的特点。

3. 教学方法的改革

在教学方法和手段上进一步体现多样化和现代化。减少课堂讲授时间,避免一言堂,避免照本宣科,避免满堂灌;增加小组讨论、专题讲座和实际训练的时间;让学生早期接触临床,早期接触病人;强化基本技能操作等。理论教学与实践教学的时间从原来的3∶1调整到

1∶1，增加实践教学的时间。培养学生理论联系实际的学风。充分利用现代的电教设备，采用直观教学——幻灯、电视、电子计算机、Internet 网、多媒体。

（六）大力开展社区护理

从促进健康、预防疾病的角度开展社区卫生服务是提高整体人群的健康水平和国民健康指标的有效措施。我国是在 1997 年开始提出积极发展社区卫生服务，并逐步形成功能合理、方便群众的服务网络。1999 年，卫生部再次提出要大力发展社区卫生服务。社区护理作为社区卫生的重要组成部分，形成了护理专业发展的一个重要领域。

社区护理以个人、家庭及人群为服务对象，重点是社区人群。社区护理的工作特点是以健康为中心；以集体为中心；具有高度的自主性与独立性；个案时间长；与各方面加强合作。护理的目的是保护人们脱离危险因素、预防疾病残障，促进整体人群的健康。我国社区护理的三级预防：

1. 第一级预防

第一级预防也称病因学预防，是指在发病前所采取的预防措施，如指导平衡饮食，合理的生活方式，适当的体育锻炼及疾病普查，环境的调查等。也可开展预防接种、婚前卫生、孕产妇和新生儿随访及儿童保健等预防疾病的措施。

2. 第二级预防

第二级预防也称发病期预防，主要是做好早期发现、早期诊断和早期治疗。

3. 第三级预防

第三级预防也称临床预防，是指病残预防，包括防止并发症，减轻伤残程度，开展功能性康复，心理健康指导等。

开展社区护理有利于老年人及慢性病人的居家护理，伤残病人长期照顾。

医学科学的发展，使护理工作的内容、范围不断扩大，并越来越显示出其重要地位。从我国 2003 年春季对抗 SARS 的过程中，广大护理人员不但坚持在工作的第一线，挽救了许多垂危病人，甚至献出了自己的生命。在发病地区，与公共卫生工作者一起，隔离传染源，切断传播途径，保护易感人群，取得了短期内控制疾病传播的成绩，提高了广大人民群众对护理工作者的理解和支持，提高了护理工作者的社会地位，在人们心中留下了美好的形象。

（冷晓红）

第二章　临床护理

伴随社会的进步和医学科学的飞速发展，各种护理新理论、新理念、新知识、新技术、新方法在临床护理实践中应用不断，如在专科护理领域临床护理专家制度的尝试；革新各项诊疗护理技术，大幅提升了护理质量；疼痛护理的深入发展，不仅关注到服务对象的护理需要，并有效解除了服务对象的痛苦；而循证护理的启动、临床路径的引进、危重症护理的发展都对我国临床护理实践发展有着巨大的影响。

第一节　临床护理专家

当前，护理专业进入了一个加速发展的阶段，在广度、深度方面，护理职能都有了很大的拓展，其中临床护理专家这一高级实践护士就是体现之一。临床护理专家制度已在许多国家建立并得到承认，临床护理专家在临床护理、管理、教育、研究等许多方面扮演着重要角色；临床护理专家为满足病人、病人亲属以及医疗保健体系等各方面的要求，在不断发展中形成了以病人为中心的个体化护理模式，引导着未来护理的发展方向。

一、概述

（一）有关概念

所谓专家就是某人在某专业领域中具有非凡而超出一般的知识和才能，受到专业人士的认可，可以解决问题并完成难度较高的专职工作。

临床护理专家（clinical nurse specialist CNS）是指在护理专业的某一特殊领域内，通过学习达到硕士或博士水平，具有较高水平的专业护理知识和技能以及丰富的实际临床经验的专家型临床护理人员。1980 年美国护理学会（American Nurse Association，ANA）将 CNS 定义为：一个在硕士或博士水平上经过学习并受到实践监督的、在某一特定的知识领域和临床护理区域中已成为专家的护士。包括允许 CNS 以一个独立从业者的身份去发挥作用，但强调这个从业者必须是一个在某一临床区域中具有高深的理论知识者；是有能力作出决定和分析病人思想的改革者；是能起联络作用且为护理团体的教师和管理者。CNS 具有比一般护理标准所要求的更丰富的知识、敏锐的洞察力、正确的判断力及高超的专业技能，同时又强调 CNS 是一个研究生毕业的职业护士和临床实践专家。

（二）临床护理专家的产生与发展

1. CNS 的起源

专家曾将临床高级护理实践的演变划分为 3 个阶段：第 1 阶段是在实践中的专科发展，护士在实践中获得技术，扩展其实践范围以补充医生人力的不足；第 2 阶段为有组织的专科训练，其教育形式有早期工作中徒弟式培训，医院或部分教育机构的证书培训，但这些培训不规范，质量不统一；第 3 阶段为规范化和硕士教育的出现，专科护理逐步从证书水平的培训形式过渡到正规的硕士教育水平形式，使护理专业化从专科水平上升到高级实践水平。CNS 的产生应归结于医疗保健的发展和对临床护士专业化的要求。

在 1900 年，护理权威 Katherine DeWitt 首次提出"护理专家"，并指出护理专家的出现是现代文明和科学要求护理工作进一步完善的结果，为了加强和发展护理专业，应以不断地发展临床型的护理专家作为基础；1910 年，北美护理专家提出要培养在专科、专病上具有较高水平的护理人才，20 世纪 30～40 年代美国开始培养这类人才；1938 年，美国纽约的 CoLumbia 大学教师学院第一次阐明了 CNS 这一术语，指出 CNS 是具有丰富的知识和技能，能执行正确的护理干预的临床护士，60 年代将其正式称之为临床护理专家（CNS）。并与专科护士进行了区分，认为专科护士（Specialty Nurse, SN）为具备一定条件的护士在某一特定领域进行为期数月的培训，具备相应专科护理能力并经考核合格获得专科资格证书的护士。我国多数专家认为，SN 是指具有某一专科领域的工作经历，并经过系统化的领域理论和实践的职业培训，具有相应资格证书，能熟练运用专科护理知识和技术为服务对象提供专业化服务的注册护士，CNS 是比 SN 更高层次的护理工作者，CNS 不仅是具有专业化的特征，同时具有研究生教育。CNS 角色是随着科学技术进步、卫生保健知识的更新和临床护理专业化的需要而产生，是时代和市场化的产物。

2. CNS 的发展

CNS 由美国最早提出并实施，目前其制度已比较完善，CNS 在美国护理业中起到了举足轻重的作用。丰富的实践经验和广博的专科知识使 CNS 能够得到较高的职位和更高的收入，并且 CNS 社会价值得到医生、护士、病人和亲属的公认。如 Diane 所报道，CNS 能为妇女高层次的保健需求提供护理服务；另有研究表明，她们在低体重儿出院后的早期护理中具有重要作用。1954 年，Rutgers 大学的 Hildegard Peplau 设立了第一个硕士水平的教育课程，培养精神病学的 CNS，其主要目的是培养高水平的住院护士，通过直接参与和顾问角色来护理急性病病人。另外，其角色还包括教育者和研究者。Peplau 的硕士课程使 CNS 的教育和专业化水平提高到一个新的台阶，同时也促使 CNS 的角色得到发展。70 年代，许多大学都已开设了培养硕士 CNS 的课程，CNS 在整个美国开展了其角色实践。发展至 1984 年，培养 CNS 的被认可的课程增加到 129 门。经过不断的发展，至 2001 年 3 月，美国的 CNS 已超过 54000 人，成为集护理、教育、顾问、临床护理、研究等多种角色为一体的护理带头人。

荷兰于 1985 年设立 CNS 制度，当时仅有几名 CNS 工作在不同地区的几个专业，1988 年开设 CNS 课程，入学者必须是学士学位的护士，在职学习 2 年，毕业后授予 CNS 职称，1989 年又进一步确定 CNS 的标准，即必须具备超越一般护理的知识和技能及专科护理技术。至 1995 年荷兰有 73 位 CNS 服务于全国 124 所医院中的 31 所医院里，CNS 的聘用期一般为 2 年，他们中的大部分人为肿瘤科的病人工作。新加坡在 80 年代引进了 CNS 制度，从护士学校毕业的注册护士，如对某一专业有兴趣，愿意成为该专业的临床护理专家，工作 1 年后可向医院的护理部提出申请；护理部根据医院需要，在考查个人情况后，将该护士调入相关科室工作，以获得该专业的临床护理经验，其中拥有护理大专或大专以上文凭是成为临床护理专家的必备条件。获得护理大专文凭后，医院便将其送往国外或国内其他医院的专科进修学习，学习结束便可以从事临床护理专家的工作。工作多年的老护士，经高等院校进修或国外学习后，也可以从事临床护理专家的工作。CNS 负责对病人进行评估、卫生宣教、健康指导、特殊仪器的使用、特殊护理技术培训等。

在英国，CNS 发展比较缓慢，60 年代初类似于 CNS 的管理者角色出现，直到 80 年代 CNS 才真正得以发展。在近 20 多年中，英国的护理专业经历了重要的发展，建立了许多专业领域的 CNS。20 世纪 80 年代后，英国、日本、新加坡等国家相继培养了大批的 CNS，CNS 的出现有效地促进了临床护理质量的提高和护理科研、教学的发展，并使病人得到了从医院到社区的延续性护理，提高了病人及家属的满意度，其存在价值与工作成效亦很快得到了同行与病人的认可。CNS 现已覆盖到一个很宽的临床实践范围，传统的 CNS 主要在急性病病房，现代的 CNS 已扩展了其工作领域，从病房走向门诊、社区、家庭，在多个专业，如精神病和心理健康、妇产科、小儿科、老年病科、心血管科、肿瘤科等执行其角色职能，满足病人、家庭、社区、卫生保健机构的需求。美国相关研究显示，其 68% 的 CNS 是在医院执业，其大部分时间是在急性病以及精神健康领域。CNS 努力利用多学科中的先进知识、专长和领导技能提高病人的护理，在改善国家卫生服务和病人护理方面，有很大的主动权。在美国，临床护理专家作为高学历的护理人才，拥有丰富的知识和临床经验以及精湛的专业技能，在临床护理领域，通过其角色实践，实现提高护理质量、降低成本的目标，为护理专业化的发展提供了先进的模式和方向，美国的 CNS 正成为集护理、教育、顾问、临床护理、研究等多种角色为一体的护理带头人。目前我国尚无正式统一的 CNS 制度，但正在探讨、酝酿之中。

二、临床护理专家的角色职能与工作成效

（一）临床护理专家角色

1986 年，ANA 确定 CNS 的 4 个主要角色为临床专家、顾问、教育者和研究者，现 CNS 在美国是从业者、教育者、护理顾问、护理研究者和护理管理者。作为从业者，最基本的作用是具有解决问题的技能、临床实践经验和解决复杂护理问题的能力；作为护理顾问，CNS 与护理同事、其他保健专家和社会资源人员工作在一起，并为其提供专业领域的信息和建议；作为教育者，CNS 主要对病人、亲属以及社区预防体系中的公众进行健康教育，在于对护理知识的发展、传播和实施。护理管理者是指参加相应的管理委员会，考核评价护理质量；研究人员的作用为改善护理质量和制定护理标准。

我国护理界专家、学者对临床护理专家职业角色的理解也是以几大基本职能为主，包括临床实践、护理会诊、护理研究、护理教学以及护理管理等。

1. CNS 参与病人的直接护理

在护理过程中，通过正确的护理诊断、完善的护理计划、有效的护理措施，取得最佳的护理结果，为临床护理人员提供最完善的护理模式，以提高护理质量。特别是复杂的、多学科交叉的病人，CNS 能发现其潜在的护理问题，从而提出最佳护理措施，但 CNS 并不直接执行初级护理。

2. 教育者角色

作为教育者的角色，应会承担：①对于新护士，CNS 设计教育课程，讲授专业知识、护理操作、仪器使用等有关内容，进行临床带教；②协助护士专业知识和技能的培训，定期举办护理知识和实践讲座，介绍护理新进展，不断更新知识。ANA 对于 CNS 的教育者角色职能规定如下：临床护理人员在解决护理问题或提高护理质量时若知识缺乏、缺乏新信息，CNS 为其提供所需要的内容；CNS 指导护士和护生的临床护理工作的各个方面；CNS 对于护士和护生的教育课程的设计提出建议和意见，并负责教授基础护理课程和硕士课程中的专业内容，在继续教育中注重知识的更新，是一个专业学习的促进者。

3. 顾问角色

对病人及其家庭给予健康教育。临床护士遇到复杂的护理问题时，可邀请 CNS 会诊，共同协商解决。此时，CNS 与护士之间形成一种暂时的协作关系，提出建议和意见，指导临床

护士的工作，提供专家评价。

4.研究者角色

护理研究为护理实践提供了科学基础，正日益受到重视，CNS 须寻求提高护理质量的对策，对护理实践中的问题进行研究和革新。通过研究促进护理知识和护理实践发展。

CNS 的角色与传统临床护士相比，具有多样性和灵活性。在不同的实践场所，CNS 的角色执行的侧重点也不同。投入某一角色的时间是根据临床工作和卫生保健机构所要求的目标来确定，他们或者是顾问，或者是教育者，但他们的工作都不能脱离临床护理，临床专家是 CNS 最基本最重要角色职能，要从事专科相关疾病的直接与间接护理，如英国一项研究通过对 463 名 CNS 的调查显示，临床护理占 CNS 工作内容的 68%。但 21 世纪以来，国内外大多数学者认为，临床护理专家应具备 5 个角色：执业专家、管理者、教育者、顾问、研究人员，CNS 可以作为管理者，制订计划来指导临床实践、教育和研究，在为病人提供直接和间接临床护理的同时，可以更多地通过对护理人员的教育以及对相关数据的系统分析等，以间接提高护理质量。

(二)临床护理专家在护理实践中作用

大量文献报道，CNS 的工作成效是多方面的，但主要体现在以下几个方面：

1.护理质量得到提高

大量研究结果表明，CNS 的作用表现在直接提高病人的护理效果，明显改善病人结果，提高护理服务质量。在工作中，CNS 的教育指导作用提高了护士的技能，帮助护士进行工作质量的正确评价，也间接提高了对病人的护理质量。

2.降低了医疗费用

Bornasi 等发现有 CNS 参与护理的病人其住院时间缩短、并发症发生率、死亡率减少，医疗保健服务的利用率增加，医疗费用降低。

3.护理工作满意度得到增强

Heslop 和 Bagnall 的调查结果显示，接受 CNS 护理的病人中 77% 的病人其生理、心理及社会方面问题的解决及疾病相关知识的掌握均取得了满意效果；护患间医疗纠纷显著减少，病人能更好地与医护合作，另外，病人的自护意识明显增强。Wade 在调查专业人士对 CNS 的看法结果显示，凡是与 CNS 有过合作的医生、护士长、护士对 CNS 均持支持和欢迎态度。

三、临床护理专家的教育培训及管理

(一)美国 CNS 教育简介

CNS 最先出现于美国，并且得到了迅速的发展，其 CNS 整个体系已较完善。美国 CNS 教育制度的建立与完善，不但为 CNS 的发展提供了条件，而且大大促进了 CNS 的发展。美国 CNS 教育体系可为其他国家 CNS 的培养提供参考，下面对其进行一简单介绍。

在美国，CNS 学制一般为 1～2 年，分全日制和在职学习两种，大部分美国护士选择在职学习，学历水平为硕士。学习内容包括理论课程、研究课程学习以及临床实践。理论课程分为专业理论知识、相关学科的理论知识，如病理生理学、药物疗法学、体格检查的评估/诊断等；管理知识，包括时间管理、人员关系管理、财政管理、资源的利用等；计算机网络知识；护理信息学；卫生保健相关政策；家庭、社区健康科学；社会－心理－行为科学；伦理问题；多文化背景的理解等。研究课程主要是研究的程序与方法、护理专业角色的研究、护理理论的分析、论文写作等方面知识。近年来提出研究利用(research utilization，RU)课程，学生需先确定当前需要改革的护理领域，然后进行有关文献的综合，为改革研究提供理论基础，制定一个研究利用的方案，并将之介绍到临床，最后评价方案执行的结果。通过将护理研究应用于临床，提高学生的研究、改革能力，改善病人的预后，提高护理质量。

美国 CNS 的课程学习十分注重理论与实践相结合，注重学生实际工作能力的培养。在临床实践环节中，通过护理程序的执行，积累临床经验，提高学生判断能力、解决问题的能力、评判性思维应用能力，以及提高各项临床专业技能；在病例管理中，锻炼实际管理能力；运用研究利用，进行护理研究和改革，加深对 CNS 各种职能的理解。在收集护理结果的相关数据过程中，获得关于论证、分析、判断的技巧和口头、书写表达的能力，为结果评价提供证据。在临床实践阶段，学生要完成 CNS 的所有角色职能及研究项目，并参加临床讨论会。由于 CNS 实践领域的扩展，学生的实习地点包括不同的临床领域：急救中心、医院住院病房、门诊、社区和家庭等。

美国 CNS 教学分教室教学和临床教学，有教师讲授、讨论、提问、模拟角色等多种教学形式，学生可以以论文、演讲、答辩、展示设计方案等方式完成课程要求。

（二）临床护理专家的资格认定

1980 年，ANA 对 CNS 给予了明确的定义，规定 CNS 必须符合以下两个标准：①获得硕士或博士学位，具有某一特殊领域的护理相关的科学知识和临床实践经验；②有符合专业协会要求的执照证书，或审查执照证书的程序符合要求。申请 CNS 学习前应具备以下要求：一般为取得学士学位，完成护理基础理论课程的临床注册护士，有一定的临床经验；若申请者为无学士学位的注册护士，需在入学后第 1 年先完成基础护理课程的积分，再进入正规 CNS 课程的学习。在荷兰申请 CNS 的护士必须有学士学位、5 年以上临床工作经验，经 CNS 课程培训学习方可。拉塞尔大学护理学院 CNS 的专业课程包括生物心理社会发展过程Ⅰ、生物心理社会发展过程Ⅱ、成人健康与疾病的实地研究Ⅰ、成人健康与疾病的实地研究Ⅱ等。新加坡 CNS 要求为具有大专或以上学历，并具有临床经验的注册护士。英国 Richards 认为护理执业专家，至少要具有 5 年的工作经验、高学历及临床教学经验，另外个人素质也同样非常重要，包括移情能力、成熟及自知。我国护理界学者认为临床护理专家应由高学历、临床经验丰富，在某一护理领域具有较高专业水平的护士担任。普通临床护士当其学历及职称达到护理部制订的标准，教学、科研方面都具有相当经验，可申请担任临床护理专家。护理部即可将其调入相关科室工作，以获得该专业的临床经验，并可派到院外或国外进修，培训结束后通过护理部统一考试(护理技术和理论、相关学科理论、沟通技巧等)，取得资格认证后方可聘任上岗。护士担任临床护理专家期间应定期进修并参加继续教育，更新知识。定期参加资格认证考核，通过考核者，可继续担任临床护理专家，否则将失去临床护理专家的资格。1999 年 ANA 开始讨论从业护士的能力测评问题，2002 年，美国临床护理家协会提出保持任期内能力水平是 CNS 角色发展的需要，建议测评 CNS 能力水平应结合工作实践从 4 个方面考虑：理论知识、技能、运用人文知识能力、沟通与交流能力，提出建立规范的、具有较强指导性、客观测评 CNS 职业能力的科学模式。目前美国 CNS 主要是通过护理认证委员会国家联盟（NationalLeague for Nursing Accrediting Commission）以及护理教育认证中心（Certification Center for Nursing Education）进行认证，但 CNS 在有些州还没有得到认可，不受法律保护，相关研究显示只有 37% 的 CNS 可以得到国家认证，在统一认证方面还存在争议。日本的专科护士每 5 年接受一次资格再审，包括资格审查及 5 年内专业领域的实践、教育、咨询、协调及研究等方面做出的成绩。

目前，我国对护士专业技术水平的唯一认证标准是卫生系统普遍使用的专业技术职称晋升考评，专业技术考评是对专业技术干部所具备的各种素质水平、行为表现和业绩情况进行全面的综合考查和评价。但由于其评价标准较为宏观，指向不够明确，对专业水平的可测性还存在不足，有研究者认为其在一定程度上也成为限制我国护理专业化发展的因素之一。国内对于高级实践护士的培养制度正处在探索阶段，其准入标准未统一，相关认证形式包括考试、审核所受的教育、专业培训、专业实践、继续教育经历等，有的还需要同行评价、相关证书、出版物和科研成果等。但一些研究开始了前瞻性的探索，如姜晓丽、朱京慈等研究认为临床工作能力、教学能力、科研能力、管理能力、社区护理能力等为 CNS 应具备的 5 项基本业务能力。香港地区提出 27 项分级能力，主要包括①临床工作能力：解决问题能力、预见能力、专科技术操作能力、专业发展能力、沟通和交流能力、应用护理程序能力、基本技术操作能力；②教学能力：组织教学查房能力、表达能力、带教能力、健康教育能力、教学效果评价能力；③科研能力：获取信息能力、科研选题能力、论文撰写能力、科研设计能力、科研动手能力、统计分析能力。

不管如何，临床护理专家为获得更高的教育准备、更专门的实践范畴、更独立地行使职能的高级护士优秀群体，临床护理专家的出现，为其他护士树立了一个具有高层次知识、技能、能力的角色楷模。这一世界性的崭新的护理实践活动模式使护理学科的边界向广度、深度移动和扩展；护理学科的知识、技术向更加先进、复杂、高级化发展。

四、有关我国临床护理专家培养的探讨

当今时代，科学技术的突飞猛进和疾病谱的变化要求护理工作者掌握并能熟练运用先进知识和技能。随着我国卫生条件和护理事业的发展，医疗制度改革的深入进行，要求大力发展社区护理和家庭护理，同时对专科护理工作质量的要求也大大提高。面对当前的种种挑战，对高素质的护理人才的需求不断增加，要求我国尽早设立标准化的 CNS 的制度，提供更规范、更全面、更有效的高质量护理服务。CNS 的设立已成为我国未来护理的发展趋势，在我国建立完善的 CNS 制度是培养高级临床护理人才的基础，也是目前亟待解决的问题。

(一)我国设立临床护理专家制度的必要性和可能性

1.我国培养临床护理专家的必要性

从我国目前护理发展的现状来看，护理学仍处于从属地位，尚未真正形成自己独立的专业体系；另外公众追求高质量护理服务的要求尚未得到满足。内部因素具体表现在：护理专业知识的含金量低；在职护理人员受教育水平偏低；护理人才流失严重，特别是高学历护理人才的流失，造成人才资源的浪费；护理的专科化程度不高。随着医学模式的转变和社会需求的变化，社会需要高素质的临床护理专业人员。因此，临床护理专家将以不可替代的角色出现在社会面前，以其相当的知识水平和实践经验充分展示护理工作者在护理、预防和康复中的主体地位。

(1)任何一个专业的发展都离不开它的专家群体：专家站在专业发展的最前沿，能洞察专业的发展方向；具有深厚的专业理论和技术底子，能在不断总结经验和教训的基础上拓展和创新；能为本专业形成一套完整的知识体系作出重要贡献；专家是新一代最好的教育者和指导者，专家作为榜样，将成为新一代护士认识自己专业的窗口。"临床护理专家"最早出现于 20 世纪早期，是作为护理实践者能力的一种认证。国外许多研究表明，临床护理专家在卫生服务系统中无论是现在还是将来都占据相当重要的地位，在树立职业形象和推动专业发展

方面起到积极作用。临床护理专家通过终身的学习和实践，为服务对象提供了高质量的护理，对本领域的护理实践作出积极的贡献，并决定着护理实践的未来发展方向。可以说临床护理专家的出现不仅为临床护士提供了一条不断完善自我，不断发展自我的道路，提供了一个充分发挥个人专业技能及知识的舞台，同时也将不断提高护理专业的学术权威性，提高专业队伍素质，有助于护理专业形象的建立。

（2）建立"临床护理专家"制度，是护理专业赖以生存和发展的基础：CNS 承担着临床实践专家、教育者、咨询者、研究者等典型角色任务，尤其是临床实践专家和管理者的行为更充分表现出 CNS 的先进性，能够为病人提供不断发展进步的高级临床护理行为、进行卫生保健系统的管理行为以及在专业层次上对卫生保健政策的探讨。临床护理专家们具备在自身相关领域进行深入科学研究的能力，可以提高护理专业知识的科学性和系统性；承担起指导、帮助临床护士进行护理研究的任务，可以激发临床护士投身护理研究的热情，使临床护士的科研能力和水平在学习和实践中大大提高。护理研究的成果越多，水平越高，护理专业就能更进一步地迈向科学化，专业的生存和发展也就有了保障。

（3）提高护理人员的自身素质，是推动护理事业发展的动力：临床护理专家的荣誉和所做出的成绩，将会使护士们看到护理的真正价值及未来发展的希望；可以激发临床第一线护士的职业荣誉感和成就感，增强他们学习上进的动力；同时也能吸引更多高素质的人才投身护理专业，形成良性循环，使护理人员的整体素质不断提高，以促进专业的持续健康发展。

（4）建立"临床护理专家"制度，可以从根本上提高临床护理水平：一方面，临床护理专家在临床实践中以他们丰富的经验，精湛的技术，敏锐的判断力和良好的人文素养，为病人提供更人性化、更高质量的护理服务；另一方面，由临床护理专家参与业务查房和护士继续教育、培训指导，可以使整体护理的水平逐步提高。在临床实践中，对于许多护士来说，从事护理研究比较困难，因为一来他们缺少相关的经验，二来缺乏相应的支持。通过临床护理专家的帮助，可以大大地提高临床护士的科研能力。临床护理专家参与继续教育，可以促进临床护士在护理实践方面进而在护理研究上取得长足进步，从而为护理专业发展作出重要贡献。

2. 我国培养临床护理专家可行性

目前，我国恢复高等护理教育有近 20 年的历史，高学历的护理毕业生逐渐增多，他们在护理管理、护理教育、临床护理各岗位发挥着自己的作用，可以说高等教育和继续教育的日益完善，对外交流的逐步加强，已为培养我国的 CNS 奠定了良好的基础。把有培养前途的高学历护理人员经过选拔进入院校进行理论培训，再经过一定时间临床基地培养的专业课程学习和实践锻炼，通过考核授予资格，可成为我国的临床护理专家。

尽管 CNS 的作用在各个方面不断被证实，但是如何建立适合我国的 CNS 制度，如何对 CNS 工作领域、权利范围、行为标准、教育培训正确定位，如何更好的体现 CNS 的价值，借鉴国外先进经验的同时结合我国护理队伍现状及我国国情，由国家制定相应完备的法律法规，进行临床护理专家的管理和评价是一个重大的课题。

（二）我国建立临床护理专家制度的探索

我国虽然还没有设立自己标准的临床护理专家制度，但自 20 世纪 90 年代我国护理界对护理专家就开始了关注，近年来有关建立临床护理专家的探讨、设想、研究及尝试愈来愈多。护理界有学者认为临床护理专家制度设置主要包括规范 CNS 的职责、临床应用领域或社会角色，建立 CNS 认证评价制度、成立 CNS 资格认证委员会、建立完善的 CNS 培养制度等事项，保证培训、认证、使用、评价各个环节有据可依、规范有序。而且 CNS 规范的制定应是动态的，随专科实践工作的需求，教育机构、认证机关和监督管理委员会的调查研究结果而变化。如果没有动态的变化，只执行强制标准的结果会使专科工作的发展失去前进的动力，而最终是病人的健康利益受到损害。要严格 CNS 应用的专科领域，根据社会需求，由国家统筹规划，在精神疾病护理、社区保健、癌症护理、急救护理等急需高素质护理人才的领域率先培养 CNS，并有组织、有计划地扩大 CNS 培养的专科领域。因为培养 CNS 要求高，需要的投入大，尤其硕士临床课程的学习时间和参加临床实践的时间要求很多，而我国是一个发展中国家，经济水平较低，高级护理人才培养必须按需培养，以保证培养后在临床工作中的实际应用价值，避免卫生资源的浪费。另外 CNS 对任何角色任务的承担都也必须要有法律法规的依据。

人员入选标准方面，许多专业人士认为应具备硕士以上学历或研究生课程班学习经历，以保证接受过先进知识和技能的培养，同时能证明具备自学能力和知识更新的能力。临床工作 5 年以上，特定专科领域工作 3 年以上；有良好的沟通能力、组织协调和管理能力，以适应健康教育、护理教学以及协调各种关系的需要。另外，心理素质和人格特征也是非常重要的。

课程设置包括护理硕士基础核心课程、高级临床护理实践的核心课程和专科高级护理的知识和技能三部分。学习重点放在提出问题、解决问题的能力上，尤其是提高评判性思维能力和临床决策的能力。针对我国护理人员学历层次多的现实，实行学分制，针对不同人员的特点因人施教是比较合适。对于临床经验丰富但基础知识薄弱的护理人员侧重于硕士基础核心课程和高级护理课程的学习是有效的方法，对具备本科以上学历、基础知识较扎实、临床实践经验不足的护理人员应强调高级临床护理实践的核心课程和专科高级护理的知识和技能的培养。院校相关课程设置应改变传统的以医学为导向的课程体系，向"突出护理、加大人文、体现社区"的课程体系转化，增设"护理专家"专题课程。院校课程在继续教育课程中也应开设相应内容。

在相关高级专科实践活动及研究方面，上海交通大学附属第一人民医院从 2000 年开始，通过临床应用经外周静脉穿刺中心静脉置管（PICC）为肿瘤化疗为主的患者作中长期静脉治疗，尝试培养 PICC 专职临床护理专家。李彬等通过各种研究方法提出培养肿瘤科临床护理专家的课程体系，共 24 门课程，其中肿瘤护理学、肿瘤心理学、肿瘤营养学、姑息治疗及护理、临终关怀等与临床实践结合紧密的专业课程最为重要；并初步确立肿瘤科临床护理专家角色职能体系：临床实践者、咨询者、教育者、管理者、科研者、协调者 6 大角色职能及与之相关的 41 项工作内容。

第二节　现代诊疗护理技术运用及革新

一、呼吸机

呼吸机可改善通气和换气功能、降低呼吸作功，在抢救危重病人时起到很重要的作用。

（一）呼吸机简介

1. 基本结构

呼吸机的基本结构可分为气动单元和电子控制单元两部分。气动单元，其主体为一气体传送系统，通常由呼吸管道、储气袋、压力传感器、流量传感器和伺服阀门组成。传感器将测量数据馈送给电子单元；电子单元则将实测值同设定值比较，利用整合后的信息作为控制信号来调节呼吸机的工作状态。

2.呼吸机的类型

(1)定压型：呼吸机产生的气流进入呼吸道使肺泡扩张，当肺泡内压力达到预定压力时气流终止，肺泡和胸廓的弹性回缩将肺泡气排出。不便维持稳定的潮气量，对操作者要求较高。

(2)定容型：预定潮气量、峰流值对病人进行通气，依赖于肺泡胸廓的弹性回缩将肺泡内气体排出体外。优点是保持通气量稳定，调节方便，缺点是通气过程中压力不稳，易发生气胸和低血压。

(3)定时型：预定呼吸周期，按设置的潮气量定时进行呼气、吸气切换，多用于急救场合。

(4)多功能型：兼有多种吸气相转换的方式，由计算机控制，操作简便，呼吸模式齐全，适用于各种病人的救治。

(5)高频通气型：高频喷射、高频振荡、高频正压短促喷气，改善缺氧快。

(6)无创型：又称持续气道正压通气(continuous postive airway pressure，CPAP)，可用于治疗各种呼吸衰竭的早期。因为不需要建立人工气道，因此没有插管引起的并发症，病人容易接受，上机和停机的可调整余地比较大，也适用于家庭治疗，但无法提供有效地气道管理，不能确保高标准的精确地通气支持水平。

(二)使用呼吸机的护理

1.病情监测

监测神志、血压、脉搏、心电变化，观察肢端皮肤颜色；重点观察呼吸情况，包括呼吸频率、胸部起伏的大小、呼吸肌运动、有无呼吸困难、自主呼吸与机械呼吸是否协调，听诊双肺呼吸音，如出现湿啰音为湿化过度或感染；定时监测血气，综合病人的临床表现及血气结果及时调整参数。

2.气道湿化

保持室温18℃~20℃，相对湿度60%~70%，24小时湿化水量最少250 mL，一般为500~700 mL，当体温增高时湿化水量应增加。传统的湿化方法有气管内滴药，多用0.9%氯化钠注射液。有文献报道，0.9%氯化钠注射液进入支气管，肺内水分蒸发，溶质沉积在肺泡支气管形成高渗状态，引起支气管水肿，不利于气体交换，而0.45%氯化钠注射液和无菌蒸馏水的湿化效果更佳。氯化钠注射液中加入抗生素易产生耐药性，故不主张常规使用。雾化吸入是使痰液变稀薄的有效措施，可在0.9%氯化钠注射液中加入糖皮质激素或β受体兴奋药，也可使用已配制好的雾化溶液，如万托林。此外有一种湿化方法是人工鼻，即通过吸气与呼气之间的热湿能量的交换，使吸入的气体加温加湿。

3.吸痰

(1)排痰程序："三步"排痰程序，即一吸(雾化吸入)，二拍(翻身拍背)，三吸(吸痰)。

(2)正确的吸痰方法：为减少气管黏膜损伤，降低低氧血症和肺不张的发生率，成人吸痰吸引器调定的最大压力为200 cm H_2O。吸痰前评估病人的呼吸频率、节律，分泌物及血氧饱和度，吸痰过程中观察患者的心率和血氧饱和度，当心率增快，血氧饱和度下降至90%时，应立即停止吸痰，并给予吸入纯氧3分钟。每次吸痰时间<15秒，操作轻柔，边退边旋转。

4.口腔护理

进行口腔清洁护理,每天 4~6 次,预防口腔炎。

5.皮肤护理

保持皮肤清洁,无异味,协助病人定时翻身,经常拍背,以防止因呼吸道分泌物排出不畅引起阻塞性肺不张和长时间压迫导致压疮。

6.心理护理

患者心理问题及心理护理最常见的有以下几种:

(1)疲乏、体位不适:应经常按摩四肢,协助病人做肢体关节部位的功能活动,减轻其肌肉疲劳。

(2)想说话:首先要理解病人的痛苦,耐心向病人说明带管的重要性。根据病人的表情、手势或持笔书写来了解其需要。

(3)孤独感:使用呼吸机后病人置于监护室中,与其亲属分开,极易使病人产生孤独感,因此,应允许其亲属经常性短时间探视。医务人员的细心照料也有利于病人战胜孤独感。

(4)知觉剥夺:应减少不良刺激,主要是对环境的控制,隔间挂窗帘,以防止看见同室病人的痛苦和死亡。尽可能安排一些有意义、有变化的项目,使病人有良好的刺激,如听音乐、亲属探视等。

(四)并发症及对策

1.人机对抗

产生人机对抗的原因有:工作参数调节不当,如机械通气频率过快、过慢造成病人不能适应;气道阻力增大,如管道扭曲、阻塞、痰液黏稠过多、气管痉挛、咳嗽等可增加气道阻力;漏气使通气量不足,促使自主呼吸加强、加快与呼吸机发生对抗;应用鼻面罩机械辅助通气,病人不会控制自主呼吸与呼吸机配合而产生对抗;通气模式选择不正确;管道的异味刺激;恢复期病人因经济拮据或其他原因急于撤机,便极力调动自主呼吸。解除人机对抗的对策:

(1)在应用呼吸机前要向病人介绍呼吸机治疗的意义及配合治疗的方法,以消除病人的心理障碍。特别是应用同步性能差的定容型呼吸机更要教会病人控制自主呼吸。

(2)对病情危重自主呼吸浅速、烦躁不安不能充分合作者,在机械通气前用简易呼吸器与病人进行同步通气,加大潮气量,每次挤压呼吸器时要比自主呼吸提前 2~3 秒,这样可使自主呼吸受抑制。

(3)对于某些病人根据病情需要可应用镇静剂去掉自主呼吸进行机械通气,避免人机对抗。对于应用鼻面罩进行机械通气病人应选择适当型号鼻面罩以防漏气,并定时让病人去掉鼻面罩进行咳痰,必要时可吸痰以清除呼吸道分泌物,保持呼吸道通畅。

(4)对精神紧张引起的对抗,经常和病人握手,安慰病人,服务态度和蔼,操作轻柔,增加病人的安全感。

(5)对于因机体耗氧增加及二氧化碳产生增多引起的人机对抗,可通过适当增加呼吸机通气量和吸入氧气部分(FiO_2)、调节吸气速度、吸气与呼气比率($I:E$)、呼气终期正压呼吸($PEEP$)值等来解决。

(6)要注意观察病人有无气道痉挛,如果有,可应用解痉药。另外,加强血气监测,使体内保持酸性环境。

2. 呼吸相关性肺炎

呼吸机相关性肺炎是机械通气治疗过程中常见的严重并发症。发生原因主要与呼吸方式改变、机体免疫功能的降低和环境因素有关。人工气道改变了病人的呼吸方式，失去了鼻腔的过滤、加湿、保温作用，气管黏膜的损害与肺内引流排痰功能障碍，小气囊对局部组织的压迫等，使上呼吸道清除细菌功能发生障碍，导致异常菌群吸入，加之机械通气患者由于老龄、原发病、手术后创伤、激素及抗生素的使用、营养缺乏等使机体的体液免疫和细胞免疫受到损害，均增加了呼吸道感染的机会。防治与呼吸相关性肺炎的对策：

（1）相关导管应严格消毒：对长期用呼吸机者，应准备两套呼吸机管道，每天交替消毒使用，严格清洁消毒并及时清除螺纹管内积水，防止倒流入气管，每日更换湿化罐内的蒸馏水。

（2）严格无菌操作：所有接触呼吸道的操作应严格无菌，吸痰管每用 1 次即换，吸痰时应先吸气管内，后吸口腔鼻腔。在处理不同病人或同一病人的不同部位前后认真洗手，必要时用消毒液泡手。

（3）限制探视，病室内定时通风，每日消毒 2 次。

（4）感染监测：对机械通气治疗超过 48 小时者每天做痰培养，采取痰培养标本时不要污染，根据药敏结果选择抗生素，配合医生积极治疗基础疾病，尽早撤机。

（5）保持胃管通畅，加强口腔护理。

3. 呼吸机依赖

依赖呼吸机的主要原因是感染未得到控制，其他原因还有：患者不了解应用呼吸机的原因，认为只有呼吸机才能让其维持呼吸；长期使用呼吸机导致呼吸肌功能不全；营养不良导致机体免疫功能下降和呼吸肌易疲劳；脱机时间不适宜等。主要防治对策有以下几点：

（1）撤机前做好病人的解释工作，减少其焦虑，并对通气模式及参数进行调整。

（2）在病人病情稳定、睡眠充足的情况下，训练病人腹式呼吸、缩唇呼吸、深大呼吸等呼吸方式，原则是锻炼过程中无呼吸困难，若有不适应立即停止。

（3）掌握好适宜的脱机，采用逐步适应脱机法，在每天上午完成病人生活护理及操作性治疗后予以试脱机，对于气管切开病人给予气管导管内给氧 3～5 L/min，当病人不适时给予重新上机；或采用白天脱机，晚上上机方式让病人呼吸肌得到锻炼。

（4）控制感染，增强营养。

4. 呼吸机相关性肺损伤

呼吸机相关性肺损伤包括气压伤、肺泡过度扩张和高剪力伤、导管相关性损伤及患者本身的因素，与气道压力过高，潮气量大、气管插管和气管切开等侵入性操作、患者的原发疾病有关。其主要防治与护理对策：

（1）根据病情合理设置呼吸机参数，监测动脉血气，根据血气结果及时调整参数。

（2）对人工气道不合作的患者，应妥善固定气管导管及呼吸机管道，烦躁病人应予以约束上肢，气管插管用胶布固定后再用两根细纱绳子交叉固定于病人的耳部或头部，以防止导管滑脱重复插管而损伤气道黏膜。

（3）气囊压力保持在 25 cm H_2O 以下，每 4～6 小时气囊放气一次，每次 5～10 分钟，气囊放气前应吸净气道内分泌物。

（4）在翻身更换床单时，避免管道过度移位和牵拉。

（5）吸痰动作轻柔并选择合适的吸痰管，吸痰管的直径应小于气管内套管内直径的一半。

5. 气管导管脱出

原因主要是患者肥胖、意识不清。翻身用力易导致导管的脱出，加上肥胖患者易出汗，且面部油脂分泌过多，导致导管固定困难，均会导致导管的脱出。其主要防治与护理对策：

（1）及时清除颜面部的分泌物及汗液，保持颜面部的清洁，妥善固定呼吸机管道，每天定时更换固定胶布。

（2）熟练掌握翻身的技巧，对肥胖患者应增加翻身的人数，翻身时，一人扶住气管导管，避免导管脱出，对躁动患者必要可应用肌松药或镇静药。

（3）对清醒患者应与其进行沟通，说明应用呼吸机的意义与目的，以减少气管导管的脱出。

（五）应用新进展

1. 高频通气

（1）鼻导管高频喷射通气（HFJV）：高频通气在改善低氧血症方面具有较好的疗效。

（2）高频震荡通气（HFOV）：是一种在稳流、高频、低小潮气量条件下进行通气的方法，通气频率400～3000次/min，I:E比率为1:1，临床主要用于需限压的通气及常规呼吸机通气不能改善的情况。较多用于新生儿。

2. 双水平气道正压通气（BIPAP）

双水平气道正压呼吸机提供双相气道内正压支持呼吸，具有不干扰自主呼吸，既可增加肺通气量，又可改善氧合，减轻呼吸肌疲劳，提高肺顺应性等优点，操作方便，减少了气管切开、气管插管的并发症，病人无痛苦，易于接受，疗效好，适用于急慢性呼吸衰竭及睡眠性呼吸暂停综合征的患者。使用过程中应注意选择大小适宜的面罩，保护皮肤不受压，观察患者有无抵触情绪。

二、高压氧

高压氧治疗始于1862年，到20世纪60年代，高科技水平使氧舱设备更加完善、安全，人们对高压氧的生理作用、治疗机制、不良反应有了新的全面的认识，对不良反应的治疗和预防也有明显的进步，逐渐使高压氧成为一门新兴的学科。

（一）高压氧的生理作用

1. 对心血管系统的作用

高压氧能使心排血量减少10%～20%；使心率减慢，吸氧时间越长，心率减慢越明显；使全身血管尤其是大脑和肾脏的血管收缩，但不会引起细胞缺氧；还可使血压增高，并促进侧支循环的建立，因而对皮瓣移植、断肢再植、脑血栓形成、心肌梗死等疾病有特殊的治疗作用。

2. 对呼吸系统的作用

在高压氧的环境下，多数人的呼吸频率减慢，但如果氧分压过高，吸氧时间过长，呼吸频率反而加快；在高压氧治疗初期，胃肠内气体被压缩，胸腔负压增大，导致肺活量增大，若吸氧时间过长，肺的顺应性下降，肺活量反而降低。

3. 对神经系统的作用

人在治疗压力（0.2～0.25 MPa）的高压舱内，呼吸纯氧的过程中，大脑皮质的活动是先兴奋后抑制；脑组织的有氧氧化增强，无氧酵解减弱，脑组织的氧供充足；脑血流量明显下降；血－脑屏障通透性增加，有利于药物通过血脑屏障，发挥治疗效果。在超高压力（高于10个大气压力）的环境中，呼吸氮氧混合气体的人和动物，会出现一系列症状，称为高压神经综合征(HPNS)，并会给中枢神经系统造成一定损害，包括：震颤、智力减退、精细动作减少、脑电图出现慢波并逐渐增多，然后出现棘波、棘慢波。

（二）高压氧的不良反应及预防

在进行高压氧治疗时，由于高气压、高浓度氧的本身或操作不当，使人体遭受损伤，称为高压氧不良反应。包括：气压伤、减压病、氧中毒等。

1. 气压伤

高压氧治疗时，由于某些原因，机体某一部位受压不均匀而引起，特别是在一些含有气体的腔窦中发生，常见的气压伤有：中耳气压伤、鼻旁窦气压伤和肺气压伤。前两者是在加压过程中病人没有做好吞咽和鼓气动作或咽鼓管不通使鼻旁窦和咽鼓管压力与外界不平衡造成的。后者是在减压过程中呼吸道不通畅使肺内气体过度膨胀造成的。

预防：教会病人及陪舱人员在升压过程中正确开启咽鼓管，即捏鼻鼓气或做吞咽动作，或吃水果或饮水以免咽鼓管不通畅；保持呼吸道通畅。

2. 减压病

减压速度过快，幅度过大，使气体在组织中的溶解度降低，在血液和组织中游离出形成气泡，造成血管气栓和组织受压。

预防：减压过程不可过快或忽快忽慢，保持均匀减压。

3. 氧中毒

在高压或常压下吸入高浓度的氧到一定时程后，氧对机体产生的功能性或器质性的损害。其机制是：氧对中枢代谢的毒性作用、氧对酶的毒性作用和自由基的大量产生。

预防：维生素 E、维生素 C、维生素 K 等可预防氧中毒的发生。

（三）高压氧适应证

目前，美国水下医学会(UMS)公布的最新高压氧适应证如下：急性空气或其他气体栓塞；一氧化碳中毒；急性氰化物中毒；挤压伤；减压病；促进特殊损伤的愈合：糖尿病损伤；伴动脉功能不足的损伤；特殊失血；气性坏疽；引起坏死的软组织感染；难治性骨髓炎；放射性组织坏死、骨坏死；放线菌病；植皮生长不良。

（四）高压氧禁忌证

未经处理的气胸、多发性胸骨骨折、胸壁开放性创伤、空洞型肺结核、视网膜剥离等为绝对禁忌证。相对禁忌证有：感冒、鼻炎、鼻息肉、咽鼓管堵塞、高热、严重肺气肿、早期妊娠(6 个月以内)等，如原发病严重，且高压氧治疗特效，也可进行高压氧治疗。

（五）高压氧治疗新进展

高压氧治疗不再只局限于脑损伤的辅助治疗，而是越来越多地被临床各科室广泛应用。

1. 脑出血

脑出血病人在出血停止后，最快在发病6 小时后，经 CT 复查血肿无继续增大，可接受高压氧治疗。进舱前血压应控制在 21.3/13.3 kPa 以下，轻度意识障碍，病灶小的患者，接受高压氧治疗效果显著，血肿较大者，应先行血肿清除，再行高压氧治疗。脑出血患者接受高压氧治疗1～2 次后若出现病情恶化，应立即停止治疗，并检查有无继发性出血。

2. 一氧化碳中毒

一氧化碳中毒的治疗压力成人一般为 0.2 MPa，小儿为 0.15 MPa，治疗程序为加压(15 分钟)、吸氧(40 分钟)、休息(10 分钟)、吸氧(40 分钟)、减压(15 分钟)、出舱，所需时间为120 分钟。

3. 气管切开、昏迷病人

临床实践证明：高压氧不仅具有良好的促进清醒作用，而且能够减少呼吸道分泌物的产生，有利于呼吸道并发症的恢复。在治疗中应合理掌握入舱时机，入舱前1小时使用激素、抗生素超声雾化吸入，翻身拍背，彻底吸痰，排除呼吸道分泌物，保持呼吸道通畅。入舱前要排放套管气囊内的气体，与病人约定感觉痰液堵塞的手势，嘱病人在吸氧的过程中不要转动头部。治疗初期，应延长加压与减压时间，以减少呼吸道分泌物的产生。呼吸道分泌物相对较多的病人，由医护人员陪护进舱，并配备50 mL以上的注射器和吸痰管，及时清除呼吸道分泌物。

4. 糖尿病

糖尿病曾经是高压氧治疗的禁区，但近年来的研究表明，高压氧不但不会引起血糖升高，反而可使糖尿病患者减少胰岛素的用量，使心血管并发症有所改善。有研究认为，高压氧可取代激光疗法治疗增殖性糖尿病视网膜病变。

5. 严重烧伤病人

缺血缺氧性损害是贯穿烧伤全程的基本生理病理过程。大量研究表明：高压氧治疗可大幅度提高动脉血氧分压，提高血氧弥散距离，改善血管通透性，预防和减轻休克，防治烧伤感染性并发症，促进创面愈合，对烧伤尤其是重度烧伤具有积极的治疗作用。治疗过程中要注意创面的保护，但不主张包扎，因为创面的暴露有利于氧的渗入，可减少创面渗出，减轻厌氧菌的感染。

6. 慢性乙肝

高压氧治疗有助于改善慢性乙肝患者的临床症状，促进黄疸消退。但对皮肤黏膜、内脏有出血倾向的慢性乙肝病人作高压氧治疗应持谨慎态度。

7. 断肢再植

高压氧可改善和纠正断肢的缺氧状态，为断肢侧支循环的建立赢得时间；能加速胶原纤维的产生，有利于断肢的修复。再植后应用高压氧愈早，断肢成活率愈高。

8. 口腔疾病

(1)牙周炎：高压氧可使牙龈出血停止，牙齿有稳固感，牙周袋和牙齿松动度均有改善，还能明显地降低牙龈指数。高压氧对因放射治疗引起的牙周破坏有一定的治疗作用。

(2)周围面神经麻痹：高压氧使组织细胞缺氧状态减轻，有利于神经水肿消退，并可使神经轴突和纤维再生增多加快，从而促进神经功能的恢复。

(3)颌骨骨髓炎：有报道用高压氧综合治疗下颌骨骨髓炎患者，取得了满意疗效。但须结合外科手术和抗生素治疗，而且治疗次数要足够，一般达40~60次以上。

(4)颌面部损伤伴有颌骨骨折：高压氧辅助综合治疗有利于纠正骨折处缺氧状态和骨痂的形成，还能抑制厌氧菌的繁殖，连续治疗15次可取得明显效果。但对于骨折合并中耳或上颌窦的损伤应慎用。

(5)口腔扁平苔藓：扁平苔藓的发生和发展与组织的慢性缺氧，上皮代谢障碍有关。高压氧可使机体血氧分压增高，氧储备增多，有氧代谢增强，能迅速改善血液循环、微循环，纠正局部组织缺氧状态，降低全血粘度，有利于病损组织的修复。

(六)高压氧治疗中的护理

1. 开舱前的护理

开舱前必须做好对病人及陪护人员的宣传解释工作：不能带易燃易爆等物品进舱；进舱

半小时前用完餐，不吃易产气的食物，以免加压时出现呕吐和引起肠胀气；教会进舱人员在升压过程中正确开启咽鼓管，即捏鼻鼓气或做吞咽动作，或吃水果或饮水以免咽鼓管通气不畅，引起耳痛等不良反应；进舱前排空大小便，必要时可带便盆入舱，但应封口；教会病人怎样正确带面罩吸氧，使吸氧过程顺利进行。

2. 加压阶段的护理

升压时必须缓慢均匀，不可忽快忽慢，随时与舱内人员通话，询问咽鼓管通畅情况，如有异常，及时解决，确保加压顺利进行。稳压后，面罩吸纯氧。应注意：

（1）保持患者呼吸道通畅。

（2）密切观察神志、生命体征的变化。

（3）保持患者输液通畅，随时调整输液速度。使用普通输液瓶时，加压时宜将墨菲氏滴管内液平面调到最低位，减压时，应插入长血浆分离针头到瓶内液平面以上的空气层，保证排气，提倡使用纯软包装的输液袋，因其输液速度不受气压变化影响。

（4）预防气压伤，调压人员应随时询问舱内人员的感觉并予以指导，进行捏鼻鼓气、讲话或者行咀嚼糖果等吞咽动作，保持咽鼓管开放。如无效，可用麻黄素滴鼻剂滴鼻以减轻不适感。

3. 减压阶段的护理

高压下吸氧结束，即开始减压。减压前先告诉病人摘下吸氧面罩，做好减压准备。打开排气阀进行减压，在减压过程中嘱病人不要屏气，注意保暖。如病人有不适感，应立即停止减压。减压时减压速度要均匀。

三、输液泵

输液泵是指机械或电子的输液控制装置，通过作用于输液导管达到控制输液速度的目的。经微量输液泵给药被临床视为抢救危重病人及应用特殊药物不可缺少的手段之一。

（一）输液泵简介

微电脑输液泵的结构是采用微机系统控制步进电机，通过同步带转动，带动蠕动蚌进行微量输液。蠕动蚌机械系统为双偏结构，采用机电一体化传感器，按浮动阈值控制器原理设计。

按输液泵的控制原理可分为活塞型与蠕动滚压型两类，后者又可分为容积控制型和滴数控制型。另外，临床上还有专门用于止痛、避孕、化疗的输液泵。

输液泵有以下优点：操作简单，使用方便，节省人力；剂量准确，微量、持续，能定时控制药物的用量，给药均匀，可随时调整；对限制液体输入、用药复杂的病人，可保证药物的有效浓度产生最好的效果，避免浓度的波动产生不良反应；泵内有蓄电池，交流电中断或搬动病人时可自动切换，保证持续用药。

（二）操作步骤

1. 输液前准备

先将输液泵固定在输液架上，接上电源线，将液体挂在输液架上，排好空气，关闭调节器。注意排气时药液约占滴壶腔1/3，如药液注满滴壶腔，则会引起报警；如注不满1/3，则容易导致空气进入体内；然后将输液器管装到输液泵上，打开泵门，将输液管夹打开，按顺序装好输液管，关上泵门，松开输液管调节器。注意保持液滴腔垂直，避免阳光直射。

2. 启动输液泵

轻按电源开关键, 全部显示信号亮, 设定输液器类型, 标准型每毫升15滴~20滴, 输入并确认; 设定流速, 可用 mL/h 或 gtt/min; 根据医嘱选择所需流量(滴/分), 输入并确认。

3. 开始输液

确认所有设定无误后, 行静脉穿刺, 固定好输液针头。按 START/STOP 键, 开始输液, 此时工作灯亮, 流动指示器开始显示滴流状态。

4. 结束输液

警示信号发生, 液晶显示 EMPTY 闪亮, 通知输液完毕。按 START/STOP 键停止输液, 关闭电源, 调紧调解器, 打开泵门松开管夹, 迅速撤掉输液器。

(三)常见问题及护理对策

1. 静脉炎

静脉炎多发生在周围静脉, 微量泵给药时间过长、药物浓度过高, 对血管内膜产生物理和化学刺激是导致静脉炎的诱因, 与神经传导因素有关。

对策: 对大手术后或循环衰竭的患者, 应尽量使用中心静脉, 避免在周围静脉穿刺, 并使用留置针, 以减少局部刺激。可采用穿刺点近心端局部外敷含1%地卡因的棉片或皮下注射2%普鲁卡因以阻断神经传导, 达到预防静脉炎的目的。

2. 药液外渗

主要原因为血管选择不当或固定不牢, 体位变动造成留置针脱出, 致药液渗入皮下。在抢救休克微循环衰竭的患者时, 静滴缩血管药物也可致药液外渗, 其主要原因与输液静脉壁的血管发生痉挛, 静脉壁因缺血缺氧使组织通透性增加有关。

对策: 正确选择静脉, 对末梢循环差, 应用血管活性药物及渗透压高、刺激性强药物的患者, 宜选择粗大静脉, 必要时选择中心静脉穿刺, 避免同一部位多次、长时间输液, 使用留置针时, 妥善固定; 一旦发生药液外渗, 应根据药液的性质, 采取处理措施, 一般药物, 可用局部冷敷、热敷, 冷敷比热敷效果好, 或硫酸镁湿敷; 对特殊药物, 如多巴胺等缩血管药物, 早期使用酚妥拉明局部封闭效果较好, 如配合山莨菪碱(654-2)湿敷效果更佳。

3. 微量泵速率调节错误

由于操作者不熟悉速率设置, 或更换药物浓度后没有及时更换速率, 造成药物进入体内过多或不足, 影响治疗效果。

对策: 增强工作责任心, 更换药物或调整药物浓度时, 应按医嘱及时、准确无误地调节速率。严重低心排对升压药物依赖性较强的患者, 更换药液时, 最好由两名护士一起操作, 尽量缩短更换时间, 或在另一静脉通道内同时推入等量药液, 防止血压波动。

4. 处理静脉回血不当

发生静脉回血时, 不考虑所用药物的性质, 而采用按快速输液键来处理静脉回血, 致使进入体内的药量过大, 超出医嘱规定的范围, 如应用多巴胺过快、过量后出现血压短时间内突然升高、心率加快, 导致不良后果。

对策: 无需加大药量时避免使用快速输液键。对药物浓度高、给药速度要求严格的如强心药、升压药等, 则应用空针抽取0.9%氯化钠注射液将回血推入。对回血量较大至延长管内者, 不可直接推注, 应及时更换延长管, 排净管内空气, 充满相同浓度的药液后再换, 以免影响治疗效果。

5.使用方法不当

在连有三通的管道上同时输入两种药液时，由于微量泵注射是在单位时间内均匀将药液输入体内，当另一条管道输液速度较快时，造成管腔内压力增大，阻碍微量泵的正常速率而导致微量泵报警。

对策：应用微量泵注射药物时，不与其他静脉输液管道同时使用同一条血管，以免影响微量泵的正常速率，导致单位时间内进入体内的药量增加，影响疗效。

6.微量泵故障或保养不当

常见微量泵故障是压力设置太低，使报警频繁。使用中不注意微量泵的清洁，致使高粘度的药液黏附在推进器或导轨摩擦处，影响微量泵速率的正确性。

对策：微量泵使用完毕，要加强保养，妥善放置，及时清除黏附在推进器和导轨上的药液，并测试微量泵是否准确以备用。

(四)输液泵在临床上的应用进展

1.化疗

(1)皮下埋藏全植入式输液泵在腹腔内化疗的应用：根据肿瘤部位、侵及范围和是否切除，选择泵体埋藏部位，于腹部切口处在皮下浅层分离出 3~4 cm 的腔隙，先用止血钳夹住导管末端经肌层、腹膜戳孔送入腹腔内，置于原发肿瘤所在部位，然后将泵体置于皮下腔隙中。若置双泵，可于切口两旁各置一个。此法可提高进入腹腔内化疗药物的浓度和总量，即增加细胞毒性作用，减少化疗药物抵达血浆的量，即减少全身毒性作用。

(2)肝动脉插管皮下注射泵埋入治疗肝癌：输液泵在微电脑控制下在规定时间内将化疗药物均匀持续地注入肝内动脉，既达到化疗的最佳效果，又能最大限度地降低化疗药物的不良反应。

(3)输液泵在妊娠滋养细胞肿瘤患者化疗中的应用：5-氟尿嘧啶(5-Fu)和春雷霉素(KSM)是治疗妊娠滋养细胞肿瘤的首选药物，用药量要达到患者最大耐受量，接近于中毒剂量；如果药物浓度不足，不但起不到应有的作用，反而诱使癌细胞产生耐药，引起组织坏死。应用输液泵给药，能精确地维持输液速度和输液量，使血药浓度维持恒定，保证了化疗效果，减轻了恶心呕吐等不良反应，有利于病人的休息。

2.在产科的应用

(1)引产或催产的孕妇：在引产或催产过程中需要严格控制缩宫素浓度的输入，特别对于引产或收缩子宫的无明显头盆不称及胎位异常者、发生低张性宫缩乏力并导致潜伏期、活跃期扩张延缓或停滞、胎头下降延缓的孕妇尤为适用。以逐渐增加药物浓度为原则，用输液泵来控制输液，可使药物浓度正确均匀地输入，有效地控制宫缩频率和持续时间。另外，输液泵不受产妇用力握拳或体位改变影响，使输液速度稳定，不会回血阻塞、中断，使第二产程维持有效宫缩，提高了引产的安全性和有效性。

(2)静脉滴注硫酸镁治疗妊娠高血压综合征：硫酸镁控制子痫，前 3 小时内，维持在 3 g/h，但从第 4 小时开始必须减至 1.5 g/h 静脉滴注，才不致镁离子中毒，且必须行血清镁测定监护。用输液泵使给药，保证了治疗效果，能有效防止镁离子中毒。

3.在急性冠状动脉阻塞溶栓疗法中的应用

使用艾通立溶栓，由于输液泵的使用，使用药后发生出血的机率减少，同时提高了溶栓的成功率。如果出现严重出血，还可利用输液泵输血，控制输血速度，以保证病人能及时补充血容量，并避免输血反应。

4.心内直视术后用微量泵补钾

心内直视术后早期需要补钾，并严格限制液体入量。通过颈内静脉使用微量输液泵补钾，既确保了治疗，又提高了安全性，大大降低了高浓度补钾的危险。

5.持续气道内滴入湿化液

用输液泵进行气道湿化，有报警功能，克服了一般输液器持续滴入存在的不稳定因素，保证了湿化液的准确滴入，既达到湿化的要求，又可防止湿化过度。

6.硬膜外麻醉微量输液泵镇痛在剖宫产术后的应用

采用一次性微量输液泵，硬膜外腔恒速注入吗啡、布比卡因，术后24小时镇痛效果好。可消除产妇的精神紧张状态，利于产妇康复，同时因降低了神经的兴奋性，增加催乳素的分泌，提高了母乳喂养成功率。

7.治疗有机磷中毒

采用微量输液泵静脉给药治疗有机磷中毒，病人达到阿托品化的时间缩短，减少了护士的工作量，保证了阿托品按时准确进入体内，避免了药液的浪费与污染。

四、血液透析

血液透析是治疗急性、慢性肾衰竭及某些药物或毒物中毒的有效方法。目前世界上有50~80万患者依赖其维持生命，5年生存率已达到70%以上。

（一）简介

1.原理

血液透析是基于 Gibbs-Donnan 膜平衡原理，将病人血液与透析液同时引入透析器，在透析膜的两侧反向流动。由于两种液体溶质间的浓度梯度不同，半透膜两侧的分子物质进行物质交换。交换的原理有：弥散、渗透和超滤。

2.血液透析的设备及条件

（1）体外循环系统：包括血泵、肝素泵、血流量表、动脉压表及空气探测器。

（2）透析液系统：包括比例泵、透析液流量计、加温器、漏血检测器、负压泵、电导度计。

（3）透析器：透析器分为空心纤维型、管型和平板型三种，其中空心纤维型超滤率和清除率都较高，操作简单，体积小，重量轻，适宜重复使用，因而应用也最广。透析膜是透析器的主要部分，是决定透析器的关键。现用的透析膜材料主要有铜仿膜、醋酸纤维素膜、聚丙烯腈膜等。

（4）透析液：透析液的化学成分近似于人体血浆的化学成分。根据碱基的种类不同，可将透析液分为三种：醋酸盐透析液、碳酸氢盐透析液和乳酸盐透析液。目前使用更多的是碳酸氢盐透析液，因其更符合病人的生理状态，能够迅速纠正代谢性酸中毒，避免低氧血症，心血管稳定性好，透析中的不适症状较醋酸盐透析液显著减少。

（二）血液透析的适应症和相对禁忌症

血液透析主要适应于急性、慢性肾衰竭、急性药物或毒物中毒、肝性脑病、肝肾综合征、顽固的水电解质和酸碱平衡紊乱等。

尽量避免在下列情况下进行透析：休克或低血压；严重出血倾向；显著心脏扩大伴心功能不全；严重心律失常；脑血管病变；年龄大于70岁。

（三）抗凝药的应用

普通肝素是最常用的抗凝药。

1. 全身肝素化

全身肝素化的首剂肝素剂量为 200 ~ 300 U/kg，于治疗前 10 分钟从静脉端注入，随后每小时注入 1250 U，并检查凝血时间，调整肝素用量，治疗结束前 30 ~ 60 分钟停用肝素。治疗过程中肝素的用量取决于个体对肝素的敏感性和肝素的效价，肝素泵注入的速度取决于患者的敏感性和肝素的半衰期。

2. 边缘肝素化

适用于轻度、中度出血的患者，首剂肝素 750 U，并在治疗后应用肝素泵持续泵入肝素保持此水平。

3. 体外肝素化

指在血管通路的动脉端连续泵入肝素，使血液在体外保持肝素化的状态，而在静脉端用鱼精蛋白中和肝素，一般情况下，肝素和鱼精蛋白的比例为 1:1。治疗结束后，常规注射鱼精蛋白 10 ~ 15 mg。

(四)血液透析的操作步骤

1. 血液透析前准备

(1)做好病人及其亲属的心理护理，了解病人的饮食、体重增长、出入水量、尿素氮、肌酐、电解质等指标及有无出血倾向等。

(2)透析器冲洗：彻底冲洗透析器可除去某些致敏物质，一般用 2 升 0.9% 氯化钠注射液在 20 分钟内冲洗。透析器冲洗后，应在 5 ~ 10 分钟内使用。

(3)血液通路的建立和开放：临时血液通路有外周动静脉直接穿刺和经皮插双腔静脉导管等方法。如已建立标准动静脉瘘，应将动脉针朝向远心端，静脉针朝向近心端刺入静脉内，穿刺前先消毒。

(4)根据病人的病情，决定透析方式、脱水量、肝素用法及用量。

2. 开始透析

血流量先开至 50 mL/min，然后渐增至 100 mL/min，在血液通路建立及除泡器内血液有一定高度后，血流量可增至 150 ~ 250 mL/min；设置静脉压报警范围；根据水分需要调节脱水量。

3. 透析中监测

(1)血流量：一般为 200 ~ 300 mL/min，当血流量降低至 100 mL/min 时会大大降低透析效率并导致管路和透析器凝血。

(2)静脉压：正常为 6.7 ~ 13.3 kPa，静脉压升高的原因为静脉管路或透析器有血凝块或纤维蛋白形成、静脉管扭曲、针头凝血等。

(3)透析液温度：一般控制在 37℃ ~ 39℃，如温度大于 43℃，有溶血的危险，小于 35℃，病人可出现寒战，影响弥散效率。

(4)透析液流量：一般调节在 500 mL/min，流量过高是浪费，流量过低会明显降低弥散速率。

(5)透析负压：应根据病人的脱水需要进行调节，负压过高可造成病人有效血容量下降，甚至造成破膜，负压过低会影响脱水。

(6)凝血：充分肝素化对防止管路和透析器凝血非常重要，对有活动性出血或手术后的病人应采用小剂量、局部肝素化，如发生凝血，应及时更换管路和透析器。

4. 透析结束

(1)将体外循环中的血液回输入病人体内，目前常用 0.9% 氯化钠注射液及空气联合回血法。

(2)给病人立即测血压和体重，如体重低于干体重及血压下降，说明病人体液明显减少，应嘱病人卧床休息直到血压平稳。

(3)观察出血情况，特别是穿刺部位的出血，一般内瘘压迫 10 ~ 20 分钟即可，桡动脉、足背动脉应压迫 30 分钟以上，如有出血倾向，可用鱼精蛋白中和。

(4)给病人提供饮食指导，补充含必需氨基酸的优质蛋白。少尿或无尿者要控制饮水量；两次透析间期体重增加不得超过原体重的 5%，适当控制钾和磷的摄入。

(五)血液透析的并发症及对策

1. 低血压

低血压的发生率为 50% ~ 70%，少数病人无症状，大多数病人表现为头晕、胸闷、面色苍白、恶心、呕吐等，有冠心病者可诱发心律失常。

对策：患者取平卧或头低位，将负压及血流量调低，快速滴入 0.9% 氯化钠注射液或 50% 葡萄糖注射液，症状较重者可予人血白蛋白、血浆，若输液 500 mL 以上血压仍未上升，应予升压药。

2. 失衡综合征

失衡综合征发生率 3.4% ~ 20%，主要表现为头痛、恶心、呕吐、乏力，重者表现为定向力障碍、嗜睡甚至昏迷。

对策：可静脉注射高渗溶液，给予镇静药，并考虑缩短治疗时间，症状严重者，应立即中断治疗，静滴甘露醇，降低颅内压。

3. 发热

对策：出现发热或寒战可静脉注射地塞米松 5 ~ 10 mg，必要时更换透析器和管道。血透后期发热并持续 24 小时以上应考虑感染的发生，适当选用抗生素治疗。

4. 心律失常

心律失常发生率为 10% ~ 30%，以室性期前收缩多见。

对策：按其类型进行处理，若病人在心包炎、心肌梗死等基础上发生心律失常，应请心血管专家协助治疗；对病态窦房结综合征和高度房室传导阻滞患者，给予异丙肾上腺素、阿托品，必要时安装临时起搏器。

5. 肌肉痉挛

肌肉痉挛发生率为 10% ~ 50%，一般发生在透析的中后期，多见于足部、手指、腓肠肌和腹壁。

对策：注射 0.9% 氯化钠注射液或高渗葡萄糖或碳酸氢盐注射液。

6. 猝死

猝死是透析患者较少见而严重的并发症，多与心血管疾病或并发症有关。

对策：透析中应严密观察，若患者突然感胸闷、心动过速或过缓、呼吸急促、血压下降、发绀等，提示意外发生的可能，应紧急抢救。

(六)血液透析新技术

1. 低温透析

低温透析指低于常温(37℃)的透析，透析液的温度一般为 35℃。低温透析能提高心肌收缩力,提高上臂血管阻力,使心率下降,改善静脉血管的反应性,还能降低炎症反应,增强心血管的稳定性,从而减少症状性低血压的发生。透析过程中病人的体温慢慢升高,文献报道这种温度的变化与病人症状性低血压的发生相关。低温透析较常温透析低血压的发生明显减少,其原因可能是低温透析液可以带走更多热量,从而减小病人体温的上升幅度。

低温透析虽然可以减少由于低血压带来的一系列透析不良反应的发生,但有病人对低温透析不耐受的现象发生。因此,临床应用时,应当考虑病人个体对低温透析的耐受性,同时动态观察病人生命体征的变化,及时提供护理干预措施。如病人体温下降幅度过大,预示病人可能无法继续耐受低温透析治疗,应当及时采取保暖措施,必要时停止透析,升高透析液温度。如果病人透析中出现脉率和脉律的异常变化,应当给予心电监护并根据监护结果及时判断、处理。当病人血压有较大幅度下降时,要及时减小或停止超滤,必要时适量输入0.9%氯化钠注射液以升高血压,防止血压的进一步下降和不良反应的发生。病人有畏寒时,在排除感染的可能性以外,应当首先考虑病人对低温透析的不耐受,并作出相应处理。病人在透析中出现头痛,常提示病人的血压变化,应当反复测量血压,据具体情况给予处理。

2.高通量透析

高通量透析对小分子清除率高,同时对中分子清除率明显优于常规透析。常规透析不能有效清除中分子物质,造成血浆中大量中分子物质潴留,可引起病人骨病、肌痛、瘙痒关节僵硬和骨骼变形等现象。长期维持性血液透析病人间断采用高通量透析可降低并发症发生,从而提高病人生活质量,延长寿命。

3.低分子肝素透析

低分子肝素抗血栓作用优于肝素,而出血不良反应却低于肝素,具有生物利用度高、体内半衰期长、出血倾向小等特点。在血液透析中用低分子肝素抗凝,输血量少,出凝血时间恢复快,透析管无堵塞,比普通肝素更适用于有出血倾向的病人。

4.无肝素透析

若病人治疗前已有出血倾向或凝血时间超过30分钟,宜采用无肝素化治疗。

通过膜肝素浸泡一定时间、巧妙的冲洗技术以及恒定的高血流量条件,能完成合并出血或严重出血倾向病人临床所需要的无肝素透析治疗,其前提是要建立好血管通路。保证高血流量,避免在循环血路上输血以及空气进入透析器也是保证无肝素透析完成的关键。

五、经外周静脉穿刺中心静脉置管

经外周静脉穿刺中心静脉置管(peripherally inserted central catheter, PICC)技术已有70年的历史,至20世纪80年代中期,美国和德国开发出超小口径、高生物相容性的柔软导管,大大减少了并发症的发生,使该技术在20世纪90年代后期开始广泛应用于临床。

(一)PICC简介

PICC由外周静脉穿刺插管(一般使用肘部静脉),其尖端定位于上腔静脉或锁骨下静脉的导管。其主要优点有:导管材料为硅胶,柔软、弹性好,对血管刺激性小;导管留置时间长,可达数月至一年,减少反复静脉穿刺给病人带来的痛苦,且不会影响肢体活动;药液通过PICC导管输注在中心静脉中,由于其管径较大,流速较快,从而可以减轻病人因高渗性、有刺激性药物对管壁的损害。

PICC适用于长期静脉输液、肿瘤化疗、肠外营养、老年病人输液及反复采血、输入血制品者。

禁忌证有：穿刺部位感染或创伤；严重出血性疾病；穿刺侧有外伤史、血管外科手术史、放射治疗史、静脉血栓形成史等；患者顺应性差。

（二）操作步骤

1. 置管前准备

（1）物品准备：PICC 穿刺包，无菌手套 2 副，肝素帽 1 个。0.9% 氯化钠注射液、0.9% 氯化钠注射液加肝素溶液 100 U/mL。

（2）病人及环境准备：向病人及其亲属介绍 PICC 管的特点，置管的方法，成功的例子，充分取得病人的配合。置管应在晨护后 30 分钟进行，置管时减少病室内人员流动，并检查置管签字协议书是否完好。

2. 置管

（1）选择血管：病人平卧，手臂外展与躯干成 90 度，扎止血带，评估病人血管状况。选择血管的顺序为贵要静脉、肘正中静脉、头静脉。已行锁骨下静脉穿刺的一侧手臂不宜同时作 PICC，以贵要静脉为例，其途径为腋下静脉、锁骨下静脉、无名静脉达上腔静脉，因其直径粗、静脉瓣较小作为首选。

（2）测量定位：手臂外展 90 度，从预穿刺点沿静脉走向量至右胸锁关节，再向下至第 2 肋间隙。为避免导管尖端进入右心房引起心律失常、心肌损伤、心包填塞等症状，从量好的长度中剪去 1～2 cm，从拍摄的 X 线片中可见正好达第 2 肋间。

（3）建立无菌区：打开 PICC 无菌包，戴手套，准备肝素帽，并抽吸 0.9% 氯化钠注射液，铺第一块治疗巾于手臂下。

（4）消毒：用 PICC 包内乙醇棉棒清洁脱脂，面积为 10 cm×10 cm，再用聚维酮碘（碘伏）消毒，让消毒剂自然干燥。

（5）更换手套，铺第 2 块治疗巾。

（6）预冲导管：用充满 0.9% 氯化钠注射液的注射器连接"T"形管并冲洗导管，润滑导丝。拔出导丝至比预计长度短 0.5～1 cm 处。

（7）修剪导管：在预计长度处，剪去多余部分，并剥开导管护套 10 cm，切忌剪导管时剪到导丝，否则导丝将损坏导管，伤害病人。

（8）实施静脉穿刺：见到回血确保导引套管的尖端在静脉内，松开止血带，左手压住套管和穿刺血管，防止套管移位并减少出血，抽出穿刺针用镊子夹住导管尖端，逐渐送入静脉，用力要均匀缓慢。当送至肩部时，嘱病人头转向穿刺侧，下颌靠肩以防止导管误入颈静脉。若送入困难，考虑静脉有堵塞或导管位置错误。当送入 10～15 cm 时，退出导引套管，继续送导管至皮肤参考线，抽吸回血，一手固定圆盘，一手抽导丝，动作要轻柔、缓慢，注入 0.9% 氯化钠注射液，确定是否通畅，安装肝素帽，用 10 mL 注射器，正压封管。

（9）固定导管，覆盖无菌敷料；并记录导管长度、穿刺日期、穿刺者姓名。

3. 置管后护理

（1）置管后 24 小时内换药 1 次，若 <24 小时穿刺点出现渗血、渗液应及时更换，保持穿刺点清洁干燥，如无出血污染，以后每周换药 1 次。揭去透明贴时要顺着导管的方向去撕，消毒面积为 6 cm×8 cm，聚维酮碘干后将透明贴盖上针眼及导管柄，驱尽空气即可。注意严格无菌操作。

（2）置管后，随时观察穿刺点有无变红、渗漏或水肿，触摸穿刺点有无疼痛和硬结及体温的变化。导管入口处用无菌小纱布块保护。然后用透明贴膜封管，必要时用绷带加压。置管 3 天内术肢减少活动，避免剧烈活动。穿刺处及时更换贴膜，清理血液，对于皮肤较敏感的病人应消毒更换 1 次/d。

（3）肝素帽和可来福接头使用后，要注意防止污染，肝素帽每 3～5 天更换 1 次，可来福接头 7～10 天更换 1 次。每日输液时严格消毒，其范围包括肝素帽、可来福接头的后端及周边，然后再连接与可来福接头配套的螺口输液器，使连接比较牢固，减少了输液器与可来福接头脱出的机会，同时用可来福接头后形成一个密闭的输液系统，依靠可来福接头的正压作用机制，无需使用抗凝剂封管，既减少了感染率，又降低了堵管率。

（4）在每日输液前用 10～20 mL 0.9%氯化钠注射液脉冲式冲洗导管，输液完毕，必须用不少于 10 mL 的 0.9%氯化钠注射液正压脉冲式封管，正压脉冲式封管是预防堵管的关键。如果导管堵塞可采用以下方法处理：0.9%氯化钠注射液 20 mL 加尿激酶 10 万 U 或 0.9%氯化钠注射液 20 mL 加肝素钠 12 500 U 缓慢静脉推注，保留 20 分钟后再静推回抽，如此反复，导管复通后再用 20 mL 0.9%氯化钠注射液正压脉冲式封管。

（5）留置 PICC 管期间，要注意合理、严格地进行导管的维护，尤其是导管的固定一定要应用蝶翼交叉的方法。更换贴膜时动作应轻柔，应从下向上撕去贴膜，以避免撕贴膜时将导管带出。一般治疗间歇期每 7 天维护 1 次，包括冲洗导管、更换敷料和肝素帽。根据季节变化，必要时每周更换 2 次，敷料松动或潮湿时及时更换。

（6）病人及其亲属生活指导：教会病人及其亲属改良术肢衣袖，以免穿脱上衣时将导管拔出。睡眠时保护好导管，防止意外情况的发生。病人手臂可以做一般活动，如弯曲、伸展，但不能过度用力，提重物、拄拐。置管一侧避免测血压及静脉穿刺，穿刺点及导管适当保护后，可以淋浴，但不可以游泳。

（三）并发症预防及护理

1.与置管深度、定位有关的并发症

由于导管插入过深可刺激上腔静脉丛引起心律失常和刺激神经，或者定位不当导致导管进入颈外静脉。预防的方法首先要准确测量静脉的长度，除采用传统测量方法，还可采用"一字形"外测量法（由穿刺点测开始呈水平线一次测量至对侧胸锁骨关节锁骨的胸骨端外侧缘），该方法与传统测量方法相同，均反复测量 3 次，所测值减去病人皮下脂肪厚度（1.0～2.0 cm），即为留置长度。此外，不同穿刺静脉的行程也不一致，如贵要静脉的行程可能比头静脉为短，测量中也应注意。老年病人、有心脏疾患的病人，在实际置管过程中宁短勿长。其次，每位病人置管后必须做胸透摄片，以确定中心静脉导管的位置，若过长，可退出导管少许。为预防导管误入颈外静脉，当导管送入至腋窝时嘱病人将头侧向正在穿刺的肢体，使下颌部尽量贴近肩部，同时尽量避免选择头静脉。

2.插管困难

插管困难多由于选择的血管细小、血管的静脉瓣多或血管痉挛等原因引起。为提高置管成功率，减少插管困难，首先必须正确选择血管。上肢肘部静脉表浅易显露，相对于周围浅表小静脉血管腔大，血流丰富，休克或失水状态下不易塌陷，易于穿刺，故为首选。其中贵要静脉管径最粗，静脉瓣较少，在置管体位下是导管顶端到位最直、最短的途经；正中静脉管腔粗，血管行走直观，但静脉瓣较多；头静脉进入腋静脉处形成的角度较大，有小分枝与颈外静脉或锁骨下静脉相连，在臂部上升段还有狭窄，最易引起置管困难。左右侧上肢均可，但由于右侧较左侧行程短，故多选右侧。在送管过程中，病人取平卧位，头偏向置管侧肢体，下颌骨靠近锁骨，置管侧上肢外展与肩水平，用镊子以每次 0.3～0.6 cm 的速度推进；

如遇到送管困难,可边推注 0.9% 氯化钠注射液边送管。由于导管刺激可引起血管收缩或痉挛,因此,当送管过程中遇有阻力时,可嘱病人放松肢体,并给予血管按摩使静脉舒张后再送管。对于肘部血管显露差的小儿病人,可给予 2% 山莨菪碱湿敷局部 5～10 分钟,以扩张血管,提高置管成功率。

3. 穿刺局部的渗血、血肿

预防方法是掌握正确的穿刺技巧。当穿刺针见有回血后保持针的位置,向前推进插管鞘,使之进入血管,左手轻压入点外血管上方,并妥善固定插管鞘避免移动,同时松开止血带,右手从插管鞘内退出穿刺针,插入 PICC 导管约 10 cm 后缓慢退出插管鞘并用无菌方纱块轻压穿刺点以减少出血。术后局部压迫止血 15～30 分钟,24 小时内适当限制臂部活动。如有凝血机制障碍者,局部加压止血时间可延长。也可以采取两人配合穿刺法,即一人穿刺入静脉见有回血后,退出金属套管针之前,另一人压迫住穿刺静脉上方,可以有效减少或避免出血。

4. 静脉炎

静脉炎包括机械性静脉炎和血栓性静脉炎。机械性静脉炎通常发生于穿刺后 48～72 小时,主要由于选择的导管型号和血管的内径大小不适宜,导管材料过硬,穿刺侧肢体活动过度所致。而置管后期发生的血栓性静脉炎与化学刺激和病人的特殊体质有关。

预防机械性静脉炎的发生,首先应根据病人的血管情况选择型号适宜的导管,并在置管过程中注意动作轻柔,避免对静脉管壁造成损伤;指导病人限制置管侧肢体的活动度。有报道采用氯化钠肝素溶液完全浸泡过的 PICC 导管,具有抗凝血与润滑作用,可减少置管时对血管内膜的损伤,降低静脉炎的发生率。国外学者建议置管后的前 5 天,每天给予局部温湿敷 3～4 次,每次 20 分钟。一旦发生机械性静脉炎,出现局部疼痛、肿胀、发红,可给予抬高手臂并制动;局部湿热敷、远红外线照射、外用消炎止痛膏局部包扎,一般 2～3 天症状消失。

5. 导管堵塞

导管堵塞是 PICC 置管后主要并发症之一。主要由于冲管、封管方法不正确;没有定期冲管导致纤维蛋白在导管内沉积;血小板及纤维蛋白粘堵针头等原因所致。另外,导管本身的因素、血管因素、药物因素以及导管的使用与管理因素也与导管的堵塞有密切关系。

预防导管堵塞的关键是正压封管、定时冲管(2 天或 3 天 1 次)和更换正压肝素帽(15 天换 1 次)。每日治疗结束后用 0.9% 氯化钠注射液 20 mL 冲管,将残余药液全部冲入血管内,再用 0.9% 氯化钠肝素注射液 3～5 mL 封管,浓度为每毫升 0.9% 氯化钠注射液 100 U 肝素。当肝素氯化钠注射液注入 3 mL 时,要边退针边推封管液,直至针头退出。当导管出现输液不畅时,先排除导管是否屈折以及体位压迫等原因,再立即注入 5～10 mL(125 U/mL)肝素钠溶液稀释,夹管 20 分钟进行溶栓。可用 10 mL 注射器轻轻地回抽,尽可能将血凝块从管内抽出,如回抽不成功,可试用尿激酶进行溶栓。导管堵塞应在 6 小时内处理,此时血栓形成时间尚短,对溶栓药物反应较敏感,复通机会较大。由于反复冲管、封管,增加了 PICC 置管潜在的感染机会,而肝素的长期使用对凝血机制差的病人也有一定影响,因此可来福输液接头已被使用于连接 PICC 导管,代替每日的肝素封管,也减轻了护士导管护理的工作量。同时可来福输液接头无需使用针头,操作简便,免去了使用肝素帽封管时一边推注一边退出针头的高难度操作,为带管回家病人的自护提供了方便。可来福的留置时间一般可保留 5～7 天。

6. 感染

多由于无菌操作不严或换药不及时等原因引起。无论置管操作过程中还是置管后的导管护理，都必须严格执行无菌操作技术，这是预防感染的关键。其次应定期换药，有研究者认为每周2~3次用聚维酮碘换药可有效预防感染，因聚维酮碘具有逐渐释放碘的性能，能起到持续无菌作用，此外，应用聚维酮碘的局部有一层深棕色的薄痂形成，可起到掩盖导管入口处的作用，对防止细菌潜入导管旁窦道进入血液有肯定疗效。此外，导管口细菌培养及更换肝素帽应每周1次。应观察体温变化及局部有无红、肿、渗液。如局部发生感染，可给予庆大霉素8万单位加0.9%氯化钠注射液20 mL湿敷。体温是中心静脉导管置管护理过程中监测感染发生的重要体征。当病人突然出现高热，临床又查不出其他的原因，应考虑导管感染，这时应果断拔管，用无菌剪刀剪下导管前端0.5~1.0 cm做细菌培养，同时做血培养，为抗生素的选择提供依据。

7. 导管漂移或脱出

主要由于导管固定不妥、肢体活动过度和外力的牵拉。预防的重点在于妥善固定导管，留在体外的导管应呈"s"形或弧形固定，以利于导管受外力牵拉时有一定的余地。同时，在更换敷料时应注意向心端揭开敷料。再者置管时要做好记录，每次更换敷科时注意观察导管的刻度，判断导管有无滑脱。此外还应重点加强宣教，指导病人置管侧肢体勿负重和过度活动，PICC置管后宜改穿上拉链式长袖衣服。

8. 其他

如导管破裂或断裂。导管破裂可在绝对无菌下自断裂处剪断远端的导管，重新接上连接器和肝素帽；若发生导管断裂则用手指压迫导管远端处的血管，行静脉切开术，取出断裂的导管。

目前，在临床上，PICC技术已相当成熟，不仅用于化疗等需长期输液的患者，还被广泛应用于ICU患者、外科手术患者、大面积烧伤患者、早产儿等。

六、造口护理

肠造口术是外科最常施行的手术之一，由于造口改变了正常生理排便模式，且术后并发症发生率高，康复护理问题突出，使肠造口患者在社会、心理、生理方面产生较大障碍，生活质量下降，造口护理与造口治疗师正是在此护理需求呼吁下应运而生。造口护理属专科护理技术，造口治疗师这一专科护士可为肠造口病人提供专业化服务。

(一)造口护理简介

1. 造口护理起源

20世纪50~60年代，美国医师Ruben Beach Turmbull(卢培·坦波)提出肠造口治疗技术是一门新的学科，认为肠造口治疗是一种特别的护理，除了注意肠造口手术技术外，应注意造口者的腹部造口护理，预防和治疗造口并发症，开展造口者及其亲属的心理咨询，为造口者提供康复护理。他的肠造口病人Norma N Gill(诺玛·吉尔)康复后在其培养下成为世界上第一位造口治疗师，在坦波策划下，1961年组织成立了世界上第一所造口师培训学校，1968年，美国成立造口治疗师协会，后改为国际造口治疗师协会(IAET)，规定其会员必须具有护士资格才能参加，现造口治疗护理在世界上大多数国家得以推广和发展。

2. 肠造口治疗师(enterostomal therapist ET)

ET是指专门从事造口、伤口病人手术前、手术后的宣教、咨询，包括在术前造口部位的选择，术后饮食、生活，以及出院后的护理等方面提供咨询的专业护理人员。是目前国际上已有的临床专科护士之一，工作独立性强，能提供常规医护工作未能提供或未能全面、系统、连续提供的专业护理服务。目前很多国家由造口治疗师开设造口门诊，为院外病人提供服务。据称日本的造口护理包括了医院人工肛门护理服务、社会训练中心福利服务、人工肛门病人协会会员服务和病人的自我护理4个方面的工作。2001年我国第一所肠造口治疗师学校在广州中山大学开班，后陆续在北京、上海、南京、温州开办肠造口治疗师学校。2010年9月，以湖南省肿瘤医院、中南大学湘雅医院、中南大学湘雅二医院、湖南省人民医院、郴州市第一人民医院五家医院为临床培训基地的第6所造口治疗师学校成立——湖南造口治疗师学校。

3. 造口用品

造口袋粘胶：最初使用的氧化锌或普通粘膏粘着力强，影响皮肤正常呼吸，但吸水能力差，黏着性能较差，造口袋使用安全性降低。随之开发的水胶体粘贴具有富于柔韧性、黏着力较强及吸水功能良好的特点。而后来面市的"平衡式粘胶"及"螺旋式粘胶"能满足不同病人的需求。

造口袋：按口袋排放口分为闭口袋与开口袋，闭口袋适合于每天更换袋不多于一次，开口袋适合于半成形粪便或液性粪便可以按需要经常排空袋。按造口袋设计分一件式造口袋与二件式造口袋，一件式造口袋袋子与底盘一体化，通常是一次性，可有剪定的开口，简单易使用。二件式造口袋袋子与底盘可分开，不用撕开底盘可护理造口，袋子更换方便，保护造口周围皮肤，底盘可按造口形状大小剪切。

造口用品呈现多样化、系列化以及功能多样化趋势，造口用品的不断更新，使病人更安全、舒适、卫生，也降低了造口皮肤并发症，推进了护理质量的提升。在病人造口后的不同时期，专业护理人员应根据病人的经济状况和喜好，协助病人选择适宜的造口袋，提高造口病人的生命质量。

（二）肠造口护理的基本操作

1. 造口袋使用

保持造口周围皮肤的清洁，教会病人护理方法。

（1）用物准备：造口袋，用物剪子、弯盘、温水、脸盆、小毛巾等相应。

（2）评估：病人造口状况、心理状态、自理程度，环境。

（3）造口袋更换：

1）协助病人取舒适卧位，屏风遮挡。

2）旧造口袋拆卸，一件式造口袋由上向下撕离已用的造口袋，并观察内容物。二件式造口袋先提起连接环扶翼将袋子拉离底盘，再按住皮肤缓慢剥离粘胶。

3）清洁造口及周围皮肤，擦干，观察周围皮肤及造口情况。

4）用造口量度表量度造口的大小、形状，做记号。

5）根据造口大小形状剪孔。

关闭造口袋排放口，撕去粘胶保护纸，将一件式或二件式造口袋底盘与皮肤紧密相贴。二件式造口袋在底盘贴好后，对准连接环，将造口袋子和底盘按紧。

（4）指导患者：主要包括心理疏导、饮食指导、造口周围皮肤管理等。帮助病人正视并参与造口的护理。饮食卫生、规律，营养丰富，少渣饮食，少食浓味，刺味、产气食物，造口袋内可放除臭剂，防止便秘。造口侧卧位，造口周围涂皮肤保护剂，并纱布覆盖。

（5）注意事项：

1）为患者详解相关知识、展示具体操作方法，力求病人逐渐自我护理。

2）更换造口袋时应当防止袋内容物排出污染伤口。

3）撕离造口袋时注意保护皮肤，防止皮肤损伤。

4）注意造口与伤口距离，保护伤口，防止污染伤口。

5）贴造口袋前一定要保证造口周围皮肤干燥。

6）造口袋底盘与造口黏膜之间保持适当空隙（1~2 mm），缝隙过大粪便刺激皮肤易引起皮炎，过小底盘边缘与黏膜摩擦将会导致不适甚至出血。

7）教会病人观察造口周围皮肤的血运情况，并定期手扩造口，防止造口狭窄。

2.肠造口并发症预防

肠造口术后并发症发生率很高，主要与施术者的技术和术后的护理质量有关。常见并发症包括造口周围皮炎、造口坏死、造口狭窄、造口回缩、造口脱垂、切口感染等。

（1）预防造口出血、坏死：造口坏死是术后 72 小时内出现的较严重的并发症，术后密切观察造口血运情况；避免一切加重造口缺血的因素。

（2）预防造口狭窄：是肠造口术后较常见的并发症之一，可发生在术后任何时期。为预防造口狭窄，造口愈合后需定期扩肛，教会病人用示（食）指戴上手套或指套，涂上石蜡油，轻轻插入造口内，插入深度 2~3 cm，使造口直径在 2~2.5 cm 为宜。在造口护理过程中观察有无大便变细、肠梗阻等现象，查明原因及时处理。

第三节　危重症护理

危重症监护的定义是最大限度地确保病人的生存及随后生命的质量而采取及时的、高质量的和大量医学监护的一种医学监护模式。

抢救危重病人的两个主要环节是：急症抢救和重症监护。它们之间存在着密切的联系，但又有本质的区别。急救医学的任务及工作重点在于现场抢救、运送病人及医院内急诊三部分。危重症监护病室（ICU）主要以重症监护病房为工作场所，接受由急诊科和院内有关科室转来的危重病人。本节重点探讨临床常用及较先进的监护技术、危重症病人护理要点及重症监护病房的管理。

一、监护技术

（一）呼吸功能监测

1.常规监测

（1）观察呼吸频率、节律、幅度、呼吸类型，体位改变对呼吸的影响.

（2）观察皮肤黏膜颜色，急性二氧化碳潴留可见有充血、潮红，缺氧时可见发绀，但这些体征不一定可靠，必须和其他监测指标相结合，才能准确判断缺氧和二氧化碳潴留的程度。

（3）观察病人有无烦躁不安、意识模糊等。

（4）听诊是呼吸监测的简单、廉价、有效、可靠的方法。插管以后，用听诊器听双肺呼吸音，以确定双肺的通气情况和判断气管内导管的位置；听诊双肺湿啰音和哮鸣音；此外在机械通气时，听诊颈部呼吸音可判断漏气量的大小，确定套囊的充气量。

2. 呼吸监测仪监测

(1) 阻抗法呼吸监测：原理为电流通过不同介质可产生不同的阻抗，由高频震荡器产生的微电流通过电极板作用于胸廓时，即可测出胸廓阻抗，通过接收、放大和记录，可绘出呼吸运动图，观察呼吸频率和深度的变化。目前较新的仪器还有记忆系统和快速重描记系统，可自动将呼吸停止前后 2 分钟的资料记录下来。

(2) 热敏法：将热敏电阻置于鼻孔前探测呼气、吸气流变化，但较少用于小儿。

(3) 腹壁气囊法：将一个充气薄壁软囊围束在病人腹壁上，通过呼吸动作引起的囊内压变化。经压力传感器转换为电信号，显示和记录下来。本法操作简单，适合于各类病人的监护。

这些监护仪可对插管病人的呼吸频率 (RR)、潮气量 (VT)、每分钟通气量 (VE)、呼出气二氧化碳分压、气道阻力、气道死腔、肺顺应性等进行监测。

3. 动脉血气分析

血气分析指分析血液中所含的氧和二氧化碳的状态，是判断病人呼吸、氧化及酸碱平衡状态的必需指标，对临床急重症病人尤其是呼吸衰竭病人的监护和抢救非常重要。临床上一般抽取动脉血，通过血气分析仪得出结果。但已有动脉内不间断血气监视系统应用于临床，它可为危重急救病人提供连续床边监护和诊断，精确快速地显示病人即时地呼吸和代谢指标，并且由于其采用便携式移动数据块，可确保病人在科室间转送时数据不丢失。

4. 无创脉搏血氧饱和度 (NPO) 监测

脉搏血氧饱和度仪于 1975 年应用于临床，是根据分光光度计比色原理，利用不同组织吸收光线的波长差异而设计，是一种无创性、连续性监测动脉血氧饱和度的方法，主要用于监测组织氧合功能，在一定程度上也可反映循环功能，如测量收缩压、监测血管容量等。目前 NPO 已广泛应用于临床。

目前将 NPO 测得的血氧饱和度简写为 SpO_2，呼吸空气时，SpO_2 为 95% ~ 97%，新生儿 SpO_2 为 91% ~ 94%。SpO_2 与血气分析的 SaO_2 有良好的相关性。

NPO 使用十分方便，只需将传感器固定在毛细血管搏动的部位如指 (趾) 甲床，开机后数秒即数字显示脉率和 SpO_2，使用前需根据成人、小孩分别调节好 SpO_2 和脉率的上下限和报警响度。NPO 监测具有很多优点：可靠性、准确性高，测定时间短，无创伤、持续性测定等，但也有其局限性，如：并不能完全代替血气分析；对低血压、低脉压、低体温和血管收缩等所致的影响敏感；发现缺氧迟滞；还易受病人躁动、传感器松动、外部光源干扰等因素的影响。

5. 吸入氧浓度 (FiO_2) 监测

病人吸入低氧混合气是机械通气的一种危险情况，它可使病人快速产生动脉低氧血症，在数分钟内导致中枢神经系统发生不可逆的损伤，因此有必要使用氧浓度监测仪。

常用的氧浓度监测仪有：

(1) 极谱电极法：反应时间为 15 秒，在高温环境中也很准确，不受二氧化碳的影响，缺点是要更换电极、膜和电解液。

(2) 化学电池法：简便、稳定，不需外界电源和预热，校正容易，反应时间仅为 6 秒，缺点是电池在有氧的环境中即持续工作，电池容易耗竭。

(3) 顺磁反应法：反应时间小于 0.47 秒，结果稳定，不受其他气体干扰，不需经常保养、耐用、价廉。

6.经皮氧分压($PtcO_2$)监测

经皮测定皮肤表面的氧分压，能够用于估计氧分压(PaO_2)。测定的基本原理是氧弥散出毛细血管进入组织间质，穿过皮肤到达紧贴皮肤表面的测定探头，探头中的加热器使皮肤温度升高，增加毛细血管的血流量和气体透过皮肤角质层的扩散速度，电极测定到达皮肤表面的氧浓度，信号经电子系统处理，显示经皮氧分压($PtcO_2$)值。经皮氧分压测定值既反映了动脉血氧分压的高低，也可反映组织血流灌注的好坏。在健康成人，$PtcO_2$可准确反映PaO_2，$PtcO_2$一般比PaO_2低10 mmHg。在新生儿，由于其皮肤薄，血流丰富，测定的$PtcO_2$很接近PaO_2，因而$PtcO_2$更多用于监测婴幼儿病人的氧合功能。在病人有严重水肿、低体温、循环不良时，局部皮肤血流量减少，影响氧弥散，测定值往往偏低。

7.经皮二氧化碳分压监测

经皮二氧化碳分压($PtcCO_2$)监测是将电极直接放置在皮肤上直接测定二氧化碳分压的一项新技术，原理基本同$PtcO_2$监测。$PtcCO_2$与$PaCO_2$相关性显著，而且$PtcCO_2$不受皮肤血液灌注情况的影响，故可用于多种成人患者的监护及新生儿和婴幼儿的监护。

(二)循环功能监测

1.临床观察

主要是常规监测，包括脉率、心率、意识、尿量、肢端颜色和温度、表浅静脉及毛细血管充盈时间等。

2.心电监护

心电监护是无创的监测方法，适用于各种心血管疾病的病人、心律紊乱高危病人、急性循环衰竭者及大手术后的病人。心电监护可及时发现和识别心律失常、心肌缺血和心肌梗死、监测电解质改变，还可观察起搏器的功能。

心电监护系统种类很多，一般均包括心电示波屏、记录、心率报警和心律紊乱报警等几个部分，可持续监测心率和心律的变化。

(1)心电监护系统　由一台中央监测仪和4~6台床边监测仪组成，中心或床边心电监测通常具有以下功能：显示、打印和记录心电图波形和心率；心率上下限报警装置，有心律失常分析功能的监护仪还可对大于每分钟5次的室性期前收缩及心脏停搏4秒以上进行报警；图像冻结功能；数小时至24小时的趋势显示和记录。

(2)动态心电图监测仪(Holter监测)　分为分析仪和记录仪两部分。心电图记录仪可随身携带，通过胸部皮肤24小时记录心电图波形，动态观察心脏不同负荷下的心电图变化。其分析仪可应用微机进行识别。Holter监测主要用于冠心病和心律失常诊断，也可用于监测起搏器的功能、寻找晕厥的原因及观察应用抗心律失常药物的效果。

3.无创动脉血压监测

临床常用方法有袖带法和自动化无创动脉测压。前者手动控制袖带充气，压迫周围动脉(常用肱动脉)间断测压；后者用特制气泵自动控制袖带充气，可定时间段测压。自动化无创动脉测压是ICU、麻醉手术应用最广泛的血压监测方法，其优点包括：无损伤，重复性好；操作简便易掌握；适应证广；按需定时测压，省时省力；与直接穿刺插管测压有良好的相关性。缺点是不能够连续监测、不能反映每一心动周期的血压、不能显示动脉波形，而且易受外界多种因素干扰，测压间隔时间太短、测压时间过长时，有发生上肢神经缺血、麻木等并发症。

血压正常值随年龄、性别、精神状态、体位和活动情况而变化。动脉血压与心排血量和总外周阻力有直接关系，反映后负荷、肌耗氧量和作功、周围组织和器官血流灌注，是临床上判断循环功能的常用指标，但应结合多项指标综合分析。

4. 有创直接动脉测压

有创直接动脉测压的适应症为：严重创伤和多脏器功能衰竭；血流动力学不稳定病人的手术；大量出血或休克病人的手术；术中需要进行血液稀释、控制性降压的病人；低温麻醉者；需反复抽取动脉血做血气分析的病人。凝血功能障碍者为相对禁忌证。置管部位一般为桡动脉、尺动脉、肱动脉等。整套动脉直接测压装置包括测压系统和动脉导管的冲洗系统。动脉直测压的数据可反映在监护仪上，也可反映在简易压力表上。当动脉导管接到监护仪上时，监护仪上可显示收缩压、舒张压和平均动脉压的数值和波形。动脉冲洗可以是持续的也可以是间断定时的。由于直接测压方法具有诸多优点，因此成为 ICU 中最常用的血压监测方法之一。但该法具有创伤性，有动脉穿刺插管的并发症，如局部血肿、血栓形成等，故应严格掌握指征，熟悉穿刺技术及测压系统的原理和操作。

5. 无创心排血量(CO)监测

心排血量是反映心泵功能的重要指标，通过 CO 测定可判断心脏功能，诊断心脏衰竭和低排综合征，估计预后和指导治疗。插入肺动脉导管以温度热稀释法测量心排血量是迄今为止观察血流动力学最准确的手段，但对病人有一定的危害，价格昂贵，在一定程度上限制了其在临床上的广泛使用。1985 年，Gedeon 和 Roy 研制出对呼出和部分重吸入气体中的二氧化碳的监测来间接推算 CO(RBCO)的方法。RBCO 具有无创性、测量简单、精确度高、费用低等优点，但作为一种新的监测仪器，目前还未取得临床上的广泛认可。

6. 中心静脉压(CVP)监测

中心静脉压(CVP)是测定胸腔内上、下腔静脉或右心房内的压力，是临床上评估血容量、右心前负荷和右心功能的重要指标。主要适应症有：休克、脱水、失血、血容量不足等危重病人；心力衰竭和低排综合征；大量输血和换血疗法；循环功能不稳定和施行心血管及其他大而复杂手术的病人。禁忌证主要包括：凝血机制严重障碍者、血气胸病人。

危重症病人监测 CVP 最常用的部位是右侧颈内动脉，其解剖位置较固定，操作成功率高，并发症少。左颈内静脉为第二选择。

中心静脉测压装置可用一直径 0.8 ~ 1.0 cm 玻璃管和刻有 cmH_2O 的标尺，也可使用心血管系统监护仪，通过压力转换器将测量中心静脉压的导管连接到监护仪上，屏幕上即可显示和记录中心静脉压的数据和波形。

CVP 一般由 a、c、x、v、y 5 个波组成。a 波位于心电图(ECG)的 P 波之后，反映右房收缩功能，其作用是在右室舒张末期向右室排血；c 波位于 QRS 波之后，是由于右室收缩，三尖瓣关闭并向右房突入，导致右房压一过性增高；x 波是右房开始舒张，使右房压快速下降所致；v 波是右房舒张，快速充盈的结果；y 波是由于三尖瓣开放，右房血快速排空所致。窦性心动过速时，a、c 波融合；心房纤颤时，a 波消失；在右房排空受阻时，a 波增大；在右室顺应性下降时，a、v 波增大；急性心包填塞时，x 波变陡峭，y 波变平坦。

(三)体温监测

1. 体温监测方法及临床应用

临床上将体温分为中心温度和末梢温度，中心温度最能反映体内真实温度的变化，而末梢温度易受环境温度、血管收缩、出汗等因素的影响，一般只用于麻醉期间休克病人观察外周循环状态。其他病人的体温监测多用中心体温监测。

（1）温度计：常用的有电子测温仪和玻璃管汞体温计两类。电子测温仪主要有热敏电阻测温器或热电偶测温器，带测温头的导线状温度传感器可按需要置入不同的部位和深度，可作连续测温，以观察体温的动态变化。玻璃管汞体温计只适合普通病房使用。

（2）测温部位：食管温常用于体外循环心脏手术时的温度监测；直肠温，直肠是反映中心温度较可靠的部位，但在心脏附近温度变化较快时，直肠温度的反应较慢；鼻咽温，所测温度接近脑温，在人工降温时可迅速反映体温变化，病人易耐受，但受通气的影响；鼓膜温，能精确反映脑温，但可合并外耳道和鼓膜损伤；膀胱温，主要用于上腹部大手术或开胸手术；腋温，为传统的测温部位，一般较中心温度低 0.5℃，在严重休克时，可相差 3℃；口腔温，常测舌下温度，受限制较多，连续测温影响病人说话，测温头难以保持较好位置；颈温，主要用于新生儿和婴儿，其准确性介于腋温和肛温之间。

（四）肾功能监测

1. 常规监测

尿的观察（尿量、颜色、气味等）；电解质平衡的观察；尿毒症症状的观察。

2. 肾小球功能监测

（1）尿素清除率测定：正常值 40～60 mL/min，低于 60% 时，表示肾功能开始损害，尿素氮受进食蛋白质、肝脏实质病变、利尿情况等影响，因而不能作为一个非常基本的肾小球滤过率（GFR）指标。

（2）内生肌酐清除率测定：因为肌酐基本上不被肾小管重吸收和分泌，仅由肾小球滤出，临床上常用 24 小时内生肌酐清除率（Ccr）来估计 GFR。肌酐清除率是以正常 Ccr（90 ± 20 mL/min）作为 100%，计算具体病人与正常 Ccr 之比，正常值为 85%～115%。

（3）血清尿素氮（BUN）测定：正常参考值成人为 3.2～7.1 mmol/L，肾功能轻度受损时，BUN 可无变化，因此 BUN 不能作为肾脏疾病早期功能测定的指标，但由于其增高的程度与病情严重程度成正比，对尿毒症的诊断、判断病情和预后有重要意义。

（4）血清肌酐测定：血肌酐主要由肾小球滤出排出体外，肾小管不吸收，正常值为 53～106 μmol/L。

3. 肾小管功能监测

（1）昼夜尿比重试验：正常人 24 小时尿量为 1000～2000 mL，昼夜尿量之比为 3～4∶1，12 小时夜尿量不应超过 750 mL，尿液最高比重应在 1.020 以上，最高比重与最低比重之差不应少于 0.009；若夜尿量 > 750 mL，为肾功能受损的早期表现，若每次尿比重固定，表示肾功能严重损害。

（2）尿渗透压测定：试验前一日正常进食，留取晨间第一次尿液，以渗透压计测定，正常成人渗透压为 700～1500 mOsm/L，如小于 700 mOsm/L，提示肾浓缩功能不全，需作进一步测定。

（五）中枢神经系统功能监测

1. 常规监测

常规监测内容包括生命体征的监测，以神经系统功能监测为主，其中意识水平的监测最重要；局部症状如出现共济失调、去大脑强直等症状，说明损伤位于中脑或小脑；此外，呕吐症状的监测也很重要。

2. 脑电图（EEG）监测

正常成人清醒状态下脑电图的特征性波形是 α 节律，两侧对称，通常以枕部最为明显。

若大脑皮质出现创伤、缺血缺氧等引起的损害，就会出现波形和波幅等的异常。脑电异常程度可分为5级：正常、界限性、轻度异常、中度异常和高度异常。应用自动处理EEG监测，对其结果的判断应熟知各种药物和操作对EEG的影响，还应观察两侧大脑半球的EEG信号是否对称，观察EEG波幅的变化，药物、低温、缺氧和低灌注是引起EEG波幅改变的常见原因。

3. 无创脑血氧饱和度监测

无创脑血氧饱和度仪无需动脉搏动，直接测定大脑局部的氧饱和度（$rScO_2$）。$rScO_2$实质是局部大脑血红蛋白混合氧饱和度，主要代表静脉部分，可快速诊断脑缺氧和脑缺血，不受低血压、脉搏微弱、低温甚至心跳骤停的影响。

4. 颅内压（ICP）监测

采用压力传感器和监护仪连续测量颅内压，可对病人某一段时间内的颅内压变化作系统了解，根据压力变化及时判断病情。常见的监测方法有四种：硬膜外监测、硬膜下监测、脑室内插管监测、蛛网膜下腔插管监测，临床上最常用的是硬膜外监测和脑室内监测，硬膜外测得的颅内压较实际颅内压高。

正常成人平卧时，ICP记录表现为较平直、低波幅、稳定的曲线波，清醒平卧位时ICP为1.33～2.00 kPa。头高位时ICP数值降低，反之升高。在颅内压升高的情况下，躁动、咳嗽、排便等多种因素可导致ICP大幅度的波动。

临床应用于急性颅脑损伤的诊断、治疗和预后判断，若伤后早期很快出现ICP上升，应怀疑颅内血肿形成；在颅内肿瘤术前进行颅内压监测，将ICP维持于2.00～2.67 kPa，术后监测术后血肿的发生，并指导颅内压增高的治疗；作为治疗蛛网膜下腔出血的重要措施，在脑室颅内压监测的同时进行脑脊液引流，控制颅内压；此外，其他原因导致颅内压增高而昏迷的病人，均可考虑颅内压监测。

二、危重症病人护理要点

（一）呼吸道护理

1. 有效氧疗

根据病人病情合理调节氧浓度，采取适当的方式给氧。病情较轻可予鼻导管给氧，缺氧严重可予面罩给氧或呼吸机给氧。

2. 人工气道的管理

包括：气管插管和气管套管的固定、插管深度的监测、各连接管道是否准确、牢固，有无漏气现象以及气管的定时放气。

3. 保持呼吸道通畅

注意观察痰量和痰的性状，听诊肺部呼吸音的改变。对于清醒病人，一般不进行鼻导管吸痰，协助病人进行有效咳痰，避免加重缺氧。如病人痰较黏稠，不能自行咳出，在吸痰的同时，要进行持续性湿化，每日4～6次间断性雾化吸入，同时勤为病人翻身拍背，必要时进行痰液引流。

4. 预防感染

严格无菌操作；吸痰时注意顺序；护理每个病人前后都要洗手；定期更换清洁消毒呼吸机及各种管道；保持室内空气新鲜，定时通风，紫外线空气消毒，保持室内湿度（60%～70%）和温度（18℃～20℃）。

（二）营养护理

危重症病人在应激时呈高代谢状态，加强营养支持尤为重要。

1. 肠内营养

胃肠营养是通过鼻胃管经胃肠道提供代谢需要的营养基质及其他各种营养素的支持方式。它对维护肠黏膜屏障功能，维持胃肠道正常的结构和生理功能，减少肠内细菌移位有重要的意义。

胃肠道营养供给途径的选择取决于营养品的类型和病人预期的耐受性。主要途径有：通过口腔或鼻腔进入；通过腹壁进入（胃造口术、十二指肠造口术、空肠造口术）；对不能手术的食管癌病人施行咽造口术，应用最多的是经鼻胃管给予营养。

胃肠道营养的供给可以通过间断或持续滴注的方式进行。间断给予适合于供给管置于胃中的情况，当供给管置于十二指肠或空肠时，供给营养物必须持续缓慢滴注。

补充营养前需确定胃肠管的位置，具体方法有：听诊法、鉴别吸出物的特征和X线确定。听诊法不能确切鉴别胃肠管的位置，通过导管吸出物的pH值和分泌物的特征来判断胃肠管的位置则更准确，影象学是确定胃肠管位置最精确的方法。

危重患者抵抗力低下，易引起肠道感染，故管饲用物应严格清洁消毒，每天更换用物一次，操作者鼻饲前后应洗手。鼻饲营养液用量由小到大，浓度由低逐渐增高。密切观察鼻饲后的反应和生命体征，及时发现并发症等情况，准确记录输入排出量，了解营养液吸收情况。长期鼻饲者，每周更换鼻腔重置胃管一次，置管鼻腔每天滴液体石蜡油一滴，以减轻胃管摩擦力，防止鼻黏膜干燥糜烂。加强口腔卫生，防止真菌感染，每日口腔护理3次，并观察口腔黏膜状态。

胃肠道营养的常见并发症有：便秘、腹泻、胃内反流、胃潴留、血糖紊乱、误吸、脱管、堵管。

2. 胃肠外营养

胃肠外营养即静脉内供给营养，是一种挽救无法利用胃肠道维持自身营养状态病人生命的技术。主要适应证有：短肠综合征、感染性结肠炎、小肠梗阻等肠吸收障碍疾病；严重胰腺炎、围手术期等小肠需要休息时；广泛胃肠道出血、妊娠呕吐等。

胃肠外营养的配方较复杂，包括葡萄糖、氨基酸、脂类、电解质、微量元素、维生素和水，应根据患者的营养状况和病情制订相应的营养配方。一般以浓缩形式提供营养素，在血液中需要快速稀释以减少对血管的刺激和形成血栓的危险。

胃肠外营养的输注途径包括周围静脉和中心静脉。中心静脉营养输注对血管壁刺激小，能24小时持续不断地进行输注，适用于需长期胃肠外营养支持者，但易引起感染、空气栓塞、导管意外等多种并发症。外周静脉输注适用于病情较轻、用量小、胃肠外营养不超过2周者，费用较低，能避免中央静脉置管的潜在并发症，但需频繁穿刺，易引起静脉炎，因此使用周围静脉营养时应24小时更换输注部位，并保持输注液渗透压低于800～900 mmol/L。

（三）药物护理

（1）查对医嘱：执行医嘱前，注意医嘱用药与病人的病情是否相符，医嘱用药剂量是否准确，医嘱给药途径是否恰当。

（2）严格执行三查七对制度：临床制定的三查七对制度是药物护理的经典制度，尤其在争分夺秒地抢救危重病人时，对药名相近的药物，要根据病人的病情，认真加以观察和判断，避免忙中出错。配药时注意药物配制要求与配伍禁忌，合理安排输液顺序。危重病人多为注射给药，尤其应注意其配制要求和配伍禁忌。

（3）严密控制药物滴速：危重病人药物治疗时控制输液速度非常关键，血药浓度过高过低不但不能产生理想的治疗效果，甚至会危及病人的生命安全。

（4）密切观察输液穿刺部位，防止外漏：去甲肾上腺素、甘露醇、尼莫地平等药物外渗会引起局部剧烈疼痛或组织坏死，部分危重病人神志不清，不能主诉，药疗过程中应加强巡视，一旦发现应及时更换注射部位，给予硫酸镁溶液湿热敷、局部封闭等处理。

（5）监测药物疗效：药物疗效的评价是药物治疗的重要环节。要做好药效的评价，必须掌握药物发生疗效的指征，对多种适应证的药物，要了解病人的病情和用药的目的。如硝苯吡啶治疗高血压时，应检测血压；治疗心绞痛时，应观察心绞痛发作的次数、强度、诱发因素、心电图等。

（6）监测药物不良反应：密切观察药物的不良反应可及时调整用药方案，保证病人安全用药。如抢救有机磷中毒的病人时，护士必须密切监护生命体征、瞳孔、神志，出现躁动不安、瞳孔散大、高热、心率 >140 次/min、洪脉时，提示病人阿托品中毒。又如使用尼莫地平时若出现头晕、头痛、低热、皮疹等不良反应时，可通过减慢滴注速度或平卧位而减轻症状。

三、重症监护病房的管理

（一）人力资源管理

1. 分层次管理，制定相应的培训计划

根据 ICU 人员入科工作年限和能力，制定出各项工作职责和相应的培训计划，按计划逐年实施落实培训内容，进行分阶段培训，由科护士长和护士长进行逐级考试，合格后进入第二阶段计划培训，依次类推，逐步达到各层次目标。

2. 实行临床带教与科室教学、自学相结合

对新的 ICU 护士，经科室初步考核后，根据其能力，由高年资护士专人带教。在培训中，首先要求掌握急救技术技能、精密仪器的使用及病情的动态观察和应急处理能力。同时让其阅读相应的专科书籍，利用晨会检查学习情况，针对自学中出现的问题，每周进行 1 次小讲课，每月考核 1 次专科理论及技术操作的掌握情况，每季进行 1 次目标考核，定期参加科室的病例讨论会或专科理论及进展讲座，及时了解护理新动态。带教 3 个月后，根据考核情况，分配到各小组工作。

4. 标准化管理，统一考核，用制度管理人

在 ICU 各专业组培训及管理中，制定出相应的带教计划、标准及考核项目、各项工作制度、各种监护常规，做到人人掌握，规范落实，由护士长逐项检查并考核。

5. 坚持以人为本，改革排班制，实行弹性排班，充分调动护士工作积极性，尝试用护理员代替护工，帮助护士进行基础护理和生活护理。

（二）医院感染管理

ICU 病人感染部位以呼吸道为主，其次是泌尿道。ICU 院内感染的原因主要有：病人的易感性；人员流动性大，内环境的污染；医疗仪器消毒不彻底；各种侵入性操作；完全胃肠外营养改变了肠道内的正常菌群，耐药菌株的增加，使很多常用的抗生素失去预防感染的作用。感染的病原菌中，真菌占首位。

管理对策：ICU 病房应定期通风（有条件者层流），并用苍术熏蒸、电子灭菌器或紫外线消毒；限制人员进出，严格更衣、换鞋制度；严格无菌操作，尤其在一些侵入性的操作；加强基础护理，特别是昏迷病人皮肤、口腔的护理；加强肺部护理，及时更换体位，翻身拍背；对发生或疑有感染时，应及时采集标本，做细菌培养和药敏试验，并按合理应用抗生素原则给予相应的抗生素治疗；定期对 ICU 患者的病原体进行监测、分析，采取相应措施，以降低院内感染发生率。

（三）仪器管理

仪器管理有多种方法，目前最行之有效的是仪器专管共用法，即由专职人员直接管理，仪器为整个 ICU 病人使用。此法能保证仪器在最佳状态下为病人所用，及时配合临床医疗抢救；保证病人使用仪器安全，杜绝或减少故障发生；提高仪器使用率和使用寿命。

1. 具体做法

专职人员负责管理，少量抢救仪器必须固定在病室或床旁，大部分仪器应放置在仪器供应室集中管理，建立仪器档案，建立仪器管理规章制度，定期对仪器进行测试，并监测仪器运转状况，消耗品定量供给。

2. 仪器的日常保养

ICU 室内应通风，温度 20℃~30℃，相对湿度 50%~70% 左右；避免强光直射；避免强电磁场干扰；避免剧烈震动，避免任何化学试剂腐蚀；保持仪器清洁；仪器蓄电池要定期充电，长期不用者应取出存放；电脑控制类仪器应减少开关电源次数；生化类仪器要定期维护。

3. 清洁和消毒

清洁法适用于仪器外部机身，无创传感器，如 ECG 电极板、血压计的袖带等；而一些侵入性的器械，如内镜、气管套管及呼吸机的管道等则需要彻底的消毒。

（四）信息管理

ICU 的信息管理应以危重病人的临床过程为主线，利用全过程、全方位的管理信息流，实现对危重病人的科学化、电脑化的全程监护，科学地管理 ICU 临床信息，为实现医院临床医疗信息网络化创造条件，分析数据，指导临床治疗、护理和教学科研，减少护士工作量，从而提高护理水平。

（五）建立重症监护协作网络

吉林大学白球恩国际和平医院于 1997 年建立了医院重症监护技术协作网络，形成了以护理部为领导的，以 ICU 病房为中心的，以普通科室的监护病房和术后恢复室为分支的技术协作网络系统。

协作网络的工作内容主要包括：组织全院性的重症监护技术的学术活动，主要内容为监护技术、多脏器衰竭的监护及处理、仪器应用等；组织重症监护教学查房，主要以 ICU 为主讲单位，各有关科室的护理骨干参加，各专科提出临床监护中具体的疑难问题进行讨论；对于危重病人及仪器设备使用过程中出现的问题，及时组织全院性的护理会诊；制定紧急监护会诊制度，当普通科室重症病人发生紧急监护问题时，随时请求 ICU 值班护师会诊；协调组织专科特护小组；实施定点定向轮转培训，协作指导中心人员主要培训的方式是送出进修和参加监护培训班，院内各专科护理骨干人员到 ICU 轮转学习；编辑下发《重症监护简讯》等。

重症监护协作网络的建立，增强了对重症病人实施系统监护的意识，解决了专科重症护理疑难问题，提高了护理人员的业务素质，促进了专科护理技术建设的发展，改善了整体护理的工作质量，全面提高了医院整体的重症监护水平。但这种协作网络只限于医院内，技术协作的水平有限，因此，应进一步展开大范围的技术协作，形成监护技术协作群，真正实现重症护理技术的大突破。

第四节 疼痛护理

疼痛是常见的临床症状，也是病人就医的主要原因。疼痛护理是疼痛诊疗的重要组成部分，创伤、烧伤、癌症、艾滋病以及神经、血管、胸腹部疾病等的疼痛护理，术后疼痛的管理以及疼痛护理中的特殊问题都是临床护理人员正在面对和急待解决的课题。帮助病人避免疼痛、解除疼痛，提高疼痛护理的效果，是护士工作的重要职责。因此，在广大临床护士中普及疼痛知识，拓展疼痛护理相关领域知识，为疼痛护理的临床实践提供必要的指导，对改善目前我国疼痛护理状况，提高广大病人的生存质量十分必要。

一、概述

疼痛是人体对有害刺激的一种保护性防御反应。国际疼痛协会对疼痛定义的简单描述是：疼痛是由于现有的或潜在的组织损伤而产生的一种令人不快的感觉或情绪上的感受。这种感受受多方面因素的影响，因人而异，因时而异。疼痛作为一种不愉快的主观感觉，是最早被重视和探索的医学问题之一。

（一）疼痛的分类

1. 按病情分出疼痛的类别

急性疼痛：突然发生，逐渐消退，不需治疗细胞伤害可自行恢复。

慢性疼痛：维持较久，可能是持续或间歇的，如风湿性关节炎、癌症末期及三叉神经痛等。

2. 按部位分出疼痛的类别

表面痛：因皮肤或黏膜受到物理或化学刺激而引起，有明显范围，性质多为锐痛、快痛，比较局限，有防御反应。

深部痛：身体深部器官发生疼痛，较分散，界限不明显，常迟钝或痛楚、烦闷、绞痛或阵痛、剧痛或灼热，可伴反胃及出汗，牵涉痛是深部痛中的一种。

3. 按时间分出疼痛的类别

一过性疼痛、间断性疼痛、周期性疼痛、持续性疼痛。

4. 按疼痛程度分出疼痛的类别

轻度痛、中度痛、重度痛和极度痛。

（二）疼痛的原因

主要包括化学刺激、物理损伤、温度刺激、病理改变、心理因素等。

（三）疼痛对机体的影响

1. 对呼吸的影响

剧烈疼痛可导致呼吸浅而急促，甚至呼吸困难，尤其在发生胸壁和腹壁疼痛时表现更加明显。

2. 对自主神经功能的影响

疼痛刺激可引起内分泌功能紊乱，分解代谢增加，导致高血糖、负氮平衡、耗氧量增加，体温增高，引起心跳加快、心排血量增加、血压升高。严重疼痛也可引起胃肠道反应，出现恶心、呕吐、食欲减退、消化能力下降及影响睡眠等。

3.对心理的影响

剧痛常可引起病人精神兴奋、烦躁不安甚至强烈的反应。长时间的慢性疼痛使病人产生焦虑恐惧，甚至悲观绝望，产生轻生的念头。

二、疼痛的护理评估

（一）影响疼痛评估与控制的因素

1.病人的年龄、性格、社会文化、心理反应

一般来说，年长者较年幼者耐受疼痛，性格外向者较性格内向者对疼痛的反应更强烈，主诉更多，优美的环境或有兴趣的活动可提高痛阈；疲倦、紧张、焦虑和恐惧则能降低痛阈，增加疼痛的感觉，个人的经历、宗教信仰、家庭等均会对疼痛的评估产生影响。

2.护士因素

护士缺乏有关疼痛的理论和实践知识；经常低估病人的疼痛；担心止痛药带来并发症，与病人缺乏主动交流，只在病人主诉疼痛时才给备用止痛药。临床中许多医务人员认为病人有疼痛就会报告，因此，对疼痛的主动评估在大多数医疗服务机构中还没有成为护理工作常规。有研究表明，对疼痛强度的评估，护士的评估结果和病人主诉不一致的机率占77%，有54%的护士低估了疼痛的强度，而仅有13%的护士过高地评估了疼痛的强度。此外，护理人员的不同态度及个人偏见也会影响疼痛的评估。

（二）疼痛的护理评估

对疼痛进行评估，可以了解病人疼痛的程度及是否达到止痛的目的。人类对疼痛有明显的个体差异，而个体又因环境、情绪、时间的不同而对疼痛有不同的反应。因此，不能比较两个人的疼痛轻重，而只能评估个体的疼痛变化。

1.收集有关疼痛的资料

（1）详细询问病史：包括初次疼痛的表现、本次疼痛的表现及有无其他伴随症状、触发疼痛或缓解疼痛的因素、疼痛对睡眠、饮食、身体活动、工作及人际关系的影响、治疗史等。

（2）身体运动情况：通过病人的面部表情、身体动作，可以观察到病人对疼痛的感受、程度、部位等。常见的身体动作有四种：静止不动、无目的乱动、保护动作、规律动作。

（3）声音：评估病人发出的各种声音，如呻吟、喘息、尖叫、哭泣等，评估其音调的大小、快慢、节律、时间，尤其对无语言交流能力的婴儿，更应注意收集这方面的资料。

2.评估疼痛程度

运用各种方法对服务对象疼痛程度进行评估。目前，世界卫生组织将疼痛程度分为四级：即0级：无痛；1级（轻度疼痛）；2级（中度疼痛）；3级（重度疼痛）。但临床疼痛的表达因应用的评估方法不同而异，评估疼痛程度的主要方法有以下几种。

（1）用形象疼痛程度的词语：Melzack广泛收集有关疼痛的词汇达102个组成Melzack疼痛调查表（MPQ），用轻度疼痛、重度疼痛、阵痛、可怕的疼痛和无法忍受的疼痛等来帮助患者准确描述自己的疼痛。目前它是英语国家应用最广泛的评估疼痛的工具，但由于语言文字结构学的问题，在我国运用需要制作中文版MPQ。

（2）视觉模拟评分法（VAS）：在标尺的两端，标有从0~10的数字，数字越大，表示疼痛的强度越大。在使用时先向病人解释0代表无痛，1代表轻微的疼痛，10代表最严重的疼痛，请病人根据评估时对自己疼痛的实际感觉在线上标记疼痛的程度。此法使用灵活方便，病人有很大的选择自由，而且对护士交接班及文件记录都提供了确切的信息。

（3）数字评分法（NRS）：由病人在10分制的标尺上根据疼痛自评。0级为无痛，1级~3级为轻度疼痛，4级~6级为中度疼痛，7级~10级为重度疼痛。此评分法适宜用于疼痛治疗前后效果测定对比。

（4）文字描述评分法（VDS）：把一条直线等分为5份，每个点表示不同的疼痛程度，即0=无痛；1=轻微疼痛，不舒适；2=中度疼痛；3=重度疼痛；4=剧痛，不能忍受。请病人按照自身疼痛的程度选择合适的描述。

（5）PAULA疼痛量尺：PAULA疼痛量尺由MACHATA等研制，将5个面部表情符号涂上不同的颜色，并且将其长度加长为标准VAS量尺的两倍，同时增加了游标。结果发现，使用PAULA量尺的部分病人疼痛评估值其变异度小于使用标准VAS量尺者。

（6）Memcllan疼痛估计表：疼痛程度用目测直观疼痛标尺表示，并在事先印好的人体正面、背面、侧面图上画出疼痛部位（由病人或护士画）。护士记录疼痛的时间、性质、止痛措施、疼痛对病人的食欲、睡眠、注意力、情绪、社交活动等的影响，此法对疼痛及相关因素能做全面评估，适用于整体护理中评估疼痛。

（7）Wong-Baker面部表情量表（FPS-R）：FPS-R量表用从微笑—悲伤至哭泣的6种表情来代表不同程度疼痛，评估时只需患儿从中选出一个代表疼痛程度的表情即可（图2-1）。此量表使用范围较广，适用于各年龄段幼儿，不需要患儿有特定的文化背景，易于掌握。GARRA等的研究发现VAS评分同Wong-Backer面部表情疼痛评定量表之间存在很好的相关性。

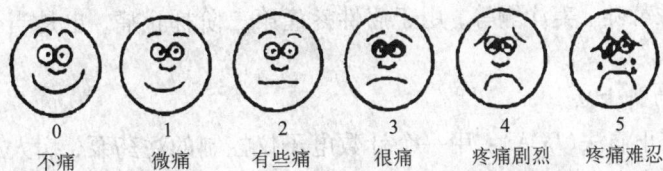

图2-1　Wong-Baker面部表情疼痛评定量表

（8）面部表情疼痛量表（faces painscale。FPS）：FPS为6个水平排列的面部表情，相比较于Wong-Backer面部表情疼痛评定量表更接近正常人的表情，便于患者选择。研究显示其具有较好的效度和信度。刘雪琴等将FPS用于老年人，发现其错误率最低而首选率最高，并且不同认知水平老年人FPS的完成率均很高。

（9）通过观察病人的行为改变，如用面部表情从微笑、悲伤至哭泣来表达疼痛程度，也称修订版面部表情疼痛量表（图2-2）。此外还可通过观察动作、呻吟、呼叫、睡眠等来协助对疼痛的判断。此法适合任何年龄。

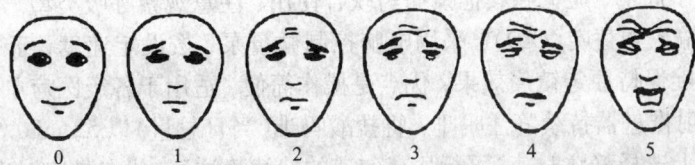

图2-2　修订版面部表情疼痛量表

三、疼痛的护理措施

治疗疼痛的根本方法是病因治疗，同时辅以药物、理疗等镇痛措施。但如果病因治疗已难以奏效，对症治疗就是减轻病人痛苦，改善生命质量的唯一有效途径。

（一）消除疼痛原因

首先应找出、减少或消除引起疼痛的原因，如外伤引起的疼痛，应给予止血、包扎、固定、处理伤口等措施；胸腹部手术后病人的伤口疼痛，术前应对病人进行健康教育，指导正确的呼吸和咳嗽方法。

（二）药物止痛

药物止痛是目前解除疼痛的重要措施之一。对慢性疼痛应掌握疼痛发作的规律，最好在疼痛发生前给药，病人所需的护理活动应安排在药物显效时限内。当疼痛缓解或停止时应及时停药，以防不良反应及耐药性的发生。

1. 常用的止痛药

（1）抗胆碱能药：用以解痉止痛，对于各种平滑肌痉挛有明显效果。常用药有阿托品、颠茄等，用后可出现口干舌燥。

（2）解热镇痛抗炎药：常用药有阿司匹林、布洛芬、对乙酰氨基酚等，用于一般疼痛及癌性疼痛第一阶梯止痛。

（3）非麻醉性镇痛药：这些药物对肌肉、韧带、关节的疼痛有效，对内脏疼痛无效。

（4）麻醉性镇痛药　即阿片类药物，如可待因、曲马多、布桂嗪等，用于癌性疼痛第二阶梯止痛。吗啡、哌替啶、美沙酮等，用于癌性疼痛第三阶梯止痛，也是当今手术后止痛的主要方法。

2. 药物止痛的新方法

（1）病人自控止痛法（PCA）：用一个计数电子仪控制的注药泵，病人或其亲属按动按钮就可启动系统，将备好的止痛药经静脉套管注入体内，不需医务人员而达到镇痛目的。优点：药物释放是可预测的，不会因寒冷、血容量减少或休克而改变；对改善肺功能和减少术后并发症有帮助；可用于不同的临床病例；药物总量小，且用药个体化，血液浓度稳定，镇痛效果确切。近来，这一技术广泛用于意识正常而没有阿片类药物成瘾的各种癌痛病人，其安全性和止痛效果可靠，但在使用时应有完整的医疗记录，并做好病人的疼痛管理工作。

（2）硬膜外注射法（EIA）：此法根据疼痛所在部位，选用相应神经节段，用0.02%盐酸吗啡（或芬太尼、美散酮）用0.9%氯化钠注射液10 mL稀释，注入硬膜外腔。优点：可总体降低给药剂量，提供持久的止痛效果，可以减轻病人发生糊涂。如将注射端封闭于无菌瓶内，将置管部位用无菌敷料包扎，可反复注射。此法特别适合于晚期癌症疼痛、家庭病床患者，置管一般保留20天，最长达37天。不良反应有：呼吸抑制、血压降低及小腿浮肿，预防呼吸抑制的措施有：小剂量、避免和其他镇痛药联合使用、注意观察呼吸类型。

（3）微量泵输入哌替啶（CID）：采用电脑控制微量泵，按设定速度，于24小时内持续输入，使血中哌替啶保持原定镇痛效果，优点是操作简便，适用于各级医疗单位。

（4）数控注射推进器持续静注吗啡：将盐酸吗啡（当日总量）以52 mL0.9%氯化钠注射液稀释，在数控器上选择静注时速（可行昼夜匀速的持续静注）。优点是定时定量，自动持续静注，操作易于掌握，护理方便。

（5）曲马多控释片肛塞法：主要用于预防妇科腹部术后疼痛。手术结束后在下肢肌张力恢复时给予曲马多控释片塞肛至直肠深部，可重复给药。优点：利于药物管理，减轻临床护理工作量。

（6）吲哚美辛（消炎痛）联合小剂量盐酸哌替啶镇痛法：该法用于上腹部手术后止痛，术后立即给予100 mg吲哚美辛栓塞肛，使疼痛程度减轻，4小时后再次给予盐酸哌替啶。优点：术后尿潴留发生率明显下降，镇痛效果确切，不良反应小。

（7）氧化亚氮吸入：用于分娩镇痛。在宫口开大3 cm以上，疼痛剧烈时开始吸入氧化亚氮（50%氧化亚氮+50%氧气的混合气体），镇痛优良率达90%。优点是产妇始终保持清醒，对产妇及新生儿无影响。

（8）区域神经阻滞麻醉：神经阻滞是经皮将局麻药或神经破坏药直接注入神经节、神经干或神经丛及其周围，以阻断疼痛传导。肋间神经阻滞用于开胸术后止痛，骶管阻滞用于直肠、会阴手术麻醉及治疗疼痛。

（三）物理止痛

应用冷热疗法可减轻局部疼痛。用冷可抑制组织细胞的活动，降低神经末梢敏感性，从而减轻疼痛。如踝关节扭伤48小时内用冷湿敷，可减轻踝关节软组织出血和疼痛。用热可降低感觉神经的兴奋性，提高痛阈值，改善血液循环，加速致痛物质的排出。

深低温冷冻镇痛法用于非特异性腰痛，能够达到永久止痛，操作简单，安全可靠。

另外，理疗、按摩和推拿也是临床上常用的物理止痛方法。

（四）针刺和刺激镇痛

1. 针刺

用特制的不锈钢针刺入机体一定穴位，以解除疼痛，有时也用电针刺激。针刺利用可控制的低振幅频率的电流刺激局部组织，或兴奋深部组织的多种感受器，通过传入神经纤维传入中枢神经系统，阻遏或调制伤害性信号的传递和感受。电针的传入冲动主要进入中枢神经系统，激活内源性阿片肽镇痛系统等，达到镇痛效果。针刺是一种值得推广的安全、简便、经济、有效的止痛方法。

2. 经皮神经电流刺激法

经皮神经电流刺激法是一种非侵入性疼痛缓解法。皮肤藉由微量的电流给予刺激，在疼痛部位或附近放置2~4个接导线之电极，然后操作电源，以控制通过的电流振幅和频率，藉以阻断或改变疼痛刺激。这种方法常用于成人慢性疼痛。

3. 脑刺激

脑刺激镇痛在脑内某些核团，如中脑水管周围灰质、下丘脑、尾核等埋藏电极，电刺激这些部位可控制癌症病人的顽痛。

（五）中医治疗

1. 中药电热袋

取当归、莪术、赤芍、红花等磨成粉末，调成糊状，涂于纱布上制成电热袋用于血瘀症疼痛，有效率达100%。

2. 药止痛擦剂

基本方剂组成：元胡、丹参、台乌药、蚕休、地鳖虫、白蝎、冰片。优点：无创伤，且发挥药效快，操作简便，安全，毒性作用及不良反应小，无药物依赖现象，对轻度疼痛效果好。

3. 刮痧疗法

该法具有宣通透泄、疏通经络血脉、促进发汗祛邪、行气血的作用。

4. 水针治疗

根据病种和疼痛部位选取不同穴位，以罗通定（颅痛定）、地塞米松、维生素 B_{12} 穴位注射，通过经络起镇痛作用，对中晚期癌痛有效率达 100%。

（六）心理护理与心理治疗

1. 松弛和意象干预

松弛指应用某种身体活动如节律性呼吸或有规律地使肌肉紧张和松弛，以达到减轻或减少环境刺激、肌肉紧张、情绪紧张和疼痛感觉的目的。放松训练包括生物反馈、进行性肌肉松弛、深呼吸等。最简单的松弛性动作有叹气、打呵欠、腹式呼吸等。

意象是指运用有目的的思想活动，设想能达到某种治疗目的，借此减轻疼痛；包括精神上的画面，以及听觉、触觉、嗅觉、味觉及运动的再现，想象包括会话式的、简单的症状替换、标准想象技术、系统的个体想象技术等。

2. 给病人创造安静舒适的环境，避免恶性刺激，保证病人得到充分的休息。

分散病人对疼痛的注意力减少其对疼痛的感受强度。采用的方法有：参加感兴趣的活动如游戏、看电视、愉快的交谈、下棋、听音乐等，对于儿童来说，护士的微笑、玩具、糖果等都能有效地转移其注意力。

3. 心理治疗

使用暗示、松弛、催眠疗法，对止痛有一定作用。催眠是在有意识的状态下，由催眠师所执行的通过强化暗示改变意识状态而使行为发生改变的一种方法。催眠对抑制疼痛十分有效，但其神经生理学基础尚不清楚。

四、疼痛的护理进展

随着社会发展，社会人群对生存质量越来越注重。疼痛作为各类医疗服务对象频繁遭受的痛苦之一，近年来，受到极大的关注，已被作为"第五生命体征"来评估与处理。但临床上疼痛控制不力仍是一个普遍的现象，疼痛依然是一个未得到适当治疗的问题，在疼痛护理中同样存在着许多问题，影响了疼痛的有效控制。而且从文献来看，目前国内仅对癌性疼痛、术后疼痛、烧伤疼痛等为数不多的疼痛关注较多。下面将讨论几类疼痛的护理进展及存在的问题。

（一）疼痛护理现状

疼痛护理的研究欧美发达国家开始较早，如美国已经开展了近 30 年，加拿大开展了 10 多年，疼痛控制的满意度已经成为加拿大医疗机构为病人提供服务的重要指标之一。疼痛的评估与控制受到业内人士广泛研究，疼痛护理、疼痛临床管理的先进理念已经普及。"疼痛是一种疾病，而不仅仅是一种症状。"这一理念已经为疼痛治疗界所接受。

国内临床护理中对疼痛的关注及理念正在提升，赵继军等根据业内对何种程度的疼痛需要治疗，没有"标准答案"的现状进行了研究，认为原因在于疼痛是病人的主观感受，很难精确评估。而国际上通用的两种疼痛评价量表：0～10 数字疼痛量表和 1～5 描述疼痛量表，前者的描述过于抽象，个体理解随意性较大，可能会造成评估结果不够准确；描述疼痛量表虽然便于护士对病人进行宣教，但其分度不够精确，有时病人找不到与自己疼痛程度相对应的评分。因此她们综合了两种方法，制定了"长海痛尺"新型疼痛评估量表。

赵继军等针对国内临床疼痛护理中普遍存在的问题，对疼痛评估、止痛方法选择及相应护理方案制定等方面的疑难问题进行研究。对 5000 多例门诊病人进行调查，发现其中 40%

有疼痛症状，疼痛除了让病人生理上倍受其害，严重的疼痛还造成了精神抑郁，委靡不振。疼痛普遍存在于癌症病人、术后病人、烧伤病人中。癌性疼痛在晚期肿瘤病人发生率为62%~78%。疼痛不仅给病人增加了痛苦，还明显降低了病人的生活质量；据报道，大于50%的术后病人在常规医嘱使用哌替啶肌内注射的情况下仍报告疼痛不能缓解；烧伤创面疼痛是烧伤病人最痛苦和最常见的临床症状，烧伤病人疼痛的科学管理已变得越来越重要，但中国人均医用吗啡的消耗量却是全世界最低的。针灸止痛，按摩止痛在国外非常流行，国内也没有得到广泛的应用。许多研究认为多数情况下疼痛的发生是由于护士没有及时地使用止痛药。造成这种现况可能与下列因素有关：

1.害怕药物成瘾、不良反应

麻醉药是术后止痛的主要药物，害怕对麻醉药的成瘾是直接影响有效疼痛控制的主要障碍，医生不愿开麻醉处方，护士不愿给病人用止痛药，病人尽可能地不用或少用。大量研究表明，不论麻醉药剂量多大，在用麻醉药止痛的病人中，成瘾的发生只是1%，多数病人疼痛控制后即停药，即使发生成瘾也是可以治疗的，在晚期癌症病人中，止痛是首位的。此外，临床上许多病人认为麻醉止痛药延缓伤口愈合及术后恢复减慢，情愿忍受疼痛的折磨也不愿用药。不少报道表明，护士由于担心病人成瘾，有时不严格执行医嘱而自行减少药量，以防病人成瘾，或拖延给药时间，在有麻醉药医嘱的情况下，护士只给予病人应得到药量的50%。我国疼痛护理专家赵继军称"传统上鼓励人们忍受疼痛，是对病人的误导"。还有研究证明，使烧伤病人具有相关的知识，能显著减轻治疗过程中的疼痛，加快病人的恢复。因此，普及疼痛知识、纠正以往的错误观念，是发展疼痛控制工作至关重要的环节。护士必须系统全面地掌握疼痛的基础知识，并具备相应的临床技能，对病人及其亲属进行宣教，督促病人配合治疗，保证疼痛治疗的有效性。

2.医疗体制对毒麻药品的严格控制

医院内部的许多规定制约了有效镇痛法的实施和落实，使一些病人得不到及时有效的镇痛药，这意味着疼痛评估与临床镇痛药的实际应用存在着差别。英国的Cartwright等认为，病房护士只能按各种护理规定去处置疼痛是处置急性疼痛最大障碍。这就是为何有了越来越多的止痛药的发明，但广大的病人仍然在忍受疼痛折磨的原因。

3.对临床疼痛评估不重视、不准确、不及时

在临床护理实践中，疼痛评估缺乏常规性，如术后病人护士会常规地监测术后病人的生命体征，但对术后疼痛评估缺乏常规性，未引起重视。在临床实践中，应用疼痛评估方法不正确或错误地操作了疼痛评分工具也阻碍了有效的疼痛控制，如护士可能以为疼痛评分是评估病人疼痛的唯一标准，而忽略了从生理、行为、功能等方面观察的综合评估。

（二）疼痛护理对策

针对我国目前的疼痛护理现状，可采取措施加强疼痛护理的普及，如将疼痛教育列入护士的继续教育项目内，使护士不断地更新知识，掌握疼痛管理的有关知识、技能；改变护理人员对疼痛的观念，更新对麻醉止痛药的认识；提高护士准确评估疼痛的技能；做好术前、术后、癌症病人及其亲属的疼痛教育；将疼痛护理工作质量作为一项持续质量改进的工作等。

护士与病人相处的时间最长，通过询问或观察病人的脸色、体态、生命体征，了解病人的主诉，就能判断病人是否在承受疼痛的折磨，疼痛的部位和程度。对于正在接受疼痛治疗的病人，护士有责任观察止痛程度，有无不良反应，并将情况反馈给医生。护士可以在自己

职权范围内运用冷敷、热简单按摩、改变体位、呼吸调整、分散注意力等非药疗法为病人减轻痛苦。因此,很多疼痛可以通过护理得到很好的控制。

第五节 临床路径

随着医疗科学技术高速发展、社会人群对健康需求的增长、慢性病病人的增加,导致了全球许多国家的医疗费用增高以及健康服务资源的不合理或过度利用。寻求既能保证并持续改进医疗质量、提高工作效率,又能控制医疗成本、降低医疗费用的途径,成为政府、医疗保险机构和医疗机构的共同目标。临床路径(clinical pathyway)就是在这种背景下产生的一种能够满足上述目标的有效工具,甚至有人称之为"20世纪末发展出来的最重要的医疗模式"。它是医疗或者健康机构内的一组成员共同制定的一种照护模式,让服务对象从入院到出院都依此模式来接受照护。

一、概述

(一)临床路径的概念

1.临床路径

临床路径是由各临床路径发展小组内的一组成员,根据某种疾病、诊断或手术制定的一种治疗护理模式,按照临床路径表的标准化治疗护理流程,让病人从入院到出院都按此模式来接受治疗、护理。它是一种由各相关部门或科室的医务人员共同制定的医疗服务程序,该程序针对特定的疾病或手术制定出有顺序的、有时间性的和最适当的临床服务计划,以加快病人的康复,减少资源的浪费,使服务对象获得最佳的持续改进的照顾品质。

2.变异

变异是指某事物的性质、状态或情形发生了变更或变化,因而表现与以前有所不同或者有差别。临床路径是一种人为设置和预先安排的医疗服务程序,虽然建立在科学循证的基础上,但在某种意义上仍具有一定的主观性,加之服务对象个体差异,病人在住院期间可能会出现一些偏离标准临床路径预定设置程序的情况。因此,临床路径的研究人员对变异定义有以下二种:一种认为变异是假设的标准中出现偏差的过程;另一种认为变异是任何预期的决定中有所变化的过程。临床路径实施过程中我们将个别病人偏离标准临床路径的情况或在沿着标准临床路径接受医疗护理的过程中出现偏差的现象称为变异。

(二)产生与发展

1.产生背景

临床路径的思想,源于工业界对生产线上主要关键阶段进行管理,达到产品促进的理论,引用工业生产过程中的用语——"路径"于临床而产生的概念,它将病人由住院到出院视为一个作业流程,并建立此"治疗流程"——临床路径,再经由"监控流程"对变异与治疗结果持续不断地修正,以保证医疗质量提升及医疗资源的有效利用。20世纪80年代,美国为了控制医疗费用的增长,降低失控的医疗费用,美国政府实施了"预先支付系统"等多种策略和措施,控制医疗资源的适当利用,限制医院补偿,推行诊断相关分类法(DRGS),将按项目付费改为按病种或病例付费。随着政府对医院支付政策的变化,导致医院结构和内部运作过程发生改变,成本控制成为医院获得长期生存能力的关键,这促使医疗服务提供者在保证医疗质量的同时,尽量节约医疗费用,临床路径就成了实现这一目标的工具,在医院临床服务系统对"预先支付系统"医疗政策适应性改变中孕育而生。

2. 发展

20 世纪 80 年代美国医疗界开始在临床实践中引入路径概念进行服务品质促进及医疗资源的合理配置。美国马萨诸塞州波士顿新英格兰医疗中心是公认的美国最早采用临床路径概念和在临床上应用的医院，1985 年新英格兰医学中心护士第一个运用临床路径，用于护理管理作为缩短住院日数的手段，这种方法被证实既可缩短住院天数，节约护理费用，又可以达到预期的治疗效果。临床路径在马萨诸塞州新英格兰医疗中心等单位开展之后，以惊人速度普及，使用的名称有：临床路径、危急路径、护理计划、照护路线、个案管理、临床指引等。90 年代临床路径迅速在美国、英国、澳大利亚等发达国家推行，其他国家及地区相继开始实施。1996 年美国约翰霍普金斯大学附属医院选定 120 条临床路径，在全院推行，日本迄今为止已经开展临床路径 6～7 年，新加坡也已经运用了这个服务模式，都取得了很好的效果。台湾地区由于推行健康保险制度，从 1995 年即开始引入临床路径，已经制定了 50 多个病种或手术的临床路径，以外科、妇产科的常见病为主。20 世纪 90 年代中期，临床路径的研究与应用基本处于成熟阶段，分布广，应用覆盖面大，美国、英国、澳大利亚、日本、新加坡以及我国香港、台湾都有大量文献报道，其中美国大多数医院使用临床路径。国外有关临床路径以多中心、大样本来评价临床路径的疗效为多，强调随访的重要性，强调临床路径实施过程中的对变异反馈的及时处理。然而，在发展中国家和亚洲国家及地区中临床路径还只是零星开展。总体来说，临床路径历经了 30 年临床实践正逐步得以完善，已被确认是一种为服务对象降低花费和有效保证医疗质量的科学方法，而且推行临床路径的病种虽多为常见病、多发病，但已经不仅限于外科手术病种，开始从急性病向慢性病，从外科向内科，从院内医疗服务向社区医疗服务，从单纯临床管理向医院各方面管理扩展。

（三）临床路径的理论基础

临床路径的设计与实施是"照顾式管理"的延续，是"个案管理"的深化，其包含了沟通、冲突化解、品质控制与改良、结果测量、人本原理、循证医学和 PDCA 循环（戴明环）等理论。这是由于临床路径具有多学科探讨、多部门协作的特征，势必需要有大量的沟通活动来协调管理者、专业人员、工作人员和服务对象之间的关系，以期达到预期的结果；在医疗服务的协作和沟通中产生的冲突，需要用冲突化解理论去解决矛盾，达到最佳结果；而品质控制与改良理论是对医疗质量绩效的管理与维持、发展与革新；结果测量理论提供了评价指标，以衡量临床路径设计中每个关键阶段的预期效果，强化和提高医疗卫生服务的质量；循证实践是卫生保健人员将所获得的最佳科学实证与熟练的临床知识和经验进行系统结合，并参照病人的意见，以在某一特定领域做出符合病人需求的临床变革的过程；人本原理要求在临床路径的医疗服务过程中以服务对象为中心，体现出以人为本的理念。临床路径之所以成为医院描述病人的医疗护理服务过程的具体方法，它本身又与中国医院管理者已熟悉的戴明环相对应，正是由于这种对应关系的存在，在医院采用 CQI（continous quality improvement）技术之后，临床路径成为临床过程改进活动中不可缺少的组成部分，而不仅仅是个案管理的工具。临床路径的多理论基础可以用图 2－3 表示。

临床路径所采用的是目前最佳的治疗护理方案，随着医学的进步与发展，将不断更新改进。台湾林碧珠等提出以系统理论为基础的临床路径流程框架，见图 2－4。阎惠中认为临床路径应用了现代管理学的"再造流程"理论，提出把诊疗护理常规合理化、流程化，使主要病程按流程制定多学科综合服务标准。通过流程重组，取消多余环节，打破部门分割，改进服务模式,其改进后的手术流程图:门诊检查→术前宣教住院→手术→病房→社区拆线。

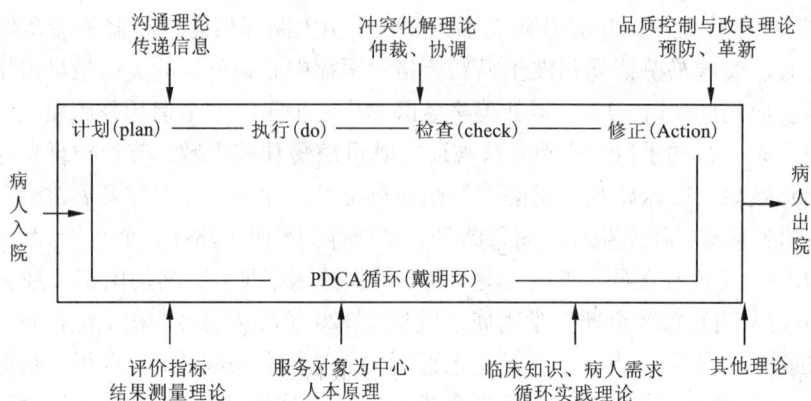

图2-3 临床路径理论基础示意图

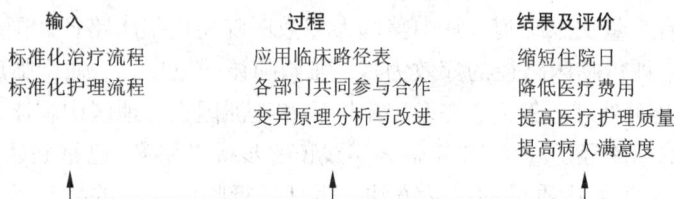

图2-4 临床路径流程框架图

二、临床路径的特点及作用

(一)临床路径的特点

(1)临床路径是一种事先设计好的疾病康复路径图,经过医护人员仔细地调查、核准,并经医疗专家科学的论证、多学科组成员共同商讨制定,各种疾病均设有标准的住院天数。

(2)设定了预期结果,临床路径为疾病的发展与转归界定正性的方向和结果,即疾病的发展沿着临床路径所进行的一系列的诊疗、护理活动要达到一个什么样的目标,在路径之初早有规划。

(3)临床路径具有很强的时限性,路径中时限的要求和规定是经过反复的科学实践与论证,是疾病恢复的最佳途径,不仅表现在对住院天数的界定上,而且表现在完成各项医疗服务的时限要求上。

(4)实施临床路径特别强调团队精神,强调各专业人员如医生、护士、医技以及后勤等小组之间的紧密协作。

(5)临床路径对服务成本花费、医疗资源分配有严格的限定和控制。

在实施过程中,强调医生、护士、药师以及相关人员在整个诊疗过程中的职责;强调过程,将医疗的每一个过程进行分解,按P-D-C-A循环管理法进行控制;强调流程,选择能够达到预期目标的"路径",制订完善的纳入标准、排除标准和变异分析等可行性措施;强调实施中的责任制,表格病案、标准化过程、简化记录、按时间排序、变异分析以及各类人员签字负责;强调总结和持续质量改进。病案记录的整体化、规范化和信息共享化。

（二）临床路径具有的作用及取得的成效

临床路径具有的作用主要包括：

（1）保持并提高医疗护理质量，提供整体性、前瞻性、可塑性和持续性的医疗护理，减少不同医护人员之间的差异，减少医患纠纷，提高病人的满意度。

（2）可用以训练新的医护人员，使之在短期内掌握医护规范，避免处置失当。

（3）可用来监控医疗过程，及时发现问题、解决问题、减少医疗延误，并可及时吸收医学科技新进展融于治疗护理计划，持续改进医疗护理质量。

（4）可减少医疗浪费，降低医疗护理成本，增加经营效益。

（5）可促进科室间合作，提高工作效率。

临床路径是一种新的医疗服务模式，在国外已有20多年的发展历史。作为一种先进的临床服务模式，根据现有的资料分析，临床路径取得如下成效：缩短病人的平均住院日，界定了标准的住院日；限制医疗费用的增长，降低病人的住院费用；规范诊疗护理的手段，缩短医护人员医疗文书的写作时间；加强医护之间的交流与合作；通过变异分析促进医疗质量的改进；病人和其亲属能预知所接受的照顾，改善病人的健康结果；增加病人的参与意识，提高病人的满意度。日本认为临床路径的优点主要包括：使医疗、护理标准化；提高小组医疗的水平；信息共享；改善了病人教育效果；缩短了住院日数；提高了病历记录水平。

三、临床路径实施

（一）临床路径开展的基本步骤

1. 计划准备阶段

（1）医院、科室负责人达成共识，制定推行临床路径的计划。

（2）在所有成员中进行动员与培训，对临床路径的概念、重要性、特点以及应用价值进行宣传，对临床路径的基本理论、实施过程进行针对性培训，让各专业人员充分领会临床路径的精神与实质。

（3）成立临床路径推行小组，确定各专业成员及其职责。

（4）基础调查与临床路径病种选择。

2. 临床路径制订阶段

（1）病种或病例选择：病情复杂，变化大且治疗处置措施较多的病种或病例不适宜应用临床路径，因此应基于同一病种或病例或同一类手术病人而定，临床路径病种选择应依据以下几项原则：常见病、多发病；治疗处置差异小；外科优于内科考虑；医疗保险机构列入按病种收费的项目优先。

（2）制定临床路径：收集、分析相关资源，采用专家制订、循证和数据分析等方法，设定路径样式如：电子病历、表格病历、信息系统、医嘱系统或其他记录系统等；确定预期结果、考核标准及实施过程，设计为以时间为序的表格式诊疗护理计划，包括住院诊疗服务内容、时间、费用、阶段目标等多项内容；制定草案进行讨论和论证，根据讨论结果对所设计的草案进行修改，确定实施的临床路径图，以及与临床路径实施相关的诊断治疗护理标准，如流程图、纳入标准、排除标准、临床监控指标与评估指标、变异分析等。

（3）模版：形成医护人员与病人的两种版本，后者在于增进医患沟通和加强病人参与意识，促进病人监督机制。病人版本，要通俗易懂，形式活泼，能够吸引病人阅读。

3.实施检查阶段

依照临床路径图实施临床路径，及时处理变异，注重事前教育与培训。初期应用时要对每一个病人把关，严格按路径执行和记录，采取专人监控或智能监控相结合，保证实施的落实。分析变异，及时查明原因，尤其是注意分析路径、医护人员以及病人三者原因。阶段评估、分析临床路径的实施，对路径进行及时修正。

4.评价改进阶段

对已制定并应用于临床的临床路径进行定期的分析、总结、查证，以促进修改、更新，保证质量。在临床路径实施一定时间以后，将路径实施后的结果与实施前的数据进行对照并加以分析。内容主要包括：工作效率评价、医疗质量评价、经济指标评价以及病人满意率评价。通过评价改进原有路径或使用改进后新的路径使临床路径不断完善，更符合临床实际。

（二）开展临床路径的基本条件

（1）医院应有较完善的医疗质量管理体系，有较好的全面质量管理与综合目标管理的基础。

（2）有病种质量管理的基础，如医院的疾病诊疗常规或各疾病的诊疗指南等。

（3）有缩短平均住院日的措施，如检查零预约，手术室与麻醉科室的全日开放。

（4）已开展整体护理、健康学校和心理咨询等工作。

（5）有合理用药、药品不良反应监测等药事管理。

（6）医院有信息系统的运行和统计技术的应用。

（三）护理部在临床路径中的角色功能

临床路径是一种多部门共同合作的治疗模式，护理部在其间所扮演的角色功能为临床护理、护理指导、出院计划、路径监控、路径管理员的培训。而临床路径护理管理员的角色职责为：负责临床路径的设计、试用及修改，路径的宣教、执行、评估及改进路径的施行情况，是路径的实际策划、执行、监督者，对于路径的推广有重要作用。

（四）临床路径发展方向

（1）继续开发新的临床路径，并持续提升目前已发展路径的品质。

（2）以学术研究层面实际评估并改善各项临床路径的指导方针。

（3）发展病人版临床路径，提升病患对医疗护理方式的了解。

（4）临床路径表格与护理相关记录整合。

（5）推动临床路径医疗诊治项目与费用监控的计算机化。

（6）有计划地系统指导路径管理员以推动相关业务；

（7）定期举办并参与相关在职教育训练，以提升医疗团队成员的认知及参与意识，进而增进团队合作。

四、变异的处理

国内外大量研究证实，应用临床路径可以缩短病人住院天数，降低住院费用，减少医疗资源的浪费。在病源充足、医疗资源短缺的条件下开展临床路径有良好的可行性。但不是每个进入临床路径的病人都会沿着临床路径预定的程序顺利康复，有些会偏离临床路径即出现变异。发生变异是正常的、允许的，但医务人员必须对变异进行详细记录和解释，分析变异原因，必要时采取干预手段。

（一）变异的类型

变异有正负之分，根据变异的性质，正变异是指计划好的活动或结果提前进行或完成；负变异是指计划好的活动或结果推迟进行或完成。负性变异又分为可避免的负性变异和不可避免的负性变异。如今常根据变异原因将变异分为下列类型：

（1）与病人相关的变异：变异的发生常常与病人的需求、个体差异、心理状态、病情的严重程度相关。

（2）与医务人员相关的变异：是指与医务人员的工作态度、技术水平、医患沟通技巧等相关的变异。

（3）与医院系统相关的变异：变异是因为医院系统的各个部门之间沟通、协调障碍，或者设备不足等问题产生的。值得注意的是，病人中途退出临床路径也属于变异的范畴，但由于其原因多样，可单独列为一类。

（二）变异的分析与处理

病人发生了变异，医务人员应首先分析变异是正性变异还是负性变异，正性变异应积极分析其合理性，作为改进临床路径的参考；负性变异应详细分析原因，对不合理的变异及时纠正，采取相应措施，避免再次发生。具体说来，变异分析与处理的实施包括以下两点：

1. 记录变异

变异的记录包括：发现并记录病人的变异问题；根据变异编码将变异分类，记录在变异记录单上。变异编码是把所发生的变异编排号码，以利于电脑操作和查找。

2. 讨论、分析与处理变异

讨论、分析与处理变异主要包括：护士记录的变异在交班报告中交班，让医务人员了解变异，思考变异原因，寻找解决、修正变异的方法；对于复杂而特殊的变异，主管医生应组织专家会诊；对一般的变异，临床路径发展小组人员、主治医生及护理人员应定期召开讨论会，探讨变异原因，选择有效的处理措施；病人出院后，讨论总结变异问题和原因，制定有效的干预措施，防止再次发生，必要时修正临床路径表；将讨论结果存档，完成病人的变异报告表，并送变异报告表给相应机构、医护人员及设计临床路径的有关人员。

国外的研究者还探讨了变异分析处理的策略和存在的问题，提出变异的控制要选择适当的控制工具、启用病人结果分析程序等；变异处理策略包括成立多专业人员变异处理委员会、确立变异讨论计划、制定应对变异措施、利用持续性质量改进小组来实施这些措施等。变异分析与处理的4个核心问题是变异资料的收集、录入与分析、变异的报告、变异处理的组织支持，及时、有效的变异分析和处理对采取临床路径管理模式的病人及医疗机构至关重要。

（三）变异分析与处理的意义

一方面，通过对病人的变异进行分析，医疗机构可以发现管理方面的问题，医务人员可以改良和优化不合理的诊疗护理措施；另一方面，病人的变异将激发医务人员查找原因，对临床路径反复评价、修改、完善。同时，在分析处理变异过程中，医务人员可收集大量临床资料，积累知识和经验，为开展科研提供论证和依据，提高医疗技术水平，推动医学科研，尤其是循证医学与循证护理的发展。

五、我国实施"临床路径"的现状及展望

随着中国经济的快速增长，中国医疗技术的日趋现代化，患慢性病的老年人口不断增加

和人民群众对健康与长寿期望的提高，这些因素共同导致医疗资源的过度利用和高成本，使政府对卫生事业的改革迫在眉睫。美国花费 30 年时间所取得的经验——临床路径，值得我们借鉴和在应用中直接获取成果，因为它满足了医院、患者、政府三方面的需求，缩短平均住院日；合理支付医疗费用；按病种设计最佳医疗和护理方案；提供高质量、高效率的服务，这正符合我国医疗卫生改革的总体目标"以比较低廉的费用，提供比较优质的服务，不断满足人民群众的基本医疗需求"。因此，很有必要结合我国卫生体制改革的实际情况，制订和实施具有中国特色的"临床路径"。2001 年 7 月，临床路径由袁剑云博士首次介绍于国内，随着医疗卫生体制改革进展，论病例计费在医疗界悄然兴起，临床路径正得以大力推行。目前，北京大学第三医院从 2002 年在心内科进行了这项实验，制定出中国内地第一批记录"临床路径"的表格病历；四川大学华西医院已完成许多病种手术临床路径表格的研制，部分病种已实施；青岛医学院附属医院等属于尝试将"临床路径"应用于临床的先行者。我国在临床路径方面的发展相对较快，以近几年为例，卫生部 2009 年发布了 112 个病种的临床路径，2010 年发布 110 个病种的临床路径，至 2011 年 6 月共发布 336 个病种的临床路径，并开始了临床路径与我国传统医学——中医的结合。到 2010 年，我国有 14 个省市、70 家试点医院成为临床路径试点医院，并完成相关督导检查和基线调查任务。卫生部及相关学术团体以互联网为媒介搭建了中国临床路径网的交流学习平台，开展相关培训活动、学术活动及国外学习考察活动，并创刊了《中国临床路径》杂志以促进发展。但目前国内临床路径的应用尚处于初期阶段，现有诊疗路径的报道涉及到内科疾病的较少，临床路径的应用多为单中心，往往存在缺少随访、忽略对变异的及时反馈等不足，并且应考虑到与当前新医改的充分、无缝接轨才更具深远意义与强大生命力。

第六节　循证护理

　　循证护理(evidence-based nursing, EBN)是受循证医学思想的影响而产生的护理新观念，近十余年来在临床护理实践中不断发展，被公认为 21 世纪临床护理发展的必然趋势。循证护理是一种以真实、可靠的科学证据为基础的护理实践，它使传统经验主义的护理模式向依据科学研究成果为基础的新型护理模式转变。循证护理实践证明了护士的自身价值，使护理活动更加科学化、专业化，为促进学科发展提供了契机。

一、概述

(一)循证护理的概念

1.循证护理的概念及涵义

　　循证护理也称"以实证为基础的护理"，即以有价值的、可信的科学研究结果为证据，提出问题，寻找实证，用实证对病人实施最佳的护理。

　　循证护理的真正含义可进一步理解为慎重、准确、明智地应用当前所获得的最好的研究依据，并根据护理人员的个人技能和临床经验，考虑病人的价值愿望和实际情况，将三者有机地结合起来，树立以研究指导实践，以研究带动实践的观念，制定出完整的护理方案。它包含了三个要素：①可利用的最适宜的护理研究依据；②护理人员的个人技能和临床经验；③病人的实际情况、价值观和愿望。最佳的研究证据是指采取了足够防止偏倚产生的措施，保证了结果的真实性，实证不等于随机对照试验，护理人员须注意实证的本质，如果没有适时使用当前最好的研究证据，临床实践将陈旧过时、弊大于利甚至危及病人生命。当代医学从单纯生物医学模式向社会－心理－生物医学模式转变，护理模式由过去的以理论知识加个人经验为指导转向以 EBN 为依据。但同时专业护理人员的经验积累也是护理实践不可缺少的，护理人员的专业知识技能的积累是循证护理实践的前提条件。病人的愿望和价值观是指病人所关心、所信仰和所期望的，护士在作出临床决策时应充分考虑到这一点。英国里滋大学的 Closs 和 Cheatet 认为，有必要对目前广泛倡导的循证概念进行澄清，特别是大家普遍只重视实证，忽略了从业人员的技能和病人的个体条件。因此，护理决策应基于充分的研究证据、临床经验，并根据病人愿望及经济等实际情况综合提出。

2. 证据

证据是指可信赖的、科学的依据。它必须满足 3 个条件：有广泛的意义并且可以通过公共的途径获得，这样的证据可以得到更多人的评价及利用；是可以被理解的；必须是准确无误的，其理论依据是被同行所广泛认可的。证据是开展循证护理的基础，证据及其质量是循证实践的中心。

3. 系统评价

系统评价（systematic review SR）是循证护理中最常见的一种临床研究方法，针对特定的临床问题，全面收集所有相关的原始研究报告，并逐个进行严格评价与分析，必要时进行定量合成的统计学处理，从而得出综合可靠结论的过程。强调全面的收集资料，严格控制质量，规范的统计学方法，及时更新与修正。系统评价与一般综述有本质区别，其有明确的评价标题和目的、需全面的文献检索、有明确的纳入和排除标准、可能有用来 Meta 分析的研究结果、有质量的评价。系统评价的方法大致分为两类：描述性合成及定量合成，定量合成所采用的方法为 Meta 分析。

（二）循证护理的起源与发展

EBN 的产生源于循证医学，循证医学创始人、英国著名流行病学家和内科医生 Archie Cochrane，1972 年已在其著作《Effectiveness and Efficiency Random Reflections on Health Services》中指出："由于资源终将有限，因此，应该使用已被恰当证明有明显效果的医疗保健措施"。1979 年 Archie Cochrane 首先使用"循证医学"一词，1992 年，加拿大 David Sachett 也对循证医学概念进行了阐述，与此同时，英国第一个循征医学中心（Cochrane 中心）在英国牛津大学成立，1993 年英国成立了 Cochrane 协作网，对医学文献进行系统评价，目前 Cochrane 协作网已发展到包括中国和中国 Cochrane 中心在内的 13 个国家、15 个中心。1998 年，加拿大与英国共同创刊《循证护理》杂志（《Evidence Based Nursing》），以传播循证护理研究成果，介绍循证护理实践经验，探讨循证护理实践方法等，香港中文大学也于 1999 年开始出版一些循证护理的有关资料。Internet 出现了介绍 EBN 的网站和 Online 杂志（如：WWW. Cinhl. com），提供 EBN 的研究新进展并共同讨论。各种循证实践、循证研究、循证指导已在各大学、护理中心、大医院开展，大多数护士长、研究者、教育者和质控部门都已接纳 EBN。

在国内，1996 年华西医科大学李幼平等教授开始循证医学研究工作，1999 年 3 月，华西医科大学成立中国 Cochrane 中心，设址于华西医科大学附属第一医院。1999 年～2000 年华西医科大学附属医院对全院护士进行循证思想普及培训，使全院护士对循证医学和循证护理思想有了初步认识，循证护理知识与信息应用的传播不断增多，使护理人员能将个人的临床知识技能与通过系统性文献回顾所获得的临床证据相结合，并完成了国内中文护理期刊所有随机对照试验（RCT）和半随机对照试验（CCT）研究的手检工作，汇总了大量的研究证据，为我国的循证护理学发展迈出了可喜的一步。华西医院老年科张雪梅等在护理一例老年压疮时，根据病人的具体情况，提出临床问题，通过检索 Cochrane 图书馆、Medline 等得到了最新的、科学的预防和促进压疮愈合的系统评价，Meta 分析及随机对照实验（RCT）相关证据，制定了针对病人最适合的护理方案，从而使该病人压疮创面 10 天就愈合。陈国清等在护理重型颅脑外伤脑疝晚期患者、李复华等护理流行性乙型脑炎高热患儿以及张文红等护理高血压病人时均采用循证护理，将可信的研究证据、护理人员的专业技能和临床经验以及病人的价值和意愿结合起来，制定有针对性的、合适的护理计划，为病人提供了最佳的护理。越来越多成功的循证护理实践表明，随着护理界对外交流的增多、高等护理教育的铺开、计算机网络的普及，我国部分临床护士的文献检索、英语及计算机知识与应用能力已能与目前循证护理应用的发展相适应，初步具备发现和使用科学文献的能力，并意识到只有循证护理才能减少临床决策的不确定性，越来越多的护士更能理解循证护理的准确含义，并意识到一些认识上和实践上的误区。如循证护理与整体护理的联系与区别、循证护理与以研究为基础的护理的区别、循证护理并不等于忽略个性化的护理等等。

二、循征护理实践

（一）EBN 模式的实践程序

EBN 包括 4 个连续的过程：

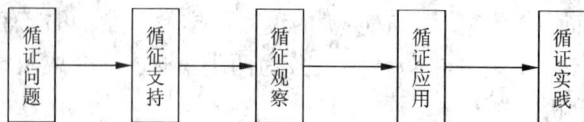

循证问题 → 循征支持 → 循征观察 → 循证应用 → 循证实践

循证问题（Evidence triggered）：包括实践问题和理论问题；实践问题指由护理实践提出的对护理行为方式的疑问。理论问题是指与实践有关的前瞻性的理论发展。

循证支持（Evidence supported）：针对问题进行实证文献检索，得到与临床、经济、决策制定相关的证据。

循证观察（Evidence observed）：设计合适的观察方法并在小范围内实施试图改变的实践模式；如临床研究、特殊人群的试验性调查、模式改变后的影响和稳定性的调查、护理新产品的评估、成本效益分析、病人或工作人员问卷调查等。

循证应用（Evidence based）：在循证支持和循证观察所获得的信息基础上，对所要改变的护理干预或行为进行批判性的分析。根据临床经验将已有的证据用于具体的病人，考虑病人是否满足试验的标准，所获证据是否适用于他；另还需考虑病人的价值观和偏爱，制定完整的护理方案。

循证护理实践（Evidence practice）：对服务对象实施已制定的护理方案，并进行评价。

（二）循证护理具体实施步骤

EBN 实践方法的步骤可归纳为"五步曲"：

（1）确定临床实践的中心问题，将实际工作中的信息需求转换为确切的特定化、结构化的提问。例如骨科长期住院老年病人压疮的防治；

（2）检索相关文献：精确的问题是文献检索的基础，根据提出的临床问题确定关键词，应用电子检索系统和期刊检索系统进行系统的文献查询，确认相关研究证据。从文献中找出与待解决的临床问题密切相关的资料，作分析评价用；

（3）严格评价文献：对所收集的相关文献，从证据的真实性、可靠性、临床价值及实用性作出具体评价，批判性评价研究证据的有效性和可操作性；

（4）应用最佳证据指导临床实践：将所获得的证据与临床专门知识、个人临床经验、病人的需求相结合，作出完整的护理计划；

（5）实施护理计划，并通过动态评审的方法监测效果：通过自我反应、病人和同行的评估来评价其效果。通过实践，对成功或不成功的经验和教训进行具体的分析与评价，达到提高认识，促进学术科研水平与护理质量的提高。

三、证据的来源与分级

（一）证据的来源

1.随机对照实验

随机对照实验（randomized controlled trial，RCT）是科学研究中最有说服力的一种研究设计类型，被公认为证据来源的金标准。其实验基本原则：设立对照、随机分组、盲法试验，对同一课题的、大量的 RCT 研究形成可供系统评价的数据。

2.系统评价（参见本书第 97 页内容）。

3.临床推理

将收集到的临床证据进行推理分析，得出结论。

（二）实证分级

关于临床研究证据的分级，目前根据其来源、科学性和可靠性分为五级：

1 级：强有力的证据，来自于设计严谨的随机对照实验（RCT）的系统评价。

2 级：强有力的证据，来自于适当样本含量的、合理设计的 RCT。

3 级：证据来自于非随机但设计严谨的试验。

4 级：证据来自于多中心或研究小组设计的非实验性研究。

5 级：专家意见。

由上可见，传统经验式护理中所注重的专家意见在 EBN 中仍被作为证据来使用，但证据的级别为最低。此足见 EBN 对传统护理观念的挑战。

四、循证护理信息资源的获取

（一）何处获取护理信息资源

对于护士而言，最常用的信息来源包括教科书、期刊、联机文献数据库、经过萃取的信息资源、结构化的信息资源和因特网。

1.需有教科书的指导

护理人员应当在手头至少备有 1～2 本标准的全国统编教科书和几本专业书，以备回答自己的专业领域的一些基本问题。需要注意的是，由于大多数的教科书需要时间来准备、编辑和出版，因此教科书时间滞后；多沿用以往的经典著作，各种"原则"多来自权威护理专家的临床护理经验以及科学推论，也往往不提供回溯性的参考文献以支持自己的论点。因此，教科书往往用于对"稳定"信息或者基本问题的检索，而不能提供最新的信息和知识。

2.检索期刊和文献信息资源

作为信息资源，期刊有些先天不足，最明显的就是"出版偏差"，报告阳性结果的研究更容易被发表或者比那些报告没有差别的研究发表的更快。因此，发现某种干预对病人没有作用的研究可能会在发表时受到压制。通过阅读现期期刊可以回答的问题类型一般来说比较广泛，例如，可以了解糖尿病的治疗目前是否有新进展，或者帮助护理人员更好地理解病人的疾病和治疗。但是，要想回答发现来自于平常实际工作中出现的特定问题信息，阅读现期期刊仍然不是有效途径，能回答这些问题的更好途径是检索诸如联机文献数据库之类的信息源。

3. 文献数据库

数据库为读者提供有关文献的线索，如文章的标题、作者、发表期刊和时间，以及文章的摘要，但是没有文献的全文，有的数据库提供对该文献全文的链接，如出版该刊物的出版社或者收录该期刊的大型全文数据库，一般需要注册和收费。CINAHL 信息系统公司（WWW. cinahl. com）的数据库包含了 650 多种英文期刊中的 250000 条文献，内容集中于护理学、理疗、作业疗法、急诊护理和替代医学。Medline 包括有光盘版和网络版，目前广为使用的是由美国国立医学图书馆出版的 PubMed 网络检索数据库。

4. 收集专业期刊资源

经过萃取的信息资源主要是来源于循证系列期刊（如循证护理、循证医学、循证精神卫生）和美国药剂师学会、美国病理学家学会、美国内科医师学会、英国临床病理学家协会（统称 ACP）期刊俱乐部。

5. 结构化的信息资源

当检索某一个特定主题的信息时，往往会发现由于研究所采用的方法不同而导致结论的不同，因此对于同一个问题，不同的研究会得出互相矛盾的数据。系统评价是一种总结所有探讨同一个问题的、方法可靠的研究结果的方法，目前，国际上有志于对医疗措施的效果进行系统性综述的医疗专业人员和非专业人员组成的一个协作网，这就是著名的 Cochrane 协作组织。其目标是通过准备和维护严格的、系统的和最新的综述（必要时包括超级分析）、并保证其可以获取，帮助人们就健康做出合理的决策，这些综述一般是有关医疗干预的利与弊的。Cochrane 文库中目前包括有 1000 多条系统性综述的报告和规范；1800 多条由英国约克大学综述和传播中心总结、评价的综述摘要；以及 200000 多个随机对照试验文献条目。该组织将收集到的系统性综述和对照试验与随机对照试验文献条目发表在 Cochrane 文库（Cochrane Library）中，这个文库可以通过因特网（WWW. Cochrane. co. uk）进入。

生物医学文献数据库、搜索引擎、元搜索引擎、电子期刊、重要网站都是获取循证护理信息资源的非常重要的途径，传授这些信息资源获取的方法和技巧，是医学信息人员的重要责任。加强护理人员与医学图书情报人员的合作将有利于推动循证护理实践的开展。

（二）如何进行文献检索

1. 形成结构化的、确切的检索提问

检索提问有 3 个要素：情景、干预和结果。情景是要表述的病人或问题，可以是具有特定病情或健康问题的单个或一类病人，也可以是具有同样人口特征的个体；干预是指医疗保健措施；结果是指一种疗法是否比其他的疗法更有效。

2. 结合各要素先实行"快速而粗略"式的检索

（参考罗爱静，胡德华，医学科技信息检索. 长沙：中南大学出版社，2008.7）。

3. 对检出文献进行筛选

将检索得到的文献进行精炼萃取，筛选出最具价值的信息资源。

五、循证护理产生的影响

（一）对护理学科

EBN 以护理研究为依据，为临床实践制定指南，将护理研究和护理实践有机地结合起来，使护理真正成为一门以研究为基础的专业，改变了临床护士以经验和直觉为主的习惯和行为，证明了护理对健康保健的独特贡献，并支持护理人员寻求进一步的专业权威和自治。

1. 经验、直觉式护理转向科学护理

护理实践中有许多护理手段仍停留在约定俗成的习惯与经验阶段，缺乏科学依据，甚至存在错误的观点与方法。如压疮早期按摩以促进血液循环的观点，随着研究的进展，表明按摩压红局部的效果彻底相反；按摩皮肤，实际上损伤组织，护士必须停止这种实践，这就是研究的结果。EBN 的核心是遵循证据，要求在严格的、科学证明的基础上开展临床护理工作，以科学的方式促使经验向理论升华；在解决临床护理具体问题过程中，护士需立足于共同的证据基础上进行临床护理工作，不再各行其事，从而规范了临床护理行为；EBN 从临床护理问题出发，经过科学研究方法进行论证，提出临床实践的理论依据，并运用临床实践满足需求，一方面有助于提高护士科研和解决问题的能力，另一方面可形成护理专业独立的科学体系。

2. EBN 可作为制定临床护理原则的理论依据

EBN 将对护理技术标准的制定起主导作用，护理技术标准是护理质量管理的基础，科学性是护理技术标准的本质特征。目前，发达国家已经把随机对照临床试验（RCT）研究及其系统评价（SR）作为制定医疗护理技术标准的主要依据。这样，使临床医疗护理技术标准不但具有先进性，反映医学及护理研究的最新成果，而且使制定标准的机制、过程具有科学性和权威性，极大地减少了主观、人为因素的影响。例如，日本真田氏经过 7 年的研究，开发出了压疮防治标准，按此标准护理，使术后及临终病人的压疮发生率分别从 9%、50% 下降至 0 和 10.5%。

3. EBN 是整体护理的延伸和完善

EBN 强调系统评价，这个过程是一个提出问题和解决问题的过程，可作为临床护理决策的依据，因此，循证护理补充和完善了整体护理的不足。

（二）对病人及医疗

可提供个体化、有效的护理服务，即使在边远的山区或者护理发展落后的国家，EBN 也可为病人提供标准化的、经济的护理服务。以科学为依据的护理还可增加病人对治疗的依从性。

目前循证医学已成为医疗领域发展的热点，EBN 使护士以最新、最科学的方法实施治疗方案，加强了医护间的协调和护理的科学性。

（三）对社会

EBN 的理念将科学与技术结合起来，为成本—效益核算提供依据，要求医护人员在制定医护方案与实施时，考虑医疗成本，控制医疗费用的过快增长，具有经济学价值。

六、我国循证护理发展展望

循证护理为临床护理工作提供了一种新的模式，它可以把临床问题进行系统的陈述，选择并严格评估科学证据。将个人临床经验同外部所获得的最佳证据结合起来，为临床决策和科研提供了真实有效的依据,对护理专业及护理人员自身的发展产生了巨大影响。自20世纪90年代末引入我国,经过10多年来的推广,我国护理人员对其重要性、实施必要性认知日益加深,接纳度、认同度随之提升,已成为护理研究的一大热点。相关的循证护理研究发展较为迅速,循证护理研究文献的数量呈递增趋势,涵盖了护理教育、临床护理实践、社区护理实践;护理教育中增设了循证护理课程,针对不同学历层次的护生和临床护理人员开展系列培训,从专题的临床实践指南、系统评价到某项研究发表文献的不同等级证据的评鉴均有涉及。但目前,我国循证护理的研究质量处于低水平状态,有效利用科学循证证据资源不足、高层次循证护理文献数量较少、缺乏对证据质量的有效评价运用是其中主要原因;并且循证护理的发展还存在一定的地域不均衡性。

在护理实践中普及循证护理尚存在许多需要解决的难点,如足够实证的缺乏、护理队伍整体水平较低、护理教育内容不够充实、信息查询工具不够普及等等都是阻碍循证护理发展的因素,其中以实证的缺乏为甚。缺乏足够的实证主要是因为:护理研究的结果很少"市场化";相关的护理科研往往较零散,规模较小,相互之间也没有联系;护理研究方法陈旧,护理手段落后,护理研究领域设计严密的实验性研究较少;临床护理人员很少有机会了解护理科研结果;而且,护理实践中对科研结果的应用与科研的迅速发展两者并未平行进行,护理干预措施的变异性仍然较明显。

相关研究表明阻碍护士使用循证实践的因素包括缺乏时间、没有行政支持、不易接触研究杂志、医生的反对、惯性工作抵抗变化等。此外,护理人员不足可能使护士花时间参与研究或教育更为困难。另一方面,缺乏证据评鉴能力和技巧也是护理领域开展循证实践的主要障碍之一,现阶段护理科研发展迅速.产生了大量指导实践的"证据"。但由于研究文献的质量参差不齐,对于检索到的证据必须加以分析、评价、筛选,获取相关研究最可靠、真实、严谨的证据,才能帮助护理人员提取所需信息。但护理人员没有接受如何评价和应用科研结果的教育,不知道如何运用科研结果。而且对证据科学、规范、严谨的评鉴并非易事,它需要具备文献检索的能力以及一定的专业外语水平,还要配合临床流行病学及统计学的方法,且评价的深度受评价者经验水平和评判性思维能力的制约。因此,研究者建议分层次、分阶段培训,遵循由浅入深的原则,循序渐进获得提高。专家呼吁EBN应从学校教育入手,护士学校教程应以EBN为重点,培养学生在临床工作中理解、应用、实施EBN的能力。EBN打破了基于习惯轻视研究的传统,使护士必须终身学习。尽管EBN面临许多困难,但循证实践比任何时候更重要。

(毛婷 唐莹)

第三章 护理管理

护理管理是以提高护理质量和工作效率为目标，通过研究找出护理工作的特点，探讨护理工作的规律性，应用科学的管理方法，为病人提供良好护理服务的活动过程。护理管理的基本任务是合理利用护理人力资源，有效控制护理系统，优化护理成本效益果，抓好护理组织管理，护理业务技术管理，护理人员的技术和道德教育与培训等方面的管理，以实现护理伦理提出的护理人员的基本职责：增进健康，预防疾病，维护健康，减轻痛苦。

随着社会的发展和护理事业的进步，护理信息管理、护理文化建设、护理成本经济管理的研究显得十分重要；而随着法制的健全以及公民医学知识的扩充和法律意识的提高，患者在获取医疗保健服务时，体现了索取更多的权利和更高的服务质量的趋势，因此，护理法学及伦理学的发展不容忽视，护理人员也应运用法律维护自己的合法权益。本章节将对护理质量控制及 ISO9000 标准、护理信息管理、护理成本经济管理、护理与法学及伦理学、护理文化建设、护理人员参政议政与权益保证的发展进行探讨。

第一节 护理质量管理

建设基本现代化医院重点是质量管理，医疗质量是医院的生命，是医院的灵魂。护理质量是医院管理质量的重要组成部分，是衡量医疗服务水平的重要指标，是护理管理工作的核心。而护理品质则是护理质量的全部保证，要全面提高护理质量，就必须保证护理品质的持续改良。现代化医院的护理品质要求即医院质量标志为零缺陷、零投诉、数字化，只有进行科学、有效、严谨、完善的管理，护理品质得以持续改良、保证，才能不断提高护理质量。

一、护理品质保证

（一）有关概念

1. 质量

质量是一种产品或一项服务的优劣程度。ISO（International Organization for Standardization）的定义：质量是反应实体满足明确或隐含需要的能力的特性总和。此定义包括：产品质量和服务质量；明确规定的标准和用户潜在的需要；产品或服务的内在特性和外在特性。质量的客观规定性是指：质量受客观因素的制约；质量是可以分析、区别、比较、鉴别的；质量有其自身形成的规律；质量应有规定的标准，质量标准要符合客观实际；质量应有一定的范围。

2. 医疗质量

著名的医疗质量专家 Dinabedian1982 年提到：没有一种对于医疗质量的定义是完整的、足够的。医疗质量大致可归纳为下列三种定义：①绝对论者的定义是以医疗专家的价值考虑对健康的利益或伤害的可能性，完全不考虑成本；②个别化角度多以病人期望的利益或伤害为焦点；③社会化角度则以社会大众的价值定义为照护的成本，持续性的利益或伤害，及健康照护的分配。因此，质量的定义不再是单纯以技术性为向导，对于医护人员更大的挑战是如何平衡人类的价值观、技术、资源、生活质量及现实经济，以提供可能达到的最好服务。

3.护理质量

目前，全球尚无统一的被普遍采纳的护理质量定义。1966年杜纳贝迪恩将护理质量分为结构质量、程序质量和结果质量。在我国，护理质量理解为护理工作为病人提供护理技术和护理服务的效果和程度。从广义的角度看是指护理管理所涉及的各方面的工作质量的总和，而狭义的护理质量则是指临床护理质量，主要包括基础护理、专科护理、康复护理、心理护理及预防和治疗病人现有的及潜在的健康问题所达到的护理效果。护理质量直接关系到病人的生命和健康，而随着医学模式的转变和健康新概念的形成，护理已经不再局限于对住院病人在特定时间的护理，而是向人类生命的全过程扩展，健康成为医疗护理服务效果的最重要的标准。因此，有关专家提出，护理质量范围应包括以下几个方面：①使护理对象在咨询－保健－预防－诊疗－护理－康复各方面达到最佳状态(效果佳－时间短－损害小)；②准确、及时、全面的执行护理程序，并形成完整的护理文书。提供主动、全面规范的服务，保证预期目标的实现；③使服务对象有较高的满意度；④做到与各方面(部门)协同作业，在为服务对象提供特异性医学服务的各方面发挥协调作用，体现护理服务质量的广泛性。

4.质量管理

质量管理指确定质量方针、目标和职责，并在质量体系中通过诸如质量策划、质量控制、质量保证和质量改进，使其实施全部管理职能的所有活动。具有两层含义：质量管理是各级管理者的职责，并且必须由最高领导者领导；质量的实施涉及到组织中的所有成员，因此应全员参与。

5.护理质量控制

即护理质量管理，是要求医院护理系统中各级护理人员层层负责，用现代科学管理方法，建立完整的质量管理体系，满足以护理质量为中心的护理要求和服务对象的需要，保证质量的服务过程和工作过程。对护理质量实行管理控制的目的，旨在使护理人员的业务行为活动、职业道德规范各方面都符合质量的客观要求和病人的合理需要。通过质量控制，阻断和改变某些不良状态，使其始终能处于对工作、对病人有利的、良好的、符合质量标准要求的状态，用最佳参数、最短时间、最好的技术、最低的成本，达到最优化的合理效果，使病人得到康复。

(二)质量管理发展简史

1.质量检验阶段

质量检验阶段属于事后检验阶段(20世纪初至40年代)。

特点：无法在生产过程中起到预防和控制的作用，即只能挑出不合格产品，但无法预防和控制不合格产品的产生，必然给企业造成损失。

2.统计质量控制阶段(20世纪40年代后)

背景：第二次世界大战爆发，战争要求军需品既要保证质量，又要按时交货，促使美国政府和国防部组织数理统计专家对质量管理方法进行改革，将数理统计方法运用于质量管理，使质量管理从质量检验阶段进入统计质量阶段。

特点：运用数理统计法原理，将质量管理的重点由"事后把关"变为对生产过程进行检查和控制的"事先预防"；将全数检查改为随机抽查，根据抽样质量数据的统计分析"控制图"，再用控制图对生产过程的工序进行质量控制，从而杜绝了生产过程中的大批不合格产品的产生。

弊端：过分强调统计质量控制方法，而忽视组织、计划的管理工作。

3.全面质量管理阶段

1962年，美国工程师费根堡姆（A. V. Feigenbaun）提出。该管理理论和方法在全球运用，获得极大的成功，被誉为20世纪管理科学最杰出的成就之一。它具有的特征是：全面的质量管理；全程的质量管理；全员参与管理；管理方法多样化。

4.质量管理国际规范化阶段

不同于全面质量管理之处：

（1）强调管理者的质量职责，特别是企业最高管理者的质量职责。

（2）提出了质量体系要素，并将其分为基本要素和选择要素。

（3）强调质量体系审核、评审和评价，是质量体系实施和有效运行的重要保证。

（4）强调建立质量体系文件，认为质量体系文件是开展质量管理和质量保证的基础，是质量体系审核和质量认证的重要依据。

系列标准不是一个具体的质量标准和管理工具，而是一个理论体系。

（三）护理质量保证的模式

1.杜纳贝迪恩模式

杜纳贝迪恩认为护理质量可以从结构（要素）、过程（环节）及结果（终末）三方面进行评价。

结构评价：结构包括组织的目标、政策、设备及护理人员。结构评价是评价提供病人或社区健康需要可应用资源的程度。

过程评价：评估临床提供健康照护者与病人之间的活动。可以直接观察或从记录中获得信息，作为评价者判断质量的依据。

结果评价：指病人现存或潜在的健康状态的改进，也包涵病人的满意度调查，对健康照护的知识及任何与健康照护有关的行为改变。

2.美国健康机构评鉴联合委员会模式

美国健康机构评鉴联合委员会要求各机构须有质量控制组织及计划，持续、客观地评估病人重要的照顾面，依即定的标准评价，并针对问题采取解决方法。其质量保证的基本要素包括界定重要的或潜在的问题；客观地评估造成问题的原因及范围；采取决策或行动以排除问题；监测活动以确保达到期望的结果；记录实施改进的有效性。

3.霍欣及柯克模式

霍欣及柯克（Hoesing & Kirk）强调在医疗护理系统中，最主要考虑的三个方面是：病人（patient）、人（people）及利润（profit），简称3P。工作人员的行为表现及工作成效，决定病人临床护理及满意的结果，进而影响组织的利润，也就是说，影响质量的主要因素为下列三方面：病人护理的结果：着重在临床护理及满意度有正向的结果；护理人员的工作表现：依正确的过程完成工作，采取正确的行动，以达预期成效；利润的潜力：在既定的成本政策下由护理人员提供护理的结果，故其质量管理模式，应包括病人护理系统、工作人员管理系统及财务管理系统。由此质量管理模式已呈现医疗界关注的焦点不仅在确保医疗护理质量，也考虑节约医疗成本。

4.美国护理学会模式

该模式系由蓝恩（Lang，1983）所创，评价模式是开放的，呈圆形，代表的是一个循环的过程。

(四)护理质量保证的演变

质量保证是由英文"quality assurance"翻译的名词,事实上质量很难保证,只能加以控制"quality control"及进行质量改进"quality improvement"。

以往的质量保证观念多倾向于质量保证是一种惩罚,质量保证是在呈报负向的问题,把病历检查当成是主要的资料来源。并且存在许多错误的观念,诸如预算不足,不允许实施质量保证;没有足够时间;会被发现弱点及错误;如果没有做错,何必去探讨及研究它呢;质量保证主要在找寻问题;质量保证太抽象及主观了,根本不能真正评价质量;只有管理者才能看出问题;除非其他部门先做好,我才可能做好;太多的文书工作要写;质量保证主要在找寻问题等等。目前认为质量保证是促进护理服务质量,满足服务对象需求的关键途径,是一个全员参与、持续、动态的过程,提供资料来源扩展至:座谈会、问卷调查、交班报告、意外事件报告、院内感染控制报告、质量管理委员会的分析、直接观察等多方面、多维度。随着质量保证观念及做法上的改变,护理专业人员的角色功能也跟着在改变,不仅注重护理工作的表现,更要重视护理的结果及生产力,以最合理的成本,有效益的工作表现,达到病人最佳的护理质量。

(五)我国的护理质量控制

1.基本过程

确定标准:医院护理质量标准可包括护理技术操作质量标准、护理管理质量标准,护理文件书写质量标准及临床护理质量标准。

衡量成效:是控制过程的信息收集,也可称为测量。有了标准,衡量和检查的人员应明确衡量实际成效的手段和方法,通过衡量成效,获取信息,反映出计划执行的进度。对成效显著的进行激励,对已经发生和预期将要发生功能的偏差,及时采取纠正措施。

纠正偏差:是控制的关键。其重要性就在于体现了控制职能结合,共同处理。

2.护理质量评价的内容

护理质量管理的对象主要包括护理工作的质量和护理人员的质量两个方面。评价根据控制、纠正措施,作业环节有不同的分类方法,内容包括:对护理工作的基础质量(属前馈控制,也可称背景或要素质量)、过程质量(属现场控制,也称环节质量)、结果质量(属反馈控制,也称终末质量)进行控制以及对护理人员的素质质量(属前馈控制)、行为质量(属现场或环节控制)、结果质量(属反馈控制)进行控制。

(1)护理人员质量评价:即对执行护理工作的人员进行定期的正式的评价,考察其完成护理工作的情况。护士工作的任务和方式是多样化的,因此在评价中应从不同方面去进行。如护士的积极性和创造性,完成任务所具备的基础知识,与其他人一起工作的协调能力等。近年来,对护理服务的评价多注重护理人员的基本条件和素质、护理服务的效果、护理活动过程的质量等方面,或将几项结合起来进行综合评价。

1)素质评价:评价系统应重视人员的基本条件、基本素质、各人能力的评价。如人的积极性、坚定性、首创精神、道德修养、心理素质、工作态度等。这种评价一般应多次反复进行,而不应一次评价后即作结论,同时应结合其他评价内容进行考虑。

2)行为评价:对护理人员护理服务中的行为进行评价,即注意护理人员现实工作做得如何,例如护理操作程序的执行是否符合标准,在医嘱执行过程中有无错误等。评价标准注重护理人员的服务行为,观察护士在各个环节上的行为质量。这种评价的优点是可以给护理人员以具体的标准、指标,有利于工作质量的提高。缺点是评价过程太浪费时间,评价内容局限在具体人物范围内，比较狭窄，而且只能评价在岗护理人员的工作情况。

3)结果评价：是对护理人员护理服务结果的评价，可以使护理人员明确该项工作的具体要求。但在实际中由于很多护理服务质量不容易确定具体标准、数量及测量的标准，尤其是病人的临床护理结果取决于多种因素，有些结果也不是短期能反映出来的，所以结果评价较为困难。因此，该评价方法较少单独使用，可以采用综合性评价的方法，以全面评价护理质量。

4)综合性评价：即用几方面的标准综合起来进行评价，凡与护理人员工作结果有关的活动都可结合在内，如对期望达到目标、行为举止、素质、所期望的工作结果、工作的具体指标要求等，进行全面评价。

(2)护理工作质量的评价

1)基础质量：即建立在护理服务组织结构和计划上的评价内容，着重在执行护理工作的背景方面，包括组织结构、人员配备、资源、仪器设备等，可以影响护理工作质量的条件。如护理部管理质量标准就属于这一类。①环境：如病人单元是否安静、整洁、舒适、安全；②人力安排：根据病情需要，护士长是否在人员配备上做出了合适的安排，包括人员构成是否合适，人员质量是否符合标准等；③器械：设备是否处于正常的工作状态，要根据客观的标准数据来计量。如氧气瓶内压力、备用消毒物品使用期限、药品及物质基数等；④病房结构，表格记录，规章制度的制定情况：病房布局是否合理，病人床位的安排合适与否以及护理文件的书写制度是否明确等。

2)过程质量：评价护理活动过程是否达到质量要求。其中包括：①执行医嘱的准确率：如差错次数，临床医嘱的执行是否及时等；②病情观察及治疗结果的观测：如体温、脉搏、呼吸的测量时间、病情记录，危重病人观察项目、观察时间及各种疾病特殊观察要求等；③对病人的管理：如生活护理、饮食及晨晚间护理、医院内感染管理及消毒隔离；④对参与护理的其他医技部门人员的交往与管理：如病人 X 线透视预约，各种标本管理，对卫生员及配膳员的管理等；⑤护理报告及各种文件书写质量；⑥应用和贯彻护理程序的步骤和技巧：包括评价贯彻落实护理程序每个步骤的质量并应对护理病历做出评价；⑦心理护理和健康教育的情况：如术前、术后、出院病人的教育，服药知识，卫生习惯，饮食营养的指导等。

3)结果质量：即评价护理服务的最终结果。如病人伤口的护理情况，是否保持干燥；反映护理服务效果的压疮发生率，输血输液事故发生率，静脉穿刺一次成功率，护理差错事故发生情况，一级护理合格率，病人对护理服务的满意度，陪住率等。这是从病人角度评价所得到的护理效果与质量。护理结果的标准选择和制定，影响的因素比较多，有些结果不一定说明是护理的效果，它还与其他医疗辅助诊断、治疗效果及住院时间等综合因素有关。

护理服务结构、过程、结果三方面综合性评价，基本上反映了护理工作的全面质量要求，三者之间的关系是：进行护理要素质量评价，可掌握质量控制的全局；具体护理过程环节质量评价，有利于落实措施和保证护理工作的正常进行；终末护理结果质量评价，可反馈控制护理质量。目前，卫生部制定的对各级各类医院护理的评审标准，即属于综合性评价标准体系。

二、ISO9000 与护理质量管理

(一)ISO9000 族标准简介

ISO9000 族标准是国际标准化组织在总结世界发达国家先进质量管理和质量保证经验的

基础上编制并发布的一套实用而有效的管理标准。它的特点是建立一套科学的、完整的质量管理体系，确立一种完善的质量文化规范质量行为，它以顾客为中心，强调预防为主、过程控制和持续质量改进。ISO9000 国际标准自 1987 年公布实施之后，经过补充和修改，分别于 1994 年和 2000 年再版。1994 年形成的质量管理体系——ISO9000 系列，ISO9000 是一个质量体系标准系列的统称，具体包括三个模式：ISO9001 是指包含有设计、研制、生产、安装和服务的质量保证模式；ISO9002 是指包括生产、安装和服务的质量保证模式；ISO9003 是指仅包含有最终检验和试验的质量保证模式。2000 年年底，国际标准化组织将 94 版 ISO9000 标准系列的 20 个标准和文件合并修订，形成 2000 年版 ISO9000 标准系列。2000 版标准是通用的质量标准，适合于各行各业的组织使用。2000 年版 ISO9000 有四个核心标准：①ISO9000：2000 质量管理体系———基础和术语；②ISO9001：2000 质量管理体系———要求；③ISO9004：2000 质量管理体系———业绩改进指南；④ISO19011：质量和环境管理审核指南。另外增加了 8 项质量管理原则和质量管理体系的 12 条基础说明（具体见附表）。它提出"以顾客为关注焦点"的思想并贯穿在所有标准中，使该标准对服务业的质量管理有更大的指导意义。它的宗旨与作为服务业的医院推行"以病人为中心"的服务思想和实行制度化、规范化的管理十分相似，对医院的指导作用比一般组织更有价值。

重新修订的标准有以下五个方面的特点：

1. 按过程模式重新构建结构

1994 版标准偏重于第二产业，其要素的组合、内容的归纳、管理要求的贯彻均倾向于第二产业尤其是工业类企业。这些修订标准符合实现广泛的适用性的要求 适用于所有种类的产品和任何产业或经济部门，它也适用于所有类型和规模的组织。因此新标准把第一、二、三产业管理过程规律的共性提取出来，形成了现在的 4 大部份结构，显然新的标准结构是按"管理逻辑"构建的。4 大部份已摒弃了 1994 版标准浓重的制造业色彩，其排列的确适用于任何类型和规模的组织，也适用于所有种类的产品和任何产业式经济部门。

2. 持续改进的要求贯穿整个标准

2000 版标准遵循 PDCA（质量管理工作循环，也称戴明环）循环的要求建立了质量管理体系整体上实施持续改进的结构。2000 版标准各大部份内容均遵循 PDCA 循环的要求建立了实施持续改进的结构。

3. 赋予在执行新标准时具有一定的灵活性

新版标准在关于适用范围条款中，允许在规定的情况下 ISO9000 质量管理体系涉及面可缩小范围或剪裁。新版标准也规定了对缩小范围和剪裁的约束：仅限于过程管理中的某些产品和/或服务的实现过程（包括设计和开发）。其他有关管理职责、资源管理、测量、分析和改进是不在允许剪裁范围的。

4. 标准的适应性延伸到各领域

2000 版标准明确规定适用于所有产品和任何产业或经济领域，也适用于各种类型和规模的组织。为达到这种广泛的适应性，2000 版标准在结构上和内容上都增加了新的内容，进行了管理逻辑概念的调整，并尽量采用现代产业通用的管理词汇。这在供应链概念的确定和测量、分析和改进条款中尤为明显。

5. 追求本标准的延续性和与其他管理体系标准的兼容性

在追求标准发展的延续性方面，新版标准结构和内容均力求避免偏重某个产业或经济领域。偏重于制造业是 1994 版标准要进行重大调整的主要原因，其他行业尤其是第三产业类型企业执行 1994 版标准往往感觉其可操作性较差。新版标准一方面使第三产业类型企业易于接受，另一方面又诱导各产业按标准所体现的管理诉求实施系统管理。这种调整的根本目的，是希望 ISO9000 标准在若干年后进行新一轮修改时，不再出现整体结构的重大调整，使企业质量管理体系在现行运作模式下实现持续改进。

（二）在护理质量管理中采用 ISO9000 族标准的意义

1. 有利于护理管理行为和服务行为的规范化、制度化和法制化

通过质量体系文件的建立，将 ISO9000 族标准转化为各项护理工作具体执行的标准，使护士所进行的每一项服务和每一项护理操作都有章可循，有法可依，培养了护理人员科学的、严谨的工作态度。护理管理也依照相关的法规性文件，转变"人治"为"法制"管理，相对减少了由于管理上的漏洞而引起的责任风险。

2. 有利于强化质量管理意识，提高护理人员素质

ISO9000 族标准强调全员参与，将各级护理人员的职责和作用具体化、文件化，使各级人员各尽其责，利于调动护士的积极性，增强责任感，培养良好的职业道德，自觉落实规章制度、技术规范和标准，提高自身素质。护理管理者通过学习运用先进的管理理论与方法，逐步变经验型管理为科学型管理，提高管理素质和管理水平。

3. 有利于以病人为中心，确保高质量护理服务

ISO9000 族标准要求真正从病人立场出发审视我们所提供的护理服务和技术质量活动。护理部建立符合标准要求又适合护理工作具体情况的质量体系，满足病人明示的、潜在的、高层次的需要和期望，从而切实做到以病人为中心。标准强调预防为主的原则，在整个医疗护理与服务活动中采取各种措施，制定各种职责与权限，规范各种操作程序，防止不合格服务的出现，以确保病人接受高质量的医疗服务。

4. 有利于环节质量的有效控制

根据 ISO9000 族标准中服务质量环的观点，将护理服务全过程分为市场开发（即护理部全面掌握病人对护理工作的需求）、护理过程设计（即把病人的需求转化为服务规范、服务提供规范和质量控制规范的过程）、护理提供过程（即直接为病人服务，满足病人需求的过程）、护理服务业绩的分析与改进阶段，有利于护理部控制各个环节质量，解决护理质量控制的难点。

5. 有利于促进护理质量持续改进

ISO9000 族标准要求定期对护理质量管理体系进行内部审核和管理评审，可发现护理服务中的薄弱环节，通过既定的改进程序查找原因，采取纠正措施并跟踪验证，确保导致问题产生的根本原因被消除，从而使护理质量管理体系得到不断完善，护理服务质量得以持续改进，提高病人的满意度。

6. 有利于提高医院的社会效益和经济效益

医院要有良好的社会信誉才能吸引更多的病人就医。按照 ISO9000 族标准要求设计出的质量体系，能够正确识别病人的健康需求，通过加强人员和物质资源管理，使医疗活动更规范，服务效果更好以最低的消耗获取最佳的效益。充分利用 IS9000 族标准这一"管理资源"，不仅可以在服务对象心理上形成良好的形象和较好的质量信誉，扩大医院的知名度，而且可以提高医院的社会效益和经济效益。

（三）ISO9000 族标准实施

1. 质量体系诊断与质量体系设计

对现有护理质量体系进行细致地诊断，摸清现有护理质量管理状况及与 ISO9002 标准的

差距，根据诊断结果进行详细的质量体系设计。

2. 全员培训

通过组织参观学习、专家授课等形式进行培训，内容包括 ISO9000 基础知识培训、管理沟通基本技巧培训、文件编写培训、内部质量审核培训、体系运行培训及认证准备培训等。通过培训使全体护理人员认识到实施 ISO9000 族标准的重要性，并懂得自己要做什么，如何做及要达到什么目标，以确保质量体系的建立和运行。

3. 编写护理质量管理体系文件

质量体系文件包括 3 个层次：第 1 层《护理质量手册》规定和描述组织的质量管理体系，是质量手册的纲领性文件。第 2 层《护理程序文件》是质量手册的支持性文件，是护理部属下各职能部门为落实质量手册的要求而规定的实施细则，包括质量保证体系运行及维持的方法、职责分配及资源要求。第 3 层《作业指导书》是程序文件的补充和支持性文件，包括护理通用作业指导书、各护理单元专用作业指导书和各种记录报告。它明确指导完成某项护理工作的方法，特别规定了完成某项护理服务所必须遵循的技术细节，为展开纯技术性质量活动提供了指引。文件中要体现"最好、最实际"和"该说的要说到，说到一定要做到"的原则，参照标准，结合具体情况，对护理质量活动的职责和方法加以明确规定，使文件有可行性、可操作性。

4. 质量管理体系实施

组织全院护理人员学习质量体系文件，掌握文件的内涵，并按照有关程序文件、作业文件运行实施。运行过程中按"写到的，要做到"的原则，要求护士必须严格执行一整套质量体系文件规定，并依据"检查我们所写的"原则不断进行质量体系评价。

5. 内部质量审核和管理评审

内部质量审核是由管理者代表(护理部主任)负责组织的，依据《护理质量手册》、《护理程序文件》，结合现场工作进行。参加审核的人员必须是经过培训取得内审员资格的护理管理人员。审核的目的是为了查明护理管理体系实施效果是否达到了规定的要求，以便及时发现存在的问题，采取纠正措施，并追踪纠正的结果，使质量管理体系有效运行和得以保持。管理评审是最高管理者(主管院长)对质量管理体系的适应性、充分性、有效性按计划的时间间隔进行的系统的评价。

6. 审核与认证

采用第三方认证方法，邀请认证公司对护理质量体系进行全面系统的审核与认证。认证机构受理申请后，进行文件审核，根据审核结果按文件修改程序修改不符合标准要求的内容，并澄清不明确的内容；由审核组长主持召开首次会议；然后领导层审核，进行部门及现场项目审核，体系有效性的评价；由审核组长主持末次会议；纠正不合格项；监督检查，获得 ISO9000 质量管理认证通过，其证书有效期 3 年，3 年期间每年有 1～2 次的监督审查。

(四)ISO9000 族标准护理质量管理中的运用

据文献报道世界上第一个通过 ISO9000 系列标准的医院是以色列的 westem Galiee hospital，于 1997 年通过 ISO9002 认证。同年，香港尤德夫人那打素医院也率先在香港医疗系统通过了认证，美国、德国、新加坡已在逐步推行。作为医院质量管理体系重要组成部分的护理管理亦在探索试行 ISO9000 族标准和质量体系认证，可以说这种方法给医院的护理质量管理工作注入了新的生机。但我国护理管理中 ISO9000 族标准引入尚处于起步阶段，北京、哈尔滨、天津、广州、深圳等地部分医院通过了认证。随着标准的优越性和效益的进一步认识和深化，今后会有更多的医院朝着这一方向努力。ISO9000 作为实施医院跨世纪质量工程建设的科学方法、重要保证和基本途径，接受西方发达国家先进的管理成果和科学的管理理念，为我所用，推进医院的护理质量建设，试行 ISO9000 质量认证非常必要。各个医院可根据自己的规模、条件、人员组成和市场定位不同，学习和借鉴 ISO9000 的管理经验，建立一套科学的即适合本院又逐步与国际接轨的质量管理模式，促进护理质量管理和持续护理质量改进。

国内深圳市人民医院、北京市天坛医院、潍坊市坊子区人民医院、山西晋城煤业集团总医院等医院在整个临床护理系统中推行 ISO9000 质量管理标准体系，使护理管理工作不断完善，护理服务质量不断提高。王云霞、陆毅等报道通过运用并借鉴 ISO90042 国际标准，逐步建立完善门诊服务质量管理体系，强化了全员参与质量管理的意识，增强了工作自觉性，护理工作的综合满意度提高。黄虹、朱娅萍等介绍了在消毒供应室实施 ISO9000 族标准的做法。徐岩等运用 ISO9000 族质量标准管理理论控制夜间护理质量，商亚英等将其应用于护士静脉穿刺技术培训管理中，均收到了良好效果。在护理教学质量管理方面，隋树杰等报道了在护理教学质量管理中应用 ISO9002 国际标准的情况，认为通过实施 ISO9002 标准，使教师的质量意识不断增强，教学质量明显提高，教师授课满意率大幅度上升。贯彻 ISO9000 标准是一个学先进、提高效率的过程，但质量管理体系认证工作不是万能，不是只要通过认证拿到质量体系认证证书就可以大功告成，而是需要循环实施并且不断完善，充分体现 ISO9000 质量认证体系中持续改进的过程。因此，对实施 ISO9000，既要给予足够重视，认真研究，加大力度，加快步伐，又要扎实工作，不图虚名，防止形式主义，避免急于求成。

【附录】

1.2000 版 ISO9000 族标准的文件结构

（1）核心标准3个：ISO9000（2000）基本原理和术语；ISO9001（2000）质量管理体系－要求；ISO9004（2000）质量管理体系－业绩改进指南。

（2）其他标准1个：ISO10012《测量设备的质量保证要求》。

（3）技术报告若干份，现已列入计划的有：ISO/TR10006 项目管理指南；ISO/TR10007 技术状态管理指南；ISO/TR10013 质量管理体系文件指南；ISO/TR10014 质量经济性指南；ISO/TR10015 教育和培训指南；ISO/TR10017 统计技术在 ISO9001 中的应用指南。

（4）小册子若干份，现已列入计划的有：质量管理原理《选择和使用指南》；ISO9001 在小型企业中的应用指南；另外，为防止将 ISO9000 族标准发展为"质量管理的百科全书"，ISO/TC176 将与其他委员会或相关行业合作，以扩大 ISO9000 族标准的使用范围。例如：ISO/TC176 与国际汽车行业合作，制订了汽车行业的国际标准：ISO/DTR16949《质量体系－汽车业供应方》（草案），以取代美国、德国、法国和意大利的汽车行业标准 QS9000、VDA－6.1、EAQF 和 AVSQ。ISO/TC176 和医学行业合作制定的 ISO/FDIS13485《质量体系－ISO9001 在医疗器械中的应用》等国际标准也即将发布。

2.核心标准简介

（1）ISO9000（2000）：本标准规定了质量管理体系的术语和基本原理，取代 1994 版 ISO8402 和 ISO9000－1 两个标准。

本标准提出的8项质量管理原则，是在总结了质量管理经验的基础上，明确了一个组织在实施质量管理中必须遵循的原则，也是 2000 版 9000 族标准制定的指导思想和理论基础。

本标准第二部分提出10个部分87个术语。在语言上强调采用非技术性语言，使所有潜在用户易于理解。为便于使用，在标准附录中，推荐了以"概念图"方式来描述相关术语的关系。

ISO/DIS 9000(2000)的第三个重点内容是，提出了质量管理体系的基本原理。作为对本标准引言中质量管理8项原则的呼应。

（2）ISO9001(2000)：本标准取代了1994版三个质量保证标准（ISO9001(1994)、ISO9002(1994)和ISO9003(1994)）。新版的质量管理体系要求，采用了"过程方式模型"，以取代1994版ISO9001标准中的20个要素。为适应不同类型的组织需要，在一定情况下，体系要求允许删减（剪裁）。新版名称中不再出现"质量保证"一词，这反映了标准规定的质量管理体系要求包括了产品质量保证和顾客满意两层含义。

（3）ISO9004(2000)：本标准给出了质量管理的应用指南，描述了质量管理体系应包括的过程，强调通过改进过程，提高组织的业绩。本标准是1994版ISO9004-1的替代标准。

ISO9004(2000)和ISO9001(2000)是一对协调一致并可一起使用的质量管理体系标准，两个标准采用相同的原则，但应注意其适用范围不同，而且ISO9004标准不拟作为ISO9001标准的实施指南。通常情况下，当组织的管理者希望超越ISO9001标准的最低要求，追求增长的业绩改进时，往往以ISO9004标准作为指南。

（4）ISO19011：本标准是ISO/TC176与ISO/TC207（环境管理技术委员会）联合制订的，以遵循"不同管理体系，可以共同管理和审核"的原则。新版ISO19011标准将合并并取代ISO10011-1、ISO10011-2、ISO10011-3和ISO14010、ISO14011、ISO14012等几个标准

第二节　护理信息管理

随着科学技术的迅猛发展，医院信息系统（HIS）已是大中型医院医、教、研管理中不可缺少的现代化工具。HIS从面向管理到面向医疗服务的演变过程已经开始，20世纪90年代中期以来，随着高性能计算机系统和高速网络的出现，这种进展将更加加速。HIS构成了医学和计算机科学之间的新兴学科———医学信息学的重要组成部分。护理信息是医院信息的重要内容。包括科学技术信息、护理业务以及各项为诊疗服务的业务信息、护理管理信息，这三类护理信息是相互交错，互为依据，相互制约的。由它们相结合形成的护理信息系统的完善程度和吞吐量大小，是护理科学技术水平和科学管理水平高低的决定因素。重视护理信息的利用和开发，对促进护理学科的发展及提高护理管理水平有着极其重要的意义。因此，在护理管理中必须实现护理信息的科学管理。

一、护理信息的概念和特点

（一）概念

信息一般是指消息、情报、新闻、数据、知识等，经过加工处理对管理活动有影响的数据。通常通过声音、图像、文字、数据等方式来表达。但作为信息的确切定义至今尚无统一。国内专家在比较了中外各家各派的信息定义后，倾向于取中国学者钟义信的解释。1988年，钟义信在《信息科学原理》一书中认为，信息是事物运动的状态与方式，是物质的一种属性。一般说来信息有五大特征：一是无限开发性；二是时间时效性；三是资源共享性；四是加工传递性；五是亦真亦假性。信息同物质、能源一样重要，是人类生存和社会发展的三大基本资源之一。

护理信息是指具有新知识、新内容、新方法的有关护理的信息。它除了具有一般信息的特点外还有明显的专业特点。

（二）护理信息的特点

1. 生物医学属性

医院的护理信息都是从病人的肌体上获得的，是以生物医学信息为基础的。信息量大而复杂，护理信息种类繁多，有数据信息、图像信息、声音信息、有形和无形信息等。有护理系统内部的信息，如护理工作信息、病人信息、护理技术信息等；有护理系统外部的信息，如医生要求护士共同治疗病人，医院各医技部门科室要求护理配合参与等。这些信息互相交错，互相影响。

2. 相关性

护理信息大多是一些具有若干相关的信息变量的信息群，如临床特别护理天数、一级护理病人质量合格率、抢救器材完好率、压疮发生率等，都由一组相互作用的信息提供，护理输出模式就是在以上信息变量相互作用下才能确定的，护理病历也是一种较大的护理信息群。

3. 准确性

护理信息都要求有正确的数值或准确的定性。护理信息必须及时发现，准确判断，作出迅速的反应。一部分信息可以用客观数据表达，如病人出入院人数、护理人员的出勤率、病人血压、脉搏的变化等；而一部分则来自主观的反映，如病人神志意识的变化，心理状态信息。它们直读性差，需要护理人员准确地观察，敏锐地判断，综合地分析。否则在病人病情危重、病情突变危及生命时信息判断处理失误会造成不可挽回的损失

4. 重复性

医院护理工作的特点是惯性运行、常规作业，故重复性的业务信息较多。

5. 大量性

医院的护理、管理和科技信息的数量很大。特别是以病例为单位的护理信息，每个病例都有大量的信息。

6. 分散性

科技信息和护理信息大多分散在各科室的各层工作人员的手中，不易集中化。由于基础信息（护理信息）具有分散性特点，管理信息也随之有一定的分散性。

（三）护理信息的处理方式

1. 文书

指各种治疗记录单、医嘱单、体温单等。对格式、填写要求和传递方法都应有明确的规定。可作为收费、法律、管理的依据及科研资料。

2. 口头

直接了当，可以迅速处理，但容易发生错误。

3. 电子计算机

应用微机处理信息准确迅速。应用医学信息管理势在必行，是现代化管理的重要标志。

二、护理信息的来源

（一）护理资料

护理资料是护理信息的重要组成部分，它反映护理活动的历史面貌，是研究分析总结护

理工作的基础，也是护理人员奖惩和晋升的依据。

1. 行政管理档案

全院护理人员花名册；全院护理人员登记表；各级护理人员职务及学历资料；各级护理人员职责；护理规章制度；全院护理技术建设五年规划；全院护理工作及护理部工作年度计划、季安排、月重点和年终工作总结；护理人员职业素质教育计划；护理部 行政查房记录、院办公会记录、院周会记录；夜班护士长查房记录；护士长会议记录；护理安全制度及管理措施；上级组织及卫生部门文件、院内外及护理学会下达的文件、通知；有关教学计划教学大纲与教学会议记录；护士调出调入和院内护理人员调动登记；接待院外参观登记本；护士长月报告；护理活动记录；护理大事记录。

2. 业务管理档案

各种疾病护理常规和技术操作规程；护理业务管理制度；各类护理委员会章程、活动记录；护理质量管理计划；护理质量考评制度；护理质量考评结果；各部门及护理单元消毒隔离监测结果记录；护理部主任业务查房记录；护理部业务学习计划及学习记录；全院护理事故差错纠纷记录；护理人员继续教育、培训、讲座、进修等情况；护理人员业务考核情况；护理科研记录；护理会诊记录。

3. 护理人员技术档案

简历；业务职务或级别晋升情况；奖惩情况；考核情况；外出学习进修情况；论文、著作、译文或综述情况；科研、技术革新；参加学术团体情况。

（二）护理文书

护理文书包括记录和报告。记录是护理过程中的资料及某一个阶段时间所发生事情的重要部分，用特殊设计的表格或特定的格式真实记录下来。报告是归纳有关记录，摘录要点或护士亲自观察后用文字书写的一种交流方式。报告除了描述事实外还加上护士的意见。护理文书包括体温单、医嘱单、一般病人护理记录、危重病人护理记录手术护理记录、病室交班报告和整体护理的实施纪录。护理文书是护理工作的真实记录，它为医疗护理工作沟通提供条件；为病人的诊断和治疗提供依据；为教学及科研提供信息；为护理质量监控提供资料；同时它也为有关护理纠纷提供法律依据。

（三）护理期刊

护理期刊是临床护理、护理管理、护理教育新理论、新技术、新方法的载体，是宣传、普及科技知识、护理新模式、护理教学改革的重要手段，是报道科研成果的重要途径。它具有大、新、快的特点。在信息高度发展的今天，护理期刊已成为护理情报的信息源，学术交流的重要工具，培养与发现护理人才的大学。

三、护理信息的作用

（一）护理信息的认知作用

护理信息是护理人员认识护理工作规律，提高技术水平和工作能力的宝贵资源。护理经验在护理服务活动中是十分重要的，它实质上是护理人员通过对大量护理信息的累积、整理去粗取精、去伪存真而获得的认知，是认识上的一次飞跃。护理活动中许多规律不会自然产生，必须通过对护理信息进行搜集和分析才能认识。如整体护理模式就是护理工作者在临床实践中对大量护理信息分析总结上升到理性后的认识。

（二）护理信息的决策作用

正确的决策取决于正确的判断，而正确的判断又取决于全面、及时、准确的信息。护理管理者要制定短期或长期工作计划，要正确地决策，必须有足够的信息作为依据，如上级指示、方针政策、医院的计划、医院各部门对护理工作的反映、社会的需求等。

（三）护理信息的控制作用

护理工作总是围绕以满足病人需要的目标进行活动的。为保证目标的实现必须对护理活动进行控制。护理信息就是对护理工作进行控制的工具。这里的控制有两种含义：一是为了完成规定的任务和达到预定的目标护理系统，必须稳定于惯性运行状态。当发生偏离时及时采取措施，使护理工作恢复到惯性运行状态；二是因某种原因，如大量病人入院，使护理工作处于忙乱状态。护理管理者采取措施使护理工作从忙乱状态逐步过渡到惯性运行状态。在这两种情况信息发挥着重要的作用，并通过信息的反馈作用不断地检查、改进、调节以达到预定的目标。

（四）护理信息的心理作用

信息的心理作用根据其产生的结果分为积极的心理作用和消极的心理作用。积极的心理作用即常说的"士气"高涨，如护理部定期召开护士会议把护理工作的进步、科研的进展、未来的打算等与会者阐明以鼓舞大家的工作热情；把近期和远期的目标交护士长讨论以统一认识增强护士长的责任感就是利用信息的积极心理作用。消极的心理作用则使"士气"低落。有些护理信息的消极作用不是由其本身引起的，而是由于信息处理不当造成。如医嘱这一护理信息本身是没有消极作用的，但医生开医嘱护士转医嘱或执行医嘱过程中发生错误，就会产生消极的作用。

四、护理信息管理

（一）管理流程

1. 信息的搜集

按预先定好的指标，搜集原始数据和记录，保证信息的全面性、真实性和可靠性。

2. 信息的加工

对采集的信息进行校对、分类、计算、比较、选择和分析，为护理管理者提供有用的信息。

3. 信息的储存

将处理过的信息分门别类，由专人按一定方式（如文字资料或计算机软件）储存起来以备用。

4. 信息的检索

为了便于查找，储存的信息要建立科学的检索方法，如文献资料检索、各种护理资料分类查询等。利用计算机办公自动化系统进行检索则更加便捷。

5. 信息的传送

将资料分析结果按表格形式报告或计算机输入等形式传送有关管理部门，以便于医院各部门之间信息交流和为领导者决策提供依据。

6. 信息的反馈

护理信息是现代医院护理管理的主要资源，护理管理者通过信息的反馈来进行护理活动的管理和控制。

（二）计算机网络系统在护理信息管理中的应用

计算机是目前处理信息最有效的工具，具有运算速度快、储存容量大、逻辑判断力强、方便灵活等特点。信息时代，多媒体网络信息技术对社会各领域全面渗透，自20世纪80年代以来计算机网络系统就用于医院管理。护理工作是医院的重要组成部分，护理管理水平的高低很大程度上影响着医院的管理水平，护理人员应充分利用计算机这一先进的管理工具来实现对护理信息的综合管理，使护理管理工作逐步向规范化、标准化、科学化的方向发展。

1. 护理信息系统应用

在国外，如日本、美国、欧盟等国家在护理管理中运用计算机已是相当普遍，信息系统软件全面应用于护理管理、护理研究、临床护理等各方面。美国具有代表性的HELP系统是一智能化大型医院信息系统，能因人而异制定不同护理计划、修改护理方案，提供快速医疗护理信息查询。

据文献检索，目前，我国将计算机应用于护理管理工作多为部队医院实行的"军卫一号"工程。影响及规模较大的护理信息系统（nursing-information-system NIS），自80年代起有石家庄空军医院研制的"微机辅助实施责任制护理软件"、解放军88医院开发的病人信息系统；江西景德镇市第二人民医院编制的"ICU微机管理系统"；沈阳军区总医院开发的"护理部信息综合管理系统"等。计算机在护理工作中的应用标志着护理管理手段的现代化，同时对于提高护士的知识层次，减轻护士的劳动强度，提高工作效率和质量有着现实意义。NIS是医院管理信息系统中最为复杂、最为琐碎，然而又是极为关键、本质的部分，江苏省淮阴市第二人民医院与南京大学联合开发的微机网络NIS使用较先进的d BASE Ⅲ PLUS编程，既可以联网运行，作为NIS的一个工作站，也可以自成一体（只要配备一台微型计算机即可），独立使用。既达到了数据共享的目的，减少了数据冗余，又有效地保护了原始数据，安全性高，保密性好。石家庄空军医院研制的"微机辅助开展责任制护理"软件以及"APPLE Ⅱ微型计算机辅助设计护理计划系统"，实现了中文状态下的语言链接，操作简便。景德镇第二人民医院研制的"ICU微机管理系统"软件，实现了记录ICU住院病人的各种病情变化，以及对历年在ICU住院的病人资料进行各种查询、统计。应用微机对非临床科室进行管理，如沈阳空军医院研制的"医院供应室物品供应管理系统"软件，能迅速、准确地收集、储存、分析物品供应方面的动态信息，促进了供应室工作的标准化、制度化及管理和决策的科学化。广州某研究所开发了"营养支持微机管理系统"，针对危重病人营养状态问题，提出了合理营养支持辅助治疗，以降低病人死亡率。"护理差错事故分析程序"，从发生差错事故的原因、性质、后果、经济损失以及发生差错时间、护士的资历等进行分析，为加强护理管理提供了积极的防范措施。

计算机进入护理领域得到了广大护理人员的重视。网络信息化在护理领域的广泛开展及应用是学科发展的必然趋势，护理学科关于信息技术应用及管理的研究也随之大量开展，为护士的实践操作提供了借鉴。例如：护理管理与医院信息化建设的研究；护理质量管理软件的开发与应用；护理管理改革与计算机网络化管理的研究；人力资源动态调配系统的应用；远程健康网络系统；食疗与保健健康教育软件的研究与开发；护理病例系统软件的研究与开发；供应室信息化管理与成效的研究等。计算机系统在护理工作中的开发与应用，使护理人员从繁重的文字工作中解放出来，节约出大量时间用于护理病人。同时也使护理人员能够准确方便地获取大量护理信息，促进了临床护理科研工作的开展。它的开发与推广是护理工作现代化、信息化建设中最重要、最有意义的工作。

2.护理信息系统管理的优势

(1)管理模式现代化：计算机在护理工作中的应用标志着护理管理手段的现代化。医院是一个庞大的系统，是由政工、医疗、护理、后勤等子系统组成的统一体，护理内部也存在上下、左右多层次的联系，计算机可加强各部门的信息传递，可保证纵向或横向的联系，减轻护士劳动强度，提高工作效率和护理质量。

(2)管理手段科学化：护理管理是以排班调班护理业务管理为核心，护理管理者多忙于处理日常事务性或应急事件，使工作处于被动状态。应用计算机的科学管理是以计划和控制为核心，通过获取传输、储存、处理、认识和利用等程序并采用数学方法和定量分析技术，可减少管理决策中的主观性和随意性，从而提高护理管理的科学性。

(3)管理数据准确化：护理信息涉及面广且琐碎复杂，应用计算机网络系统可使医院护理管理中的各种数据完整统一，原始记录及时、准确地储存。各种数据只要一次输入便可以多次使用，而且在管理系统内可资源共享。系统可对数据进行查询排序修改和删除等操作，保证了数据管理的准确性。

(4)管理资源节约化：计算机的应用实现了从门诊挂号、办入院手续、处理医嘱、病历归档等工作的全程自动化，使护士和管理者从繁琐的手工劳动中解放出来，极大地提高了工作效率，减轻了护士的工作强度，做到了节时、省力、高效。

(5)质量监控规范化：护理部各种登记和统计报表有计算机生成并打印；护理部可直接查询各科室工作动态变化；护理人员也可通过护理部网站了解全院质量监控的结果。总之，计算机的应用不仅加快了信息的传递，而且使护理工作规范有序。

3.我国护理信息管理中存在的问题

(1)信息管理内容复杂，标准化程度低：护理管理是医院管理的一个重要组成部分。护理人员约占医院总人数的1/3，从门诊到病房、急诊室到手术室；从诊疗、检查、处理到饮食、起居、环境，每个环节都有大量的护理管理工作，因而其信息管理涉及范围广，内容复杂。大量的护理管理方面的文献显示，护理管理信息的分类不规范，标准不统一，且各医院的管理没有建立在统一的、规范的管理模式下。尽管国家和各省卫生主管部门为了加大护理学术内容标准化力度，先后颁布了多项护理学术标准规范，如："医院分级管理标准—护理工作检查评分办法""护理技术操作评分标准"等，促进了护理标准化工作的发展，但不能完全满足护理信息管理工作的需要，对于建立医院护理信息管理指标体系，其内容也还有待细化、深化和进一步完善。有研究认为，护理信息的标准化应主要包括三个方面的内容：一是护理学术内容的标准化；二是学科信息管理指标体系的建立；三是护理专业信息的分类与编码。

(2)护理人员的观念尚待更新，素质和技能有待提高：面对高科技发展的挑战，护理人员的观念和知识结构等受到了严重的冲击。目前，相当一部分护理人员尚未认识到护理信息在提高护理管理水平和工作效率中的重要作用，也不懂计算机操作，即使会操作，也只能进行简单的文字编辑和使用本专业单一的信息管理软件，几乎没有精于软件设计和进行系统分析的护理专业人员。护理人员若对信息系统毫无了解，系统做得再好，也不能有效地开发和利用信息，只能成为大量数据的奴隶。因而培养既具有丰富的临床经验和管理水平，又具有信息科学知识和护理信息处理技术的高层次的护理专业人才是当务之急。

(3)医院护理信息管理系统缺乏统一的规划和足够的投入：全国至今没有专门的机构来研究医院护理信息管理标准，护理软件的开发缺乏统一的规划。由于没有统一的标准，推广也很困难，再好的软件也只能满足本单位的需求，因此，全国重复开发的多。在我国，必须建立护理信息系统的专门研究机构来制定医院护理信息管理规范和相关标准，避免各自为政，低水平重复开发，浪费资源的现象发生。

第三节　护理经济与护理管理

我国加入世界贸易组织后，医疗服务市场将进一步开放，卫生服务改革将更深，护理管理者面临巨大挑战，如何在面对知识经济信息技术的飞速发展及越来越激烈的人才竞争时，利用有限的护理资源向全社会提供有效的护理服务，提高护理生产力，要求护理管理者必须有成本的概念，注重护理服务的合理测算、护理效益的综合评价和护理市场的有效开发。

为了合理配置护理资源，提供优质护理服务，达到最大限度增进人民健康的目的，护理管理者必须从卫生经济学角度出发，进行经济学思考，重视护理经济的研讨。在护理管理学中引入护理经济的新内容，强化内部管理的市场经济经营理念；依据护理需求变化，重新认知护理服务价值，普及护理经济学知识，探讨护理经济的一般规律与特殊规律；用最新的、最适宜的护理技术，改造护理业务流程和经营组织形式，改善和提升护理队伍社会形象，提高护理队伍的整体素质，及时调整与改进护理服务项目，合理开发配置护理人力资源，增强护理队伍自信心和综合竞争力。

一、有关概念

(一)护理经济

护理经济是以价值增值和价值补偿为目的，对护理资源进行合理配置的研究，是护理服务过程中资源配置及其行为的护理学范畴的边缘学科。它应用卫生经济学的理论和方法，分析评价护理服务过程中的需求供给或成本效益，评价护理服务的经济价值，以加强护理服务过程中的经济联系和经济规律的认识，最终达到合理配置护理资源及提高护理服务经济效益。

(二)护理成本

护理成本是指在护理服务过程中活劳动和物化劳动消耗的货币价值。即医院为提供护理服务所发生的各项费用的总和，即在服务过程中所消耗的直接成本(材料费、人工费和设备费)和间接成本(管理费、教育训练经费、其他护理费用)的总和。护理成本核算是医院成本管理的重要组成部分，护理成本核算体系包括护理服务分类系统、护理服务核算系统、护理服务各评价系统，此体系既可加强护理组织、技术、质量、信息、物质管理，又为提高护理服务各的社会效益和经济效益提供保证。建立适合我国国情的医院护理成本核算体系，使护理成本核算科学化，规范化和标准化，从而为护理进入市场提供保证。

护理成本效益是指在护理服务过程中投入与产出的比较，即护理成本效益是护理服务使社会获得的使用价值与护理服务在创造这些价值时所消耗劳动的比较关系。护理成本效益分析是比较单个或多个护理方案与其他干预方案所消耗的全部资源的成本价值和由此产生的结果值的一种方法。也就是用货币表示护理干预的有用结果。

(三)护理服务分类

护理服务分类就是从执行人员、执行时间、执行原则对护理服务项目进行界定。分类的目的是评估执行每项护理任务所需要的时间，确定执行每项护理任务护理人员所需要的最基本的教育水平，以增强护理服务在市场中的竞争力。

二、护理成本管理

（一）护理成本核算方法

护理成本核算的方法主要有以下几种：

1. 项目法（fee-for-service）

项目法是以护理项目为对象，归集费用与分配费用来核算成本的方法，如阮红对某医院一级护理中更换床单、口腔护理、预防压疮护理成本的核算，还有学者将整体护理内容分成10项护理成本，分别进行定义和评估。项目法与护理收费有直接联系。制定计算护理项目成本可以为指定和调整护理收费标准提供可靠的依据，也可以为国家调整对医院的补贴提供可靠依据。但是项目法不能反映每一疾病的护理成本，不能反映不同严重程度疾病的护理成本。

2. 床日成本核算（per-day-service method/perdiem）

护理费用的核算包含在平均的床日成本中，护理成本与住院时间直接相关。床日所包含的服务内容虽有一定的差别，但一般常规性服务项目都包含在内，诸如化验检查、一般治疗、病人生活费等都不另收费。床日成本法并未考虑护理等级及病人的特殊需求，通常包括了非护理性工作。

3. 相对严重度测算法（relative intensity measures）

将病人的严重程度与利用护理资源的情况相联系，如患者治疗措施计分法（therapeutic intervention scoring system，TISS），用于 ICU 病人的成本。

4. 病人分类法（patient classification systems）

以病人分类系统为基础测算护理需求或工作量的成本核算方法，根据病人的病情程度判定护理需要，计算护理点数及护理时数，确定护理成本和收费标准。病人分类法通常包括两种，一是原型分类，如我国医院采用的分级护理即为原型分类法；二是因素型分类法，如台湾徐南丽根据病人需要及护理过程将护理成本内容分为32项。包括基本需要、病人病情评估、基本护理及治疗需求、饮食与排便、清洁翻身活动等6大类。

5. 病种分类法（diagnosis-related group，DRG）

病种分类法是以病种为成本计算对象，归集与分配费用，计算出每一病种所需护理照顾成本的方法，按病种服务收费是将全部的病种按诊断、手术项目、住院时间、并发症和患者的年龄、性别分成若干个病种组，对同一病种组的任何病人，无论实际住院费用是多少，均按统一的标准对医院补偿。

6. 综合法

综合法即计算机辅助法，结合病人分类系统及 DRG 分类，应用计算机技术建立相应护理需求的标准，实施护理，来决定某组病人的护理成本。

（二）护理成本管理的有效方法

1. 编制护理预算（budgeting），将有限的资源适当地分配给预期的或计划中的各项活动。

2. 提高护理人力生产力（nursing manpower productivity），开展护理服务的合理测算，节约成本，提高病人得到的护理照顾的质量。

3. 进行护理－效益分析，求出护理投入成本与期望产出之间的关系，帮助管理者判定医院花费所产生的利益，是否大于基金的投资成本。

4.开发应用护理管理信息系统，将病人的评估分类、护理人员的调配排班与成本核算结合起来，进行实时动态成本监测。

（三）护理成本－效益分析

护理成本－效益分析的基本内容是求出某种护理方法的投入成本与期望产出之间的关系，可以帮助管理者判定组织的花费所产生的利益，是否大于基金的投资成本。分析的步骤一般包括以下几个环节：明确要研究和解决的问题是什么；要比较的护理方案的确立，收集相关数据；选择适当的经济学分析方法；确定与分析成本，确定结果的货币价值；决策分析。成本效益分析作为一种研究方法，可以不受管理体制的束缚，护理管理部门及护理研究人员，可以根据研究需要，选择不同的评价方法，准确反映护理成本投入和产出及护理人力生产力情况，为科学决策提供有力依据。

1.护理成本效益的分类

（1）护理直接效益：指某项护理计划方案所节省的卫生资源和健康的改善。护理方案实施后，减少了医疗费用，减少人力资源消耗。强调护理方案的优化使病人费用支出下降。

（2）护理间接效益：指实行某项护理计划方案之后所减少的其他方面经济损失。降低陪护率，增加出勤率，减少对生产的影响。强调护理方案的优化使病人工资、奖金的损失下降。

（3）护理无形效益：减轻或避免了病人躯体和精神上的痛苦，以及康复后带来的舒适和愉快。强调护理方案的优化使病人精神上的痛苦减少。

2.护理效益指标

（1）有用成果指标：一是护理数量指标：每年护理病人数、抢救病人数、护理服务收入、年护理病人总量等。二是护理种类指标：是衡量满足人民群众需要程度和技术水平的有成果指标。如护理服务种类及数量，新开展的护理服务项目等。

（2）劳动消耗指标：投入指标是指项目或方案所需的成本。如：变动成本、固定成本等。成本指标包括：护理项目成本、专科护理成本、门诊护理成本和护理管理成本等，都是以货币表示护理经济活动。

（3）护理成本效益指标：是有用成果指标和劳动消耗指标相比较的指标，也是经济指标。护理业经济效益的指标有：护理成本利润率、全员劳动生产率等。

3.常用的临床成本效益分析方法

最小成本法（cost-minimization-analysis，CMA）、成本－效果分析法（cost-effectiveness-analysis，CEA）、成本－效益分析法（cost-benefit analysis，CBA）和成本－效用分析法（cost-utility-analysis，CUA）。护理成本效益分析从疾病治疗成本、病例成本分析开始发展至筛查成本效益分析、护理科研成果效益分析，如通过病例筛查成本效益分析对单个病例种筛查（如先天性甲状腺功能减低）进行直接成本和间接成本核算，确定合理的收费标准，降低了疾病确诊和诊治费用。

（四）护理成本研究的意义

1.体现护理工作劳动价值，为制定护理收费标准提供依据

一方面，作为特殊商品形式的护理服务，在其提供过程中不仅消耗有形的卫生材料，还要有一定体力劳动和脑力劳动及无形劳动耗费。按价值规律这些劳动是有价值的，属于成本的内容，目前医院实行的是不全成本核算，没有完全体现出无形劳动耗费和脑力劳动价值；另一方面，医疗服务和护理服务由于服务方式不同，相对独立，并非从属关系，应把护理成本从医疗成本中分离出来，进行单独核算。只有真实地描述护理过程中劳动耗费发生的实际情况，在医院的经营过程中按护理服务对象或特定的承担者来归集服务费用，使护理服务的

成本反映护理服务的价值，为制定护理收费标准提供依据，使护理成本得到合理补偿，使护理价值为全社会所承认。

2. 运用成本控制和成本效益分析，提高护理管理水平

护理成本是医院重要的成本构成内容，详细定义护理成本的组成部分，有助于护理管理者确认不适当的工作模式，加以改进，护理成本的降低意味着对卫生人力、物力、财力资源的节约，意味着医院整体成本水平的降低。成本效益分析是评价护理管理成效的重要方法，护理成本管理已经成为评价护理绩效，提高护理管理水平的重要标志。

(五)护理成本管理的运用

在国外，以美国为代表的发达国家中，医院早已实行护理成本核算，并与同期护理收入相配比，核算护理业务的损益。护理经济学方面的研究力度不断加大，范围不断拓宽方法，不断完善，近年来，每年可以检索到千余篇此方面的研究文献。护理成本研究的最初阶段是在20世纪50年代，主要研究的是护理成本概念及护理成本的构成。70年代主要是进行护理成本核算的方法研究，以不同的病人分类系统进行护理工作量的测量和护理成本的核算。如直接护理成本、护理时数的标化、护理人力成本确定和护理耗材计算。传统的护理成本分摊，并未考虑护理等级或病人个体需求，且常包含有非护理工作。80年代，许多医院主张"服务收费"这一概念，主张用直接护理照顾成本来确认真实的护理成本。随着美国诊断相关组分类系统(DRGS)的研究，护理成本核算亦进行了大量的相关调查和研究，认为护理是医院的主要成本因素，探讨了护理成本分类、行为类型、分配方法、护理服务的成本价格和价值，以及护理成本与收益、财务计划的关系，形成了一套护理成本核算模式，护理成本核算的范围还扩大到社区、护理院和家庭护理等方面的费用分析，护理服务已重在实施成本管理战略。90年代，随着高级护理实践的快速发展，护理管理面临的挑战是在提供高质量护理的基础上，对护理成本进行测算和管理。医院信息系统的开发使管理者能够确认为单病人提供护理照顾的实际成本护理经济学研究的范围也更为全面，内容更为深入，手段更为多样。一是注重成本效益研究和不同工作量测算系统下成本的比较研究，如 Gardner 通过4年的研究，证明责任制护理较小组护理节约成本 6.5%；二是用于医院发展的经济学评价，指导决策，如对病人健康教育的成本测算，老年重症护理单元建立的分析；三是在不同护理方式下比较各类病人康复的成本比较，如癌症晚期病人家庭护理成本分析，外伤截瘫康复期保健管理的成本效果分析等。英国的研究还表明，护理人员与其他专业技术人员共同为病人提供直接护理，能够降低成本并促进康复。

进入21世纪，护理成本研究与临床护理进展结合更为紧密，用于评价新的护理管理模式，如评价医院内糖尿病专家的护理服务，评价临床路径对康复进程的影响。护理管理者对成本管理采取越来越积极的态度，并提出学校教育阶段及岗前培训应增加成本控制内容。美国新的付费体系实施，卫生机构将护理从固定开支中分离，将病人分成4类，从常规到不间断护理，利用这4种分类来监测护理生产力的开展研究，正日益成为护理管理的重要课题。

我国医院的成本核算起步较晚，护理成本的研究则刚刚开始，80年代后期我国医院开始探讨医疗服务项目成本的核算方法，并先后就门诊服务、住院床位和部分化验检查、特殊检查项目进行了成本核算及按病种收费的研究。90年代末，开始医疗服务成本控制、医疗服务成本指数体系及床日成本法研究，成本核算范围逐渐由医院延至社区，并开始指导卫生经济运营。而同期并未开展护理成本核算的相关研究。我国最早有关护理成本研究的文献见于1997年，此后，护理人员对护理成本研究的意义和直接人工成本核算进行了有意义的探讨，但发展仍较缓慢。目前理论研究主要是探讨护理成本提出的依据和护理成本研究的必要性，阐述医院护理成本核算的意义、方法。

（六）我国护理成本管理面临的问题及对策

1. 护理成本核算方法较为单一

由于我国的医疗费用计算基于项目成本核算，目前，我国护理成本核算方法基础体系较为缺乏，成本核算手段较为单一。现有的护理成本测算主要采用项目成本法，如直接护理人工成本核算、基础护理项目成本核算、单病种护理项目成本核算、新技术护理服务成本。但是护理是一项及技术、人力、服务于一体的工作，不同等级的护理服务质量需要不同职称、年资的护理人员完成，目前很难去估计护理服务价值的成本。

2. 病人分类系统不能满足现在和未来的需要

护理成本的核算与护理工作量的测量密不可分，直接护理时间、间接护理时间的确定；护理时数的标准化；护理人力配置都与病人分类相关。我国目前缺乏一个与成本核算相适应的病人分类系统，我国按病人病情严重程度和护理内容将病人分为四个护理等级，每个等级分别对应相应的护理时数，一方面护理时数的确定是依据1985年的研究成果来决定的，另一方面这一分类系统不能很好地反映病人实际对护理的需求，因而不能满足护理成本核算的需要。

3. 护理成本核算体系尚未建立

只有建立科学化、规范化、标准化护理成本核算体系，才能更全面、正确地核算和监督护理过程所发生的劳动耗费。国外对护理成本的研究经历了几代护理研究人员的努力，从护理成本概念、构成、分类、成本分摊、护理成本核算方法，护理服务的成本价格和价值确认，以及护理成本与收益、财务计划的关系等多个阶段的研究，形成了一套护理成本核算模式。另外护理成本核算的范围已由医院扩大到社区、护理院和家庭护理等方面的费用分析。我国护理成本核算方法体系尚未建立，护理成本核算内容体系、组织管理体系、综合方法体系均尚未形成。由于护理耗费因人、因时、因地而异，客观上给医院护理成本核算带来一定困难，尤其是护理人员的劳动耗费不易精确计量，护理时数的测算，护理人力成本确定和护理耗材计算，护理成本的界定是目前必要和必需进行的工作。科学而又实用的具体核算方法还有待在实践中探索。

4. 医院管理者对护理成本认识不足

护理人员是医院最大的工作人员群体，人力资本投入占相当大的比例，国外卫生机构十分重视护理成本的研究，管理者对成本研究采取越来越积极的态度。国内管理者也意识到护理是重要的成本中心，力求降低护理人力资本的投入，减少护理人员数量，控制聘用人员工资，降低护理人员的福利待遇，以求降低成本。但却未看到护理更是重要的收益中心，一味降低护理成本，势必造成受聘人员素质下降，工作消极，护理质量滑坡，最终影响医院的效益。

5. 护理成本研究的广度和深度不够

国外护理成本研究已涉及护理工作的各个方面，注重成本效益研究和不同工作量测算系统下成本的比较研究；用于医院发展的经济学评价，指导决策，如对病人健康教育的成本测算；注重用经济学方法评价不同护理模式下病人护理和康复的成本，护理成本研究与临床护理进展结合越来越紧密，随着新的护理管理模式和高级护理实践的发展，临床护理专家、临床路径这些都成为护理成本研究的重点。而我国护理人员进行的成本研究，还仅限于直接人力成本的测算方法研究及部分护理项目成本的核算与收费的比较研究，不论从数量和深度上都存在很大差距。

我国护理成本研究起步较晚，成本管理手段存在缺陷，制定有效的成本管理对策之根本，一是编制护理预算，将有限的资源适当地分配给预期的或计划中的各项活动；二是提高护理人力生产力，节约成本，提高病人得到的护理照顾的质量；三是进行护理成本－效益分析，求出护理投入成本与期望产出之间的关系，帮助管理者判定组织的花费所产生的利益，是否大于基金的投资成本；四是开发应用护理管理信息系统，将病人的评估分类、护理人员的调配排班与成本核算结合起来，进行实时动态成本监测；五是开展护理服务的合理测算、护理效益的综合评价和护理市场的有效开发。

第四节　人文关怀与临终关怀

一、人文关怀与护理管理

(一)有关概念

人文指的是人类社会的各种文化现象，其本质是一种以人为中心，对人的生存意义、人的价值以及人的自由和发展的珍视与关注的思想。

人文关怀是"以人为本"，重视人的因素，承认人的价值和主体地位，关注人的生存状况，是对人的尊严与符合人性的生活条件等的肯定。其核心表现为对人精神价值的重视以及对人性的根本关怀。通俗的讲：人文关怀就是关注人，关心人，重视人的个性，满足人的需求，尊重人的权利。

人文护理就是人文精神在护理工作中的体现，人文关怀在护理实践中的实施与应用。人文关怀是护理对象—人的本质属性的要求，是对护理对象生存状况与人格尊严的关注。人文护理的核心是尊重病人的生命价值、人格尊严和个人隐私，在护理服务全过程体现—"以人为本"的理念。即作为护士，用自己的生命，生活和言行，把自己选择的职业道德体现出来，这就是人文护理。人文护理是现代医学发展的要求，随着社会和医学事业的快速发展，新的护理服务理念对护理服务的主体提出了更高层次的要求，要求护理人员把患者作为整体的、社会的人来看待，在护理实践中为患者提供满意的专业技能、精神文化和感情服务。因此，护理管理也要顺应时代的变化，在管理中体现人文关怀。

(二)人文关怀在护理管理中的运用

人文关怀是对人的价值的认可，对人的尊严的肯定，护理人员作为护理服务过程中对服务对象实施人文关怀的主体，更需要人文关怀。只有感受到关怀、尊重的个体或群体，才有可能产生良性循环，对他人付出同样或更多的关爱与尊重。因此，要使人文关怀真正体现于护理服务的全过程，首先得在护理管理过程中对护理人员这个群体实施人文关怀。人文关怀在护理管理中的具体体现是一切管理活动均以调动护理人员的积极性，发挥护理人员的潜能，做好护理人员的工作为本。人文关怀在护理管理中既是一种实际行动的体现，也是一种工作方法，一种管理理念。护理管理者通过关心、爱护、重视部属，使本部门的所有成员都能感受到工作的快乐与自豪，从而实现组织的目的。

1. 以人为本，变刚性管理为柔性管理

人文关怀是建立在人性、人格、人本的基础上，从尊重人、爱护人、关心人的情感出发，挖掘人的潜能，体现人的最大价值，人文关怀是现代护理管理中的精髓和必然趋势。在传统管理模式中，被管理者处于被动的地位，成为被监督、被检查、被惩罚的对象，失去人最宝贵的人本精神和主创精神，这种传统的管理模式已很不适应于现代护理管理精神，我们所处的时代需要人文关怀，现代护理管理同样需要人文关怀。在护理管理中，应树立以人为本的管理理念，来制定护理管理基本原则。

(1)重视职业安全防护：医院建立护理人员健康档案，定期健康体检，掌握护士身心健康变化动态，发现问题及时解决。在医院的门上、墙壁上贴些请护士注意劳动安全的小提示。如在护士拿取被服的小库房门上，贴上告诉护士应如何合理用力才不致于造成肌肉拉伤的指南；在消毒护士使用具有挥发性、对人体有害的消毒液进行器械浸泡时，备有防毒面具、眼罩和手套等以保护护士；在消毒室内，张贴各种对人体有害的消毒室内，提醒护士注意；将注射用药物，制成塑料安瓿制剂，减少护士操作时被扎伤的危险。

(2)重视护士的需要，以激励为主，进行赏识管理：在护理管理过程中，管理者应做到以护士为中心，以关心和信任护士为前提，重视护理人员各方面的需求，分析群体和个体的物质需要、精神需要以及社会心理方面的需求，及时满足护理人员的合理需求。合理运用激励理论，对工作表现突出的护士及时给予适当的物质奖励和精神鼓励，作到精神与物质奖励并存。围绕护士在工作、学习、生活等诸方面的需求，协调好各方面的关系，积极支持护理人员参加各种学术活动和有益身心健康的文娱、体育活动，帮助和支持护理人员实现个人理想。通过角色置换，设身处地为护士解决工作和生活中的困难充分理解她们的心理，并善于保护护士的自尊心。共同营造一种和谐、友爱的工作环境，发掘她们身上的闪光点，充分肯定她们的工作业绩，积极为其拓展展示自身才华的大舞台，使护士的个性得到充分、自由的发挥，以便最大限度地体现护士的自身价值。

(3)尊重护士，爱护护士：改善工作条件，建立良好工作环境，提高护士待遇、解决护士缺编问题；建立护理工作支持系统，包括药物分发系统、物质保障系统、食物分发系统，以减轻护士负担。据报道，在香港，大部分医院的 ICU，每一班次的护士除了规定的用餐时间外，还有 15 分钟的饮茶小憩时间，这使护士感到院方的体贴和关爱。及时有效的"人文关怀"，可使护士感到关心与爱护，信任与尊重。更重要的是良好的人文环境，有利于培养和塑造护士的完美人格，使其在工作中充满活力与自信，保持健全的心理和高尚的职业道德，更好地为护理对象服务。香港医管局行政总裁何兆炜先生认为，关怀是对他人成长的衷心关注，对他人价值观的尊重，对他人痛苦的同情，以及对他人错误的包容。假如同事之间都不能够以此相待，又怎么有能力去帮助情绪欠佳的病人。他的话实际道出了对护士进行人性化管理的真正意义：对护士的关怀将会最大程度地转化为护士对患者的关怀，关爱护士等于关爱患者。

(4)为护理人员提供发展平台：护理人员由于学校教育过分强调以智力因素的人才标准，不重视非智力因素的培养，致使他们在临床中疲于应付工作，主动寻求提高自身素质、卓越意识较差，表现被动、平庸，心理素质差，快速适应环境能力差，人际关系、团队精神、目标定向等方面也不令人满意。护理管理者应重视这一群体综合素质的培养，鼓励学历教育、横向跨学科、多维度学习，为护士提供更多的继续再教育、培训学习、学术交流的机会。在院内开展针对性地护理讲座，加强在职护士相关专业、相关领域新知识、新理论、新技术的学习。

2."零度宽容"与人文关怀相结合

"零度宽容"即决不宽容,毫不宽恕。缘自"被打碎玻璃窗"理论,一块完整的玻璃窗被打碎后,若得不到及时修理,则会向周围发出一个信息,说明无人关心玻璃窗的缺损,造成更多的玻璃窗被打碎。它揭示的是真正负责的、有效的管理必须是一丝不苟、精益求精、不折不扣、近乎苛刻的"零度宽容",反之,就不可能有万无一失的质量和安全保证。

护理管理的影响在护理管理中有两个方面的重要工作:一是千方百计地提高护理工作的正效应,更快、更好地高标准完成护理工作任务;二是谨慎而周密地防止护理工作的负效应,把护理失误、意外的发生,控制到最低限度。护理专业特点决定了护士要以保存生命、减轻疼痛和促进健康为己任。由于护士所服务的对象是人,因而是更显其职业的神圣和崇高,责任之重大。我们可以把护理工作比做"玻璃窗",这扇窗原本洁净、牢固,但当受到不良因素的作用时,就犹如管理失误而出现了"破玻璃窗",若修补不及时,则会有更多的"玻璃窗"被打碎,从而引起护理管理的被动与无序导致整个单位的护理工作无法正常进行。成功的管理者非常善于花力气去擦拭和维护"玻璃窗",并且不畏艰辛、一丝不苟、不留任何死角,对任何破坏"玻璃窗"完好性的因素,都给予"零度宽容",决不姑息。因为只有持之以恒地清除沾染在"玻璃窗"上的尘埃,才能养成护理人员自省、自律的工作作风,才能使护理行为不发生偏差,从而确保护理工作的高质、高效。

护理专业是于平凡中见伟大,于严谨中见爱心的高尚职业。护理行为受到法律、道德、技术等的多重因素的影响。护理队伍是由众多感情丰富、细腻的护理人员组成的专业群体,并在社会生活中担当着多重角色。在实践护理管理中,只有用"人本"理论去关注和激发她们的工作热情,实实在在地关心她们的工作、学习、生活,为她们的切身利益着想,解除她们的后顾之忧,才能保证护理人员在工作中保持旺盛的精力和创造力,才能看好、管好自己的"玻璃窗",不出现污渍和裂缝,才会认真地履行职责,避免意外事件的发生。正确处理"零度宽容"与"人文关怀"的关系,有利营造即和谐又紧张有序,即团结友爱又催人奋进的良好工作氛围,只有使二者相辅相成,缺一不可,才能保证护理工作质量,提高护理管理水平。

二、临终关怀与护理管理

(一)概述

1.临终关怀的定义

临终是指由于疾病末期或意外事故而造成人体主要器官生理功能衰竭不能用现在医疗技术治愈,生命过程即将终结阶段。目前世界上不同的国家对临终的时期尚未有统一的标准。日本对预计只能存活 2~6 个月的病人称为临终病人,美国对估计只能存活 6 个月以内的病人,称为临终病人,而英国对预计能存活 1 年以内的病人,称为临终病人,我国则将能存活 2~3 个月的病人视为临终病人。

临终关怀是为临终病人及家属提供医疗、护理、心理辅助、社会服务等方面的照顾。临终关怀的宗旨是:减少临终病人的痛苦,增加病人的舒适程度,提高病人的生命质量,维护临终病人的尊严,同时给予患者家属精神上的支持。随着人类社会的进步和医学科学的迅速发展,临终关怀学越来越得到社会的重视。作为一门新兴的学科,一种新兴的护理方式,临终关怀为临终患者提供了一个符合人性的、科学的护理,使其能舒适、安详、有尊严地走完人生最后的旅程,又能为临终患者家属提供包括居丧期在内的生理、心理关怀的立体化社会卫生服务。

2. 临终关怀的组织形式

目前临终关怀的组织形式基本有四种：

（1）临终关怀专门机构　具有医疗、护理设备，一定娱乐设施，家庭化的危重病房设置，提供适合临终关怀的陪伴制度；配备专业人员，提供临终患者服务。如上海南汇护理院。

（2）居家照料　医护人员根据临终患者的病情，每日或每周数次探视，提供临终照料。居家照料，对患者来说，在最后一刻能感到家人的关心和体贴，减轻其生理和心理的痛苦。对家属来说，能尽最后一份孝使逝者死而无憾，生者问心无愧。

（3）综合医院内附设临终关怀病房　利用院内现有的物资资源，提供临终患者医疗、护理、生活照料，避免临终患者及家属产生被遗弃的不良感觉。

（4）综合医院里散在各科专用病床　充分用病房的条件，为临终患者提供单间或双间病房，尽可能满足患者的要求，使患者舒适。

3. 临终关怀的工作原则

（1）照护为主的原则　就临终病人的治疗与护理相比较而言，不以延长病人生命过程的治疗为主，而以全面护理为主，借以提高临终病人的生命质量，维护病人死的尊严。

（2）适度治疗的原则　据国内外调查资料显示，晚期病人的基本需求有三个方面，即保存生命、解除痛苦和无痛苦地死去。临终病人既然保存生命无望，则其最大的愿望是解除痛苦、且能无痛苦地死去。但是，从中国的国情出发，考虑到人们的传统观念和习俗的影响，对临终病人如果完全放弃治疗，人们往往不易接受。因此，提出适度治疗的原则，即不以延长生命过程的治疗为主，而以解除痛苦、姑息治疗为主。

（3）注重心理的原则　美国医学博士伊丽莎白.库勒.罗斯（Elisabeth. Kubler. Rose）通过观察提出临终病人往往会经历五个心理反应阶段，即否认期、愤怒期、协议期、忧郁期、接受期。由于临终病人的心理极其复杂，因此，要有针对性地做好心理护理，因势利导地使其心理获得平衡，从而能够正视现实、正确面对和接受死亡。

（4）整体服务的原则　即为临终病人提供全方位的服务，包括：对临终病人的生理、心理、社会等方面给予关心与照护；为病人提供全天候即 24 小时服务；关心、安慰家属；既为病人生前提供服务，又为其死后提供居丧服务等。

（5）人道主义的原则　与普通病人相比，临终病人更应得到人道的关怀与照顾，对临终病人要充满爱心、关心和同情心，理解临终病人，尊重他们的权利与尊严，其中尤其要尊重病人选择死亡的权利。对欲生不能且极端痛苦、难以忍受的临终病人，尊重他们选择死亡的权利，无疑也应视为人道主义的体现。

4. 临终护理的内容

（1）控制疼痛　药疗：WHO 建议应用三阶梯疗法止痛，第一步止痛，选用非麻醉性镇痛药，如阿司匹林。第二步止痛，选用弱麻醉性镇痛药，如可待因、强痛定等。第三步止痛，选用强麻醉性镇痛药，如吗啡、哌替啶等。此外还包括音乐疗法、针刺止痛、松弛术等方法。

（2）做好临终病人的心理调适，正确掌握病人的心理特点，及时满足其心理需求；提供营养支持，加强基础护理；创造家庭式良好的休养环境，提高病人的生命质量。

（3）对病人家属的关怀　在病人临终期，家属往往比病人本身更难以接受死的事实。一项对临终病人配偶心理状态调查结果显示：临终病人配偶存在迁就、绝望、厌烦、疑虑、恐惧死亡的心理。他们的这些不良心理反应会直接影响到病人的情绪。护士应同情和理解病人家属的悲痛心理，耐心倾听他们的意见和要求，为他们提供发泄内心痛苦的机会，帮助他们克制自己的情绪，并指导其在病人面前保持良好的心态，建立互相依赖与合作的关系。当家属得知病人失去康复的希望时，除了做好家属的心理疏导外，做好病人的生活护理，减轻病人的疼痛也是对家属的关怀和安慰。死亡对于临终病人是迟早的事，死亡是病人痛苦的结束，同时又是家属悲哀的高峰，家属失去亲人的痛苦往往要经历很长的时间，给他们的生活、工作、学习带来很大的影响，他们很希望得到别人的关心和帮助，使自己能从痛苦中解脱出来。目前医院还很少考虑为临终病人的亲属提供必要的服务。在国外有丧亲服务小组，在病人死亡后较长一段时间内，经常给家属寄同情卡、随访信或电话随访等，为丧亲家属提供关怀服务，收到了良好效果。

（4）开展死亡教育 这是我国临终关怀工作中较为薄弱的一个环节，主要包括对临终病人及其家属的教育问题，可从四个方面进行：第一，讲述疾病的折磨是痛苦的，包括精神和肉体的痛苦，知道自己将远离人世也是痛苦的。从某种意义上讲，不妨把死亡看作是对这些痛苦的自然解脱方式；第二，讲述死亡本身并不痛苦，医学研究表明，在心脏停止跳动，大脑停止活动的瞬间，人的意识完全丧失，感觉不到任何痛苦；第三，讲述死亡是人生发展的必然结果，任何人都不能幸免，只是时间迟早而已；第四，讲述既然死亡是人生发展的必然规律，就要顺其自然，不要惋惜，更无须后顾之忧，亲人自会平安生活，未竟事业也会后继有人。其目的在于帮助临终病人及家属树立正确的死亡观，减轻对死亡的恐惧感和不安情绪。

5. 我国推广临终关怀的必要性

临终关怀其内涵在于对临终病人的生理、心理、社会等多方面的照料，其外延则在于对临终病人家属的精神支持。现代家庭规模与职能的缩小，尤其是在城市，临终之际迫切需要团队照护的临终关怀；其次是肿瘤病人急剧增多，晚期肿瘤病人成为服务对象。据资料统计表明，预计到2050年，我国将拥有世界近24%的老年人；其次是由于我国经济持续快速增长，温饱问题基本解决，逐步进入小康社会，死的质量问题摆在了人们的面前；再者发展临终关怀事业是我国卫生保健体系自我完善的必然要求，也是物质文明和精神文明建设的需要。

6. 临终关怀的发展和现状

临终关怀可以追溯到中世纪西欧的修道院和济贫院，当时那里作为为重病濒死的朝圣者、旅游者提供照料的场所。现代较健全的临终关怀组织始于1967年由桑得斯博士在英国创办的世界上第一所"圣克里斯多福临终关怀院"。从此以后，美国、法国、日本等60多个国家相继出现临终关怀服务，开办了临终关怀专业性期刊，如美国的《死亡杂志》等。1988年10月我国天津医学院在美藉华人黄天中博士的资助下，成立了中国第一个临终关怀研究中心，同年同月上海诞生了临终关怀医院———南汇护理院。1990年在北京成立了松堂医院。此后，沈阳、南京、西安等城市相继开展临终关怀服务。目前，大、中专及本科教学中增添了有关临终护理的教学内容。这些都标志着我国已跻身于世界临终关怀研究与实践的行列。我国是发展中国家，独立的临终关怀机构较少，选用"综合医院内附设临终关怀病房和散在各科专用病床"这两种临终关怀组织形式，较符合我国国情的需要及我国临终关怀的研究和发展。由于临终关怀进入我国仅仅20年的时间，此项事业对公民甚至一些医务人员来说还是个陌生的概念，许多人尚不能正确理解临终关怀的真正意义。加上几千年传统文化的束缚，对我国临终关怀事业的发展产生一定消极的影响。

（二）临终关怀与护理管理

我国开始步入老龄化社会，据北京市统计局发布的信息显示，北京市60岁及以上老年人口，其增长速度快于总人口的增长。另一方面，独生子女家庭大幅度增加，难以承担终末期病人的照顾，而对终末期病人的照顾又是卫生服务体系的一个薄弱环节。因此，以高龄老人为主的终末期病人群体的医疗、护理成为当今社会的现实问题。临终关怀在我国起步晚，目前，我国真正意义上的临终关怀医院偏少，医院设施差；并且各种临终关怀机构相对集中在北京、上海、天津等一些大城市。临终关怀中心崔以泰教授曾指出"根据我国条件，独立的临终关怀机构设施要求高，在资金方面有困难，只宜少量的逐渐建立"。而在综合医院里设一个专科及散在各科室专用病床形式，较符合我国国情的需要。因此，如何提高临终关怀水平，满足各种终末期病人及其家属的护理需求，是摆在各级护理人员、护理管理者面前的一大课题。

1.临终护理发展中护理人员面临的问题

(1)认识问题　护士对临终护理的认识，是接受和发展临终护理的关键所在。有的护士对临终护理的认识不足，认为临终病人不需要身心整体护理，造成只重视身体护理，而忽略病人心理、社会的照护，只重视对病人的关照，忽略了对家属的抚慰等等，影响了临终关怀的护理质量。据报道吉林大学第一所临终病房"夭折"的原因，主要是观念陈旧，文化的差异及资金来源的匮乏。

(2)工作态度问题　有的护士不愿意从事临终护理工作，认为临终护理无意义，麻烦辛苦，甚至害怕接触临终病人，从而影响了临终护理的开展及推广。

(3)专业培训问题　临终关怀是一个新兴的学科，一般医护人员多缺乏临终关怀的专业技术与知识，不适应临终关怀工作的需要，而从事临终护理工作的护士，大部分均未接受过系统的临终关怀培训教育，对这一学科了解甚少，临终关怀知识不足，从而影响了临终护理的发展。对一些综合性医院及肿瘤医院护理人员进行有关临终关怀知识问卷调查的文献报道，显示临床护理人员普遍缺乏临终关怀知识。临终护理的基本技能储备不足，如针对性护理能力、掌握临终病人心理变化的能力、沟通技巧等均需要加强。

(4)护士心理、生理素质的问题　许多文献显示频繁的病人死亡对护士心理健康有较大的影响，是护士工作中一个重要应激源。护士在临终护理中自身的心理问题已逐渐被人们重视。曾四元等对接触过死亡病人护士的心理健康影响调查表明，病人死亡后，95.0%护士情绪低落，40.0%护士在执行终末处理时感到害怕，认为遇病人死亡后会影响自身的工作生活。此外，病人死亡后因家属对护理工作不了解而出现冲突，护士在工作中担心被传染疾病的恐惧心理等，都是对护士心理产生应激的原因。这些常使护士精神紧张，身心疲惫，甚至对工作产生厌倦情绪，极不利于临终护理工作的正常进行。管理问题：护士工作负荷重，正常工作中的三班倒，以及经常参与临终抢救，这种高强度、高风险的工作，常使护士疲惫不堪，体力处于透支状态，对护士的生理健康有极大的影响，同时也是影响临终护理质量的问题之一。这是管理者在临终护理管理中必须引起重视的方面。

2.临终护理的护理管理对策

对临终关怀进行法制化、专业化、科学化的系统管理，才能保证临终关怀工作的健康发展。在目前我国临终关怀机构尚不完善的情况下，极有必要对护士加强临终关怀知识、技能和心理素质的培养。护理管理者应重视护士在临终关怀工作中面临的问题，并予以整体支持，进行系统规划。

(1)制定培训计划，对护理人员进行专业培训与知识更新

1)建立岗前培训班：为了提高临终关怀的服务质量，护士在上岗前必须经过临终关怀课程短期培训，时间不少于30小时。其内容应包括：临终与死亡过程、临终病人的心理行为、

疼痛控制与止痛剂的应用、悲痛过程的缓解、心理支持与伦理道德、以及与死亡有关的法律、宗教、家庭等问题的处理。

2）进行在职继续教育：加强广大护理人员在职学习，可采取短期培训、专题讲座、会议交流等多种形式，定期进行临终关怀知识、业务技能的普及。如请有关专家介绍国内外临终关怀的新动向、新技术，选派有一定工作能力的护士赴国外进修、学习，使护士的临终关怀知识及护理技能得以更新，能更好地为临终患者及家属服务。建议卫生部门完善再教育系统：在成人大专升本科及研究生课程中增加临终关怀的科目，对护士进行系统的临终护理知识教育，为有一定工作经历的护士提供接受再教育的机会。此外还需开展职业健康教育，帮助护士增强自我防护意识。

3）加强护理人员的死亡教育：死亡是机体生命活动和新陈代谢的终止，是人生一个永恒的主题，加强临终关怀知识教育、树立正确的死亡观，是提高临终关怀水平的重要环节。大多数民众，甚至相当部分的医务人员对死亡的认识还很原始，停留在恐惧、孤独和痛苦的层次。死亡教育是让人们懂得如何活得健康、活得有价值、活得无痛苦，而且还要死得有尊严。作为临终关怀的医护人员，经常要给各种终末期病人进行"特殊"的治疗和关怀，陪病人走过一段不寻常的旅程。这就要求他们要调节自己的情绪，寻找生命的意义，明确自己的职责和任务。尽力改善病人生理上的痛苦，降低或消除不良情绪及消极心理，满足病人社会需要，减轻其家庭的各种压力。对病人及家属进行死亡教育，引导他们对死亡之本质作深入思考，从而追寻人生意义和探寻心理深层的精神世界，这样将使病人及家属对死亡有一定的思想准备。因此，首先必须对护理人员进行死亡教育，才能使其成为死亡教育的教育者、指导者和工作者。死亡教育的深入和临终关怀的发展是息息相关的。

（2）组织开展死亡病例护理讨论 一方面可以得到一般病例护理讨论的效果，另一方面由于临终患者病情复杂多变，护理工作难度大、险情大、疑点多，要求护士必须掌握丰富的专科知识及抢救技能。通过讨论提高了护理人员的判断力及解决问题的能力，从而提高护理质量。另外，开展死亡病例护理讨论，是对护理质量的全面曝光，对护士的责任心是一种有力的促进。在讨论中主管护士对患者是否全面负起责任，在护理过程中做得如何、效果如何都将作为评价的依据。故死亡病例护理讨论是检查护理质量的有效方法之一。

（3）给予护士身心支持

1）开设心理咨询站：加强护士对人生与死的正确认识，正确理解死亡的价值和意义，从而解除护士对死亡的恐惧和避讳，减轻其在工作中与死亡随时接触的心理压力；对于护士在临终关怀工作中产生的恐怖、紧张抑郁等心理问题给予及时的帮助，使之及时得到调适。邀请心理专家定期开展心理讲座，讲授常用的心理调适和心理治疗方法，使护士能始终保持良好的心理状态，做好临终关怀工作。

2）制定减轻护士工作强度的措施：增加护士编制，规范护理文件，减少护理记录的重复书写；为护士提供休息室，使护士在持续护理或参与抢救后，有一个休息和调适的环境。能提供水和食物，具有播放轻音乐的设备；定期安排护士休假，使护士身心有一个舒展、松弛的空间。

3）组织开展文体活动：定期组织开展文体比赛如唱歌、绘画、书法、下棋、跑步、拔河等活动，并适当给予奖励，一方面可陶冶情操，另一方面可释放紧张的工作压力。此外护理管理者要关心护士家庭生活，帮助护理人员争取社会支持，提高对支持的利用度。

临终关怀作为一种新的医疗护理服务，弥补现行医疗保健体系忽视临终病人需求的缺陷，符合人道主义精神和人类生命发展的需求，从而使医疗保健体系更趋完美。探索和开展有中国特色的临终关怀研究与实践势在必行。临终关怀工作需要加强临床护理人员学习临终关怀知识的主动性、医护人员的敬业精神，也需要全社会的参与、支持与理解。

第五节　护理管理与法律

随着人们市场经济意识、自我保护意识、法制意识和知识水平的不断提高，医疗纠纷呈上升趋势，已成为当前社会矛盾的热点和难点。加强护理人员的法律知识教育，应用法律、法规对各项护理活动进行规范，维护护理人员和服务对象的合法权益。不仅是法制建设的需要，也是护理专业自身发展的需要。

一、概述

（一）有关概念

法律是指国家制定或认可并由国家强制力保护执行的各种行为规范的总称。它的主要特征为社会共同性、强制性、公正性和稳定性。

医疗卫生法是由国家制定或认可的，并由国家强制力保证实施的医疗卫生方面的行为规范的总和。如《执业医师法》。

护理法是指国家、地方以及专业团体等颁布的有关护理教育和护理服务的一切法令、法规。从入学的护生到从事专科护理实践的护士，从在校培训到任职后的规范化培训、继续教育，从护理教育、医院护理到护理专业团体等均有涉及。护理法的制定受国家宪法的制约，每一个护理人员都必须在护理法的范围发挥作用。护理人员的法律责任指由于护理人员的违法行为、违约行为而应当承担的法律后果。护理人员同所有医务人员一样可能承担 3 种法律责任，即刑事责任、民事责任、行政责任。

（二）护理法的分类

各国现行的护理法规，基本上可以分为以下几大类：

第一类，是国家主管部门通过立法机构制定的法律法令。可以是国家卫生法的一个部分，也可以是根据国家卫生基本法制定的护理专业法。

第二类，是根据卫生法，由政府或地方主管当局制定的法规。

第三类，是政府授权各专业团体自行制定的有关会员资格的认可标准和护理实践的规定、章程、条例等。

常见的护理法规，包括护理事故标准与范围、护士伦理学国际法、医院护理管理标准等。除上述几类以外，如《护士条例》、《医疗事故处理条例》、劳动法、教育法、职业安全法，乃至医院本身所制定的规章制度，对护理实践也具有重要影响。

（三）护理立法的意义

1. 护理立法使护理人员的地位、作用、职责、范围等有了法律依据

神圣的法律赋予每一个合格的护士从事护理工作的权利，履行法定的护理职责，可最大限度地受到法律的保护、国家的支持、人民的尊重，任何人都不可以随意侵犯和剥夺。从而增加了护理人员对护理职业的崇高使命感和安全感，使他们尽心尽力地完成自身的工作，发挥最佳的才能，为公众服务。

2. 引导护理教育和服务实践逐步标准化、专业化、现代化

护理法律集中了最先进的法律思想和护理观，为护理人才的培养和护理活动的开展制定

了一系列基本标准。这些标准的颁布和实施，势必会引起护理界一场不小的改革，使繁杂纷呈的各种制度、莫衷一是的众之说都统一具有权威性的指导纲领下；使护理教育与护理服务逐步纳入标准化科学化的轨道；使护理质量得到最可靠的保证。而这也是现代社会的发展所需求的。

3. 促进护理人员不断接受培训教育

护理法规定的护理条例、护理行为规范等都是经常要反复对照，如不达标则被淘汰。美国的护理法明确规定国家认可的合格护士从业执照，有效期仅为一年，护士必须每年接受国家资格考试，更新一次新的执照；同时也规定了护理人员必须不断更新知识和技能的条款。这就有力促进了护理人员必须接受继续教育，使知识和技能持续地获得更新和提高。这对护理事业的发展、护理水平的不断上升具有深远意义的。

4. 保证护理人员具有良好的护理道德水准

每一个护理人员均被两种道德所制约，即个人道德和职业道德。护理法规规定的护理道德规范为护理人员从事护理服务实践提供了行为准则，必须无条件地执行这种准则，即护理人员对任何病人都应抱有强烈的责任心，一切护理行为应符合病人的利益，使护理法真正起到监督和指导护理工作的作用。

5. 有利于维护病人和一切护理对象的正当权益

护理法不仅向护理人员，也向公众展示了它的法律条款。护理人员不但应该熟悉这些条款，更应该遵循这些条款履行自己的职责和义务，尊重护理对象的人格和权利。对不合格或违反护理实践准则的护理行为，公众有权依据这些条款追究护理人员的法律责任，从而最大限度保护了人民的健康，使护理价值获得充分的体现。护理法还在激励和协调护理人员与其他人员之间的有效合作，减少不必要的非工作消耗，在保证正常医疗科研秩序、维护法律庄严等方面发挥了积极的作用。

（四）关于护理法

以法律的形式对护理人员教育培训和服务实践所涉及的问题给予限定，起始于20世纪初。1919年英国率先颁布了本国的护理法——英国护理法，1921年荷南颁布了护理法。1947年国际护士委员会发表了一系列有关合理立法的专著。1953年世界卫生组织发表了第一份有关护理立法的研究报告。1968年国际护士委员会特别成立了一个专家委员会制定了"系统制定护理法规的参考指导大纲"为各国护理法必须涉及的内容提供了权威性的指导。我国于1994年1月1日颁布了《中华人民共和国护士管理办法》。2008年1月颁布了《护士条例》，分为总则、执业注册、权利和义务、医疗卫生机构的职责、法律责任和附则共六章三十五条，宗旨是"维护护士的合法权益，规范护理行为，促进护理事业发展，保障医疗安全的人体健康"，明确规定了依法加强护士队伍建设，依法保障护士的合法权益，依法建立护士准入制度，依法规范护士执业行为，并明确了医疗机构的保障责任。

二、护理管理中的法律问题

随着社会的发展，物质水平的提高，人们对医疗护理服务水平的要求也越来越高。同时，随着医学知识和法制观念的普及，人们的法律意识、权利意识和维权意识不断增强，而医护人员的服务意识、自我保护意识和尊重病人权益的法律意识相对薄弱。因此近年来，医院和病人之间的医疗纠纷呈上升趋势，而与护理有关的医疗纠纷也在不断增加。

（一）护理工作中导致法律纠纷的常见原因

据文献的报道统计，主要有三大因素：社会因素、病人和家属方面因素以及护理人员自身的因素。下面将从护理人员自身的角度来分析法律纠纷产生的原因。

1. 护理人员自身素质问题

（1）业务能力较低，操作技能不娴熟，沟通能力较差，做事不讲方法，以致发生纠纷。

（2）职业道德低下，责任心差，造成差错事故。

（3）心理素质、自我控制能力较差，将生活及其他方面的不良情绪带到工作中，影响护患关系及服务质量。

（4）护理人员法律意识淡薄，没有尊重服务对象的合法权益，开展护理计划，进行各项护理操作、检查时没能征得服务对象的知情、同意。

（5）护理人员法律知识缺乏，对护理行为的法律性缺乏足够认识。护理行为是指护士在实现基本使命的同时所进行的基础护理、环境调整、保健教育、辅助诊疗等方面的行为，受到法律的约束。严肃认真对待每个护理行为非常必要，在护理病人过程中，既要尽量满足病人的需要，同时也要符合医疗护理原则，不能过分迁就病人。护理文件应是护士对病人所做的一切护理观察的结果记录，具有法律效力。护理记录应及时、准确、真实、标准。部分护士由于法律知识缺乏，法律意识淡薄，护理行为缺乏严肃性，护理记录缺乏真实性。如马振芳等对500份手术护理记录单进行分析，发现护理记录单中将手术结束、开始时间、实施手术名称、麻醉方式、术中使用的器械、敷料数目涂改的各占比例不小，字体不工整、潦草者更是为数不少。这些都是法律意识淡薄的具体表现，一旦出现法律纠纷，后果将非常不利。

2. 护理管理因素

（1）护士严重缺编，加之大量非护理性工作占用了护士的时间，加大了护士的工作量，导致直接护理病人时间不够，护患间的沟通交流不及时，护理质量难以保证。

（2）护理管理者水平低劣，墨守成规，不能因时因地合理、有效组织、利用护理人力、财力资源，一方面是资源的浪费，而另一方面又严重不足。

（3）管理模式落后，管理机制、制度不健全，护理管理过程的执行、监督出现漏洞。如缺乏严格的护理文件管理制度，护理文件记录与书写没有真实的反映病人的情况。

（4）护理管理者自身忽视和缺乏法律意识，对实际工作中发生的问题，缺乏用"法"的尺度去衡量。管理者必须强调护理行为的严肃性，否则一旦发生事故，将构成渎职罪，受到法律的惩罚。

（5）医护耦合因素导致纠纷，如因医护间专科技能水平差异以及沟通的缺乏，导致护理病历与医疗病历记载不一致；医护间对护理级别的界定认识不一致，下达的护理级别未形成共识；医生因工作忙或疏忽误将日期、时间开错，护士查对疏忽导致执行时间与事实不相符；滥用口头医嘱过后漏补。

（二）目前护理管理面临的法律问题

1. 护士无执业资格上岗

在临床护理工作中，由于护理人员严重缺编，从而暴露出以下2个突出问题：1）新毕业护士1年内没参加护士执业考试即上岗；2）业务素质较差，虽经多次执业考试不合格者仍上岗。一旦发生医疗纠纷，患者诉诸法律，护士面临的是没有执业资格的事实，医疗用人单位将承担相应的法律责任，而护士本人可能承担巨额的经济赔偿和刑事责任。《护士条例》明确规定医院不能有无护士资格证的护士上岗，有效避免此类情况的发生。

2.护理文件书写不规范

护理病历作为一种相对较新的护理工作内容，还没纳入相关的法制化管理轨道，护理文书书写要求"客观、及时、准确、真实、完整"落实不到位：1）存在主观臆造，随意篡改等现象；2）护理记录不及时或漏记、记录不完整，尤其是关键环节无记录；3）护士对护理资料的收集缺乏系统的培训，导致资料不全面、不正确，出现医护记录不一致或自相矛盾，如：医护记录的死亡时间、病情变化时间、抢救时间、药物过敏试验结果等关键点不一致。护理文件书写不规范给护理工作及医院带来潜在的危险和隐患一旦发生医疗纠纷，如果护理病历不能提供有效的法律依据，将使护理人员处于不利的诉讼地位。

3.管理制度尚未完善

随着现代医疗技术的进步与发展，新技术、新项目不断涌现，各种诊疗仪器不断更新，而护理管理部门没有及时修订或制定新的诊疗护理常规。

4.潜在性的法律问题——护理管理者的法律责任感

护士长作为医院的最基层管理者，其工作重点是确保护理工作质量，搞好护理质量控制，为病人提供安全、优质的服务。在当今医疗卫生体制———主任护士长聘用负责制下，护士长作为病房的护理管理者，对其所管辖的护理工作替代性负有法律责任，即护士长要承担护理雇主的责任。护理雇主的法律责任主要表现以下两方面：1）护士长在人事组织安排上的法律责任，根据《消费者权益保护法》第二节第七条规定：消费者在接受服务时享有人身、财产安全不受损害的权利。护士长在人员安排上必须注意工作能力、年资搭配，否则护士由于经验不足、能力不够造成的差错事故，护士长则应承担一定的法律责任。2）护士长在环境安排上的法律责任，在病区布局设施、安排上除考虑合理性实用性外，还须"以病人为中心"，以保证病人的安全为主，一旦出现意外，护士长亦应负法律责任。

三、护理管理法制化

护理管理是以质量为核心，遵循现代科学管理的理论，在组织行政上与业务技术上应用各种质量控制方法对病区进行管理，使病人得到最优质的护理服务。由于护理工作的对象是特殊的消费群体——病人，所以决定了护理工作及管理的法律性。随着法律知识的普及，病人自我保护意识的加强，在护理工作及管理中暴露的法律问题越来越明显。因此，为更好地为病人服务，也为更好地保护护士自己的合法权益，必须重视护理管理的法制化。

（一）加强护士法律意识培养的必要性

护理管理过程中普遍存在着法律意识淡漠的问题，加强护士法律意识和风险意识的培养，是护理管理的一个首要任务，是护理管理者的责任，必须给予高度重视。护士在校期间没有专门的护理法律知识学习，法律知识较浅薄。参加工作后，也没有经过系统的法律知识再培训，在护理实践中，缺乏处理各种社会应急事件的经验，面对社会各层次病人有些束手无策。因此，对护士法律知识的培训，将成为二十一世纪护士培训的主要内容之一，护士必须懂法、守法，学会用法律来保护自己的权益，同时也自觉地为病人提供最佳的护理服务，保障病人的合法权益。目前，我国近年来颁布了《医疗卫生法》、《中华人民共和国护士管理办法》、《医疗事故处理条例》、新《刑法》等一系列法律、法规。然而，相当多的护士对这些内容不甚了解，有些医院从未组织过系统的学习，这充分反映了护理管理者对护士法律意识培养方面的欠缺和不被重视的程度。护理活动的特殊性和严谨性，决定了护理人员加强法律意识的重要性和承担法律责任的严肃性。护理管理者首先要提高对培养护士法律意识重要性和紧迫性的认识，提高护士对潜在法律问题的预见性和研究的自觉性。要研究当前形势下职业道德教育的方法和内容，教育护士要在恪尽职守和"慎独"的前提下，具备良好的职业道德、服务意识和业务能力，自觉用法律来约束和规范自己的行为。

（二）培养护士法律意识的途径

1. 将法制教育纳入继续教育规范化培训

各医院应有专人负责，定期组织、开展护士相关法律、法规知识的学习，学习内容包括：《医疗卫生法》、《医疗事故法》、《中华人民共和国护士管理办法》、《中华人民共和国执业医师法》、《职业道德规范》以及新《刑法》等。在院内组织关于"如何减少医疗纠纷"、肢体语言的作用、交流沟通技巧和护理伦理范畴等讲座，请律师讲法、进行典型案例剖析，定期进行法律、法规知识考试，考核护士对相关法律、法规知识的掌握程度。此外，也应将人文、人际沟通等相关学科知识作为护士继续教育的必修内容，全面提升护士的综合素质。

2. 对于有典型意义的病例、护理问题、病人跌伤等意外，由护理部组织定期召开全院护理综合质量分析会，通过分析使护理人员对加强工作环节质量管理、运用法律维权和真正体现以人为本的服务宗旨等形成广泛的共识。

3. 对于一些潜在的问题，如医护合作的法律问题、差错及护理问题的防范、交接班的责任归属等均以相应的管理办法形式给予规范和细化，建立护士长目标考核和管理评分手册，强化问题的报告制度，及时发现风险隐患，防患于未然，有效避免出现问题责任不清的现象。

4. 利用班前、晨会、交接班讲评以及岗前培训等机会，对广大护士进行工作质量评析和风险意识的教育。以促进护理事业的发展。

5. 在护理基础教育中增加法律知识的学时，并增加与职业有关的法律知识的内容

6. 必须尽快制订出与护理工作有关的法律，以保证护患关系的平等、科学、合法，有法可依。

（三）参照法律、法规，结合专业特点，实施护理管理

1. 健全、完善护理管理体系

（1）将法律法规应用于护理管理文件中

如参照法规修订岗位责任制，岗位责任制从法律的意义上看，既是保护被服务者权益的具体措施，又是服务者提供义务的具体体现。根据患者享有的健康权、知情同意权、选择权等权利，结合各科护理工作特点，全体讨论，分别对主班、治疗班、护理班、连班、大夜班、小夜班等各班工作的岗位责任进行修订，护理部负责审核、监督检查。其中要详细规定在护理过程中对患者享有的各种权利的尊重，并贯穿护理活动始终。

（2）制定作业指导书规范各种护理行为

对于各项护理活动如：执行医嘱、交接班、护理记录、翻身、各项护理操作等制定作业指导书，作为护士执行操作的标准，检查监督护理活动的依据，同时也是提高护理质量的保证。对护理文书书写，如体温单、执行医嘱记录单、临床护理记录单等，从作为法律依据的角度进行统一规范。

（3）建立 ISO9000 护理质量管理体系

引进先进管理理念及方法，实施规范化管理，是提高护理管理水平和护理质量重要途径。ISO9000 标准质量控制体系强调以顾客为中心、预防为主、过程控制和持续质量改进，是总结世界发达国家先进质量管理和质量保证经验的基础上编制并发布的一套实用而有效的管理标准。在护理质量管理体系中建立的护理质量手册、护理程序文件、作业指导书等文件

中均明确了护理质量方针、质量目标、各级人员职责权限、工作流程、操作规程等，使每个护士的行为有据可依，有据可查，按照文件操作者严格执行，管理者严格检查，及时发现不合格项，积极分析原因，明确责任，制定措施，达到持续改进的目的，避免医疗纠纷及差错事故的发生。

2. 培养护理管理者自身的法律意识，使护理管理法制化

(1)在护士长的定期培训中，增加法律知识的学习，注重管理观念与管理模式变革。

(2)护士长必须承担护理雇主的法律责任。护士长作为医院最基层的管理者，不仅要具备丰富的临床护理经验，而且要具备敏锐的预见力、观察力并敢于承担风险。作为管理者，在病房的环境设施、人员搭配、工作安排上要全面细致考虑，从实用性、合理性、法律性的角度审视护理行为是否正确，多方面听取意见，及时发现问题，并找出对策。只有加强了护士长护理雇主的法律责任后，护士长才会主动地加强自己与下属护士的管理及学习，减少医疗纠纷的发生。由此达到用法律来强化护理管理者的责任心。

(3)加强护理人才资源的管理与应用。医疗事故有责任性与技术性之分，护理差错事故也应分清技术性与责任性。护士长安排某人到某一护理位置上时，必须事先考虑该人是否有胜任此工作的专业能力。若缺乏专业水平，则不应安排。随着法律意识的加强，更进一步证明了护理工作应按职称、按能力上岗，打破以往护理大锅饭现象。同时，只有做好护理人力资源的管理，才能充分体现护士的知识性、技能性，最大限度的发挥各层次护士的潜能，促进护理事业的兴旺发展。

(4)启动职业保险。职业保险是指从业者通过定期向保险公司交纳保险费，使其一旦在职业保险范围内发生责任事故时，由保险公司承担对受损害者的赔偿。参加职业保险是对护理人员的自身利益的一种保护，保险公司可在政策范围内为其提供法定代理人，以避免其受法庭审判或减轻法庭的判决；它也可在败诉后为其支付巨额赔偿金，使其不致造成经济上的损失；受损害者得到经济补偿，使护理人员减轻其负罪感。但是职业保险不能使护理人员摆脱护理纠纷或事故中的法律责任，它只是在一定程度上减轻其为该责任要负出的代价。

(5)关注新科技应用带来的法律问题。随着生物工程、光导纤维、激光新型材料等新技术的广泛应用，医学科学技术有很大的突破，如人工受精、试管婴儿、器官移植等技术的发展，不仅使传统的医学科学理论受到冲击，也使与此有关的传统伦理道德、法律规范和法律制度受到影响，这就是新科技带来的法律问题。对人工受精、试管婴儿引起的法律上的争议，至今无公认的法律问世。如何指导护理人员在新技术、新方法的应用，应参照相关法律、法规，采取慎重的态度。一方面要积极促进和保障新技术的发展，另一方面又不能损害服务对象的合法权益，导致法律纠纷的产生。

第六节　护理文化建设

一、概述

(一)有关概念

1. 文化

文化是当代应用频率较高的一个词，但其含义众说纷纭，归纳起来较统一的解释有 3 种：一是指人类历史进程中创造的物质财富和精神财富的总和，一般是指与社会的政治、经济相

对而言的精神财富，如科技、文化、艺术等；二是专指运用文字的能力和知识，如小学文化，中学文化等；三是考古学专用名，指人类在同一历史时期创造的不依地址的限制而遗留的古迹古物的综合，如仰韶文化，中原文化等。

文化的概念可概括为两层含义即人类生产生活和发展的方式，及对人类生活生产发展方式的语言文字总结承传和艺术性的升华再现。在管理学中，文化是影响组织行为的传统习惯、伦理道德、行为准则、思维方式、价值观念和理想信念等观念性东西的总和。

2. 医院文化

医院文化是人类处理医学范畴中的人与自然、社会三维关系的行为方式，是医院这一社会组织在价值观念、道德规范、规章制度，科技人文以及由此产生的思维方式和行为方式的总和。是以医患关系为背景，以医院人文角色为主体，以社区患者为客体，以医学技术为载体，以治病救人为共同动机的主体客体双向互动，双向沟通，双向互利的文化行为，是人类追求生存的本质力量的升华。医院文化有其独特的精神基因，鲜明的群落风格和特殊的人文性格。

3. 护理文化

护理文化是护理人员在长期的护理实践活动中逐渐形成的共同的价值观、基本信念、行为准则以及与之相应的制度载体的总和。护理文化是社会文化在护理领域的表现形式，是社会文化的一部分，是一种亚文化，也是医院文化中的重要组成部分。其核心是组织共同的价值观，具有可塑性、潜移性、绵延性、扩散性、隐形性等特性。

（二）护理文化的三个显著特征

1. 护理文化的终极目标是构建"以人的健康为中心"的价值观

2. 护理文化的现实手段是营造更为和谐的文化环境，形成以护士为主体的群体文化。

3. 护理文化的主要管理方式是实施软件性管理。

（三）护理文化的三个层次结构

1. 物质层

物质层是护理文化的表层部分，是形成制度和精神层的必要条件。即将抽象的护理理念以外在的形式表现出来，是护理工作的文化要素在社会外观的表露。包括医院的内在环境；护理人员的礼仪、仪表、技术操作、服务态度等自身形象，反映医院护理工作作风、精神面貌、人际关系、团队精神和品牌效应等。

2. 精神层

精神层是护理文化的核心，是护理文化建设的最高层次，是形成物质层和制度层的基础。包括建立明确的护理理念，即护理组织内共同信守的价值标准、道德观念、思维方式、行为准则、生活模式；推出"护理品牌"，为医院在竞争中拓展生存空间等。

3. 制度层

制度层是护理文化的中间层次，是护理文化的支撑。包括各项管理制度，也包括书面和非书面形式的或部分约定俗成的标准及程序，是护理人员共同的行为规范。即通过护理质量的形成，把看不见的价值观念和思维方式变成看得见、摸得着、可操作的制度。护理制度的管理是一种硬性的管理手段，对护理人员的行为具有强制性的控制作用。

（四）护理文化的内容

护理文化的内容与外延非常广泛，一般认为，主要包括六个方面：护理宗旨、护理理念、护理道德、护理制度、护理作风、护理形象。

1. 护理宗旨

护理宗旨，或者是护理组织目标和基本信念，它是组织认定的、在长期的活动中应该遵循的根本原则和共同的信念与追求，它规定着护理人员行动的指向和护理的发展方向。"减轻和消除痛苦，维护和增进健康"就是护理宗旨。它有着强大的导向和激励作用，能使组织获得巨大的精神动力和内在活力。一个组织能够长久地生存下来，最重要的条件并非结构形式和管理技能，而是我们称之为信念的那种精神力量，以及这种信念对于组织全体成员的感召力。任何一个组织要生存、成功，首先就必须有一套完整的信念，作为一切政策和行动的最高准则。其次，必须遵守那些信念。处在千变万化的世界里，要迎接挑战，就必须准备自我求变，而唯一不能变的就是信念。"因此，护理人员必须牢牢把握护理宗旨，坚定信念，确保人类健康。这里特别要求管理人员要尊重这些价值观念，并践行这些观念。

2. 护理理念

护理理念，又称护理人员的共同价值观。它是组织全体成员在长期的实践活动中形成、内化并通过实际行动表现出来的共同信仰的价值体系。它与前面所说的基本信念既有联系，又有区别。一方面，两者都是指信仰体系和观念体系，都是在实践活动中应遵循的，但基本信念是组织认定的，它既可以内化为全体成员的意志，也可能没有成为全员的共同意志，而护理理念一定是为全体成员内化了的价值体系。组织的基本信念既可能是组织全员的，也可能是组织领导者的，但护理理念一定是全员的，护理理念是护理宗旨或护理基本信念的反映。共同的价值观是护理文化的核心和基石，是组织的灵魂，也是维系组织生存发展的精神支柱。

3. 护理道德

道德是由社会舆论力量和个人良心驱使来支持的行为规范的总和，或者是社会调整人们之间及个人与社会之间的行为规范的总和。护理道德是指护理人员应当遵守的职业道德。

4. 护理制度

护理制度是各项护理工作应当遵循的法则，它包括各项管理制度和管理程序，也是书面和非书面形式的或部分约定俗成的标准及程序，是护理人员共同的行为规范，也是实现护理工作预期目标的手段。它既反映着护理工作的基本信念，价值观念和道德规范，也体现着护理管理的民主化和科学化的程度。

5. 护理作风

护理作风是指护理的领导者及其护理人员在达成组织目标时表现出来的行为方式的个性特点。一般说来，一个组织作风或风气是一个组织带有普遍性的、重复出现的、相对稳定的行为方式，是一组织区别于其他组织的最具特色、最突出的和最典型的方面。人们往往可以通过护理人员的言谈举止感受到护理工作的独特风尚，同时，透过这种风尚又可觉察到护理人员共同的价值观念。护理作风一旦形成就会在组织内造成一定的文化氛围，并形成一种集体的心理定势、多数成员一致的态度和共同的行为方式，是影响组织及其成员巨大的力量。它不仅能影响内部职工，而且对外来信息有一种筛选和甄别作用，或者认同，或者抵抗。

6. 护理形象

护理形象是公众对护理人员感知印象。它是护理文化的表现和社会评价。任何一个组织，它不仅要对自身发展负责，同时也对社会承担了不可推卸的义务。良好的护理形象首先来源于护理人员的个人形象。在护理实践中，每一个护理人员的言谈举止和行为规范都是十分重要的。面对广大的护理服务对象，良好的言谈举止无疑是一剂疗效甚佳的良药。一句温暖的语言，一个优雅的举动，都有可能起到药物所不能达到的效果。因此，有了良好的个人形象，才会有良好的护理组织形象。因此，加强护理人员自身建设至关重要，它是树立护理组织形象的"内功"。除此之外，护理组织形象还来源于组织的外部建设——"外功"，内功"和"外功"是统一的，共同反映组织的宗旨。

二、护理文化建设与护理管理

护理文化是渗透在护理活动中活的灵魂所在。它依靠自己共同的价值观念、良好的传统习惯和组织风尚来约束、引导自己的组织成员，规范其行为，使之与组织目标一致。随着疾病与健康观念的转变，医学模式和护理模式也随之发生了根本性的变化。为了适应这种变化，在护理管理中开展护理文化建设活动，建立一种新的、理想的、具有凝聚力的护理文化显得势在必行。

（一）护理文化建设在护理管理中的意义

1. 护理文化建设有利于现代护理规章制度的建立

护理规章制度的建立应适应社会发展及护理专业发展的需要，主要包括岗位职责、组织制度和管理制度等。要求对护理工作的各个方面进行重新确认和定位，不但重视护理工作的规律，而且需要护理文化理念，使规章制度意识形态协调一致，从而服务于护理总体目标。

2. 护理文化有利于提高护士的整体素质

护理文化建设，不但从制度、纪律上规范护士行为，更重要的是可以激励护理人员的职业自豪感，统一护士对工作的价值取向及价值观，并将之渗透到护理工作的一切活动中，有利于满足患者需求。

3. 护理文化建设改善、塑造护理人员职业形象

通过护理文化建设，在工作中形成良好的工作和学习氛围，展示护士的精神风貌、伦理道德、行事风格，优化护理人员形象，进一步突出医院形象，产生品牌效应，带来经济效益和社会效益。

4. 护理文化建设促进护理质量的可持续发展

加强护理文化建设，营造一种稳定的"以患者为中心"的护理理念，建立适宜的工作制度和护理管理体系等，不断提高临床护理质量、服务水平，使护理质量的提升产生良性循环，护理质量可持续性发展。

（二）在护理管理实践中，加强护理文化建设，优化服务质量

1. 以人为中心建设护理文化，以文化驱动建立服务新模式、新理念

人是护理管理的核心，是护理文化发展和变革的主体。现代护理对人的管理已经从传统的人事管理进入到人本管理阶段。进行护理文化建设就是一种新型的人本管理观念，即肯定人的主观能动性，以文化引导为手段，激发护士的自觉行动为手段的管理方法。而且护理文化建设是一个长期的工作管理过程，必须与文化的主体———人的管理相结合，从而提高护理群体的整体素质，使护理文化建设持续性推行和创造。建设护理文化的关键是在护理组织内推行人本管理，尊重人、关心人、激励人、培养人，注重目标、信念文化、价值观等软性因素的管理。以人为本的文化建设是最高层次的文化建设。

随着我国卫生事业改革不断深入、医疗保险制度的全面实施，医疗服务的需求发生变化，医院正面临前所未有的机遇和挑战，新的医疗护理服务模式要求医护人员向提供诊疗、心理护理、健康教育、预防保健等全方位医疗护理服务迈进。以人为中心的护理文化建设，

强调护士的主体地位和主人翁精神，全面打造护理人员的综合素质，最大限度发挥其潜力，调动她们工作的积极性、主动性和创造性。能有效地提高护士的自身素质，更好、更快适应服务新理念、新模式。

2. 在护理管理实践中，分层次构建护理文化

（1）建设护理文化的物质层：运用合理的管理手段塑造一个人性化、科学化的温馨又严肃的就医环境和工作环境。①加强物质环境建设：医疗护理环境干净、舒适、温馨，各种标牌醒目，就诊流程便捷。②加强护理人文环境建设：通过护理礼仪、相关法规、工作流程的学习和培训，要求护士仪表端庄，语言和蔼亲切，主动了解病人的需求；营造为"关爱患者、快乐工作"、"爱岗敬业、热情服务"的护理氛围；规范护理服务，对患者由入院到出院的每个服务流程和操作流程均按规范服务。

（2）建设护理文化的制度层：加强制度建设，健全护理制度，将新的管理理念、文化意识体现其中，建立严格的人性化的护理管理内部共同利益机制、内部活动约束机制、内部相互监督机制，使护理工作进一步规范化、制度化，以提高工作质量和工作效率。如制定明确的道德标准、道德规范，将法制与德治有机结合起来；将国际服务质量管理标准（ISO9000）运用在护理管理中，加强环节质量管理，把护理工作流程、护理操作流程的的每一个步骤、每一次服务都制定规范化、科学化的标准或制度，加强护理环节质控，保证患者从入院到出院所经历的是全程优质护理服务。

（3）建设护理文化的精神层：组织内建立明确、有特色的护理理念，培养护理品牌意识，打造护理品牌。①多元化的护理管理：护理管理者关心帮助、尊重、了解每位护士的价值观、职业行为，通过培训增强护士的道德规范认识，共同认识提高护理专业的价值取向和职业行为，把职业的责任和义务内化为责任感，形成良好的责任意识、关爱意识。管理者和被管理者在护理活动中相互信任、相互尊重；②以人为本的护理理念：护理人员认识到人文服务的重要性，根据患者不同的文化程度、心理状态、生活方式、文化信仰、经济状态、目前的病情制定出适合个体的护理计划。在护理过程中，处处体现出对患者生命与健康、权利与需求、人格与尊严的关心与关注，并为之竭诚服务；③无缝隙护理理念：随着护理服务领域的不断拓展与延伸，护理工作已渗透在预防、治疗、保健、康复等方面。在疾病与健康不断交替的过程中，护理始终发挥作用，提供连续性无缝隙的护服服务。实施责任制整体护理，责任护士对所负责的患者实施从入院到出院的病情观察、治疗、护理、健康教育和出院后的真情回访，有效地保证了患者得到最大限度的照顾和服务。

第七节　参政议政与护士权益保障

一、参政议政的目的及意义

参政议政是对政治、经济、文化和社会生活中的重要问题以及人民群众普遍关心的问题，开展调查研究，反映社情民意，进行协商讨论，通过调研报告、提案、建议案或其他形式，向党和国家机关提出意见和建议。护士参政议证可以反映护理方面的问题、建议和决策，其目的是履行职能的重要形式，也是党政领导机关经常听取参加人民政协的各民主党派、人民团体和各族各界人士的意见和建议、切实做好工作的有效方式。各级人民政协组织中人才荟萃，汇聚了各个领域的专家学者，充分运用自己的有利条件，围绕政治、经济、文化

和社会生活中的重要问题及人民群众普遍关心的问题，选择一些具有综合性、全局性、前瞻性的课题，深入开展调查研究，反映社情民意，进行协商讨论，提出有见解、有份量的意见和建议，为党和政府决策提供依据和参考。

二、护理人员参政议政

（一）护理人员参政议政的意义

护士参政的主要目的是推动护理事业的蓬勃发展，通过充分发挥护理专业在医疗卫生领域的特殊作用，来改善人民群众的健康状况，提高生活质量，为促进国民经济的增长、社会的发展，做出更大的贡献。因此，护士参政有着重大的现实意义和深远的历史意义。

1. 护理人员参政是护理事业自身发展的需要

护理事业发展至今，面临着许多亟待解决的问题，这些问题都直接或间接地与社会和政策因素有关，要解决这些问题，就必须通过参政这一有效行为来影响决策者，变社会和政策因素的不利面为有利面，进而达到促进护理事业自身发展的目的。同时，护理事业的发展离不开其他各项事业的支持、配合，护士积极参政，会在社会上树立起良好的职业形象，提高社会对护理的了解及认同，赢得尊重和理解，获得社会各界的积极配合和支持。

2. 护理人员参政是实现护理界与政府、社会各界相互沟通的最佳途径

（1）通过参政，护理人员将政府有关方针政策及时加以传达贯彻，并找出薄弱环节，及时反馈意见，求得完善。

（2）通过参政，护理人员可以及时顺畅地将意见和建议反映到政府有关部门，并督促解决。

（3）通过参政，护理人员可以与社会各界进行交流与沟通，增进了解，互助互利，共同发展。

3. 护理人员参政有助于促进护理法规、制度的建立与健全

我国现行的护理法规建设处于起步阶段，已颁布的相关法规，有待于进一步修订和完善；随着社会和医疗卫生事业的发展，需要加大护理法规的立法力度，将立法工作提上议事日程。这些工作不能仅靠立法机构与政府部门，更需要的是护理界自身的积极参与，唯有如此，护理法规、制度的建设才可能走上规范化、系统化、科学化的轨道，为护理事业良性发展提供可靠的法律保障。

4. 护理人员参政有助于护理执法工作的深入开展，维护护理人员及服务对象的合法权益

护理人员参政，可以监督护理法规贯彻执行情况，及时发现并督促纠正有法不依、执法不严、违法不究的现象，有助于护理行为法制化；另一方面，可以有效维护广大护理人员和护理对象的合法权益，使各种违法侵权行为受到应有惩治。

5. 护理人员参政有利于护理队伍自身素质的提高

（1）护理人员要参政，必须成为本专业领域内有影响力的专家，专业学识广博、富于进取。

（2）护理人员要参政，必须善于调查研究，掌握国家大政方针以及各种信息，具备发现问题、分析问题、提出合理解决办法的能力。

（3）护理人员要参政，必须利用各种机会锻炼自己的社交、管理与协调能力。

综上所述，护理人员只有不断提高自身综合素质，参政才能成为现实，而通过参政，护理人员的素质必定得到进一步的提升。

6. 护理人员参政能增强护士的责任心、自豪感和荣誉感

参政的过程，是为整个医疗卫生事业发展以及社会服务的过程，将受到社会的重视、支持和赞誉，也有助于促进护理人员安心本职工作，激发工作热情，增强护士的责任心、自豪感和荣誉感。

（二）提高护理人员参政议政能力

1. 目前我国护理人员参政议政存在的问题

（1）在立法机构、群体组织、社会团体等重要参政领域内，护理人员所占比例小，不能充分发挥作用。在单位内部的管理机构和领导层中，护理人员没有达到应有的比例，抑制了她们参与管理的积极性。

（2）护理人员法律意识淡薄，法律知识缺乏，有法不依，人法难依。

（3）临床许多护士只埋头于业务，关心自己的小天地，满足于完成自己份内的工作，参政议政热情不够，不主动、不善于把自己的意见和建议向上反映，缺乏对整个护理事业发展的关心度。

（4）护理专业学术团体、组织在推动护士参政方面所做的工作不够。特别是在积极充当护理界与政府组织、社会各界的纽带，有效地推动护士参政方面，工作力度不够大。

（5）相关部门对护士参政不够重视，甚至抱有偏见。

2. 提高护理人员参政议政的途径和措施

（1）途径：①参与本单位护理管理；②参加社区服务，体现护理自身的社会价值，促进社区医疗卫生状况的改善，普及健康知识，赢得政府地护士参政的肯定；③通过参加有关学术团体如中华护理学会进行参政；④充分运用新闻媒介和各级人大、政协组织等渠道，宣传护理工作，扩大影响力，增强社会对护理参政的认同感，积极争取更多的护理专家进入各级人大、政协，通过这些重要的政治组织，增强护理事业对政策的影响力。

（2）措施：①采取多种形式，进行宣传、教育，以提高护士及管理者对参政重要性、必要性的认识；②加强护生参政意识的培养，提高护士自身素质，重视护生人际交往、团队才能的培养参政能力；③关心国家大事、了解大政方针，关注护理事业和卫生事业的发展；④加强护理专业学术团体的自身建设，使其成为学术和参政优势两者皆备的组织，充分发挥其对护士参政的指导作用。

（三）有关护理学术团体与组织

中华护理学会成立于1909年，是中国建立最早的专业学术团体之一。1914年以来，共召开全国会员代表大会22次，进行了各届理事会改选。1922年加入国际护士会，并积极参加其活动，1949年后终止。1920年创刊《护士季报（中英文版）》。现出版学术期刊《中华护理杂志》（月刊）《中华护理学会会刊》（双月刊）和《华护信息》（季刊），与河北日报社联合主办《现代护理报》（半月报）。学会已成立了内、外、儿、妇、精神、中医等11个专业的学术委员会，全国31个省、自治区、直辖市（除台湾省外）均设有分会，建立了直接的业务指导关系。各省、自治区、直辖市亦普遍设有地（市）、县分会。香港特别行政区和澳门护理学会也与本会有相应的工作联系。

中华护理学会的主要任务是：①组织广大护理工作者开展学术交流，组织护理科技重点课题的研究和科学考察活动，并加强同国外护理团体和护理科技工作者的友好联系；②编辑出版专业科技期刊和书籍；③大力推广护理科技知识，先进技术与科研成果；接受有关部门委托进行护理科技项目论证、科技成果鉴定、科技文献的编审；④推荐、奖励优秀学术论文、

著作和科普作品；⑤开展对会员的临床规范化培训，继续护理学教育，举办各种培训班、辅导班、讲习班及进修班，进行专科护士的培训及业务（资格）的认定，努力提高会员的学术水平，并积极发掘人才，向有关部门推荐；⑥积极创造条件开展远程护理教育和社区护理咨询；⑦发动会员对国家重要的护理技术政策、法规发挥咨询作用，向政府有关部门反映会员的意见和要求，提供改进护理工作建议。

【附录】 国际性的护理组织

（1）美国护理学会（American Nurses Association）为一世界性组织。地址：http：//www.nursingworld.org/

（2）美国护理史学会（American Association for the History of Nursing（AAHN）。地址：http：//members. aol. com/NsgHistory/AANH. html

（3）美国护理学院学会（Association of Colleges of Nursing）。地址：http：//www. aacn. nche. edu

（4）美国临界护理学会（American Association of Critical – Care Nurses）。该学会主要介绍护理临床资源，杂志并为护士和其他健康护理职业人员提供教育机会。地址：http：//www. aacn. org/

（5）美国护理法律顾问学会（American Association of Legal Nurse Consultants）。该学会为非赢利性组织，主要致力于增进注册护士临床实践的法律空间。地址：http：//www. aalnc. org

（6）美国护理管理学会（American Association of Managed Care Nurses）。该学会主要致力于建立护理管理标准。地址：http：//www. aamcn. org

（7）美国神经科学护理学会（American Association of Neuroscience Nurses）。地址：http：//www. aann. org

（8）美国整体护理学会（American Holistic Nurses, Association, AHNA）。该学会为一世界性组织，主要为希望从事整体护理的护士提供支持和教育。地址：http：//ahna. org/

（9）加拿大护理学会（Aboriginal Nurses Association of Canada）。地址：http：//www. anac. on. ca/

（10）加拿大护士学会（Canadian Nurses Association）地址：http：//www. can-nurses. ca

（11）国际新生儿护理学会（International Association of Newborn Nurses）。介绍有关新生儿护理的会议，组织网上讨论等。地址：http：//www. intellimatic. com/iann/

（12）加拿大护士学生学会（Canadian Nursing Students' Association, CNSA/AEIC）。地址：http：//www. cnsa. ca

（13）爱尔兰急救护理学会（Irish Emergency Nurses Association）。地址：http：//www. intellimatic. com/iann/

（14）加拿大护士学生学会（Canadian Nursing Students' Association, CNSA/AEIC）。地址：http：//www. cnsa. ca

（15）耶鲁护士学校（Yale School of Nursing）。地址：http：//info. med. yale. edu/nursing/

（张静平　叶　曼）

第四章　社区护理

社区护理是适应生物－心理－社会医学模式的新的护理服务模式，实现了以疾病护理为中心向以人群健康为中心的转变，增添了新的工作内容，扩大了护理工作范畴，使服务从医院走向家庭，走向社会，变封闭式的服务为开放式的社会化服务；是由基层护理人员立足社区、面向家庭，以社区内居民的健康为中心，以老年人、妇女、儿童和残疾人为重点，向他们提供集预防、医疗护理、康复、保健、健康教育和计划生育技术为一体的综合、连续、便捷的健康服务护理。卫生服务体系的改革，促进了我国社区护理的形成和发展，开展社区卫生服务成为我国卫生事业发展的趋势，社区护理成为21世纪护理发展的主要方向和新的热点，社区护士则成为21世纪卫生保健服务的主力军。目前，我国社区护理开展尚处于起步阶段，提供的服务主要限于妇幼保健、老年人护理、康复护理等方面，本章将从这三个范畴展开社区护理的讨论。

第一节　社区妇幼保健

社区妇幼卫生服务是妇幼卫生工作的基础，开展社区妇幼卫生保健工作是卫生事业改革和发展的需要，是卫生资源合理配置和利用的需要。随着科学与社会的发展，儿童及妇女都对健康有了更高的要求，计划生育的彻底落实，妇女疾病的普查普治以及对性病、艾滋病（AIDS）的防治等都需要社区护理人员参与，以健康保障为出发点，把健康教育落实到每个人，最大限度地满足妇女儿童对健康的需求。

一、概述

（一）社区妇幼保健有关概念

1. 妇幼保健

妇幼保健是应用多学科理论知识和技能，用预防保健和临床医学相结合的手段，对女性群体和儿童进行保健服务，维护和提高妇女与儿童的身心健康。

2. 妇女保健

以维护和促进妇女健康为目的，以预防为主，以保健为中心，以基层为重点、社区妇女为对象，防治结合，开展以生殖健康为核心的保健工作。

3. 儿童保健

儿童保健是我国卫生事业的重要组成部分，是根据儿童的生理和心理特点，针对危害儿童健康的主要疾病和影响因素，采取有效的防治措施和保健措施，以保障儿童身心健康，提高儿童健康水平。

4. 生殖健康

生殖健康是WHO人类生殖研究特别规划署（WHO/HRP）在1988年率先提出的一个新概念。1994年4月由WHO正式定义，9月在国际人口与发展大会上获得通过而写入《行动纲领》。1995年，世界卫生大会再次强调WHO的全球生殖健康策略的重要性，并提出"2015年人人享有生殖健康"的国际卫生奋斗目标。其含义包括：人类有生育能力，但又能科学地调节与控制人类的生育能力；怀孕、分娩及婴儿期的安全以及婴儿正常发育；人类有正常的性生活，但不必担心患性传播疾病以及不在计划中的怀孕。它反映了人们对人口问题认识的深化，当今世界许多全球性问题都与人口增长及伴随的社会和环境影响密切相关，特别是生殖疾病严重影响着人们的生命质量。

儿童是社会的未来，而母亲则是这个未来的保护伞。2005 年，WHO 报告的主题就是重视每一位母亲和孩子，认为要结束妇女儿童普遍缺医少药的问题，所有国家必须确保每一位母亲和孩子都能够享用医疗保健服务——要有连续性，从怀孕期到分娩期，新生儿期和孩童时期。报告指出，母亲、新生儿和儿童的健康应该是健康权利的核心，母亲和儿童广泛享用医疗保健服务需要卫生系统卫生系统及医疗卫生人员加快、加大投入，能够对需求做出及时的反映。

（二）生殖健康的主要影响因素

生殖健康是妇女和儿童身心健康的前提与保证，对国民人口素质提高、社会经济发展均会带来巨大影响。关注妇幼保健，首先要关注生殖健康，了解其主要的影响因素。

1. 计划外生育

（1）无节制生育：无节制生育意味着妇女及婴儿的生命健康风险增大，所有孕产妇死亡中有 1/4~1/3 是无节制生育和非意愿生育的结果。生育过密增加了危险因素和与生育疾病有关的疾病。

（2）早婚、早孕、早育：女性年龄过小，尚未发育成熟，难产等并发症的发病率高，死亡风险也随之增大。小于 18 岁生育的妇女比 20~29 岁生育的妇女在分娩时的死亡率要大 2 倍。18 岁以下母亲生的婴儿比 20~29 岁母亲生的婴儿，死亡可能性要大 50%。因此，要提倡晚婚、晚孕、晚育，25 岁左右是最安全的生育年龄，有利于母婴安全。

（3）人工流产：据统计，全球每年有 91 万名妇女妊娠，其中 50% 不是在计划内的，约 30% 的妊娠以人工流产而终止妊娠。最近资料表明，全球每年几乎有 2000 万例不安全流产，几乎有 8 万名妇女死于不安全流产，这意味着有 13% 的与妊娠有关的死亡是由于这种原因所致。

2. 产科因素

大部分（60%~80%）孕产妇死亡是由于产科出血、难产、败血症、和不安全流产的并发症造成的。母亲的死亡极大地影响她的孩子的健康和生活。幸存的孩子在 2 年内死亡的危险性比那些父母健在的孩子要高 3~10 倍。近年来，对孕产妇死亡的原因提出了 3 个延误和 5 个限制的观点。3 个延误是：家庭作出就诊决定的时间延误；去卫生机构在路途交通上的延误；得到有效治疗措施的延误。5 个限制是：保健意识弱；交通不便；经济贫困；技术水平低；医疗保健条件不足。这充分说明了加强产时保健及及时产科急救的重要性。

3. 生殖道感染性疾病

据世界卫生组织的不完全统计，妇女中各种妇科疾病发病率在 65% 以上。我国有关资料调查显示，育龄妇女妇科疾病发病率在 70% 以上。女性一生中几乎 100% 患过不同程度的阴道炎，其中有 5% 以上因病情严重影响了正常的工作和生活。女性生殖道感染的危害性很大，可因病情扩散引起盆腔炎，导致不孕症，孕期感染引起不良妊娠结果，孕期经胎盘或分娩时由产道还可直接使胎儿、新生儿受同类病原体感染而致病。

4.性传播疾病

性传播疾病已成为当今人类健康的最大威胁。20 世纪 60 年代以前，性病主要指梅毒、淋病、软下嵌、性病肉芽肿等疾病。1983 年，WHO 把性接触传播的尖锐湿疣、生殖器疱疹、白色假丝酵母菌、滴虫病、沙眼衣原体感染、艾滋病。乙肝病毒（HBV）感染，列入性病的范围。

5.其他因素

如环境和理化因素、妇女的地位和权利等。

（三）社区护理服务可提供的妇幼保健

社区妇幼保健护理服务主要有妇女保健、儿童保健、计划生育技术指导、儿童计划免疫、健康教育等。

1.妇女保健

产前保健了解孕妇的基本健康状况和生育状况，早孕初查并建册，开展孕妇及家庭的保健指导；产后保健开展产后家庭访视，提供产后恢复、产后避孕、家庭生活调整等方面的指导；更年期保健，提供有关生理和心理卫生知识的宣传、教育与咨询，指导更年期妇女合理就医、饮食、锻炼和用药；配合上级医疗保健机构开展妇科疾病的筛查工作。

2.儿童保健

儿童保健包括新生儿保健、婴幼儿保健、学龄前儿童保健、学龄期儿童保健和儿童期常见病、多发病及意外伤害的预防指导。

3.计划生育技术指导

在夫妻双方知情选择的前提下，指导夫妻双方避孕、节育，提供避孕药具及相关咨询。社区卫生服务对生殖健康的维护与促进主要体现在以下两方面：①对育龄妇女进行健康教育，提供足够的咨询和信息，重点是节育安全、卫生保健知识的咨询和宣教；②以围产期保健为重点开展母亲安全工程，减少孕产妇死亡率和发病率，包括提供计划生育服务，避免不安全流产，促进产前保健，提高必要的产科保健质量等。

二、儿童各期社区保健护理

儿童保健的原则是促进健康，预防疾病，达到优生优育的目标。社区护士要做好社区、家庭的小儿保健护理、健康教育。

（一）新生儿保健

自出生后脐带结扎时起至生后 28 天内，称新生儿期。一般在产妇出院后当天或第 2 天、第 14 天和 28 天各访视一次，对新生儿进行健康检查，早期发现问题，及时指导处理，降低新生儿发病率、死亡率或减轻发病程度，同时进行科学育儿的保健指导。每次访视后，应认真填写新生儿访视卡，并根据新生儿、家长及家庭具体情况进行针对性的指导。满月访视结束时作出新生儿访视小结，并指导家长继续进行婴幼儿生长发育监测和定期健康检查。

（二）婴幼儿保健

从出生到满 1 周岁之前称为婴儿期。1 周岁后到满 3 周岁之前为幼儿期。该期保健重点为：

1.家庭健康教育

家庭健康教育主要包括：①合理喂养指导，提倡母乳喂养；②了解婴幼儿生长发育情况及特点；③培养婴幼儿良好的生活习惯；④了解孩子生病标志；⑤父母自身良好的生活习惯；

⑥其他护理方法。

2.定期体检

对4周以上婴儿每2～3个月做1次较全面的健康检查。第二年、第三年每半年1次体检，3岁以后每年体检1次。

3.做好足量的计划免疫接种工作，预防传染病的发生。在婴儿出生后1个月内，其监护人应道居住地的接种单位为其办理预防接种证，按照免疫规划疫苗规定的免疫程度，按时到指定地点进行接种。

4.对婴幼儿常见病和多发病做到早期预防、早期诊断、早期治疗。

(三)学龄前期保健

3周岁后到入小学前(6～7岁)为学龄前期。

1.学龄前儿童保健内容

学龄前儿童保健内容包括：①家长健康教育；②保健指导；③建立健康体检卡，定期体检；④有计划的免疫接种；⑤预防及治疗常见病、多发病。

2.学龄前儿童保健重点

学龄前儿童保健重点包括：①加强安全教育指导，正确引导有益活动，防止意外事故；②既要注意儿童躯体健康，又要注意心理健康及智力、思维发展，培养良好的生活及行为习惯。

3.学龄前儿童保健措施

学龄前儿童保健措施包括：①建立合理的生活制度；②培养良好的卫生习惯；③健康标准和监督机制；④消毒隔离制度；⑤安全防范措施教育；⑥防病治病工作程序和手段；⑥早期教育与体格锻炼。

(四)学龄期保健

从入小学起(6～7岁)到青春期(女12岁，男13岁)开始之前称学龄期。此期小儿体格生长仍稳步增长，除生殖系统外，其他器官的发育到本期末已接近成人水平。脑的形态已基本与成人相同，智能发育较前更成熟，控制、理解、分析、综合能力增强，是长知识、接受文化科学教育的重要时期。应加强教育，使他们在学校、在家庭中打好德、智、体、美、劳全面发展的基础。这个时期发病率较前为低，但要注意预防近视眼和龋齿，矫治慢性病灶，端正坐、立、行姿势，安排有规律的生活、学习和锻炼，保证充足的营养和休息，注意情绪和行为变化，避免思想过度紧张，强化安全教育指导。

(五)残疾儿童保健

据统计，全球5岁以下的儿童有22%生活在中国，又据1988年全国出生缺陷监测结果，中国出生缺陷率为13.07‰，全国每年肉眼可见的残疾儿童约30万人。这一大批的残疾儿童更需要社区护理服务来促进他们的健康状况，帮助提高其生活能力，主要包括生活技能的训练等。

(六)集体环境儿童健康保健管理

1.生活制度

指导制定安排儿童合理的生活制度(表4-1)。

表4-1　儿童以小时计算的一日生活时间分配表

年龄	饮食		持续活动时间	白天次数	睡眠		
	次数	间隔时间			持续时间	夜间	共计
1.5~3月	7	3~1.5	1~1.5	4	1.5~2	10.5	16.5
3~6月	6	4	1.5~2	3	2~2.5	10	16~18
7~12月	5	4	2~3	2~3	2~2.5	10	14~15
1~1.5岁	4	4	3~4	2	1.5~2		13
1.5~3岁	4	4	4~5	1	2~2.5	10	12~13
3~7岁	4	4	5~6	1	2~2.5	10	12

2. 营养及膳食管理

①制定不同年龄儿童营养食谱；②膳食中各种营养素不同比值恰当合理；③食物烹调符合儿童特点；④专人负责食谱制定工作；⑤食堂卫生符合标准。

3. 健康检查

①儿童入园身体检查；②晨检；③定期检查；④工作人员从业前体检。

4. 疾病管理

主要侧重传染病预防和治疗。

三、妇女各期社区保健护理

（一）青春期保健

青春期是指12~18岁之间的时期，此时是女性性器官和性生理向成熟期发育的时期。青春期保健措施的目的是保护发育的正常进展，其内容包括青春期卫生宣教及此时期常见疾病的防治。要使青春期少女了解女性性器官的解剖、生理知识，认识月经是一种正常的生理现象，懂得如何正确保持经期卫生，避免发生妇科疾病。

1. 对青春期女孩进行有关月经生理及卫生知识的教育

初潮时生殖系统尚未发育成熟，初潮后1~2年内还会出现短期闭经或月经紊乱，均属生理范围。因为环境变迁、情绪波动、寒冷刺激或劳动过度引起月经紊乱、闭经、痛经等。若不予以重视，未及时进行防治，可影响健康或以后的生殖功能。

2. 青春期性教育

当男女青年逐渐成长，在社交场合容易产生相互爱慕之情，必须教育他们正确对待恋爱、婚姻等问题，情感要服从于理智，防止因情感冲动而发生越轨行为。

3. 心理卫生指导

青春期是青少年心理成长、智力发育和世界观形成确立的重要时期。此时期青少年逐渐脱离依赖父母的生活习惯，开始进入社会独立生活。心理学家将这个时期称为"危险时期"。有计划、有系统的健康教育，对促进其健康成长有决定性作用

4. 个人卫生指导

保证睡眠充足。13~15岁的青少年应睡足9小时，15岁后睡7~9小时即够。应防止沾染吸烟、酗酒等不良习惯。

5. 营养指导

青春期生长发育迅速，营养要素特别是蛋白质的需要也大为增加。要注意营养成分的合理搭配，培养良好的饮食习惯。

（二）围婚期保健

婚姻不仅关系到家庭的幸福，也关系到人口的素质、社会的安定。围婚期妇女保健是结婚前后为保障婚配双方及其下一代健康所进行的保健服务。对即将结婚的男女进行婚前教育与提供婚前咨询，使他们重视婚姻道德，了解性、避孕及优生知识，自觉地进行婚姻保健。婚前卫生指导包括性卫生知识、生育知识和遗传病知识的教育；婚前卫生咨询则指对有关婚姻、生育保健等问题提供医学意见；性知识指导主要包括性生理、性卫生两方面的内容。

（三）孕期保健

为了保护孕妇身体健康及胎儿正常发育，做好孕期保健非常重要。对孕妇进行有关妊娠生理过程、产前检查的重要性以及影响胎儿质量的常见因素等知识的宣教工作。孕期中影响胎儿质量的常见因素：

（1）职业性因素：常见职业性有害因素如铅、汞、镉、砷、汽油、二硫化碳、三氯乙烯、氯乙烯、氯丁二烯、麻醉剂气体、放射线、噪音、微波等。

（2）嗜好问题：如吸烟、酗酒等。吸烟孕妇的新生儿，体重减少，且早产率高。子代的先天缺陷发生率及围产期死亡率，均随父亲吸烟支数增加而升高。慢性酒精中毒孕妇所生婴儿有酒精综合征的先天性异常表现。

（3）孕期用药：有害药物包括抗癌类药、激素类药物及某些抗生素，如四环素、氯霉素、链霉素、卡那霉素等。镇静药，如氯丙嗪及解热镇痛类药也应慎用。孕3~9周为对孕期用药的最敏感期，受药物影响发生结构异常可能性最大。

（4）孕期营养与食品卫生：缺乏热量及蛋白质时，低出生体重儿出生率及死产率易上升，30%有神经与智力方面问题。若孕期缺锰可引起胎婴儿先天异常，如骨骼异常、共济失调、脑功能不正常。锌缺乏与流产、畸胎、低出生体重有关。孕期维生素A缺乏或过多，可致婴儿失明、眼部畸形、中枢神经或泌尿生殖系畸形。叶酸缺乏可致流产、死胎、畸胎、脑发育异常，还与出生体重、心理行为的发育有关。含汞废水（甲基汞）通过海鲜食品进入孕妇体内可危害胎儿；黄曲霉毒素B是最毒和最强的致畸、致癌物质；腌渍保存食物中，常有N-亚硝基化合物存在，致癌性较强，早期可使胎儿死亡，中期致胎儿畸形，后期可使子代发生肿瘤。

（四）产褥期保健

产妇全身各器官除乳腺外从胎盘娩出至恢复或接近正常未孕状态的一段时期，称为产褥期（puerperium），一般需6周。社区护理提供的服务主要包括通过产后访视进行产褥期卫生指导、心理指导、哺乳及育儿指导、饮食营养指导、家庭的适应与协调等。

产后访视是医院工作的良好延续，社区工作者需对产妇实施专人专访，并把预防、保健、医疗、康复、健康教育融为一体，及时了解产妇及家属对产褥期保健及新生儿护理等方面的需求，及时提供适当的指导，提高产妇的自护能力，保证母婴安康及母乳喂养成功，促进家庭的健康发展。

（五）哺乳期保健

哺乳期是指导产后产妇用自己的乳汁喂养婴儿的时期，一般为10个月左右。由于母乳热量高，所含蛋白质、脂肪、碳水化合物的质和量均最适合婴儿的消化力及需要，是婴儿最适宜的食物，应大力提倡母乳喂养。哺乳期保健的内容为指导母乳喂养与哺乳期卫生，包括母乳分泌量、影响乳汁分泌量的因素，喂养方法及乳房护理，乳母饮食、休息、睡眠、断乳等。

（六）围绝经期保健

围绝经期（perimenopausal period）是指妇女 40 岁后出现的卵巢功能逐渐衰退，生殖器官开始萎缩向衰退过度的时期，是一个逐步变化的过程，一般发生在 45～55 岁之间，平均持续4 年。绝大多数妇女可逐渐适应这一生理改变，无需处理。但如超过生理限度，个人神经系统不稳定，也可出现一系列自主神经功能失调的症状，影响工作、家庭及个人健康。更年期生理变化的主要特点表现为卵巢功能衰退，随着卵巢功能的衰退，开始时表现为无排卵型月经，整个周期受雌激素的影响，月经周期不规则，出血量时多时少。当卵泡停止发育，分泌的雌激素量少到不足以刺激子宫内膜生长以致脱落时无月经，称绝经。

围绝经期保健的重点：

（1）多宣传更年期生理卫生知识，让妇女自身明白这是一个生理过渡时期，经过 1～2 年就可自然缓解，有利于解除不必要的精神负担。同时家庭成员、邻居、伙伴同事们也应了解更年期的主要表现，在工作上、生活上给予她们关怀和体谅。此外，要避免过重、过累、过度紧张的工作劳动；避免精神过度紧张，尽可能避免不良精神刺激，给她们创造一个轻松愉快的环境。

（2）指导围绝经期妇女的活动与休息，加强身体锻炼，但不能过分，不能太剧烈和紧张，要量力而行。多参加集体活动，包括娱乐活动。调整睡眠习惯，保证充分的休息时间。注意饮食健康，预防肥胖、骨质疏松及其他老年疾病，保证营养供给。

（3）对围绝经期综合征症状较明显的，指导就诊，进行心理干预及对症治疗，采取适当的药物治疗。

（4）围绝经期妇女每年进行一次全面身体检查、妇科检查和防癌检查。

（七）妇女病、性病、艾滋病防治

社区护士除了做好妇女保健工作，还要定期进行乳腺癌、宫颈癌等妇女常见病、多发病的普查工作，还可以教会一些自我检查的简单方法，提高妇女识别自身异常情况的能力。组织妇女进行健康宣教，普及常见病、多发病的科普知识，提高治病防病的保健意识，降低发病率，提高治愈率，不断提高妇女的保健水平。

随着社会发展，妇女、儿童性病及艾滋病病毒（HIV）感染逐渐增多。社区护士要向广大群众特别是妇女宣传性传播疾病的有关知识及危害性，提高她们自我防护意识，养成良好的生活习惯。同时，社区护士还要对已发现的患者调查追踪，行之有效地治疗，消灭传染源，保护妇女儿童的身心健康。

三、社区妇幼保健护理服务现状

（一）家庭访视

家庭访视是社区护理的主要服务形式之一，大量事实证明，家庭访视在保护妇女儿童身心健康方面起着不可或缺的作用。

1. 家庭访视的发展空间

社区护理担负着社区初级妇幼保健工作，"预防性服务"是其工作的重要内容。社区护士通过家庭访视方式，接触辖区内相关居民家庭，与之建立相对稳固而持久的联系，可以有针对性地开展初级妇幼保健工作，如深入家庭开展健康教育、孕期指导、产前检查、计划免疫、更年期心理健康咨询、婴儿喂养、龋病和近视防治宣教等，向访视对象提供促进健康的生活方式与疾病预防的相关知识，使访视对象足不出户便可获得相关的保健知识与信息，从而实现了预防为主，促进健康的目标。

家庭访视是医院医疗护理工作的延伸。随着人民生活水平的提高，人们越来越希望得到"个性化"的医疗护理服务，而医疗费用的不断上涨，又使人们更多地选择"居家医疗护理照护"。例如，多数妇女在医院生产后，愿意尽早出院回家休养，希望在家庭环境中得到来自专业人员的关于产褥期护理和科学育儿的正确指导；围绝经期的女性更期盼在这种"似病非病"的人生特殊阶段得到富有个性化的心理支持和症状需求，家庭访视是能够满足这些需求的有效途径和方式。如按照访视规定，在产妇产后1~10天内，社区护士应上门对产妇进行家庭访视，为母亲和婴儿进行体格检查(检查产妇子宫复原、恶露变化和乳房情况；检查婴儿发育、心肺情况、黄疸情况)、指导婴儿喂养及护理等。通过家庭访视，可使产妇享受到产后全程科学的医护服务，有效地减少了并发症的发生。由此看出，家庭访视是医院医疗护理服务工作的延伸，它架起从医院到家庭之间的桥梁，避免了从医院过渡到家庭期间出现的脱节现象，解决了病人出院后护理支持不足的问题。

目前，我国社区针对妇幼群体的家庭访视已在许多地区展开，创造并积累了许多可借鉴的经验，如一些城市的妇产科医疗机构成立了"月子服务中心"，向居家产妇提供有偿访视服务，由产妇提出申请，中心就服务内容及服务质量做出承诺，双方签订协议书，家庭访视护士统一着装，上门访视佩带上岗证，服务结束后由产妇及其亲属对服务质量进行反馈。由此推而广之，以妇女儿童为服务对象的家庭访视因其服务群体需求量大、可挖掘潜力多而显示出不可估量的市场前景。

2. 家庭访视中存在的问题

作为一种社区护理服务形式，家庭访视早已被众多经济发达国家广为利用，例如产妇和新生儿的家庭访视已经成为美国社区医院产后常规护理工作的重要组成部分，呈现出网络化、市场化格局。在我国，随着社区功能和影响的不断扩大，家庭访视在预防疾病、促进健康中的作用日益凸显。但存在着一些不容忽视的问题。

(1)缺乏专业家庭访视人员。目前，家庭访视护理在我国的发展存在着地区间的不平衡，在一些大中城市，已经出现了一批经过专业培训的家庭访视人员，但是从整体上看，仍然呈现专业访视人员匮乏状态，在一些中小城市，从事妇幼保健家庭访视的人基本上是各社区卫生服务机构的护理人员，她们多数没有接受过正规的家庭访视专业培训，普遍缺乏权威机构颁发的资质认证，这使访视人员与被访视对象均暴露在权益无法律保障的危险地带，由此而来的医(护)患纠纷将会给家庭访视这一新生事物带来负面影响，阻碍家庭访视护理工作的良性发展。因此加快社区护士岗位培训及资格认证工作的步伐已成为当务之急。

(2)专业教育和实践严重滞后。近年来，随着护理科学的发展和护理职能的拓展，为数众多的护理院校为适应护理人才市场的需求，在课程设置中，加强了社区护理的教学力度，专门开设了"社区护理"课程，但因其属于新兴学科，许多任课教师本身关于社区护理及家庭访视的相关知识结构尚未构建完善，尤其缺乏家庭访视实践，因此，在授课中存在"照本宣科"现象，所培养的学生由于不具备家庭访视技巧，在家庭访视实践中经常面临一些尴尬局面，被访家庭和访视对象常常对学生心存戒备，以致于不信任、不接受甚至拒绝访视。教育上的不足会使家庭访视护理人才愈加短缺，是阻碍社区妇幼保健工作深入开展的原因之一。因此，如何优化社区护理专业教育教学结构、强化家庭访视实践教学环节，是摆在护理教育工作者面前的一个值得研究的课题。

(3)访视内容单一，以经验型护理为主。不同社区医疗卫生服务单位的访视工作内容大都只是送药、打针、输液，在做过产前和产后家庭访视的人中，其工作也多是通知体检和计划免疫时间、地点等等。这说明当前在家庭访视护理工作中，仍存在工作内容单一、经验型护理倾向。事实上，针对社区妇女儿童的家庭访视内容非常丰富，如孕前教育、孕期检查、产褥期检查指导、婴幼儿喂养护理指导、围绝经期咨询和健康教育、儿童维生素 D 缺乏病（佝偻病）防治、沙眼及龋齿筛查与防治、儿童、青少年生长发育检测、妇幼心理健康教育等等。对家庭访视功能的开发，可以有效地利用社区医疗资源，是提高社区妇幼保健工作质量最直接、最有效的手段，同时提高它的科学性，是家庭访视这一工作方式得以存在和发展的基础和保证。

目前，我国妇幼社区护理服务基本还处在起步阶段，社区护士在妇女、儿童各期健康教育与咨询中的作用也亟待提高。在社区，人们更习惯于将医生作为自己的健康教育者，而不是护士。这一方面与我国过去几十年护理教育以中专为主，护士在受教育程度和专业素质上都明显低于医生的现状有关；另一方面，长期功能制护理不仅给大众留下了护士只会打针发药的印象，而且，从护士本身来说，也养成了对医生的依赖性，不是争取在自己能力所及的范围内，做一个健康知识的传播者，而是把咨询和教育的任务习惯性地推给医生。因此，在加强对护理工作成就的宣传力度，改变社会对护理的态度的同时，护士本身也需要提高业务素质，并且要改变对自我价值的认识，积极主动地参与健康教育工作，成为健康教育的生力军。

随着健康新概念的深入，优生优育的普及，广大孕产妇及年青的父母迫切要求提供各种咨询与健康教育服务，如产妇各方面的自我保健和新生儿喂养、新生儿护理知识的健康教育等社区护理服务。今后，妇幼社区护理服务应扩展家庭访视深度与广度，向妇女、儿童提供各种健康保健等服务，为妇幼保健对象建立健康档案，维护和促进其健康状况。

第二节　社区老年护理

人口老龄化已成为世界各国关注的问题，健康老龄化观点的提出，对老年人的医疗预防保健工作提出了更高的要求，社区护理是社区保健工作的重要组成部分，维护老年人的健康正成为社区护理工作的重点之一。

一、概述

（一）概念

人口老龄化是指一个国家或地区在一个时期内老年人口在总人口中的比重不断上升的现象或过程。比重越高，老龄化程度越高。

联合国把一个国家 65 岁及以上人口比重超过 7% 定义为老龄化社会。促使人口老化的直接原因是生育率和死亡率降低。当人口自然增长率下降、儿童和少年人口所占比重也下降，而成年人和老年人的比重上升时，人口学和统计学的这种现象为人口老化。

（二）老年人划分标准

西方发达国家根据俾斯麦（Bismarck）规定的 65 岁为退休年龄并以此作为老年期的开始。1982 年联合国老龄问题世界大会上提出以 60 岁为老年期的开始年龄，我国与此一致。最近世界卫生组织提出了新的年龄划分标准，规定：44 岁以下人群为青年人；45～59 岁的人群为中年人；60～74 岁的人群称为老年人（老年前期或准老年期）；75 岁以上的人群称为老年人；90 岁以上的人群称为长寿老人。

（三）老龄化问题

据报道，自1985年法国成为世界上第一个老龄化社会的国家以来，当前，在全世界190多个国家和地区中，约有60多个已进入"老年型"。老龄化已成为21世纪不可逆转的世界性趋势，也是社会进步的表现。

我国已于1999年进入人口老龄化国家的行列。目前60岁以上老年人口已达1.34亿，占全国总人口的10%，并以年平均3.2%的较高速度持续增长。据专家预测，老年人口到2020年将达2个亿，到2050年将达4个亿左右，占总人口的1/4以上。上海自1979年成为中国最早步入老龄化社会的城市，目前也是中国老龄化社会最严重的城市，老龄化程度高达13.4%，进入8%以上的地区有浙江、北京、天津、江苏、重庆、湖北、湖南、广西、四川、山东、安徽、辽宁、陕西，共14个省市。但我国与发达国家老龄化不同，前者是未富先老，后者是先富后老。

人口老龄化的结果，势必对老年人本身，对家庭、社会及国家带来一系列新问题，我国老龄化过程中的问题有其特点，主要包括以下几点：

（1）老龄化速度过快、社会养老压力加大。

（2）城乡老人收入水平较低，增长慢。

（3）空巢老人、高龄老人增长较快，老人服务和养老方式面临挑战。

随着独生子女家庭增多、家庭小型化和市场经济的发展，传统家庭养老已面临挑战，代际之间的孝道、赡养、照料老人的观念日益淡化，家庭对老人提供最基本生活保障的传统不断削弱，获得子女经济支持的老人比例下降。

4.医疗保险覆盖率低，农村缺医少药

老年人是疾病的高发人群，据卫生部调查，老年人发病率比青壮年要高3～4倍，住院率高2倍，许多老人因病和高龄老人生活不能自理。卫生部资料显示农村老年人由于医疗资源分配不合理，缺医少药、看不起病的现象更普遍，贫困地区患病未就诊的达72%，应住院而未住院的高达89%，因病致贫和返贫的达50%。

针对以上问题，有研究者认为，老有所医，是提高老年人生活质量的关键，建立以社区为中心的老年福利服务体系是提高老年人生活质量重要途径。

二、老年期生理、心理变化及特征

（一）生理性衰老的主要表现

在人体结构成分上，出现水分减少、脂肪增多、细胞数减少、器官功能下降等衰老变化；在代谢上，老年期的特点则是退行性、异化性和分解性，这种倾向通常在衰老症状出现前就已开始了。这些退变引起老年人形体的变化、听力视力的下降、对内外环境改变的适应能力下降，体力活动时易心慌气短，活动后恢复时间延长；对冷、热适应能力减弱，夏季易中暑，冬季易感冒；对体位适应能力减退，血压波动大，代谢能力低下。

（二）老年人心理精神变化特点

1.老年人个性心理特征

（1）老年人的记忆，特别是近记忆减退明显，对新鲜事物不敏感，想象力衰退。

（2）情绪易波动，易患抑郁症。

（3）性格改变：人到老年，精神活动由倾向外界事物的变化，渐转为"内向"的趋势，留恋往事,固守旧的习惯,自我封闭,可以一改以往性格,判若两人。这与大脑皮质额叶先退化有关。

(4)行为改变:由于大脑皮质的衰变,受皮质控制的皮质下部的本能活动占优势,因此部分老年人会出现一些如儿童的行为。

2.情感和意志活动的改变

(1)失落感:即心理上感到若有所失。多数老年人大半生投身于事业,和工作融为一体,工作缠系着他们的思想感情,离开工作多年的岗位和同事,自然感情上依依不舍。离退休后,经济收入明显降低,顾虑重重,担心生活负担过重等等。表现出沉默寡言、闷闷不乐,易激动、急躁、发怒,女性则可多见伤悲、暗自落泪。

(2)自悲感:老年人上了一定年纪,遇事感觉力不从心,产生一种风烛残年的老朽感和沮丧感。另外则自觉周围的人对自己不像以往那么热情、容易接近,办事阻力增加,有时要看他人的脸色做人,有一种人走茶凉、人情冷淡、被人抛弃的感觉。

(3)孤独感:由于退休,离开了工作岗位,远离了社会生活和群体,人际交流的范围缩小,以至信息沟通障碍,有与世隔绝之感。子女长大成家,各奔东西忙于工作,无暇顾及或丧偶而易产生孤寂、烦闷、无所适从,本来开朗、爱说、爱笑、好动的人变得消沉、抑郁、少言、懒动、情感淡漠。

3.自我意识及心理状态的改变

有人根据老年人对"老"的认识和评价,对晚年的生活态度、情感体验以及自我控制和自我调节能力等情况调查研究,将老年人的自我意识及心理状态分为三种类型:

(1)积极乐观型,其特点为认老服老,承认岁月不饶人,能对自己作出正确评估,晚年情绪乐观、向上,有精神寄托。生活内容比较丰实,过得比较愉快而有意义。

(2)极悲观型,其特点是对过去和现在缺乏正确的评估,晚年生活不尽意,情绪低落、无精神安慰,忧伤多于欢乐。

(3)中间型,其特点是介于上述两者之间,晚年生活平淡、情绪稳定,既无过分的伤悲又无特别的欢乐,以普通劳动者居多。他们一生的思想简朴,说得少、干得多,安于现状,易于接受现实。

以上是老年人的心理精神变化的普遍特点,由于个人素质不同、实践经历不同,所接受的教育不一样,因而存在着较大的个体差异。特别是老年人因疾病的直接或间接影响,尚表现出更为不同的心理精神变化,甚至异常的心理精神变化而成为老年精神病,应予以尽早发现和防治。

(三)老年人的角色适应

人进入老年,将经历离退休的变化,这是人生中较大的角色变化,由往日社会工作中的领导者、决策者、在职员工、家庭经济的支撑者,变为离退休人员、家庭服务接受者,情绪会波动很大,应尽量帮助老年人对角色的心理适应。

1.对离退休和职能变化的适应

退休是人生中的一大转折点,一般人需要经历期待期、退休期、适应期和稳定期四个时期才能适应良好,尤其是适应期,此期是心理问题出现最突出的时期,必须以新的生活内容充实退休生活,否则,长期懒散的生活会使人厌倦,甚至出现一时性的心理和生理上的失常和失调,出现一系列不适应反应,而被称之为"退休综合征"。可建议和帮助老年人寻找新的精神生活、发挥其余热,如参加居委会工作,校外辅导员,夜校教师;或者学习新知识、新技术，如上老年大学、编织、烹调、做小工艺品；参加老年活动，如下棋、唱歌、练武术、跳舞。建立起新的生活规律，使他们在角色转换过程中的不适应期尽量缩短。

2. 家庭和家庭关系的适应

人退休后，生活范围主要是家庭，因此家庭的结构、成员彼此的关系以及老年人在家庭中的地位等都对老年人的心理状态有影响。不少人在离退休后，感到自己在社会和家庭中的地位降低了，变得敏感多疑、易怒易吵，造成家庭气氛的紧张。老年人在家庭中应本着"大事清楚、小事糊涂"的处事态度和"大事化小、小事化了"的原则。多寻找自己的开心事、做一些力所能及的事，从而进一步体验人生的价值和意义。

3. 生活事件的应付

老年人重要的生活事件常有以下几种：

(1)丧偶：丧偶是一个重大精神刺激，老夫妻之间的互相依伴，不仅是生活上互相照顾，更主要是精神寄托，自己一下子变成鳏寡老人，孤单又寂寞，使进入晚年的老年人失去信心而陷入苦闷、忧伤、孤独之中。由丧偶导致的不良情绪，往往要经过呆木(老年人表现出悲痛欲绝，思念之情让其精神麻木)、思念死者、抑郁、恢复等四个阶段，一般需要一年左右才能缓和下来。

(2)再婚：随着生活条件的改善，物质水平的提高，人的寿命延长了，"人活七十不稀奇"。老年人丧偶后再婚率明显增加。老年人再婚是一种很正常的现象，子女应该支持和鼓励，不应给予阻挠，在丧偶老人自愿的前提下，重组家庭。

(3)丧子(女)：晚年丧子是人生的一大恸事，这不仅是父母与子女的亲子情缘，还涉及老年人日后的关照、赡养及善后的问题。处理这件事情，应在安慰老人的同时，鼓励老人振作精神，维持乐观情绪，做情绪的主人，与家人共度难关。

(4)经济困窘：老人离退休后，或多或少会给经济来源带来一定影响。在目前养老保险尚未普及的情况下，靠儿女赡养的老人则有寄人篱下之感，加之部分儿女态度不好，在一定程度上挫伤老年人的自尊心使老年人在忧愁中度过残年。

此外，老年人还可能遭受自然灾害、财产损失、车祸、疾病等意外事件导致角色的改变和精神心理变化，影响其身体健康。良好的心理状况、愉快的心情，能使人精神振奋。所以，老年人要能正确分析客观事物，充分调节身体各器官的生理功能，提高体力、脑力劳动的效率，增加战胜疾病、克服困难的信心和力量。老年护理工作者要广泛开展心理健康的指导，提高健康水平。

三、常见健康问题

老年护理是研究老年人和老年病护理的学科，是老年医学中的一个分支学科，也是护理学的一个分支。人进入老年期后，身体各器官功能开始衰退，慢性病罹患率高，对医疗保健的需求也越来越多，无论是从老年人自身还是从老年人的照顾者来说，都需要医疗、社区等方面的支持和帮助，老年护理也就成为老龄化社会中社区护理的工作重点，提高老年人生活质量将成为社区护理的重要目标。

（一）老年常见病的护理

1. 高血压

高血压是老年人的常见病、多发病。60 岁以上的老年人约有 1/3 患有高血压。老年人高血压的病程大多较长，有时长达几十年。高血压是慢性疾病，自我保健可以稳定情绪，控制其发展，延长寿命。其自我保健指导如下：

(1)科学健康的生活起居：老年人应养成有规律的生活，戒烟限酒，避免过度劳累、紧张的刺激，适当参加文娱、体育活动，使生活富有情趣，保持乐观稳定的情绪。所有保健措施中，心理平衡是最关键的一项。保持良好的快乐心境几乎可以拮抗其他所有的内外不利因素。神经免疫学研究指出，良好的心境使机体免疫功能处于最佳状态，对抵抗病毒、细菌及肿瘤都至关重要。

(2)合理的饮食：控制每天摄取的热量，预防肥胖，控制体重。提倡低脂、低糖、低盐、低热量的易消化营养均衡的饮食。

(3)药物应用：轻度、轻度高血压在调节饮食和精神情绪后仍不能控制者，可使用降压药物。严重的高血压患者需长期服药，根据个人情况选用抗高血压药品。在降压药物应用时，应注意定期测量血压，观察药物的效果及不良反应。

2. 冠心病

冠心病是威胁人类生命的主要疾病之一，随着增龄，容易发生冠状动脉粥样硬化，动脉管壁增厚变硬，管腔狭窄或阻塞导致心肌缺血引起心脏病。其护理要点：

(1)加强健康教育和指导：掌握心肌梗死发作特点和心绞痛发作规律，去除诱发因素，如劳累、寒冷刺激、饱餐、用力排便、情绪激动。控制易患因素，积极控制糖尿病、高血压、高血脂。高血压、高脂血症、吸烟是冠心病的最主要的危险因素。因此，控制高血压及降低偏高的血压是预防冠心病的重要步骤。

(2)合理饮食：饮食总热量不应过高，防止超重，应避免进食过多的动物性脂肪和富含胆固醇的食物。超重者应减少每日总热量，并限制糖类食物。饮食宜清淡，多进富含维生素的蔬菜、水果和富含蛋白质的食物，并尽可能以豆油、菜油、麻油或玉米油作为食用油。

(3)建立健康的生活方式：做到"生活有节、起居有常"，定时作息、早睡早起，得到充分休息睡眠，坚持体育锻炼。培养良好心态，寻求各种途径来日常生活中的紧张情绪。提倡不吸烟，可饮少量酒。

(4)心绞痛的处理措施：对于有心绞痛发作史的老年人应随身携带保健药盒(硝酸甘油、亚硝酸异戊酯、硝苯地平、地西泮)。其中，硝酸甘油应半年更换1次，以保证药效。如心绞痛发作时，老年人不要紧张、惊慌，应立即停止活动，舌下含化硝酸甘油 0.3 - 0.6 mg 1 - 2 分钟即能缓解；含化二硝酸异山梨醇 5 ~ 10 mg，则 5 分钟有效；也可用硝酸异山梨酯(易顺脉)口腔喷雾剂数秒即可奏效。对于心绞痛发作频繁者，应定期服用抗心绞痛的药物，如硝酸异山梨酯、硝苯地平等。当心绞痛持续服药不能缓解时，应警惕心肌梗死，送医院处理。

(5)急性心肌梗死的处理：急性心肌梗死确诊后，如果病情轻，无并发症者，应送医院治疗；病情严重，出现休克、心律失常、心衰等，应就地抢救，注意，在急性期应绝对卧床休息，保持休养环境安静和情绪稳定，勿用力大小便，以免加重心脏负担。在心肌梗死病情稳定后，逐渐增加活动量。同时，定期到医院复查，预防复发。

3. 慢性支气管炎和肺炎

60 岁以上老年人患支气管炎比 30 ~ 40 岁中青年人高 6 ~ 7 倍，70 岁以上老年人死亡原因有 1/4 与肺炎有关。老年人因呼吸道受吸烟、污染、过敏、寒冷、感染等影响因素引起慢性支气管炎反复发作，分泌物聚积，易诱发感染和肺炎。

慢性支气管炎和肺炎的护理要点：

(1)加强预防保健意识，避免诱发因素的刺激。改善环境卫生，防止空气污染。自觉戒烟,注意气候变化,气温骤变时及时增减衣服,预防冷空气刺激及伤风感冒。

(2)坚持体育锻炼,增强体质和抗病能力。饮食多样化,多吃蔬菜、水果和易消化的半流食物。吸烟病人戒烟,避免烟尘和有害气体。

(3)发热、气促、剧咳者,嘱其适当卧床休息。鼓励有效咳嗽,变动体位,定期翻身、拍背,促进痰液排除;呼吸困难者取半坐位。

(4)正确指导老年病人进行雾化吸入,防止老年人因神志不清把雾化吸入管咬碎,可在管口上接一段橡皮管,以保证安全。蒸气吸入,要注意蒸气温度,勿烫伤。

4.糖尿病

糖尿病是现代疾病中的第二杀手,其对人体的危害仅次于癌症。其实,糖尿病本身并不可怕,可怕的是糖尿病的并发症,糖尿病带来的危害,几乎都来自它的并发症。在我国糖尿病患者中,合并高血压者多达1200万人,脑卒中者500万人,冠心病者600万人,双目失明者45万人,尿毒症者50万人。预防糖尿病只是我们的第一道防线;当这道防线被击溃后,我们还有第二道防线,预防糖尿病并发症;还有第三道防线,降低糖尿病慢性并发症引起的残废和早亡。早期诊断和早期治疗,常可预防并发症的发生,使病人能长期过上接近正常人的生活。其护理要点:

(1)对糖尿病病人及其亲属进行糖尿病自我保健教育,使他们了解糖尿病的基本知识和护理要求。

(2)帮助糖尿病老人建立糖尿病病人的生活方式、达到自我控制糖尿病的目的。老年糖尿病70%～80%单纯靠限制饮食和适当运动即可控制。坚持低糖、低脂、高维生素、富含蛋白质和纤维素的饮食;饮食定时、定量,戒烟、酒和刺激性食物;坚持适量的体育活动,抑制肥胖和调节血糖浓度。此外,好的心态对糖尿病的预防和治疗有积极作用,因为各种心理不平衡会加强胰岛素抵抗,促使糖尿病的发生。糖尿病人应忌过度劳累、紧张、激动、焦虑等,否则会使病情加重。

(3)自我生活护理:注意个人卫生,勤洗澡、勤换内衣裤,防止泌尿系统感染;加强足部护理,宜穿合适、宽松、干燥、清洁的鞋袜和软底平跟鞋,不赤脚走路,不用热水袋及电褥子取暖,注意水温,勿烫伤足部;不穿紧身衣裤;不搔刮皮肤,皮肤有轻微损伤,应及时保持清洁、干燥、防止感染。

(4)糖尿病用药的观察和危险信号识别:老年糖尿病应用药物一般以口服为多,注意定时、定量服药和进食,否则易出现低血糖反应。老年糖尿病人感觉头昏、四肢无力、大汗、饥饿等时,应警惕低血糖出现,及时食入少量含糖的饮料,以避免低血糖反应的发生。要对糖尿病慢性合并症加强监测,做到早期发现,早期预防,如出现"三多一少"症状加重,应去医院检查;若出现意识障碍、昏迷,应警惕酮症酸中毒,急送医院救治。

5.老年骨质疏松症

随着人口寿命的不断增长及老年人口不断增加,作为中老年退行性重要疾病之一的骨质疏松症及其所引起的骨折已成为一个严重的社会问题而备受老年学者的关注。据我国部分省市统计,60岁以上的老年人骨质疏松症发病率约为59.89%,每年因骨质疏松症而并发骨折的发病率约为9.6%,并有逐年增高的趋势。特别需要强调的是,目前医学上还未有安全而有效的根治方法,帮助已疏松的骨骼恢复原状,因此,正确认识、早期预防显得尤为重要。其护理要求:

(1)加强健康宣教,引起病人对骨质疏松症的充分重视,正确对待此疾患。

（2）鼓励病人进行户外活动，如散步、晒太阳。长期循序渐进的运动，不仅可减缓骨量的丢失，还可明显提高骨盐含量，并促进骨细胞的活性。不要经常采取跪坐的姿势。保持正确姿势，不要弯腰驼背，以免增加骨骼负担。

（3）保持均衡饮食，以确保摄取足够的钙质及维生素 D。专家建议，每日钙摄取量，青少年约 1300 mg、成年女性约 1000 mg。饮食中须有足够的维生素 C 及矿物质锌、锰、铜等，才可防止骨质流失。戒烟，减低或避免饮酒。

（4）改善居室环境，用物摆放得当，防止因反应迟钝、体力活动能力低而导致绊倒骨折的意外伤害。若已有意外发生，应积极寻求救治。

（5）适当应用防治骨质疏松症的药物，如钙剂、雌激素、活性维生素 D、降钙素、二磷酸盐、氟化物等。

（6）定期接受骨质疏松检查。

6. 阿尔茨海默病

阿尔茨海默病（alzheimer，AD）也称老年性痴呆症，是一种慢性大脑退行性变性疾病，以缓慢进展的智力减退为特征，最终导致无力进行日常生活和人格的持续变化。随着社会人口的老龄化，老年痴呆的发病率有逐年增加的趋势，目前位居老年人死亡原因的第 4 位。痴呆的病人不仅给社会和家庭带来巨大的经济负担，还直接给照料者带来身心压力。如何做好痴呆病人的护理及给照料者提供支持是当今社会迫在眉睫的问题，也是提高痴呆老年人生活质量的关键。其护理要点：

（1）生活护理：

1）饮食：餐具不要用易破损的塑料制品，不要用尖锐的刀叉，餐具的颜色要鲜明，餐桌要放在明亮的地方。食物切成一口能吃下去的大小为宜，进食速度要慢些，不要吃黏性的食物。有时病人会忘记咀嚼而下咽食物，造成哽咽的危险。

2）衣着：为病人准备的衣服不要太多，颜色最好一致，尽量少装饰，要宽松柔软，外衣两面穿的更好，用尼龙搭扣替代拉锁，以免伤及病人。

3）出行：病人外出要有人陪护，防止走失和交通意外。散步等适当的锻炼有益于病人的睡眠和生理平衡，但运动量须循序渐进。病人可能做出令人尴尬的事情，只要不危害他人和社会，就不要刻意去纠正或训斥，最好的方法是转移他的注意力。

4）居住：居室要宽敞，设施简单，光线充足，室内无门槛、地毯等障碍，地面要防滑，床边最好有护栏。刀剪、药品、杀虫剂等要收藏好，煤气、电源等开关要有安全装置，使病人不能随意打开。病人的生活环境最好要固定，不要频繁更换。在病人活动区域最好安装夜用小灯。

（2）心理、情感的护理：鼓励患者与家人和亲友交往，从思想上、情感上尽可能沟通，减少孤独感，有幻觉症、特别是迫害妄想症者表现思维偏执、固执，对这类病人要给予语言的暗示诱导分散其注意力，因为他们有记忆障碍，一旦有外来干扰，注意力很快就转移，要求工作人员耐心、尊重病人，倾心与其交谈。

（3）记忆训练：记忆训练是指一系列的提高记忆能力的技术，包括提高客观记忆能力如记忆技能的训练，帮助病人形成与目前记忆功能相适应的观念，通过放松性练习控制影响记忆功能的变量。有研究表明，回忆治疗是一项有效的护理措施，有许多种回忆明显有助于提高痴呆老人的自我价值，当痴呆病人由衷地谈论记忆起的愉快事件时，他们的语言变得流畅。经验记忆的分享可能导致连贯的交流，有意义的交流可以提高病人的生活满意度。也可以通过一些丰富的日常生活活动来提高语言和记忆能力，意在多用脑、勤用脑，以稳定情绪，保持精神愉快，延缓病程的进展。

有研究表明丰富老人的日常生活有利于预防和减缓疾病的进程。具体措施可根据病人及客观条件来确定，以加强记忆力、计算能力、手工操作、语言沟通等训练，让老人多活动，以丰富老人的日常生活。

（二）老年人的心理卫生保健

1. 老年人常见的精神、心理与社会适应问题

（1）脑衰弱综合征：引起脑衰弱综合征的常见原因有：长期烦恼、焦虑 离退休后，生活太闲，居住环境太静，与周围人群交往甚少，信息不灵。脑动脉硬化，脑损伤后遗症，慢性酒精中毒及各种疾病引起的脑缺氧等。

（2）焦虑症：经常处于明显的焦虑状态，对心身健康有很大影响。造成老年人焦虑的因素有：体弱多病，行动不便，力不从心；疑病症；退休后经济收入减少，生活水平下降、儿孙上班上学时的交通安全、社会治安问题等。

（3）抑郁症：老年抑郁症是老年期最常见的功能性精神障碍，以持久的抑郁心境为主要临床特征，其临床表现以情绪低落、焦虑、迟滞和躯体不适为主，且不能归同于躯体疾病和脑器质性病变。高发年龄大部分在50～60岁，80岁以后者少见。抑郁障碍的发生是渐进而隐伏的，早期可表现为神经衰弱的症状，头痛、头昏、食欲不振等。以后可表现为：情感障碍、思维活动障碍、精神活动障碍、意志行为障碍、躯体症状

（4）离退休综合征：离退休综合征是指职工在离退休以后出现的适应性障碍。离退休后由于职业生活和个人兴趣发生了很大变化，从长期紧张而规律的职业生活，突然转到无规律、懒怠的离退休生活，加之随着离退休后社交范围的缩小，人际关系发生了改变，这种应激因素对心理、心身方面的干扰，使一些老年人在一个时期内难以适应现实生活，并且出现一些偏离常态的行为，甚至由此而引起其他疾病的发生或发作，严重地影响了健康。

（5）空巢综合征："空巢"是指无子女或子女成人后相继离开家庭，形成中老年人独守老巢的特点，特别是老人单身家庭，西方国家称之为"空巢"。随着中国的社会文化变迁，大家庭解体，社会结构以核心家庭为基础，人们的家庭观念淡漠及工作调动，人口流动，住房紧张，年轻人追求自己的自由与生活方式等原因，都造成不能或不愿与父母住在一起。老人晚年盼望的理想落空，孤独、空虚、寂寞、伤感，精神委靡，常偷偷哭泣，顾影自怜，如体弱多病，行动不便 时，上述消极感会更加重。久之，会减低身体免疫功能，为疾病敞开大门。

（6）高楼住宅综合征：是指一种因长期居住于城市的高层闭合式住宅里，与外界很少接触，也很少在户外活动，从而引起一系列生理上和心理上的异常反应的一组症候群。多发生于离退休后久住高楼而深居简出的老年人。其主要表现为体质虚弱，四肢无力，面色苍白，不易适应气候变化，不爱活动，性情孤僻、急躁，难以与人相处等。它是导致老年肥胖症、糖尿病、骨质疏松症、高血压及冠心病的常见原因。也有的老人因孤独、压抑、丧失生活的意义而自杀。

2. 老年人心理卫生保健

护理人员应引导老年人加强自身的心理保健，提高自护能力。其中主要包括：

（1）教育老年人树立正确的生死观：衰老与死亡相邻，人们忌讳谈论衰老。大多数老年人没有正确评价自己是否已经衰老，而是在传统的社会偏见影响下，形成衰老的自我意识。因此，确立正确的生死观，克服老年的恐怖是非常必要的。只有这样，才能以无畏的勇气面

对日益逼近的死亡,才能找到日常生活的意义和乐趣。

(2)指导老人正确评价自我健康状况:许多研究结果显示,老年人普遍自我健康评价欠佳。对健康状况的消极评价,对疾病过分忧虑,更感衰老而无用。因此,在老人身心健康的实践指导和健康教育中,应实事求是,指导老人正确评价自身健康状况,对健康保持积极乐观的态度。

(3)引导老年人正确认识离休、退休问题:人随着年龄增加,由原来的职业功能上退下来,这是一个自然的、正常的、不可避免的过程。只有充分理解新陈代谢,新老交替的规律,才能对离、退休的生活变动泰然处之。

(4)教育老年人充分认识老有所学的必要性:老年人退出工作岗位后,仍然需要学习。学习不仅是老年人的精神需要,而且可以健脑。

四、我国老年社区护理现状

(一)我国社区老人的护理需求

健康问题导致老人在身体、心理和社会适应等方面对家庭的依赖性增加,而传统的家庭养老功能随家庭结构核心化和小型化正大大削弱,迫切需要来自家庭以外长期照护,以补充家庭养老功能的不足。

(1)社区老人护理需求的特点:①可及的和可负担得起的;②复杂的和多方位的。

(2)社区老人的护理需求内容:①基础或专科护理如各种注射、换药等;②健康教育与咨询;③康复指导和功能训练;④临终关怀;⑤托老服务:老人院、老人公寓等。

(3)社区老年护理发展对社区护士的要求:①学历与工作经历的要求:专科以上学历、至少5年以上临床工作经验;②素质要求:主要是对业务能力、人际沟通能力、管理协调能力、个人品质及责任心有较高的要求。

(二)社区护士在老年护理中的作用及目标

社区护士面对社区庞大的老年人群体,应充分利用专业知识,向服务对象提供系列的健康服务,履行其义务,发挥以下作用:

1.在社区老年人中广泛深入开展健康教育

由于社区老年人的文化教育背景不同,对健康的要领认识不一,大多数人对正确的健康观缺乏了解。社区护士必须利用各种教育方式宣传卫生保健的一般常识、常见病的预防保健知识;讲解简单的护理操作技术、自我监护方法,以及用药、饮食、活动、休息等,增强该人群的健康意识,维护自我健康。

2.进行健康评估

建立定期的健康普查制度,定期对该人群进行全面的健康评估,以便及早发现、早诊断、早治疗。尤其对重点老年人群进行详细的健康评估,了解社区健康服务的动态。

3.提供健康咨询

对各种有关健康的问题,提供科学咨询。如帮助老年人适应角色的转变;调整个体的精神心理状态,减少精神紧张及心理冲突;帮助个体寻求健康服务时决策;对不良的生活方式、行为习惯给予科学的解释和劝告,引导他们自觉建立健康的生活和行为方式。

4.对重点老年人进行访视及护理

对社区内已有明确疾病诊断的人群或严重受健康威胁的高危人群,进行上门访视。对需要住院治疗者,帮助与医院取得联系,或直接提供护理,执行必要的各项护理技术操作,向服务对象或其家属传授护理操作技能，帮助提高自我护理能力。

5. 参与社区健康的调查研究

科学的健康指导和有效措施的采取都应有科学研究结果作为支持，只有提高护理科研水平，才能提高社区护理服务水平。

社区老年护理的目标是尽可能地满足社区老年健康需要，增强老年人健康意识和自我护理能力，使老年人能幸福地安度晚年，最终提高老年人的生活质量。

（三）社区老年护理现状

为了适应社会的发展和人们日益增强的医疗卫生保健需求，各级医院已经开展了某些形式的社区护理。其中老年人社区护理内容有：为老年人义诊，系统治疗各种疾病，重点对高血压和糖尿病病人进行病情监测，用药指导，饮食调节和心理疏导等社区护理干预；对需要上门服务的老年人进行个案护理和健康教育等。另外，某些城市还开设了养老院、老年公寓、老年护理院及农村成立的敬老院等。社区医疗服务的开展帮助老年人纠正不良的生活习惯和行为方式，使其逐渐养成良好的健康习惯和保健意识，提高了老年人的生活质量。

1. 我国社区护理中老年护理存在的问题

（1）老年护理控制评估体系不明确：目前，老年人需要接受何种医疗或护理服务，没有严格明确的标准。造成不能根据老年人的不同情况进行分级分流，以至综合医院、康复院、护理院、敬老院、社区护理界限不清、职责不明，造成老年医疗护理服务中资源的浪费。

（2）老年护理人员的人力资源匮乏：目前，我国老年护理的状况无论从护理专业在整个卫生领域的位置还是从今后护理专业在满足老年人口的护理需求来看，我国的护理状况与发达的老年型社会国家还存在很大距离。

（3）老年护理与老年病护理相提并论：长期以来受传统医学模式的影响，人们往往将老年护理与老年病护理相提并论，使得老年护理在某些方面进入了误区。老年病护理基本上只是针对老年人的某种疾病而采取的相应护理措施。以老年人为对象的护理工作重点在于帮助老年个体应付实际或潜在的健康问题，老年护理的对象不只限于老年个体和老年群体，还包括老年人的家庭成员及其他相关人员。由于老年护理的范围超出了传统医疗护理范围，实施老年护理的场所也就不只局限于医院，它涉及到老年人的家庭、敬老院等，在这些地方都需要老年护理专业人员的服务。所以老年护理有别与老年病护理。老年护理不仅是单一的疾病护理与生活照顾，而是更深层次的掌握，促进老年人健康的知识和方法，以维持老年人最佳功能，使老年人无病长寿，缩短老年人被照料的时间，提高生活质量。

（4）社区老年护理工作与需求之间差距较大：目前，社区老年护理工作的现状离老年人的要求还相距较远。我国的老年卫生工作，一是以疾病治疗为中心，忽视了预防保健和康复、护理；二是以大中医院为中心，忽视了基层老年卫生保健工作。表现在社区老年卫生服务方面，没有健全的卫生服务体系，存在量的欠缺。另有超过20%的老年人希望社区提供日间照料服务，而目前实际能提供的服务与老年人的需求相差4～5倍。50%的老年人愿意在所居住的街道卫生服务站接受一般疾病的防治和一般医疗护理服务，但还有接近半数的老年人因为这些医疗服务设施在医疗条件、技术水平和服务质量等方面存在的种种问题而表示不愿接受这种机构提供的服务。

2. 我们应采取的对策

（1）健全老年护理控制体系：建立独立的考核监督指标体系；建立合理的老年保健评估制度，目前可以建立一个各级综合医院、康复医院、护理医院的老年患者的出入院的相应的标准，界定老年保健、医疗、康复、护理各项服务之间的界限。建立居家养老的照料体系。

（2）建立较为系统、完善的社区护理和卫生服务体系，构筑无缝隙的护理模式：要提升老年护理品质，就必须为老年人提供连续的护理，不应停留在传统的疾病护理层面上，应该构筑无缝隙的老年护理模式，在健康和疾病的动态过程中社区发挥着重要的作用。护理人员可以通过对老年病人进行定时家访、电话追访、定期随访等方式，对老年人健康和功能状况进行评估，提供适当的护理和其他健康保健服务，并且参与评估此类保健的可行性及有效性。包括策划和安排治疗，协调医患关系，争取老年人家庭成员的支持和配合，协调不同专科医生之间的合作，协调医生、护士、医疗技术人员、社会工作者等之间的合作。既承担传统的护理责任，又承担着教育者、保健管理者、个人或群体卫生顾问等角色。有的还包括对老年人亲属的卫生保健指导和教育，甚至帮助协调老年人和家庭成员的关系，改变不良的生活方式等措施进行健康干预，达到很好的效果。

（3）加速老年护理人才培养：老年护理专业人才的培养是当前一项重要工作，根据有关部门提供的资料，目前在护理课程设置和教学内容上没有充分考虑人口老龄化带来的护理需求的变化，这是极需解决的问题。单纯的医疗护理已经不能满足老年人精神、心理、生活等多方面护理的需要。

（4）合理设置卫生资源：随着我国进入老龄化社会，现有的医疗卫生保健机构已不能满足逐渐增加的老年保健需要，诸如医保制度的制定，福利院以及社区卫生服务点的设立，从内容、规模、质量上远远不能满足老年人对健康的要求。因此在社区内进行健康教育活动，讲解老年常见病、慢性病的防治及老年期的保健知识、卫生常识、家庭急救等，帮助老年人纠正不良的生活习惯和行为方式，提高自我保健意识和能力。真正将预防保健融入卫生事业中，建立较为系统、完善的社区护理和卫生服务体系，保证社区护理工作的开展。

老年人社区护理虽然还存在许多有待解决的问题，但随着社会及护理专业的不断发展，前景非常令人看好。今后的老年护理任务不仅是护理和照顾老年病人，更重要的是预防保健，协助健康老年群体有较长的独立生活的寿命，尽可能缩短生命期中带伤残期限，实现健康化老年护理。

第三节　社区康复护理

康复护理（rehabilitation nursing）是康复医学与护理学相互交叉渗透而形成的一门综合性的应用科学，是研究病、伤、残者身体的康复、精神的康复和社会适应能力的护理理论、护理知识和护理技能的科学。

一、康复

（一）康复的定义

康复（rehabilitation）原意是重新、恢复之意。在医学领域里，康复主要是指创伤及患病后的身心功能、职业功能和社会能力的复原。采用各种措施，减轻病伤残者带来的后果，以提高局部与整体功能水平为主线，提高生活质量，回归社会为目标。

（二）康复涉及的范围

1. 康复对象

①病、损、残者的功能障碍；②残疾者：疾病、意外伤害、发育缺陷等致残（全世界约5

亿多）；③急性伤病后及手术后；④各种慢性病者；⑤年老体弱者。

2.康复范围

①神经系统疾病和伤残；②骨关节肌肉疾病和伤残；③感官及智力残疾；④心血管及呼吸系统疾病；⑤精神残疾及其他。

3.整体康复目标

以整体的人作为对象，全面康复为原则，使病人重返社会，实现医疗、教育、工程、社会、职业的全面康复。

（三）康复的服务方式

世界卫生组织提出康复的服务方式有三种：

1.康复机构的康复

康复机构的康复（institution-based-rehabilitation，IBR），包括康复医院、康复中心、综合医院的康复科及康复门诊，其康复服务水平高，但要求病、伤、残者必须来医院接受服务。此类约占康复人数的20%。

2.上门康复服务

上门康复服务（out reaching rehabilitation service，ORS），具有一定水平的康复人员直接到病、伤、残者家中服务，服务的内容有一定的限制。接受此类服务的康复患者约占康复人数的10%。

3.社区康复

社区康复（community-based-rehabilitation，CBR）或称基层康复。依靠社区资源为本社区病、伤、残者就地服务，强调发动社区、家庭和病、伤、残者共同参与，并建立固定的转诊系统，服务面大，服务对象约占康复人数的70%。

（四）社区康复

1994年世界卫生组织、联合国教科文组织、国际劳工组织联合发表的《关于残疾人社区康复的联合意见书》对社区康复的定义是："社区康复是社区发展计划中的一项康复策略，其目的是使所有残疾人享有康复服务、实现机会均等、充分参与的目标。社区康复的实施要依靠残疾人、残疾人亲友、残疾人所在的社区以及卫生、教育、劳动就业、社会保障等相关部门的共同努力"。因此，社区康复与卒中单元的康复在侧重点上是有很大区别的。

社区康复的核心是要充分开发和利用社区资源，重视和加强传统康复法在社区应用的研究，大力推广和普及传统康复法，做到中西结合，从而在技术方法上形成有我国特色的社区康复模式。操作上由社区康复指导中心组织协调，努力维持包括上级医院、社区康复指导中心、社区康复站、家庭康复站在内的康复网络系统正常运转，从而使各环节紧密联系、相互合作，使社区康复落到实处，保证康复工作的连贯性和扩展性。社区康复可推行社会服务模式、家庭病床模式、社会化模式等多种服务途径实现服务目标。

三、残疾

（一）残疾的概念

1.残疾（disability）

指各种原因造成的躯体、身心、精神、社会适应等方面的功能缺陷，这些功能的缺陷，已经明显影响日常生活、学习、工作和社会交往活动。

包括肢体残缺、感知认知障碍、情感与言语障碍、智能障碍、精神情绪与行为异常等。

2.残疾人(disabled person)

有不同程度躯体、身心、精神疾病和损伤或先天性异常的人群的总称。失去部分或全部以正常方式从事正常范围活动的能力，在社会生活的某些领域里不能发挥正常作用，如小儿麻痹症病人、盲人、聋哑人等。

(二)残疾分类标准

国际分类法

1.病损(impairment)

各种原因所致的身体结构、外形、器官或系统生理功能、心理功能的异常，干扰了个人正常生活活动，如：偏瘫、截肢、骨折等，对日常生活、工作的速度、效率、质量产生一定影响，但实际操作能独立完成。主要是器官或系统水平的功能障碍。

2.失能(disabilities)

指按正常方式进行日常独立生活活动和工作的能力受限或丧失。如步行失能、言语理解失能、听说失能、手指活动失能等。属于个体或整体水平的障碍。

3.残障(handicaps)

残疾者社会活动、交往、适应能力的障碍，包括工作、学习、社交等。个人在社会上不能独立，不能履行社会职责。属于社会水平上的障碍。

1987年4月，制定的中国残疾分类标准为：视力残疾(低或盲)、听力语言残疾、智力残疾、肢体残疾、精神病残疾(精神障碍1年以上)等，但内脏残疾没有包括在内。

(三)残疾评定

对残疾进行评定可了解残疾的性质.范围.严重程度；判断预后和制定康复治疗方案，分析疗效提供依据。

残疾评定的步骤包括病史、体格检查、综合功能检查（转移、平衡、步态等）、专科会诊、影像与实验室检查、残疾评定报告书写。

(四)残疾的康复目标

残疾的康复目标主要为四部分：生活自理；回归社会；劳动就业；经济自救。

(五)残疾与康复

残疾首先应根据社会人群残疾发生的规律，针对各种残疾发生特点，在不同层次、不同时期进行有计划地预防。在康复工作中，要根据残疾人残疾程度的轻重程度采取不同的对策。

(1)对于只有组织结构和/或功能上的缺损，而尚未影响至社会生活功能者，应积极进行临床治疗和康复功能训练，以防止功能障碍的出现或发展。

(2)对有个体生活能力障碍，但尚未影响至社会生活功能者，应进行各方面的康复治疗、教育和训练，发展其代偿能力，或以器具辅助补偿能力的不足。

(3)对有严重残疾，以致造成社会生活能力障碍者，除进行康复治疗外，更重要的是在社会层次上调整和改变其生活，学习和工作条件，以利于残疾人重返社会。

三、康复护理

康复护理学是医学的一个重要分支，是促进疾病、伤残者康复及其护理的医学。研究有关功能障碍的预防、评定、处理(治疗、训练)及护理等问题。是医学的第四方面，与保健、预防、临床共同组成全面医学。在社区开展康复护理，可使散居在基层的病伤残者得到康复锻练和指导，利于获得全面康复效果；便于出院病人在社区巩固康复治疗，费用低，开支小；而且可使服务对象保持与周围人群的接触，建立良好的人际关系，易达到最终能参与社会生活的目的。

（一）康复护理对象和范围

康复护理的主要对象是由于损伤、急慢性疾病和老年病带来的功能障碍者、先天发育不良的残疾者及其亲属。

（二）康复护理目的和原则

康复护理的目的是减轻痛苦，促进康复。使病人尽量减少继发性功能障碍，使残余的功能和能力得到维持和强化，最大程度的恢复生活能力。提高生活质量，重返家庭，回归社会。

康复护理的原则：

（1）预防在先，早期进行，贯穿始终（前瞻性）。

（2）心身并举，教练结合，亲属参予（综合性）。

（3）由替代护理—促进护理—自我护理：激发病人独立完成活动（主动性）。

（4）注重功能活动的引发，与日常生活活动相结合（实用性）。

（三）康复护理的基本内容

（1）评定贯彻护理全过程。

（2）康复护理训练和指导。

（3）预防并发症、继发性伤残的发生。

（4）心理护理和健康教育。

（5）患者营养护理指导。

（6）侧重"自我护理"和"协同护理"。

（四）常用的康复护理技术

（1）日常生活活动训练：衣、食、步、行。

（2）体位的变换方法：卧、坐位训练等。

（3）移动动作训练：床上、立位、助行器、上下楼梯及轮椅训练。

（4）呼吸训练：缩唇、吹烛训练等。

（5）排痰训练：体位引流、辅助排痰训练。

（6）排便、排尿训练。

（7）压疮的预防。

（五）康复护理人员的角色

1.照顾者

护理人员要提供给康复对象一切所需的日常生活、活动照顾和执行康复医疗计划，发现护理问题，拟定护理计划，实施护理措施，防范其他并发症，实行预防性康复护理。

2.教育者

身体伤残的发生往往都是意外，大部分患者是慌张，不知所措，沮丧不已，迫切渴望获得一些有关伤残的资料。康复护理人员应组织病人及其亲属共同制定康复计划，并提供有关知识咨询和资料，同时解释各种检查，解答疑惑，以便康复目标全面实现。

3.执行者

护士根据康复计划完成大量的预防和治疗措施，帮助、监督、指导康复对象完成功能训练，维持病人最佳身体和精神健康，预防并发症和畸形的发生，训练病人的日常生活能力。

4．协调者

整体康复是由康复医生、康复护士和其他康复专业人员共同协作完成。康复过程中患者所遇到的治疗、心理、社会问题，护理人员有责任与其他康复专业人员沟通情况、交流信息、协调工作，使康复过程得到统一完善。

5．管理者

康复环境包括生活环境和社会环境，对患者的康复有重要作用，护士不仅要为病人提供良好的生活环境，而且要进行大量的组织工作，协调好各种关系，使病人逐渐适应社会。

（六）康复护理发展前景

康复护理专业的形成始于20世纪70年代，1974年美国成立了康复护理学会，并出版了康复护理专业杂志，1976美国第一所康复护理学院诞生，1986年制定了康复护士资格标准：护校毕业后进修2年，通过资格考试，可成为合格的注册康复护士。20世纪末期，美国有注册康复护士约1800人。

21世纪进入老龄化、信息化和全球化社会。随着老龄人口的增加，慢性病人的增多，社会经济的发展，人类对健康的需求变得更为迫切，对护理学的要求更高，康复护理作为全社会的健康保健事业得到社会的公认和政府的关注与支持。我国是发展中国家，残疾人康复需求量大，目前制约我国康复事业发展的主要因素有：一是康复医技人才的匮乏，我国现有康复医学方面的医技人员为8000~10000名，根据发达国家的资料，康复医生需求量为1/10万人口，物理治疗师为15/10万人口，作业治疗师为8~10/10万人口，显然现有的康复医技人员与实际需求之间存在着巨大的差距，远远满足不了国内的需求；二是康复机构严重不足，尽管国家鼓励有条件的城市增设专门的康复机构，要求二级和二级以上医院开设康复医学科，但仍不能满足日益增多的康复需求。因此，开展社区康复护理势在必行，康复护理将会成为我国社区护理的重要内容之一。

随着科学技术水平的发展，康复技术的提高和康复设备和更新，康复护理技巧也有了逐步的提高，病人回归社会的康复目标成为可能，社会对残疾人的平等权利的维护，使康复护理后期效应成为现实，必将大大提高康复护理在社会上的影响。

四、康复护理的理论基础

（一）中枢神经的可塑性

中枢神经可塑性（plasticity）的机制与神经解剖、神经生理、神经病理、神经免疫、神经化学、神经电等因素有关。

1．功能代偿

中枢神经系统残留部分有巨大的代偿能力。Gardner早在1933年就报道过人大脑半球切除后仍有完成感觉、运动和智力功能的病例。研究证实，中枢神经系统通过功能重新组织，就可能使原有的功能得以恢复。

2．启用次要通路

神经元突触与其他神经元连接的通路，在平时多数处于被抑制状态。当中枢神经受损后，突触的形态和效率发生改变而发挥作用，取代了病变的通路。

（二）周围神经损伤后的再生

完整有效的再生过程包括轴突的出芽、生长和延伸，与靶细胞重建轴突联系，实现神经再支配原来的终末器官。只有再生的轴突已替代外伤所丧失的部分后，才会有功能的恢复。

临床资料表明，人体神经再生并建成有效通路的能力至少可维持12个月甚至更长。

(三)运动疗法的生物力学基础

运动疗法是康复治疗的重要手段之一。它的理论基础涉及到生物力学、功能解剖学、医学等学科知识。生物力学是研究生物体内力学问题的科学，运动疗法主要与肌肉的生物力学骨与关节的生物力学有关，是恢复和保持肌力、肌耐力、关节活动范围所必需的因素。运动疗法能促进创口的愈合、促进肌腱和韧带的愈合、促进软骨愈合与保护关节软骨、利于术后关节活动范围的恢复。运动还有利于提高关节的清除率，被动运动时，肢体和关节血流增加，促进关节腔内细胞和液体的清除。

(四)康复护理训练对机体功能的影响

1. 维持和改善肌肉、骨骼和关节的功能

康复护理训练可以促进全身血液循环，增加骨骼肌肉系统的血液供应，利于骨骼肌肉获得氧。及时正确的训练，还可刺激软骨细胞，增加胶原和氨基己糖的合成，防止滑膜和血管翳形成，对维持和改善关节的活动范围有重要的作用。

2. 有益于保持和增强心肺的功能

运动可使心脏每分输出量增加，呼吸加深加快。心脏每分钟排血量的增加和维持是通过加快心率和增加心排血量来实现的。运动同样增加呼吸容量，有利于氧吸入和二氧化碳的排出，改善肺组织的弹性和顺应性。运动时大量血液流入肌肉，心肺的功能活动也相应增加以适应机体的需要。

3. 提高神经系统的调控能力

适当、适量的运动训练以及增加训练复杂性，能保持中枢神经系统的兴奋性，对改善和提高神经活动的灵活性和反应性起一定的作用，有利于发挥神经系统对全身各个组织器官的调整和谐调能力。

4. 促进物质代谢功能

运动训练时，机体利用三磷酸泉苷(ATP)增多，二磷酸腺苷(ADP)浓度增高又促进细胞内线粒体的氧化磷酸化进行，加速了机体的物质代谢速度。因此，适当运动已成为高血脂、糖尿病、骨质疏松症等基本治疗方法之一。

5. 利于促进代偿功能形成

对于难以完全恢复其功能者，通过康复护理训练健侧肢体或非损伤组织，可以发展代偿能力，补偿丧失的功能。

五、康复护理的评定

功能检查和评估是康复医学的重要内容，对功能障碍的病人首先要进行全面的功能评估，并要贯穿康复治疗的全过程，对指导康复治疗、判断疗效及预后都有实际意义。

(一)运动功能评定

1. 肌力评定

肌力是指肌肉收缩的力量。肌力测定是测定受试者在主动运动时肌肉或肌群的力量，藉以评定肌肉功能状态。有徒手肌力检查与器械肌力测试两种。

肌力测定的禁忌证：骨折错位或未愈合，骨关节不稳定、关节急性扭伤或拉伤、疼痛、关节活动极度受限、严重的关节积液或滑膜炎等为绝对禁忌证；疼痛、关节活动受限、亚急性或慢性扭伤或拉伤、心血管疾病为相对禁忌证。

2. 关节活动度评定

关节活动度(range of motion, ROM)是指关节运动时所通过的最大弧度,常以度数表示。关节活动有主动与被动之分,主动的关节活动范围是指作用于关节的肌肉随意收缩使关节运动时所通过的运动弧,被动的关节活动范围是指由外力使关节运动时所通过的运动弧。

关节活动度测定的主要目的是发现关节活动范围障碍的程度;根据整体的临床表现,大致分析可能的原因;为选择治疗方法提供参考;作为治疗效果的评定手段。关节活动度测量方法有普通量角器法、方盘量角器测量法。

3. 步态分析

(1)步态周期及时相:是行走时,从一侧足跟着地起到该侧足跟再次着地为止所用的时间,被称步态周期(gait cycle, GC)。在一个步行周期中,每一侧下肢都要经历一个与地面接触并负重的支撑期及离地腾空向前挪动的摆动期。单侧下肢站立时称为单支撑期,双侧下肢同时站立时称为双支撑期。

(2)步态分析:有目测分析法与定量分析法。

(3)常见的病理步态:短腿步态、关节强直步态、鸭步、剪刀步、癔病性步态等。

(4)引起异常步态的原因:关节活动受限,活动或承重时疼痛,肌肉软弱,感觉障碍,协调运动异常,截肢等。

(二)日常生活活动能力评定

日常生活活动(activities of daily living, ADL)是指人们为独立生活而每天必须反复进行的、最基本的、具有共同性的身体动作群,即进行衣、食、住、行、个人卫生等的基本动作和技巧。反映了人们在家庭(或医疗机构内)和在社区中的最基本能力,因而在康复医学中是很基本很重要的内容。

1. 标准化的评定量表

(1)Barthel 指数评定;是国际康复医学界常用的方法。Barthel 指数评定简单,可信度高,灵敏度也高,使用广泛,而且可用于预测治疗效果、住院时间和预后(表 4-2)。

表 4-2　Barthel 指数评定内容及记分法

ADL 项目	自理	稍依赖	较大依赖	完全依赖
进食	10	5	0	0
洗澡	5	0	0	0
修饰(洗脸、梳头、刷牙、刮脸)	5	0	0	0
穿衣(包括系带)	10	5	0	0
控制大便	10	5	0	0
控制小便	10	5	0	0
上厕所	10	5	0	0
床椅转移	15	10	5	0
行走(平地 45 m)	15	10	5	0
上下楼梯	10	5	0	0

Barthel 指数评分结果:正常总分 100 分,60 分以上者为良,生活基本自理;60~40 分者

为中度功能障碍,生活需要帮助;40~20分者为重度功能障碍,生活依赖明显;20分以下者为完全残疾,生活完全依赖。Barthel 指数40分以上者康复治疗效益最大。

(2)Katz 指数评定:Katz 指数(Katz index)又称 ADL 指数。评定时按表4-3中标准对6项内容进行评定(在相应栏目之下方框内打"√"),统计出无需帮助(即能独立完成)的项目数,然后按下述标准评级。

表4-3　Katz 指数分级评定表

按下列各项功能进行检查("帮助"一词表示监督指导和他人帮助)

Ⅰ.洗澡—海绵擦洗、盆浴、淋浴

无需帮助　　　仅身体一部位需帮助　　　超过一部位需帮助

Ⅱ.穿着—从衣柜或抽屉取内、外衣,扣纽扣

取、穿衣无需帮助　　　需要帮助(上述内容之一)　　　取、穿衣需帮助

Ⅲ.使用厕所—去厕所,排便,便后清洁,整理衣裤

无需帮助(可能用手杖或轮椅)　需要帮助(上述内容之一)不能去厕所

Ⅳ.转移

上下床,从椅上坐起无需帮助　　　上下床、椅上坐起需帮助　　　不能离床

Ⅴ.控制大小便

完全控制　　　偶有失控　　　需监护、用导管或完全失控

Ⅵ.进餐

无需帮助　除切肉涂果酱外无需帮助　需帮助,或全用吸管,或静脉给液

Katz 指数分级标准:A 级:全部项目均能独力完成;B 级:只有一项依赖;C 级:只有洗澡和其余五项之一依赖;D 级:洗澡、穿着和其余四项之一依赖;E 级:洗澡、穿着、上厕所和其余三项之一依赖;F 级:洗澡、穿着、上厕所、转移和其余二项之一依赖;G 级:所有项目均依赖。

2.日常生活活动用力评定的设备及注意事项

(1)直接观察:ADL 的评定可让患者在实际生活环境中进行,评定人员观察病人完成实际生活中的动作情况,以评定其能力。也可以在 ADL 专项评定中进行,评定活动地点在 ADL 功能评定训练室,在此环境中指令病人完成动作,较其他环境更易取得准确结果。

2)间接评定:有些不便完成或不易完成的动作,可以通过询问病人本人或其亲属的方式取得结果。如病人的大小便控制、个人卫生管理等。

3.独立生活能力评定

独立生活能力评定方法中,最主要的是功能独立性评测(functional independence measure, FIM),这是美国物理医学与康复学会1983年制定的"医疗康复统一数据系统"的核心部分,包括为成年人用(FIMSM)和儿童用的(WeeFIMSM),FIM 广泛地用于康复机构,用以确定入院、出院与随访时的功能状态,可以动态地记录功能变化。

(三)神经电生理检查

神经肌肉电图是康复医学中必不可少的检测、评定手段。属于神经电生理学检查方法。将单个或多个肌细胞,在各种功能状态下的生物电活动加以检拾、放大、显示与记录,通过

对肌电位的单个或整体图形的分析,以诊断疾病或评定功能的方法,称为肌电图检查法(electromyogrphy,EMG)。

(四)心肺功能测定

心肺功能测定不仅对于慢性心肺疾病病人的诊断康复治疗及预后非常重要,而且也是其他许多残疾病人康复评估的重要内容,如高位截瘫、严重的脊柱侧弯及胸椎后凸畸形、运动神经元病、肌病等程度不等地影响心肺功能,在康复医疗中应引起重视,勿以遗漏。

(五)言语功能评定

言语障碍属于语言障碍(language disorder)的范畴,是指构成言语的听、说、读、写四个部分受损或发生功能障碍。

言语功能评定目的:了解被评定者有无言语功能障碍,判断其性质、类型、程度及可能原因;确定是否需要给予言语治疗(speech therapy)以及采取何种有效的治疗方法;治疗前后评定以了解治疗效果;预测言语障碍恢复的可能性。

评定方法:对失语症和言语失用的病人主要是通过与病人交谈、让病人阅读、书写或采用通用的量表来评定。对有构音障碍的病人,除了观察病人发音器官的功能是否正常,还可以通过仪器对构音器官进行检查。

1.失语症

指正常地获得语言能力后,因某种原因使得语言区域及其相关区域受到损伤而产生的后天性语言功能障碍。目前国际上还没有统一的失语检查法,比较常用的是波士顿失语检查法和西方失语症检查套表,国内常用汉语失语检查法。

2.失写症

书写是一种语言表达形式,因此,失写症也是失语症的组成部分,一般失语症所伴随的失写症常分为流利型失写症和非流利型失写症。也有非失语性失写症和过写症,前者主要是因为肢体运动功能障碍所造成,后者则是由于癫痫或精神分裂症引起书写很多却空洞无物。

3.构音障碍

构音障碍是指由于发音器官神经肌肉的器质性病变而引起发音器官的肌肉无力、肌张力异常以及运动不协调等,产生发声、发音、共鸣、韵律等言语运动控制障碍。病人通常听理解正常并能正确地选择词汇以及按语法排列词句,但不能很好地控制重音、音量和音调。评定方法:包括构音器官功能检查和实验室检查。

4.言语失用

言语失用是指构音器官本身没有肌肉麻痹、肌张力异常、失调、不随意运动等症状,但病人在语言表达时,随意说话的能力由于言语运动器官的位置摆放及按顺序进行发音的运动出现障碍而受到影响。

评定言语失用症包括以下三个方面:言语可理解程度、说话速率、韵律。

(六)心理功能评定

各类心理评定可应用于康复的各个时期:初期进行心理评定,了解心理损害的方面与程度,为制定康复计划提供依据;康复计划执行过程中,重复心理评定,根据心理和行为的变化,可判断康复效果和预后,为修改康复计划提供依据;在终期残疾评定中,心理评定可为全面康复提出建议。心理评定的意义:

1.预测病人康复中或其后一段时期的活动内容和方式,及时识别刺激因素和行为强化因素。

2. 对于头部损伤或疑为皮质损害的患者，通过心理测试作出的心理学评定，可以了解残疾所引起的智力、认识和情绪的精确变化。以便为安排或调整康复计划提供重要依据。

3. 通过心理评定了解病人的潜在能力后，应对病人所需的行为改变作出具体说明，也应具体指出最易达到这些改变的途径和方法。

常用的心理测验方法有：智力测验、神经心理测验、人格测验、情绪测验。

六、康复护理治疗技术

(一)物理疗法

物理疗法(physical therapy，PT)，简称理疗，是应用物理因子提高健康水平、预防和治疗疾病、促进病后机体康复及延缓衰老的一种方法。所应用的物理因子包括人工、自然两类：人工物理因子，如光、电、磁、声、温热、寒冷等；自然物理因子，如矿泉、气候、日光、空气、海水等。

1. 光疗法

应用日光或人工光线预防和治疗疾病的方法称为光疗法。目前常用的光疗法主要有红外线、紫外线和激光等。

红外线疗法适用于各种亚急性或慢性软组织损伤、关节炎或关节痛、浅表性神经炎等。对有出血倾向、高热、化脓性炎症、活动性肺结核、重度动脉硬化症病人禁用。

紫外线疗法适用于各种感染性炎症、静脉炎、肋软骨炎、哮喘等。对活动性肺结核、恶性肿瘤、红斑狼疮、光敏性皮炎、甲状腺功能亢进、肝肾功能不全、色素性干皮病及有出血倾向病人不宜应用。

激光疗法适用于治疗高血压、胃肠功能失调、慢性溃疡、闭塞性脉管炎等。口腔黏膜白斑及增生、光照性皮肤病、系统性红斑狼疮的病人应禁用。

2. 电疗法

有直流电离子导入法、低频脉冲电疗法、中频脉冲电疗法、高频电疗法直流电离子导入法适用于神经炎、伤口和窦道、瘢痕粘连、角膜混浊、虹膜睫状体炎、高血压、冠心病等。

低频脉冲电疗法适用于废用性肌萎缩、肌无力、皮肤知觉障碍、癔病、失听、瘫痪；各类痛症；目前也多应用于神经肌肉系统的功能性刺激，中枢神经性瘫痪，如脑瘫、偏瘫等疾病引起的步态异常；也用于脊柱侧弯、小脑病变引起的运动功能失调等。急性化脓性炎症和出血性疾患；装有人工心脏起搏器者、电过敏者、皮肤病病人、妊娠期妇女禁用；颈动脉窦部慎用；对电刺激无反应的肌萎缩者慎用等。

中频脉冲电疗法适用于音频电疗主要用于瘢痕粘连、瘢痕疙瘩、肠粘连、肩周炎、偏瘫后遗症、角膜翳等；干扰电疗主要用于周围神经麻痹和肌萎缩、缺血性肌痉挛、闭塞性动脉内膜炎、小儿遗尿症等。对急性炎症、出血倾向、局部埋有金属、严重心脏病以及装有心脏起搏器者禁用。

高频电疗法适用于血栓闭塞性脉管炎、关节炎、神经痛、脊髓前灰白质炎、炎症，急性肾衰竭、截肢后幻想肢痛。对装有心脏起搏器者，体温调节障碍及感觉、知觉障碍者，局部有金属物品，恶性肿瘤(小功率不宜应用)、活动性肺结核、出血、重症心力衰竭者禁用。

3. 超声波疗法

应用频率在 800～1000 kHz 的超声波治疗疾病的方法。超声波对机体的主要作用有机械作用、热作用、反射作用。

适用于坐骨神经痛、周围神经痛、风湿性关节炎、注射后硬结等疾病。脊髓空洞症、出血倾向、孕产妇的下腹部及血栓性溃疡等症要慎用或禁用。

4.磁疗法

利用磁场作用于人体以达到治疗目的的方法。磁疗有镇痛、消炎消肿、修复损伤肌肉、降压降脂及提高人体免疫功能等作用。磁疗时,如选用相应穴位进行治疗,称为磁穴疗法。

适用于慢性支气管炎、哮喘、高血压、慢性结肠炎、肩周炎、颈椎病、坐骨神经痛、肾结石、慢性前列腺炎、扭挫伤、血肿、注射后硬结、婴幼儿腹泻、肿瘤等疾病。本疗法没有绝对禁忌证。

5.低温冷疗法

应用致冷物质和冷冻器械产生的寒冷刺激机体,达到治疗疾病的方法。适用于急性扭挫伤、胃、十二指肠球部溃疡胃出血、术后胃肠功能紊乱、急性浅表性静脉炎等。冷冻过敏者、麻痹肢体以及局部皮肤感觉障碍、局部血液循环障碍、慢性栓塞性动脉病变禁用,对老年人及冠心病病人慎用。

6.运动疗法

运动疗法是徒手或借助器械,利用物理的力学原理来预防和治疗疾病的方法。其目的是恢复功能,通过锻炼和训练尽量改善和恢复机体运动功能,缩短康复时间。主要手段有主动和被动运动,必须按照专门的方式方法和一定和运动量来进行。对疾病起到治疗作用,而且能防止并发症或不良后果。

治疗作用:维持和改善运动器官的形态和功能;增强心肺功能;促进代偿机制的形成和发展;提高中枢神经系统和自主神经系统的调节能力;增强内分泌系统的代谢能力。

临床应用:神经系统疾病:如脑血管意外、脑性瘫痪等;运动器官疾病:如四肢骨折或脱位、关节手术后、脊柱骨折和畸形等;内脏器官疾病:如高血压、冠心病、支气管炎、肺气肿等;代谢障碍性疾病:如糖尿病、高脂血症等

禁忌证:严重衰弱;脏器功能失代偿期;发热;疾病的急性期;剧烈疼痛;有大出血倾向;运动中可能发生严重合并症者。

(二)言语治疗

言语疗法指听觉–言语–语言障碍所造成的交流障碍治疗。言语指利用语言进行口语交流,属于机械活动;语言有口头语言、文字语言和姿势语言。言语障碍通常指组成语言的听、说、看、写四个主要方面的各功能环节单独受损或两个以上环节共同受损的各种病理现象,是人类极为重要的功能缺陷,严重的影响日常生活能力。

1.言语失语症治疗

对言语失用症的治疗主要是帮助病人重新学习运动模式,刺激的方式为视觉与听觉同时进行,让病人一方面听治疗师说话,一方面看治疗师说话的口型,随后让病人跟着复述。当达目标后,改用文字刺激视觉,采用提问刺激听觉,直到扮演角色的情况下诱发出病人的反应。

言语失语症的康复一定要遵循"早期康复、因势利导、全方位治疗"的原则,康复的重点和目标放在口语的训练上。

言语失语症的康复护理技术有言语肌的功能训练、听理解训练、阅读理解训练、言语表达训练、书写练习及一些其他的训练等。注意要有针对性,针对不同对象采用不同的方法;制订出适合病人的训练计划天天练习;注重集体训练与个别督导相结合;要注意心理治疗并

重进行；要研究汉语文学特点，学习、了解语言知识，提高为失语病人言语障碍的康复护理质量；要注意语言训练的年龄差异，不能违背语言规律进行训练。

（三）作业疗法

作业疗法是针对暂时性或永久性身心残损、残疾、残障进行有目的、有针对性的从事日常生活活动、职业劳动等选择一些作业进行训练，以达到最大限度地恢复功能，增进健康，预防劳动能力丧失和残疾发生发展为目标的技术和方法。

1. 作业疗法的分类

按作业名称划分为：木工作业；编织作业；粘土作业；金工作业；皮工作业；制陶作业；手工艺作业；电气装配与维修；日常生活活动；治疗性游戏；认知作业；书法、绘画、园艺；文艺类作业；计算机操作。

按治疗目的和作用划分：用于疼痛减轻的作业；用于增强肌力的作业；用于改善关节活动范围的作业；用于增强协调能力的作业；用于增强耐力的作业；用于改善整体功能的作业；用于调节精神和转移注意力的作业。

2. 作业疗法的治疗作用

（1）精神方面：病人在作业活动中不只是付出精力和时间，而首先能在心理上增强独立感，对生活建立起信心；通过作业活动可以克服涣散，集中精神，提高病人的注意力，增强记忆；当病人在作业活动中，通过自己劳动制作出一件成品或获得成果，使病人在心理上感到一种收获后的愉快和满足；渲泄性作业活动，给病人提供一种适当而安全渲泄感情的机会，使病人在心理上得到某些平衡；文娱性作业活动中，可以调节情绪，放松精神，发展病人的兴趣爱好；通过集体和社会性活动，能培养病人参与社会和重返社会的意识。

（2）克服功能障碍方面：作业活动能调节病人神经系统活动功能，改善机体代谢，增强体力和耐力；能增强病人的肌力和关节活动范围，尤其是对于手的精细活动功能的恢复，在获得独立生活能力方面具有重要意义；可以改善病人运动协调性，增强身体的平衡能力；合适的作业活动可以减轻病人的疼痛和缓解症状；认知作业活动可以治疗失认、失用及记忆力、注意力和思维等减弱。

（3）提高自理生活能力方面：通过 ADL 训练和使用自助具，能提高病人翻身、起坐、穿衣、进食、洗沐、修饰、行走、用厕、进行家务劳动等的处理生活能力。作业疗法的治疗作用可改善病人的精神状态，树立生活信心；帮助有功能缺陷者最大限度的独立性发挥其残存功能，创造就业机会，尽可能在生活、经济上独立。

3. 作业疗法的常用方法

作业疗法的常用方法主要有日常生活活动训练、木工作业训练、粘土作业活动训练、园艺作业活动训练、纺织作业活动训练、治疗性游戏。

常见的作业疗法应用范围如下：关节炎、脊髓损伤致截瘫或四肢全瘫病人、先天性或发育上有缺陷病人。

（四）中国传统的康复疗法

1. 针灸疗法

针灸疗法是运用针刺和艾灸等方法对人体体表的穴位进行刺激，达到防、治疾病的一种方法。

适用于脑血管病恢复期、脊髓灰质炎后遗症、癔病性瘫痪、脑炎、多发性神经根炎、风湿性关节炎、类风湿关节炎、坐骨神经痛、三叉神经痛等。另外，针灸对盲、聋哑残疾人视、听、语言能力的改善，促进其功能康复确有一定疗效。

禁忌证：孕妇应注意禁用合谷、三阴交、昆仑、至阴等穴；腹部及腰骶部不宜针灸；小儿头部不宜针刺；出血性疾病、皮肤感染、瘢痕、溃疡、肿瘤等处不宜针刺。施灸时应注意防止烫伤皮肤。

2.按摩疗法

按摩疗法是运用各种手法手、肘、膝、足或按摩器械，在病人体表特定部位或穴位进行操作治疗，防治疾病的一种方法。具有简单、方便、经济、安全的特点，在康复医疗中广泛应用。

基本手法：按法、推法、拿法、掐法、揉法、捏法、振法、摇法等。

适用于各部位软组织损伤、骨折、痉挛性或弛缓性瘫痪、关节活动障碍、肩关节周围炎、腰椎间盘脱出、胃下垂、神经衰弱、落枕、小儿消化不良等。

禁忌证：高热、神志不清、有出血倾向，按摩局部有急性传染病、恶性肿瘤、骨结核、骨折未愈，严重骨质疏松及骨肿瘤等禁用。

3.拔罐疗法

拔罐疗法是利用杯状罐具(竹罐、玻璃罐等)为工具，使其内部形成负压后，吸附在体表上，造成局部血管扩张和充血而达到治疗目的的治疗方法。

治疗作用：中医认为拔罐法具有祛风散寒、祛湿除邪、温通经络、疏通血脉，并能活血散瘀、舒筋止痛。另外，拔罐疗法还具有镇静、止痛、消炎、消肿等作用，在临床康复医学中应用较为广泛。

方法：火罐、排罐、走罐、刺络拔罐。

常用于软组织的急性扭伤、挫伤及慢性劳损，局部风湿痛等，也可用于失眠、哮喘、肺炎、胃炎、肾盂肾炎、膈肌痉挛等病症。

禁忌证：出血性疾病、水肿、消瘦者及毛发处不宜拔罐。注意选择好被罐部位，一般以肌肉丰满、皮下脂肪丰富的部位为宜；拔罐时要注意防止烫伤患者皮肤，取罐时须先用指尖在罐旁按压使空气进入，不能硬拉；胸肋间及腹部勿用大罐拔，以免损伤肋间神经及发生肠梗阻。

（宋妍　刘丹）

第五章 护理教育

第一节 护理教育概述

护理教育担负着为社会培养合格护理人才的重要使命。它对社会具有促进和维护人们健康,从而有助于社会发展的价值;对个人具有发展人的素质、发挥人的潜能、改变人的状态、丰富人的内心世界,从而发挥在社会中的主体作用的价值。

一、护理教育的基本概念

教育作为一个特定的科学概念具有广义和狭义之分,广义的教育指一切影响人们知识、技能、身心健康、思想品德的形成和发展的各种活动。自从有人类社会以来,就存在于各种生产、生活活动当中。狭义的教育主要指学校教育,即由专门机构及专职人员所承担,根据一定的社会要求及受教育者的发展需要,有目的、有计划、有组织地对受教育者的身心发展施加影响,以培养社会所需要人才的社会活动。

护理教育(nursing education)指根据国家卫生工作方针,通过教育,培养身心健康、品德优良、掌握护理理论和技能,具有"三个代表"的崇高思想和务实的工作作风,德、智、体、美、劳全面发展的护理人才。护理教育学是护理学与教育学相结合的一门交叉学科,是一门研究护理领域内教育活动及其规律的应用性学科。护理教育学的形成和发展对于培养护理人才,提高护理教育质量,办好护理院校,推动护理教育事业发展均具有及其重要的现实意义。从国内护理学科体系建设情况看,护理教育学的研究刚刚起步,与护理管理学、护理心理学等其他护理交叉学科相比,显得更为年轻、稚嫩。这也赋予护理教育学更为广阔的研究领域和更为美好的发展前景。

二、护理教育的特点

护理教育以培养专门人才为目的,具有明确的培养目标和教育过程,属于教育系统范畴。

护理教育又有自身特殊性,由于专业性质的不同及教育对象的特殊性,使护理教育又具有区别与其他学科的特点,具体体现为:

1. 人道性

护理的对象是人,护理服务以人的健康为中心。护理教育的人道性要求培养具有高尚的护理道德,对人的健康认真负责,对技术精益求精,具有扎实的护理理论及精湛护理技术的人才。护理教育的人道性还表现在护理工作不能轻易以人为实验对象,必须从前人的知识、经验及科学方法开始,继承这些成就,并在此基础上了解规律性及方法性的原则,创造性地继承前人的知识及经验,并首先应用于自己的身上,才可应用到病人身上。

2. 周期性

护理教育的周期长,因此必须着眼于未来的发展,教育理念应具有前瞻性,从现有的科学技术水平出发，培养适应未来卫生事业发展的护理人才。

3. 主体性

在教学中必须以教师为主导，以学生为主体，发挥学生的主观能动性，将教学的重点放在发挥学生的潜力上，培养学生的沟通交流能力与独立分析及解决临床护理问题的能力。

4. 实践性

护理学是一门实践性很强的学科，要求学生掌握一系列操作规程技术。护理教育是否成功，并不是单纯看学生是否掌握了多少书本知识，更重要的是能否解决病人及其他服务对象的实际问题。因此，在护理教学过程中需要重视实验室及临床见习、实习及其他社会实践的机会，以培养学生的实践能力。

5. 整体性

护理教育的整体性主要体现为教育内容的综合性及整体性。随着整体护理思想的确立，要求护理工作者具有全新的知识结构。这就要求护理教育的内容不仅包括基础医学知识及护理学知识，而且必须包括心理学、伦理学、社会学、教育学、管理学等多方面的知识。尤其是强调人文社会科学知识，发展综合课程，淡化学科，打破专业界限。

三、护理教育的发展趋势

护理教育除受教育面临的挑战及变化的影响外，还必须考虑社会发展和健康需求的变化对护理教育的特殊影响和要求。护理教育的发展趋势主要体现在以下几个方面：

1. 教育理念的更新

护理教育的发展随着经济发展、医学及护理学的进步、社会医疗保健需求的增长而不断更新，在教育理念上将越来越重视专业发展与素质教育的辨证统一，人文教育与科学教育的辨证统一，共性教育与个性教育的辨证统一，知识教育与创造教育的辨证统一，理论教育与实践教育的辨证统一。这种护理教育发展的辨证统一的观念将成为护理教育的理论基础。

2. 培养模式的不断改革

人才培养模式的改革是护理教育现代化的关键，其目的是培养知识面广，基础扎实，能力强，综合素质高的现代化护理人才。在护理教学组织中将更加注意知识、能力、素质的有机组合，教育的重点将是发展学生提出问题的能力、自学能力、评论知识和护理文化的能力、沟通能力、动手能力，根据社会需求，形成基础宽厚、知识结构合理、能力强、具有较高综合素质的护理人才培养模式。

3. 多层次的培养体系

随着社会的发展和科技的进步，对具有大学层次、能独立在各种机构中工作的护理人员的需求的不断增加，护理学本身也随着社会的发展而不断完善，护理教育将向高层次、多方位的方向发展，将形成以高等护理教育为教育主流，大专、本科、硕士、博士及博士后的护理教育将不断完善和提高。

4. 课程体系不断完善

现代医学模式对护理教育的课程设置也提出了新的要求，要求在课程设置中不仅注重医学基础知识，还要注重社会科学、人文科学、信息科学和行为科学等方面的知识。先进国家的护理教育基本能体现现代护理模式的转变，并能在一定的护理理论的指导下设置课程，将整体观和系统论运用于护理模式之中。在我国，护理教育还没有完全从生物医学模式转向现代医学模式，课程设置也偏向生物医学，并且没有自己独特的理论体系。目前，各院校正不断进行课程改革，增加人文科学、预防医学、健康教育等课程，并加强了人际沟通技巧的学习和训练，更好地突出护理专业的特点。

5. 社区护理教育不断强化

在新的医学模式指导下，医药卫生机构的服务对象不仅包括患病的人，而且包括有潜在健康问题的人及健康人。服务场所不仅包括医院，还包括社区、家庭、学校、工厂等。为了适应社会对社区护理的需求，美国于1965率先开展了开业护士教育项目（nursing practitioner），实践证明，开业护士提供的护理服务质量高、病人满意度高、花费低。我国目前也在大力开展社区工作，随着医疗改革的不断深入，社区卫生服务机构也将得到进一步的发展。社区护理作为社区卫生服务的重要组成部分，也将成为我国护理教育的发展方向。现在各高校都在加强社区护理的理论及实践的教育，有望在不远的将来开设社区护理专业教育。

6. 教学方法及手段的现代化

随着科学技术的进步和教育改革的不断深入，护理教育的方法及手段也将向多样化、现代化的方向发展。在教学方法上，将减少课堂讲授的时数，增加小组讨论、专题讲座、实际训练和临床实践，激发学生的学习热情，使学生能在教师的帮助下积极主动的探索和思考，注重护理理论与护理实践的结合。在教学手段上，随着信息技术的迅猛发展，依托信息技术发展起来的现代教学手段，将逐渐在教学过程中发挥主导作用，如多媒体技术、网络技术、训练模拟技术、虚拟现实技术等。这些技术将进一步推进护理教学质量的提高，并为更多的护理人员提供学习和深造的机会。

7. 学校教育的国际化和开放化

开放化和国际化是护理教育的发展趋势。护理教育的开放化不仅表现在办学过程中与社会实践、实习相结合，社会医院参与培养过程，还体现在各种教育形式之间的沟通和联系，正规的学校教育可以进行实用性强、灵活多样的短期继续教育，也可与有关社会机构合作联合培养，使护理教育机构能向有志于学习护理的人敞开，实现教育—社会一体化。护理教育的国际化表现在护理教育培养出的护理人才应能参与国际竞争，各国之间加强合作，联合培养护理人才，人才的走出去、引进来将成为未来护理教育的发展趋势。

8. 教育制度标准化、制度化

护理教育制度不断向标准化发展，美国高等教育学会在1996年制订了"美国高等护理专业教育标准"，并经几次修改，以规范护理教育。护理教育法制将进一步完善，在护理法中将对护理教育机构的种类、教学宗旨、专业设置、编制标准、审批程序、护生的入学资格、护士学校的课程设置、考试方法等作出具体的法律规定。有些国家还在护理法中对在职护士进行专科培训的方式、学位授予的资格、继续教育等若干问题都有明确的规定。

四、护理教育的结构

（一）护理教育的层次

我国护理教育根据我国卫生事业发展的需要分为不同的层次结构，各层次的任务、学习限、培养要求及毕业后的工作范围有一定的区别。目前护理专业教育的层次体系结构，按培养护理人才的等级高低可分为：中等护理教育、护理专科教育、护理本科教育及护理研究生教育。

1. 中等护理教育

中等护理教育的任务是培养临床第一线的护理人员，招生对象为初中或高中毕业生。报考学生必须经过国家统一入学考试，由各学校根据考生德、智、体三方面全面衡量结果，择优录取。学习年限一般为3年或4年。毕业后通过国家的护士执业考试，并取得相应执照后，能在各级医院独立从事临床护理、卫生宣教及疾病防治等方面的工作。随着我国护理教育的发展及社会对卫生需求的提高，中等护理教育已不能适应护理学科的发展和社会的需要，正在逐步呈萎缩趋势。

2. 护理专科教育

护理专科教育的任务是培养具有临床实际工作能力的高级护理人员。办学形式多样。可由普通医科大学或学院开办，也可由专科学校独立设置，还可由职工大学、函授大学开办。一般招生对象为高中毕业生或同等学历的男女青年，或中专毕业工作两年以上的护士。学习年限一般为2～3年，毕业后发给专科毕业证书。毕业后要求具有初级的护理管理、预防保健及护理教学的能力，初步掌握科研知识及具有护理科研能力。

3. 护理本科教育

护理本科教育是我国多层次护理教育体系中的一个重要的核心层次。其任务是培养具一定的临床实际工作能力，又具有一定的管理、教学及科研能力的高级护理人才。一般由各医科大学的护理学院（系）实施。我国目前的本科高等护理教育具有两种形式，一是高中毕业后通过国家统一入学考试，进入护理学院（系）学习，学制一般为4～5年，毕业后授予医学学士或理学学士学位；二是取得高等护理专科文凭的护士通过自学考试或全日制专科转本

本科学习，学习期限一般为2～3年。毕业后能从事临床护理、护理教育、护理管理和护理科研等方面的工作。

4. 护理研究生教育

（1）硕士研究生教育：是护理研究生教育的第一阶段，其任务是培养具有较强的护理教育、护理管理、护理科研能力的高级护理人才。我国实施护理硕士研究生教育的机构主要是高等医学院校的护理学院（系）。招生对象为高等护理院校本科毕业或具有同等学历者，通过全国统一研究生考试录取，学习年限一般为2～3年。学习期间，由指导老师根据研究生的培养目标，制定本专业的培养计划及培养方案。研究生经过硕士学位课程学习，考试、考察合格，完成学位论文并经过答辩委员会通过，授予硕士学位。毕业后能独立从事高等护理教育、护理管理、护理科研工作，也可成为临床护理、社区护理或预防保健等方面的专家。

（2）博士研究生教育：是研究生教育的第二阶段，其任务是培养在本学科的某个领域掌握坚定宽厚的基础理论和系统深入的专门知识，具有独立从事科学研究的能力，在科研或专门技术上作出创造性成果的高级护理人员。自20世纪60年代美国开展护理博士生教育以来，英国、加拿大等国先后开展护理博士教育，对促进护理学科的发展，培养护理人才，提高教育质量，起了重要作用。目前西方的护理博士研究生教育主要有两种形式：护理科学博士（D.N.Sc）和哲学博士（Ph·D）。护理科学博士注重培养高级临床护理实践及临床护理专家，注重学生临床科学研究及解决临床实际问题能力的培养。护理哲学博士注重培养具有科学研究和发展护理理论的理论型人才。我国的护理博士研究生于2004年开始招生，目前尚处在起步阶段，各院校护理学博士研究生的培养目标与研究方向具有较多共同点；学制多为全日制3年，以哲学博士（Ph·D）为主；各院校对护理博士课程设置仍具有较大自主性，在护理专业核心课程设置方面尚缺乏统一标准；博士学历的护理师资占原卫生部所管辖的8所直属医学院校博士学历教师总数的75%，各院校师资力量结构不均衡。总的来说，博士教育未来还将在实践中不断地得以完善。

（二）护理教育的类型

根据教育的对象、办学形式及教育目标的不同可将护理教育分为不同的种类。按照教育对象及教育目标不同，可以分为基础护理教育、毕业后的护理教育、继续护理教育三种形式。

1. 基础护理教育

是建立在普通教育基础上的护理专业教育，根据教育目标目前在两种水平上实施：即中等护理教育和高等护理教育。高等护理教育含护理大专和护理本科教育。

2. 毕业后的护理教育

是指完成基础护理教育，并在取得注册护士资格后所实施的教育培训。根据我国和世界大多数国家现行的护理教育制度，毕业后的护理教育采取两种方式进行，即注册后护理学教育（post-registration education）和研究生教育（post-graduated education）。研究生教育是护理教育中最高层次专业教育。

3. 继续护理教育

是对正在从事实际工作的护理人员提供的教育，是以学习新理论、新知识、新技术、新方法为主的一种终身性护理教育。1997 年 4 月，我国国家卫生部在无锡召开全国继续护理学教育的会议，对继续护理教育的定义、对象及试行办法等给予了具体规定，并规定护士每 2 年注册一次，并以继续护理教育学分作为注册依据（每年 2.5 学分），这些规定已在全国大部分省市开展。

第二节　高等护理教育

随着人类社会的发展和人们健康观的改变，高等护理教育在人才培养方面的作用将越来越突出。从世界范围来看，护理专业化的进程正在加速进行，护理实践对护士的受教育程度要求越来越高，合格的护理人才应在大学培养已逐渐被越来越多的人所接受。在欧洲，早在 1997 年欧共体指导法中就指出护理教育应在大学或其他高等院校中进行，大学教育应成为最低的护理教育水准。日本、韩国、菲律宾等国的高等护理教育都早以形成从学士到硕士到博士的教育体系。美国护理教育之所以在 20 世纪走在世界的前列，正是依赖了大量高学历的人才。

一、高等护理教育的历史和现状

（一）国外高等护理教育的历史和现状

国外的高等护理教育最早起源于美国，现已有上百年的历史。1909 年，美国明尼苏达大学开设了美国历史上的第一个大学护理系课程班，为非学位的大学护理教育，培养专业护士，学制 3 年。1924 年，耶鲁大学成立护理学院，开始四年制护理本科教育，学生毕业后授予学士学位。到了 20 世纪 60 年代，本科教育逐渐成为美国护理教育的主流，它为培养专业护理人才而开放。自 20 世纪 50 年代开始，硕士学位的课程开始兴起，该课程以加强教育训练和行政管理技巧及专业临床实践技能为重点，1954 年以来，硕士学位课程逐渐成为护士居领导地位的重要学历。美国的博士教育起步也比较早，最先于 1963 年由加利福尼亚大学开设。

美国的高等护理教育将近一个世纪的发展，已形成了一套相对完善的教育体系。高等护理教育层次分准学士教育（相当于大专教育）、本科教育、硕士学位教育和博士学位教育。大专护理教育在 20 世纪 60、70 年代发展较快，面向临床培养具备向各个年龄段的个人、家庭、人群提供护理服务的护理人才，一般由社区大学开设。80 年代后，增长速度减慢。20 世纪 60 年代开始，本科护理教育逐渐成为美国护理教育的主要力量。一般由四年制公立或私立大学开办，学生毕业后主要在临床和社区工作，具备向个人、家庭、社区提供健康促进、健康维护和健康恢复的服务或负责为病人制订住院期间和出院后的护理计划的能力。硕士学位护理教育的目的是培养教学和管理人才、高级专科护理师，一般设在具有本科护理专业的大学或学院里，招收具有护理专业学士学位的注册护士、具有其他专业学士学位的学士、护理大专学历的注册护士。护理硕士大部分以专科护理师的身份在临床工作，一部分从事护理教育和科研，一部分参与开发先进护理技术和理论研究等。博士学位护理教育旨在培养高级护理教育、护理科研、护理管理人才以及独立开业的专科护理师，健康咨询顾问，一般设在具有博士学位教学能力的大学或学院里，招收具有护理硕士学位或与护理有关的硕士学位且在护理领域有突出贡献的学生，学科方向主要包括护理理论研究和新理论的测试、护理理论的应用和推广、护理教育教学实践与研究、综合护理能力和应用护理理论能力的培养。据 2002 年 4 月美国卫生社会福利和健康资源保健部公布的全美注册护士抽样调查数据：全美共有注册护士 2696540 人，其中，大专护士占 34.2%；本科护士占 32.7%；硕士学位护士占 9.6%；博士学位护士占 0.6%；总计受过高等教育的护士占 77.2%。

（二）我国高等护理教育的历史和现状

我国的高等护理教育始于 20 世纪 20 年代，1921 年美国人开办私立北京协和医学院，首创高等护理教育，是世界上最早开展本科护理教育的国家之一。1949 年，中华人民共和国成立后，为满足战后经济建设对中级护理人员的大量需求，取消了高等护理教育，以大力发展中等护理教育为主。"文革"期间，一切教育均受到干扰，护校全部停办。30 多年来，护理教育单一的中等层次，使护理教育师资水平难以提高。由于缺少高等护理教育，护理人员的社会地位和作用也难以提高，护理管理、护理科研人才匮乏，护理水平不能适应现代医学的发展，我国的护理同世界先进水平相比出现了很大的差距。党的十一届三中全会以来，我国教育发展进入了一个新的历史时期，1983 年，天津医科大学开办护理本科教育，1992 年，北京医科大学成为护理硕士点，开始招收护理硕士生。1994－2000 年，在美国中华医学基金会（CMB）的资助下，原卫生部 8 所直属重点医科大学的护理系、护理学院与泰国清迈大学护理系合办的"高等护理教育发展项目"（PHONED），为我国培养了 85 名护理学硕士研究生。目前，高等护理教育得到了快速的发展，平均每年都有一所新的院校开展高等护理教育。到 2003 年，全国已有 91 所院校开办本科护理教育，到 2002 年全国有 16 个硕士点，2004 年开始护理博士招生。近年来，国家大力开展高等职业技术教育和各种形式的成人教育，有力地推动了护理教育从中专向大学专科水平过渡。2002 年统计，全国高等护理教育规模占整个规模的 27.55%。目前我国已逐步形成了多层次、多形式的高等护理教育体系。中国的高等护理教育虽然只有 20 多年的历史，但已有了飞速发展，取得了可喜的成就，正逐步缩短同发达国家护理教育水平的差距。

二、高等护理教育的发展趋势

高等护理教育的发展除了受高等教育本身所面临的挑战和变化的影响以外，还必须考虑社会发展及健康需求的变化对高等护理教育的特殊影响和要求，我国高等护理教育将呈现以下发展趋势：

1. 教育层次逐渐提高，教育体系逐渐完整

21世纪的中国护理教育从层次上将会继续提高，规模会继续扩大。随着高等职业教育的普及以及本科教育的发展，中等教育的规模将逐渐萎缩，高等护理教育在整个护理教育中的比重将不断增加，中国护理教育的整体结构将逐渐改变。同时，护理研究生教育特别是硕士教育会逐渐成熟，博士教育也将进一步发展，最终形成大专、本科、硕士、博士完整的高等护理教育体系。

2. 课程体系和教学内容改革力度加大

随着现代教育观念和护理观念的转变，高等护理教育将加快形成独立的课程体系和教学内容的步伐。独立的课程体系将会形成以人的健康为中心，并应用护理程序。课程组织将以多样化的形式而逐渐打破全国高度统一、千校一面、没有特点的局面。在教学内容上将更多地增加人文社会科学的内容并同自然科学特别是生物医学融会贯通，同时将根据护理专业的培养目标，淡化学科界限，从而形成护理专业独特的教学内容。为体现现代教育观，将大幅度增加选修课程以尊重学生的个性和激发学生潜能的发展。

3. 教学方法的改变将有利于学生主体性的发挥

为充分发挥学生的主体性，帮助学生学会学习，在教学方法上将不断改革。教师将更加重视知识、能力和素质培养的统一性，重视护理是应用性学科的特点，通过早期、频繁接触临床和实践，培养学生实际工作能力、合作能力和独立发展的能力。教学手段多样化，小组讨论、角色扮演、以问题为基础的学习（PBL）、计算机辅助学习（computer assisted instruction，CAI）等都将成为护理教育的基本手段。同时，远程教育、网上学习也将成为常用的教学方法。

4. 重视学校同临床的紧密结合

随着对学生能力和素质培养的重视，学校教育同临床脱节的状态将得以改善。21世纪护理教育应进一步体现教育是有计划、有目的、有组织的系统活动特点，改变学校教师脱离临床、临床教学系统性和计划性较差的问题，进一步探索和建立学校同临床紧密结合的新机制。同时，让学生早期接触临床，了解专业，促进理论与实践的结合。

5. 教师队伍的建设将进一步加快

高等护理教育的师资队伍建设直接影响护理教育的质量。21世纪将进一步加快教师队伍的建设。通过同临床的紧密结合、在职培养、脱产学习的不同的形式，提高教师学历层次，增加临床护理经验和教学经验。通过聘用专职和兼职教师相结合、国内和国际相结合的方法，壮大教师队伍。随着合格教师队伍的建立，借助高等学校的科研力量，将有力地促进护理研究和护理理论的发展。

6. 评价方式改革

考试是检验教学效果、促进学生全面发展、提高其素质的有效手段。为了适应现代化护理人才的培养需要，考试方法的改革将注重以下几点：①重视基础知识考核的前提下，加强对学生认知能力、发现能力、学习能力和创造能力的测试；②利用多种有效形式对学生进行测评。如课堂提问、小组讨论、操作考试、实验报告等；③对于护理技术的考核，应强调学生临床决策和实际解决问题的能力，不需强求操作的步骤、程序的规范化。总之，从注重知识的考核到注重能力的考核是高等护理教育评价方式改革的发展趋势。

三、高等护理教育的培养目标

培养目标是指各级各类学校、各专业培养人才的具体质量规格与培养要求。是对一定教

育价值和思想观念的选择与体现，是规定教育的方向性总目标或总要求，是一切教育活动的终结与归宿。培养目标不仅是人才设计的蓝图，也是制订教学计划、确定课程设置教学内容和教学方法以及组织教学过程的重要依据。

高等护理教育的培养目标是指高等护理院校培养人才的具体质量规格与培养要求。国外高等护理教育一般根据毕业生需要达到的知识、技能及态度等3个方面设置培养目标，并将能力培养作为培养目标的重要组成部分。2000年7月，澳大利亚的西太区护理教育协会年会公布了《护理教育认证评估操作指南》，明确提出了本科护理教育的总体目标，以及相关知识目标、技能目标等共35条。20世纪90年代，美国在全国范围内开展护理教育培养目标的研究，研究的主要目的是确定21世纪美国护理院校毕业生应具备的知识、技能、态度及价值观，为护理院校制订各自的培养目标提供一个可依据的、详细的培养目标。姜安丽教授曾经就美国、英国、加拿大、澳大利亚、日本等国的护理教育标准及20余所世界一流护理院校的人才培养目标进行分析，总结出国外高等护理教育人才培养目标的主要特点是：重视专业价值观、专业发展能力和专业人文精神培养；提出国际观念和国际活动能力的培养；强调对卫生保健政策的知晓和成本效益合理的护理；强调适应多样化的卫生保健实践环境；突出对学生专业核心能力培养的要求。目前，我国高等护理教育的培养目标为适应我国社会主义现代化建设需要，德、智、体全面发展，具有从事护理科学技术或相关工作理论知识及实际能力的高级护理专门人才。与发达国家相比，我国的培养目标注重知识的传授，但忽视能力的培养，培养目标相对比较模糊。从我国的国情和高等护理教育的发展来看，有必要对上述目标进行调整。进一步明确培养目标，使其细化、量化、载体化和可操作化。要力图使目标具体化，使其具有较强的可操作性，将高等护理教育各层次的培养目标细化，使每一个目标都分解成具有较强操作性的条款，可精心选择典型的专业行为作为载体，使护理理念职业化、目标化。比如将专业价值观准确筛选和提炼，将其转化为强调培养利他精神，落实护理关爱，强调对他人的理解，做病人的代言人，敢于承担风险等操作行为。此外，还应注重培养学生具有护理职业所要求的专业知识和技能，要求学生具有掌握知识的学习能力、驾御临床实际的实践能力、解决疑难问题的创造能力、参与社会活动的交往能力、具有鲜明个性的竞争能力和自我约束能力等。这就要求在高等护理教育培养目标当中，应重视培养护生价值观及情商（EQ）等非智力因素，变"技术主义"的知识结构为"管理、人文、心理"的知识结构，最终促进护生综合素质的培养。

四、高等护理教育课程改革

课程是涉及到教学过程中教师教什么和学生学什么的问题。从广义上说，"课程"是学生在走向社会之前的全部经历。从狭义上说，"课程"指为实现各级各类学校培养目标而规定的教育内容及其进程。课程的设置既要遵循教育自身发展的特有规律，又要反映时代的变化对教育的要求。

我国高等护理教育起步较晚，课程在结构、内容、评价和管理等方面需要进一步研究和探索，以逐步形成顺应国际发展趋势，符合中国国清的现代护理教育课程体系。传统的护理课程设计，以生物医学模式为主编写教材，往往是临床医学的浓缩和翻版，人文和社会科学内容少，课程内容专业针对性不强，没有体现护理专业以整体的人为中心的特点。同时，对培养学生的素质、职业责任感、解决临床护理问题的能力，以及与人沟通交流能力等方面的课程设置甚少。在时间安排上，采用先基础，后临床，再实习的"三段式"教学，从而出现理论与实践、学校教育与临床工作相脱节的现象。21世纪是全新的知识经济时代，人才质量标准是具有创新精神和实践能力。人才的培养需要加强基础、拓宽专业、注重实践、培养能力、提高素质。而课程集中反映了时代对护理人才培养的要求。目前，高等护理教育课程改革的趋势为：

1. 以学生的全面发展为本

即加强学生潜能的开发，创新能力的培养和智力的发展。社会的发展要求未来人才具有创新、开发和探索等方面的综合知识和能力。促进学生个性的全面发展也是现代学校教育的根本目的。

2. 课程的人文化

课程体系的创建体现以人为本的生物、心理、社会医学模式，改变重视人的生物属性（只注意疾病）而忽视人的社会属性（不注重人的心理、社会变化）的课程体系。使传统的以医学为导向的课程体系向"突出护理、加大人文、体现社区"的新型课程体系转变。

3. 课程的综合化

设置综合课程，将传统学科中分裂的各部分知识形成有机联系的课程形态，并构建课程的开放与选择相统一的机制，有利于新知识、新理论能及时进入高等护理教育课程，并与已有知识形成有机整体，从而使护理教育同病人和社会人群的需要联系起来。

4. 课程的弹性化

通过设立主辅修课或专业，拓宽学生的知识面，也可通过学分制课程，允许学生提前毕业或延期毕业，满足学生选择职业及提高学生适应职业变动的能力。

5. 课程的个性化和多样化

开设充分的选修课，使课程形式多样化，以满足不同学生的不同兴趣爱好和发展需要。

6. 早期接触临床

让学生早期接触临床，了解护理专业，同时加强理论与实践的联系，改变学校教育与临床相脱节的现象。

7. 加强课程与现代信息技术的结合

运用新信息技术，使课程实施方式多样化，提高课程实践的质量和效果，拓宽人才培养渠道。

8. 教学方法多样化

变传统的"教师为中心"教学方法为"以学生为中心"。在基础医学知识课程中，根据护理专业要求选择内容，对课程进行组合，并开设10%～20%的学生自学讨论课，激发学生的学习积极性，培养学生的自学能力。在操作技能训练中，加入综合性、设计性实验以培养学生的组织、自主能力。尝试应用PBL教学法，加强学生自我指导性学习和问题解决能力，使学生在毕业以后具有更好的诊断和交流技巧，具有更强的法律伦理道德意识、责任心和处理不稳定因素的能力。目前在国内教学活动中逐步开展PBL教学法已成为一种趋势。

第三节　继续护理教育

随着近代科学技术的迅速发展，医学模式由传统的生物医学模式转变为生物－心理－社会医学模式，教育在观念、结构、形式和内容等方面都面临着新的历史潮流的冲击，传统的一次性学校教育已经远远不能满足人们获取知识的需要，人们需要通过继续教育的方式来满足自己的需要,一次性学校教育的传统观念转变为阶段性分专业的终生教育。这种新的教育观念从 20 世纪 50 年代末开始,已经逐渐被国际医学教育界广泛接受。从此,近 40 年终身教育的思想逐渐在全球范围内发展起来,并成为当代国际上非常流行的一种教育思潮。对于一个医护专业人员来说,接受专业教育是一个终生连续的过程,由三个性质、目的、内容和方式各不相同而又互相衔接的教育阶段组成,即:医学(护理学)院校基本教育、毕业后医学(护理学)教育和继续医学(护理学)教育。合称为"医学(护理学)教育连续统一体"。

一、继续护理教育的概念

1970 年,美国护理学会为继续护理教育下了一个明确的定义:继续护理教育是有计划、有组织的为提高注册护士在护理实践、教育、管理、科研等方面的能力,增进她们的理论知识、操作技能和工作方法而安排的学习过程,最终目的是改善公众的健康。我国卫生部于 1997 在《继续护理教育暂行规定》和《继续护理学教育学历授予试行办法》中指出:继续护理教育是继毕业后规范化专业培训,以学习新理论、新知识、新技术和新方法为主的一种终生性护理教育。目的使护理技术人员在整个专业生涯中,保持高尚的医德医风,不断提高专业工作能力和业务水平,跟上护理科学的发展。换句话说,继续护理教育是指各层次学校毕业的护理工作者,参加工作后为了学习新知识、新技术,保持、发展或提高护理水平,跟上医学科学和护理科学的发展,更好地为人类健康服务的教育,也称为在职教育。考虑到我国护理队伍学历教育层次低的特点,本书将护理工作者工作后的高等专科及本科学历教育也纳入继续护理教育的范畴。

继续护理教育是终身教育思想在护理教育中的体现,是护理教育体系中一个高层次的教育阶段。我国的继续护理学教育起步虽晚,但其实施的必要性和可能性已逐渐被人们所认识。由于历史的原因,护理队伍的人才结构现状尚不尽人意,护理队伍人才差距的形式是多方面的,主要是知识结构不合理,按功能制护理需求培养,缺乏人文、社区和家庭护理的相关知识,因而无法适应新的护理工作模式,难以承担 21 世纪社会赋予护理工作者的重任。继续护理教育的主要任务是使在职的护理工作者有机会学习、掌握新理论、新知识、新技术和新方法,提高学历层次,使临床护理专业技术水平跟上护理学发展的步伐,增强其整体素质和专业自信心,更好地为服务对象提供优质的、适应个体需要的身心整体护理。

二、继续护理教育的发展趋势

我国的继续护理教育正处于不断探索和实践阶段,其规模和形式远不能满足卫生事业发展的需要,存在许多亟待解决的问题。近年来,继续护理教育作为卫生保健制度整体改革的一部分已经有了长足的发展。各地区也都在坚持不懈地研究继续护理教育的方法和经验,试图克服继续护理教育存在的障碍和困难,推动继续护理教育顺利开展。目前,继续护理教育将呈现以下发展趋势。

1. 逐步向制度化和法制化方向发展

制度化和法制化是继续护理教育有效实施的必要保证。近年来,我国已经对护理工作者的继续教育工作作出了一些明文规定。然而,由于我国在继续护理教育的管理上还存在很多漏洞,所以,制度的落实仍然存在问题。许多人为了达到每年规定的继续教育学分,弄虚作假,蒙混过关,造成了徒有虚名的现状。出现这一现象的原因当然与管理不严有关,但更重要的是没有严格的管理制度和法律的支持与保障。因此,继续护理教育的制度化和法制化势在必行。有了相应的制度和法规的约束，将有助于护理工作者投身于护理的继续教育，从而保证继续教育实施的有效性。

2. 逐步走向规范化

尽管全国各地都已经开展了护理工作者的继续教育工作，但不论从培养目标、教学计划还是组织管理上仍然缺乏一定的规范性。目前，国家已经重视护理工作者的继续教育工作，并采取了一些相应措施以促进此项工作的开展，如在全国范围内开展继续教育项目学习班，使更多的护理工作者可以通过此渠道完成继续教育，并获得教育学分，使护理的继续教育不断向规范化发展。

3. 继续护理教育与基础护理教育并重

护理工作者的继续教育是基础教育的继续、补充和完善。有人做过统计，一个人在学校里获得的知识只占10%，其余均是从工作中通过二次教育而获得。这里的二次教育指的就是继续教育。基础教育固然重要，它是一个人从业的基本要求，然而，如果只停留在基础教育的知识范畴内不进行继续教育，就很难适应科技高速发展的当今社会。基础教育主要培养护理工作者的基础知识，继续护理教育则不断更新其知识。

4. 继续护理教育将与护理工作者的切身利益密切相关

在继续护理教育开展的诸多阻碍因素中，很重要一点是它与护理工作者的切身利益，如工资待遇、晋升、晋级等没有直接挂钩。要调动参加继续教育的积极性和主动性，必须与学习－考核－晋升相结合的一系列配套政策。

5. 国际交流将成为继续护理教育的一个重要途径

和国外先进的国家特别是欧美国家比起来，我国的护理教育还比较落后，师资队伍有待于进一步提高，教学资源也需要进一步改善。这些因素对继续护理教育的开展都将起到阻碍作用。解决这一问题的一个捷径就是加强与国际的合作，利用外援发展我国的继续护理教育。可以邀请国外护理专家到国内讲学，介绍国外护理的先进经验和技术。也可以选派国内优秀的护理工作者去国外进修学习，把国外的先进经验和技术带回来。因此，中国未来的继续护理教育将出现与国际密切合作的趋势。

6. 继续护理教育项目评价的研究将逐渐开展

继续护理教育项目评价的目的是通过收集和分析所获得的信息，确定某一继续教育项目的相关性、进展状况、效率、效果或影响，以利于作出有关继续护理教育项目的决策。因此，只有继续教育的提供者和管理者利用适当的评价方法，对所实施的继续教育项目进行建设性或总结性评价，才有利于继续护理教育不断向纵深发展。

近年来，继续护理教育的重要性已经逐渐被人们认识，继续教育的项目也不断出现，但对继续护理教育项目的评价研究很少。这种现状可能与两方面的因素有关：一是有效的继续护理教育项目评价起来比较困难；二是目前人们对继续护理教育项目评价的重要性和评价方法了解不够。

7. 继续护理教育的内容将不断拓宽、继续教育的形式将不断多样化

护理学是一门综合自然科学和社会科学的应用性学科，它的内容涉及影响人类健康的生物、心理、社会及精神等各个方面，因此，继续护理教育的内容将不断充实人文和社会科学的知识。此外，在我国开展继续护理教育，必须要从我国的实际情况出发。我国是一个人口多、地域广、经济文化发展很不平衡的国家，不可能采取统一的模式。因此，随着继续护理教育的不断开展，各地区将因地制宜，采取多层次、多渠道、多形式的继续护理教育。

总之，继续护理教育必须适应社会的发展和需求，它将随着社会的发展而不断发展。

三、继续护理教育的对象和教学原则

(一)继续护理教育的对象

在国家卫生部颁发的《继续护理教育暂行规定》和《继续护理教育学历授予试行办法》中，对继续护理教育的对象作了明确规定：继续护理教育对象为按其院校毕业学历不同的情况分别经过本科2年、大专3年、中专5年的专业规范培训后，达到护师水平的护士。

(二)继续护理教育的教学原则

确定继续护理教育的基本原则时，除要遵循一般教学原则外，必须考虑护理教育和继续教育两方面的特征。概括起来，继续护理教育应遵循下列教学原则：

1.知识更新与发展能力相结合的原则

知识更新是继续护理教育的重要任务，但更重要的是培养护理工作者的各种能力，特别是创造能力。创造能力是智力的核心，开发智力的关键是培养和提高护理工作者的创新意识和创造能力。

我国传统教育的最大缺陷是重视传授知识而忽视智力开发，只注意书本知识的死记硬背而忽视运用知识的创新能力和动手解决实际问题的能力。因此，护理的继续教育从教育目标、教学内容、教学方式以及考核、考试等方面都要摆脱培养"知识仓库"的传统教学模式，造就知识渊博和勇于创新的"开拓型"护理工作者。把继续护理教育仅看作是学习新知识、新技术是片面的，而连续开发智力才是继续护理教育的核心任务。知识更新与发展能力相结合以发展能力为主的原则，既是指导继续护理教育的根本思想，也是实施继续护理教育的基本原则。

2.按需施教，学用一致的原则

基础护理教育是"后期应用型的知识"储备性教育，而继续护理教育则是"即刻应用"型的学用一致性教育。因此，继续护理教育的教学内容是"以问题为中心"，而不是"以教材为中心"。继续护理教育是护理工作者的全员性和终身性教育，由于参加者的具体目标不同，所以在教学内容上就不可能是统一的。学用一致的原则具体有以下几点：

(1)针对性：继续护理教育不能像基础护理教育那样强调系统性和完整性，它打破了专业和学科的界限，针对岗位、技术任务的具体需要和本人的知识缺陷来决定内容，即"需要什么，学什么，缺什么，补什么"。

(2)适应性：继续护理教育必须适应当时的技术、经济和社会发展水平，不能脱离实际，离开社会的需要和可能是没有意义的。

(3)效益性：继续护理教育必须讲究社会和经济效益，不能做表面文章。

(4)超前性：按需施教不仅要考虑当前的需要，还必须考虑工作发展的需要，护理工作者的知识贮备是发展护理专业的前提。

3.教师辅导与学生自学相结合的原则

所谓的教师辅导与学生自学相结合的原则是指按照确定的目标，在导师的指导下有计划、有目的的主动学习过程。学习无论是主动还是被动的都是信息的内化过程，个体的主动参与程度越大，学习效果就越好。

由于继续护理教育内容的多样性和多变性，所以教学方法也必将是多种多样而不可能固定于某种模式。但是，不论是哪一种方法，哪一种模式都要掌握自学为主的原则。参加继续护理教育的人多是成年的在职护理工作者，他们的心理特征已由青少年的依赖型转为自我指导型，他们了解自己的需要，能制定学习计划和控制自己的情绪。继续护理教育应当是"一种强调学而不是教的活动"。自我教育和自我学习乃是继续护理教育的核心。掌握学习方法是现代教育的主要着眼点之一。继续护理教育不仅要更新知识，还要使学习者掌握新知识的方法。从终身教育的角度来看，这一点尤为重要。

4. 德、智同步增长原则

德、智统一是一切教育都要共同遵守的基本教学原则，但在护理教育中它有着特殊的意义。在自然科学中，护理学的社会性比其他任何学科都强，古今中外都特别强调医务人员的良好道德，而现代医学模式和护理模式的转变则对护理工作者的心理素质和行为规范提出了更高的要求。医学和护理学知识是学无止境的，道德情操的提高也是无止境的，护理工作者在不断更新知识的同时必须提高思想情操和道德水平。

四、继续护理教育的形式与方法

根据我国各地经济、文化、教育和医疗卫生发展不平衡的特点，全国不可能采用统一的形式。各地应根据本地的实际情况，因地制宜，动员各方面力量，采用灵活多样的方式方法搞好继续教育工作。目前我国继续护理教育常用的形式和方法如下：

（一）学历教育

1. 护理本科教育

在职护理工作者可以通过夜大、函授、自学考试等方式进行护理本科教育，已经具有护理大专学历的护理工作者也可以经考试读取护理专业的专科升本科而拿到本科学位。

2. 护理专科教育

和护理本科教育一样，在职护理工作者可以通过夜大、函授、自学考试等方式进行护理专科教育。

（二）非学历教育

非学历教育属于知识更新性继续护理教育，这是一类不受教育层次限制、无特定的教学程序、方式更加灵活、内容更加广泛的在职教育。这类教育的目标具有多样性，既有为补充和强化原有知识和技能的，也有对口提高专业技术能力的，还有更新知识和技术的。因此，这类教育的场所更加广泛。除护理院校、进修学校、专业学会、护理团体外，从事护理服务的医院、保健机构均可作为教育的场所。

非学历教育的形式灵活多样，也为所有护理工作者参加继续教育学习提供了有利的条件。非学历教育的形式主要有：

1. 专科进修

可以选派在职护理工作者到国内比较先进的医院脱产学习专科知识和技术，如脏器移植及护理，或出国进修专科知识和技能。达到学会一项技术、掌握一项技能，熟练完成某项专科护理的目的。进修者将学到的知识技术带回医院内，开展相应的护理业务。进修时间一般可在3个月至1年之间。

2. 短期培训班

一般是针对一些新知识、新业务或某个专题而举办各种形式的短期培训班，使护理工作者及时了解临床各学科的新进展，掌握各种新知识和新技术。培训时间一般在1个月内。

短期培训还包括对护理师资的培训。由于我国高等护理教育刚刚重新开始不到20年，许多院校的护理师资队伍还很不健全，目前我国护理专业学生的临床实习的带教工作很大一部分还是由非正规护理专业本科毕业的临床护理工作者承担的，尽管他们的临床经验比较丰富，但是由于他们没有经过正规的高等护理教育，更没有经过教育学理论和知识的培训，所以很难从比较高的层次上指导学生。鉴于上述原因，有必要在全国范围内定期或不定期举办一些护理师资培训班，以健全师资队伍。培训的内容应重点放在护理理论、护理专业的发展、护理管理、护理科研、护理教育等方面，逐步培养大批具有护理专业新理论、新知识和新技能的高层次护理队伍。

3. 执业考试与执业注册

根据《中华人民共和国护理工作者管理办法》规定，护理工作必须由具备护理工作者资格的人来承担，国家自1994年起开始施行护理工作者执业资格统一管理，建立护理工作者执业资格考试制度和护理工作者执业许可制度。护理工作者考试合格者将取得护理工作者执业的基本资格，取得护理工作者执业资格的人必须经护理工作者执业注册后才能成为法律意义上的护理工作者，履行护理工作者的义务，并享有护理工作者的权利。

注册是卫生行政机关行使许可权的一种形式。国家对护理工作者实行执业考试和执业注册制度，对护理工作者不断学习和提高起到了督促和促进的作用，因此可以作为继续护理教育的一种形式和方法。

4. 专业访问

专业访问也称参观、考察，包括国内访问和出国考察。这种继续教育的形式适合于高层次的护理业务骨干和管理干部。

5. 自学

自学是运用最广泛的一种继续教育形式。自学应有计划，并且围绕教学目标进行。自学也需要一定的辅助条件，例如图书馆、参考书、辅导员、业余时间（或者少量的工作时间）。自学还应有定期的检查和考核。护理专业高等教育自学考试制度，是自学的一种较好形式，已实行10多年，弥补了在职护士学历不足、工作任务重、脱产学习有困难等问题，培养了大批护理人才。

6. 学术活动

学术活动包括定期或不定期的学术讲座、学术交流会、学术年会等。包括国内的和国际的，也指院内和院外学术活动。学术活动是了解动态、掌握信息的极好机会，也是护理专业技术人员开阔视野、拓宽思路、更新知识的重要教育方式。

7. 随堂听课

对于有教学任务的医院来说，还可安排各级专业护理人员随堂听课或插班旁听所开课程，由于这些课程是向大专、本科或者研究生开设的，系统性强，层次高，有针对性地安排随堂听课，可以弥补医院护理人员知识结构的缺陷，但每学期安排课程不宜过多，以免影响正常工作。

继续护理教育可以利用现代视听手段。如采用广播电视或笔路电视，开设护理理论课程；采用录像进行生动形象的医学实践知识传播；采用电子黑板进行远距离教学等。电化教育学只是一种手段，是辅助其他教育方式的重要手段。

五、学分制管理

学分制管理既是一个量化指标，也应有一个统一的标准。通过学分制管理能推动继续护理教育广泛深入地开展,使管理者及时了解每个护士继续教育学习的成果,为管理者评估护理队伍的整体素质提供较为准确的依据,也能使护理人员清楚认识自己继续教育的成果,激发学习的热情。

(一)学分授予及分类

1.要求

学分授予及要求有严格规定。要求各级各类专业技术人员在短期内接受和参加继续护理教育活动的累积学分不得低于150学分,平均每年不得少于25学分。高级和中级职称护士的一、二类学分不得少于规定学分的1/5。

2.学分授予办法

(1)记分标准。继续护理学教育医学教育学分为Ⅰ类学分和Ⅱ类学分。

Ⅰ类学分:①国家卫生部审批认可的国家教育项目;②省、市审批认可的继续教育项目;③卫生部继续教育委员会专项备案的继续教育项目。

Ⅱ类学分:①自学项目;②其他形式的继续教育项目。

(2)具有中级或中级以上的专业技术职务的卫生技术人员每年都应参加继续护理教育活动,取得25学分,其中Ⅰ类学分须达到5-10学分,Ⅱ类学分须达到15-20学分。省、自治区、直辖市级医院的医务人员5年内必须获得国家级项目5-10个学分。

(二)学分管理

1.制订计划

为保证继续护理教育的有序性、全面性和超前性,护理部、科室、个人要根据各医院的近、中、远期发展计划,制订三级学习计划。护理部重点抓护士长的计划落实,要求护士长制订科室计划后上交护理部备案,以便管理检查。护士根据自己的情况制订学习计划,并要求做好笔记,以备检查。护士长还应把科室学习计划记录在护士长手册上定期登记。同时,通过学习教育,提高全院护士的认识,继续护理教育不仅是学科发展的需要,也是护士自身发展的需要,让护士树立起自身教育的观念和积极参与的意识,激发"要我学"变为"我要学"的热情。

2.实施过程的管理

继续护理教育的过程包括师资培养、教材选用、课程安排、考核等环节。要制定一系列工作制度,保证学习效果,主要包括教师的选培、学术活动考勤登记、定期检查通报、年度考核讲评及相应的制约激励机制。

(1)师资培养:根据"能者为师"的原则,首先选择接受知识快、表达能力强的主管护师以上的护理骨干和护理管理干部参加Ⅰ类和Ⅱ类学分的学习,回院后以讲座的形式将学习内容给全院护士讲课,把Ⅰ类学分转化为Ⅱ类学分,使没有机会外出参加学习的护士同样学到新知识、新技术,获得相应的知识和技术。也可外聘教师,特别是可聘请在护理专业或其他专业领域能代表新知识、新理论的发展趋势的教师,以尽快补充新知识,达到完善师资力量,实现专业互补,缩短信息传递的时间。

(2)课程安排:继续护理学教育的课程安排不必过分强调系统性,课程的长短、时间的利用、内容的取舍都应视本单位的实际情况而定。可采取院内和院外相结合,以院内为主;集中办班和小讲座相结合,以小讲座为主;护理部组织与科室组织相结合,以科室为主;脱产和自学相结合,以自学为主;理论和实际操作紧密结合。

(3)考核与激励:为了保证继续护理教育的效果,每次讲课后发学分,同时护理部要建立学术活动考勤登记本，根据学习的内容定期考核。采取理论考试和临床考评相结合；平时考核和年终考核相结合；论文科研和实际工作能力相结合；定性和定量考核相结合；护理部统考和科室小考相结合的方法，检验学习效果。并把参加继续教育的考核成绩作为科室评比和考核护士长的内容之一，规定任期内未修满规定学分或虽满25学分但考核不达标的护士，不得申报晋升技术职务，同时在培养选拔护理管理干部时，把达到学分要求和考核结果作为最基本的必备条件。确定"学分"在晋职晋级、评功评奖、科室达标、护士注册中的重要地位和作用。"学分"未达标者，在评功评奖、评选先进时实行单项否决，年终通报护理人员"学分"完成情况，表扬先进个人和科室。

（4）建立个人成绩档案：继续教育的成绩档案，应实行"每人一卡制"，个人保管一本记录卡，每年年底前录入有关信息系统、存档，当个人继续教育的一个阶段结束后，可移交人事部门存入个人档案以备考察。

第四节　护理教育评价

教育评价（educational evaluation）作为一门新兴的学科，已受到世界各国的重视，得到了不断的发展。在医学教育领域，教育评价也深受关注，已经形成一些比较完善的评价标准和评价方法。在护理教育领域，以美国为代表的一些发达国家，护理教育评价开展地十分广泛，目前已形比较系统、成熟、完善的制度。我国的护理教育评价无论从理论研究方面，还是实际工作方面都较为滞后和薄弱，特别是尚未进行全面、系统的护理教育评价，造成难以确保护理教育质量等一系列问题。加强教育评价的学习和研究是护理教育是目前需要迫切解决的问题。

一、教育评价

教育评价是教育过程中的一个重要环节，是对教育活动及其效果的价值判断，其目的是提高教育的目的性及有效性。教育评价思想起源于中国古代的科举制度，孕育于西方的教育测量，教育评价作为科学概念起源于20世纪30年代的美国。随着现代教育学的不断发展，教育评价理论已日趋完善，并被广泛的应用于教育实践之中。

（一）教育评价的概念

教育评价是按照一定的客观标准，通过各种定量及定性的手段对教育进行科学而系统地测量、分析和判断的过程，主要包括确定评价目的、对象和内容，建立评价指标体系，搜集、整理、分析资料，形成判断、验证和指导决策等。它要求评价者尽量排除主观因素的影响，以保证结果的客观性，为教育活动提供可靠的依据。

（二）教育评价的范围

教育评价的范围最初仅限于评价学生的成绩。20世纪60年代中期，几乎所有的教育测量及评价的文献都涉及对学生学业的评价。经过几十年的研究发展，教育评价对象现已扩大到教育活动的各个领域，包括：

（1）学生：包括学生的知识、智能、人格和身体等方面的评价。

（2）教育活动：包括课堂教育、学校行政、班级活动和学生团体活动等。

（3）直接控制教学的各种要素：包括教师、课程、教材和教法。

（4）集团实态：主要指班级集体、年纪集体、教师集体及学校整体的状况等。

（5）物理环境和社会环境：包括学校的基本设施、校地校舍、学校所在地区的人文社会环境等。

（6）行政管理：包括学校的教务、财务及后勤管理等。

从教育评价的研究成果来看，评价的范围已经扩大到包括了教育过程的所有因素，但在具体的教育评价实践中，这些研究成果还远没有被人们广泛接受和充分运用。目前多数国家的教育评价工作主要局限于学生学科成绩的评定上。但发展的趋势是从评价学生的学科成绩向评价课程、教学大纲和教学方法等全方位扩展。

二、护理教育评价指标体系

教育评价的指标体系，既是评价工作的基础，也是评价工作的核心，对评价起着统揽全局的作用。因此，有无科学合理的评价指标体系，是衡量护理教育评价是否成熟的重要标志之一。

（一）指标与指标体系

指标是把评价目标分解为若干能代表其本质属性或特征的质量或数量标准，也就是被评价的因素。指标体系是指被评价的全部因素的集合。评价就是通过这些指标体系来判断目标是否达到。设计指标体系实质上是将评价所依据的目标具体化、行为化，对各项指标及其权重系数、评价标准等以文字形式描述出来。

建立指标体系，可以使模糊的评价变为分项指标评价，有助于克服评价者从主观印象出发的笼统评价，也有助于评价反馈功能的发挥。比如教师授课质量的评价可以分解为教学组织、教学内容、教学方法、教学态度和教学效果等主指标，而每一个主指标又可以分解为若干个亚指标，这样通过每一个亚指标，则可以发现授课教师哪方面做得好，哪方面不够理想。分项评价还有助于提高评价的客观性和精确性。

建立指标体系也可以使评价工作者之间相互沟通，统一看法，使评价结果具有可比性。因为指标体系的建立过程，实际上也是人们价值认识取得一致的过程，使人们的价值认识凝聚和统一在指标的相应的权重之中，获得一致的评价结果。

（二）建立指标体系的方法

1. 目标分解法

通过分解的方式，将目标分解为若干个指标，并形成相应的指标体系。教育的复杂性及多面性要求评价指标体系是纵横结合，动静结合的立体模式。对于一些比较复杂的教育活动，对目标的一次分解可能并不能达到测定的要求，所以还可以对每一个主指标再分解为若干可测的亚指标，必要时还可以再将亚指标分解为次亚指标，即将目标加以分解以形成一个完整的、可行的评价指标系统。如课程评价的指标可分为学习效果、教学质量、教学条件和教研成果等项。其中的教学条件项，进一步可分解为教学管理、教学设施、教师素质三个主指标，而每一个主指标可以分解为若干亚指标。又如对教师的教学质量也可分解为教学能力、教学工作、教学效果等，然后再对每项进一步分解。

2. 分类学法

如可以按照美国教育学专家布卢姆的教育目标分类法为框架，以认知、情感、动作技能三个领域和不同领域的层次目标建立评价指标体系。

3. 多元统计法

多元统计法是通过因素分析、主成分分析等方法，从较多零乱繁杂的初选指标中，找出关键性的指标或确定某评价项目的基本结构的结论性定量设计方法。其主要优点是具有逻辑性及科学性能压缩简化指标，减少实际评价时的工作量，排除指标间的相容性，从而建立定性与定量结合的评价指标体系。缺点是这种方法必须通过处理大量的数据和信息而得到结果，所以必须采用电子计算机和统计软件包，需要一定的技术力量和技术条件。

（三）指标体系的量化与权重确定

科学的量化方法，是提高评价信度的重要环节，而不同的评价指标又有轻重不同之分。因此，应对评价指标进行量化和分配权重，并注意量化与权重确定中的科学性和真实性。

1. 常用的量化方法

（1）直接评分法（一次量化）：即不需要通过转换，或只通过简单的转换即可进行运算，如学生的入学平均成绩。有时为了符合我国惯用的百分制评分法，可根据满分值作简单的换算。但有不少指标难于确定满分值，如论文发表数等。对此可采取相对评分的方法，把最高者当作100，依次换算。这种相对评分方法虽然简单，但只具有相对价值，而非最高标准。

（2）等级评定的换算（二次量化）：通常是先按等级评定（如、优、良、中、差），再对不同等级赋予分值。有时不同等级不赋予一绝对分数，而是作为一个分数段，如优为85～100分，再根据同一等级被评单位间的差异，在此分数段内赋予不同的分值。

（3）分类测定：分类测定是首先定性分类，然后对每一类赋予不同的分值。例如，评价科研成果水平，可按其达到的国际、国家和省级水平分成不同的等级，专家可按此标准进行划类，再予赋值。这种方法在一定程度上解决了测量尺度的不统一，有助于提高测量的精确性，但就其实质而言，仍然是一种模糊分类，受主观因素的影响仍然较大。可将评定对象的不等质转化为近似等质，然后再进行赋值。

2. 权重确定的方法

（1）德尔斐（Delphi）法：即通过分别征得专家意见，经过汇总整理，作为参考资料再发给各位专家，供各自分析判断，反复几轮，以期专家意见趋于一致。这种方法的特点是集思广义，避免受成员的威望、权利和政治的影响。但人数多时容易争论不休，不易统一看法；人数少时，缺乏代表性和权威性。

（2）专家一次评定法：是将最初议定的指标权重，以会议的形式分发给专家征询意见。将其所得意见经统计后取平均值作为该指标的权重。此法较为简单，易于掌握，但易受权威、资历、口才和人数优势等因素的影响，故精确性较差，特别是当意见较大时，更影响权重的精确性。

三、学习效果的评价

学生学习效果的评价是护理教育评价的一个重要组成部分，学习效果的评价主要是学习成绩的测量。学习成绩的测量是根据一定的标准对学生的学习成绩做出量化的判断。即测定或诊断学生是否达到护理教学目标及其达到的程度。它是学生毕业及就业的参考依据，也是进行有效教学管理的依据之一。

（一）评价的方法

1. 考核法

考核法是以某种形式提出问题，由考生用文字（笔试）或语言（口试）予以解答，并以此做出质量判断。在高等院校，考核法又可分为考试、考查及答辩三种方式。

（1）考查：由教师对学生的知识或技能用定性的方法进行评价的过程，是学生学业成绩考核的方式之一，适用于不需要或难以用定量考核的方法评价的课程或其他的学习效果评价。如实验、实习，选修课等。形式有课堂提问、检查实习与实验报告、现场操作演示、撰写论文等。有时也采用试卷的形式来考查。常用及格或不及格、通过和不通过表示

（2）考试：指在学习阶段结束时对学生的正式考核，是学生学业成绩考核的主要形式。它可以对学生学习效果做定量分析，并用百分制等量化指标来标定学生学业成绩的高低，使考核测定工作精确细致。考试又可根据考试形式分为笔试、口试和操作考试等；根据答卷的要求可分为开卷考试和闭卷考试；按考试时间可分为期中考试和期末考试。各种考试形式各有特点和优缺点，分别适用于不同目标、不同内容的考核。一般考核知识和智力多用笔试；考核口头表达能力及应变能力用口试；考核操作技能宜用操作法，各种考核形式不能偏废。

笔试：是常用的考核办法，笔试由教师命题，要求学生在试卷上作书面回答。这种方法简便易行，应用面广，评定标准统一，适用于大部分理论知识课程的考核。笔试有开卷和闭卷两种。开卷考试：即允许学生携带教科书、参考书和工具书等进入考场，利用书籍帮助答题。闭卷考试：是较常用的方法，它对学生应考要求严格，能够比较客观准确地检查学生对知识的掌握情况，适用于大部分课程的考核。这样做有利于考察学生对课内课外知识综合运用的能力，克服死记硬背的学习倾向。

口试：是主试者与考生面对面的考试，一般由主试者提出问题，考生做出回答，必要时主试者还可进一步提出问题。考试结果由主试者根据答题的质量评定。口试较灵活、且不易作弊，但费时，易受主试者的主观判断及态度的影响。

操作考试：是通过学生实际操作而进行的一种考试方法，主要考查学生的掌握操作技术和理论联系实际的能力。操作考试可以全班同学做同一种操作，也可由学生抽签做同一课程所要求的若干操作之一。

答辩：是对已获得一定学术教育，具备一定学术研究与探讨能力的高校学生所适用的一种考核方法，要求学生从不同的角度阐述自己的学术观点，并就教师的提问为自己的学术观点解释辩护。随着高等教育学位制度的建立，撰写学位论文，进行论文答辩，已成为高等护理专业学生的一种重要的考核方式。

2.观察法

观察法主要用于难以用纸笔以文字进行测量的技能和情感领域。是通过观察学生的行为表现，再作出质量评价，如评价学生工作态度、处理人际关系能力。

3.调查法

调查法是通过书面或个别面谈或群体座谈形式对预先拟定的专题，由被调查者用口头或书面填写的形式予以回答，以达到了解情况的测量方法。如召开师生座谈会，以了解护理教学情况；对毕业学生的反馈调查以了解毕业生质量等。

4.自陈法

自陈法是考生对自己的学业成绩进行自我评价的方法，即通常的自我鉴定。这种方法作为自我调整学习计划的手段，易收到良好的成效。

（二）评价工具的编制

1.试题的类型

（1）客观试题：即评分不受评卷者主观因素的影响，所得结果相同的试题。这种测试形式能够较真实的反映学生的水平，因为题目很多，可以基本覆盖教学大纲中所要求的内容。同时由于可以多人参与阅卷工作，题目可以放在题库中反复使用，从而节省了教师的工作量和阅卷

时间。但出一份高水平的客观试卷往往需要花费很多时间。主要类型有选择题、是非题、填空题和部分简答题。

（2）主观试题：是指学生回答问题时可自由组织答案，教师评分借助主观判定。题目常见的形式有：论述题、论证题、简答题和病历分析题等，也可用于技能考核等。这类试题用于测量较高层次的认知目标。对学生的思维逻辑性、条理性、文字表达能力、分析问题及解决问题的能力有较高的要求和较好的检查效果。

2. 试题的编制

（1）选择题：试题已提供不同的答案，由考生选择正确或最佳答案。此类试题的结构由题干和4~5个选择项组成，答案是对题干的回答或使题干的含义完整化。根据备选答案的多少又分为单项选择题（只有一个正确答案）和多项选择题（至少有两个正确答案）。

编制选择题时应注意：主干部分应做到①问题的陈述必须清楚；②只给出必须的资料即可；③否定陈述不宜过多④不能提供答案线索。选择项应做到①在3个或3个以上，以减少猜中的可能；②错误选项应表面上似乎合理，并与所测知识的整体和学习经验有关；③在错误答案中应避免一些绝对化的术语如"从不""总是""所有"；④正确答案在答卷中的位置应以大致相等的频率和随机的顺序出现。

（2）是非题：是一种让考生判断真伪的陈述句或疑问句。有时先让考生判断陈述的真伪，再将错误之处加以改正或说明理由。

编制是非题应注意：①应保证每道题是完全正确或完全错误的，避免出现模凌两可的陈述；②是非陈述的数目应大致相等；

（3）简答题和填空题：属于"补缺型"试题，它只用一个词、一个短语、一个数字或符号作答。

编制时应注意：①试题的语言表达应能使答案既简捷又不引起歧义；②每道题的空白部分不要太多，一般为2个左右；③避免从学生的教材中照抄句子。

（4）论述题：适用于评价高层次的认知能力，如应用、分析和评价，而不宜应用于测试学生对所学知识记住了多少。论述题也可作为一种间接的方法用来评价态度、价值、观点等情感方面的东西。

在编制论述题时应注意：①问题的陈述要清楚，避免出现模凌两可的问题；②题目不可太大，答案宜精；③可设计一些解决学生高层次能力的问题，如具体应用和解决实际问题的题目；④准备好评分标准。

（三）评价工具的质量评价

要获得满意的学习效果的评价，就要有合适的评价工具，以便测量那些需要测量的内容，使欲测的内容和测验试题配合一致，以保证评价工具能测出学生特定范围内的知识、技能和能力。衡量评价质量的指标很多，其中最主要是信度、效度、难度和区分度。

1. 信度（reliability）

信度即可靠性，是指测量结果的稳定程度。考试的可靠性是指考生考核中得分前后一致的程度。例如考生两次参加同一试卷的考核，如都获得近乎相同的分数，则考核的信度可靠。

（1）折半信度：即将全部试题区分为相等的两半，并分别计算两半试题的得分，再求两个得分的相关系数。折半信度是反映测试工具内在一致性的一个重要指标。

（2）重侧信度：是同一考核在不同时间，对同一群体实施两次考核，所得分数的相关系数,即重侧信度系数。重测信度易受间隔时间的长短、学生身心发育及学习经验的积累等因素的影响。

(3)评分者信度:是指不同评分者对同一试卷或考生成绩评定的一致程度。评分者信度对减少主观型试题的评分误差有重要意义。例如在评卷开始时,先随机抽取相当份数的试卷由两位或数位教师分别评定,再计算评分者信度,如很低,则应分析原因,提出改进措施,然后再进行全面评卷,以保证标准的统一。使评分标准尽量客观、准确、公正。信度 r > 0.9,考试成绩能较稳定地反映学生的知识程度和能力水平,如果 r < 0.7,考试成绩则不可靠。

2. 效度(validity)

效度又称有效性,是指一次考核确能测量到的知识和能力的程度,常用的有内容效度和效标关联效度。

(1)内容效度:是指考核是否测量到了具有代表性的教学内容和达到了预期的技能。内容效度的高低,主要取决于测验题目的代表性,要衡量选出的题目能否反映所测量的主要内容,各种题目是否有一定程度的恰当比例关系。内容效度不能用统计方法进行分析和判断,而只能对考核内容进行逻辑分析和比较,故有时也称逻辑效度。

(2)效标相关效度:是指考核结果与效标的相关程度。效标是一个参照标准,通常用另一种考试成绩来表示,二者之间的相关系数即效标效度。效度 r = 0 表明考试无效,r < 0.4 表明效度很低,r 在 0.4 ~ 0.7 表明有效,r 接近于 1 表明效度很高,考试充分有效。

3. 难度

难度(P)是指考试对学生的适宜程度,试题太难或太易,都不能检查出学生的真实水平。只有适中的题目难度,才能能使试题产生区分不同程度考生的最大效果。一般认为:适宜的难度应在 0.4 ~ 0.7 之间,理想的平均难度为 0.5。若 P > 0.7 或 P < 0.4 则表明试题偏难或偏易。

4. 区分度

区分度也叫鉴别力,是指测验对考生实际水平的区分程度,用符号 D 表示。具有良好区分度的测验,实际水平高的应该得高分,实际水平低的应该得低分,它是评价试题质量,筛选试题的主要指标与依据。

区分度可分为正区分(D > 0)、零区分(D = 0)和负区分(D < 0),正区分又称积极区分,是指实际水平高的考生得了高分,实际水平低的考生得了低分;负区分又称消极区分,与正区分恰好相反;零区分是指实际水平高低与得分之间没有太大的关系,呈现出零相关。

四、临床能力的评价

临床护理能力是一种对知识的理解和应用能力,而不是知识本身,属于非认知领域。其范围包括临床技能和态度两个方面。护理学是一门实践性很强的学科。一个称职的护士不仅要掌握护理学的基本理论、知识和技能,更重要的是要能灵活的运用所学知识和技能,从事临床护理实践。因此,临床能力的考核和评价是护理专业学生成绩评价的重要内容。

(一)临床能力评价的方法

1. 观察法

是通过观察学生的临床护理行为表现,做出质量评价,如学生的临床护理能力(包括护理操作技能和与患者交流等)、人际关系及工作态度等。一般由教学管理部门设计好计划项目和评分标准,在学生下科室临床实习时,由科室负责人和护士长负责实施。观察法能客观地观察学生的行为表现，能有效、可靠的获得结果。但对于学生政治思想、道德品质和对态度的评价，要经过较长时间的观察才能做出较为准确的判断。

2. 床边考核法

是临床护理技能考核常用的方法，往往由考核组指定患者，考生完成必须的护理操作后，由主考人按考试大纲或教学大纲的要求提问，然后根据考生的操作和回答问题的情况打分。

3. 模拟考核

通常有模拟患者和模拟情景考核，也可结合在一起进行。模拟考核，如同现实环境一样，应试者从接待患者开始，根据临床护理过程，从询问病情、进行护理体检，到做出护理诊断和处理，从提供的各种选择中做出决定。此种考核方法已为许多国家的医学院校用来测试学生的临床护理能力。

4. 综合评定法

这种方法往往在组织学生毕业考核时采用。评价者首先要根据培养目标有关护理专业学生临床护理技能的总体要求，拟订出一个评价指标体系。由教师、临床护理专家组成评价小组依据评价体系的要求，综合采用定量与定性方法、观察法和床边考核法等考核方法，对学生的临床技能做出综合评价，判断学生是否达到培养目标要求，能否毕业。

（二）影响临床能力评价的因素

1. 评价人

准确的评价需要尽心尽力。评价人注意力不集中或自己对护理操作的认识存在偏见或不同意见都会影响评价效果。此外，评价人还经常犯下两类错误，一种是光环效应，如果评价人对学生印象好，就可能对其操作打高分；相反，则可能给低分。另一种是评价人在打分上过于大方，学生所得分超过他应得分。

2. 学生

学生对评价内容的准备程度和评价时的焦虑水平会影响到学生在评价时的表现。要获得好的表现，首先必须对评价内容做好充分的准备，做到心中有数。其次，要学会放松以减低自己的焦虑水平，使评价结果能够真实地代表自己的实际水平。

3. 评价方法

如果采用间断评价法，如果学生在评价的当时表现得特别好或特别差与平时的一贯表现不一样，则这样的评价结果无法代表学生的真实情况。连续评价法可以克服这种缺陷，评价不是发生在某一刻，而是在学生整个学习期间如临床实习时，实习结束后，由带教老师根据学生在整个临床实习期间的一贯表现给予评价，这种评价往往真实可靠。

五、教学质量的评价

教师教学质量评价是教学评价的主要组成部分，是依据教学目的和教学原则，利用科学的评价技术，对教学过程及其预期的效果进行价值判断，以提供信息，改进教学和对评价对象做出某种资格证明。教师教学质量的评价侧重于教师教学过程及其效果，也就是对教师教学工作基本环节的评价。通过评价，可以使教师清楚地了解自己教学的优势及不足，不断更新教育观念、改进教学方法，提高教学能力及水平。也有助于学校领导对教学活动的调控与理。

（一）教学质量的评价内容

教学质量的评价内容主要包括教学能力、教学工作和教学效果等方面。教学工作的评价分为教学水平、教学态度、思想道德修养，以及备课、作业批改、课外辅导和对考试讲评等方面。要科学而准确地评价教师的教学质量，就必须确定科学的评价指标体系。

评价教师教学质量要从教与学两个方面入手，以规定的教学大纲作为评价质量指标设计的重要依据，保证教师的教学达到教育目标要求的水平。在评价指标中，既要考虑教师在传授知识、促进学生智力发展上做的努力，又要看是否有利于学生形成良好的品格结构。从这些方面出发，教学质量评价指标也可分解为教学目标、教学内容、教学方法、教学进程和教学效果五个方面。

（二）评价的途径及方法

1. 专家观摩听课

专家观摩听课即由教学主管部门的专家学者或学校的教务部门组织有关人员组成评价小组对教师进行的评价。一般要求评价者在教师授课时当堂听课，根据评价授课质量的指标体系及评分标准，先由每个成员分项评分，最后得出总分，再综合平均，并通过讨论写出总结性评语。根据分数的高低显示优劣。此方法能区分出每位教师教学质量的高低，但必须注意评分的严格与公正。

2. 同行评定

同行评定即由护理教研室（组）或学校的其他教师对该教师进行评定。由于同一教研室教师相互之间比较了解，对本学科的教学大纲、学术动态、教学意图、内容方法以及对师生的背景情况（如教师的专业水平、责任心及教学态度和学生的基本学力、总体水平及学习热情等）较为熟悉，因此，容易组织和作出恰如其分的判断，有利于教师之间的相互学习、交流，提高护理师资队伍的整体水平。但是同行评定往往也有所谓"文人相轻"的消极因素，应注意避免。

3. 学生评价

通过召集部分学生对教师上课情况进行集体交谈，了解任课教师的教学质量和效果。学生评价所提供的信息是衡量教师授课质量的重要依据，能激励教师改进教学内容和方法，也有助于增强学生学习的责任感和主动感。近年利用网络进行教学质量的评定已成趋势，这种新的评价方式使学生人人参与，便于统计分析，也相对避免了学生出于自身利益考虑在座谈时的出现不真实反映。

4. 自我评价

教师对自己的教学质量和效果进行自我评价，自我评价更能反映内隐方面的问题，能增强评价能力，提高人们的自觉行为，从而达到自我完善的目的。

5. 反馈信息

通过学生的学习成绩，用人单位对学生的反映等对学生进行评价，以了解教师的教学效果。

中国的教育评价研究虽然起步较晚，但随着教育事业的发展和受到国外教育评价研究及其成果的影响，现在越来越多的人已认识到教育评价的重要性，正积极借鉴国际上已取得的教育评价研究成果，以不断完善适合中国国情的教育评价体系。

第五节　护理教育与护理科研

任何学科的发展均以其本学科及相关学科的科学研究为基础，只有不断地创造，才能不断地发展，而创造发明的成功运用，则会对整个学科起到推动作用。21世纪是生命科学高速发展的时代，护理新理论、新知识、新技术 新方法的发展，关键靠创新意识，因此，对护理人员提出了更高的要求，要求其在临床护理工作中不断创新，开展护理研究。近年来，越来越多的护理同仁认识到护理科研是推动护理学科发展、提高临床护理质量的重要手段。

教育是一个专业存在和发展的基础，护理教育的水准和层次高低直接影响护理人才培养的质量，影响护理科研的开展、护理实践中护理质量的提高。如何改革使护理教育更快、更好地促进护理科研与护理实践的发展，创造与护理科研、护理实践相结合的教育特色，进而促进护理教育自身的发展，是摆在护理教育者的重大课题。

一、护理科研

(一)定义

护理科研是运用科学方法，对护理学领域的未知事物进行反复地探索、系统地观察、有目的地收集资料、严谨科学地分析的一种认识活动。简单地说，护理科研是用科学的方法反复地探索、回答和解决护理领域的未知问题，直接或间接地指导护理实践的过程。

(二)目的与意义

护理科研就是根据已有的知识基础，探求未知的事物，从而获得答案。其主要目的在于开拓护理科学的新领域，完善人类对护理学的认识水平，并发展护理学科和推动护理科学的过程。由此可见护理科研的目的主要有三点：回答护理实践中出现的问题；探索护理领域中客观事物的本质与内在规律；在原有的护理理论上进行创新。

护理科研通过科学的方法，系统地研究或评价护理实践中的问题，并通过研究工作的开展，提高护理人员的专业素质和护理工作质量及学科水平，加速整个护理学科的发展。此外对护理人员的职业形象、社会地位的提高也会产生大的影响。

(三)科学素养

科学素养是从事护理科研的护理人员必须具备的重要条件，科学素养不仅对护理人员的科学研究工作的成败起着重要的作用，而且还会影响护理研究人员人生道路的选择。

科学素养包括科学知识、科学能力、科学方法、科学意识、科学品质。

(四)我国护理科研现状

护理科研作为护理学科工作的一个重要组成部分，近年来越来越受到护理界的重视，随着高等护理教育的恢复和发展，以及多层次护理教育的开展，我国的护理科研有了一定的发展并且取得了一定的成果。护理科研工作者开发出大量简便、实用的护理新技术和护理新产品，提高了护理的科技含金量。护理专业杂志增加和护理科研范围正在不断扩大，涉及的范畴越来越广。但是，如果把护理科研进行科研的横向比较，则会发现我国目前的护理科研还处于起始阶段，大部分科研是以叙述性研究为主，在研究内容、研究方法和研究手段上与发达国家比较相去甚远，所展示的科研成绩也是十分有限的。许多文献的调查结果表明，大多数的护士有开展科研的愿望，然而真正开展科研的人数却不多，取得科研成果的人更是寥寥无几。

许多护理界的学者认为，我国护理科研发展水平较低，究其原因，最重要的是护理群体的科研素质不高，缺乏护理科研的技能与经验，缺乏获得信息资源的途径和运用信息的能力。我国的护理教育长期以中专教育为主，高等护理教育起步较晚，课程设置中没有护理科研课程，更缺乏对学生科研素质的培养，影响了护理科研的开展。学科发展，教育先行，护理作为一门独立的专业，其教育必须置于高等教育范畴。为改变这一现状，有必要加强护理教育的投入，培养具有一定科研能力的高素质人才。

二、加强护理教育，提高护理群体科研素养

护理教育是联系理论教育、临床实践与科研的纽带与桥梁，是培养护理科研人才的摇篮，是护理科研发展的基础。要提高我国护理学科科研水平，就急需在学校护理教育及在职继续教育中培养护生、临床护士的科研素养，加速护理科研人员的成才。

（一）学校教育阶段注重护生科研素质的培养

1.改善教育结构，建立多层次护理教育体系

根据我国社会发展水平及趋势，应把高等护理教育的层次结构定为大学专科、本科、研究生教育。在发展普通高等教育的同时，发展面向在职护士的大专和"专升本"继续学历教育，从而构成一个中国模式的多层次的、综合性的护理教育体系。在不同层次的护理教育设置不同的培养目标，侧重点应有区别，大专及职专生应侧重于职业技能的训练，根据国情有必要将科研能力培养的着眼点放在护理本科阶段，使本科生具有一定的科研能力，从而在未来的工作岗位上发挥科研带头作用。

2.优化课程设置

各层次护理教育的课程设置应保持必要的衔接，避免脱节和不必要的重复。针对护理科研的薄弱环节，设立护理科研、统计学、文献检索等相关课程，培养科研素质。科研方法的教育能增加护士的科研知识，提高评估研究成果的能力。研究显示，增加这方面的教学内容，发展多种教育模式是最多被建议的教育措施。

此外，增加相关学科知识对培养护生科研素质也很重要，护理是和诸多学科密切相关联的学科，护理科研选题涉及医学、社会学、心理学、伦理学及专科护理等，要求护理人员要有较高的理论水平和实践技能。因此，横向相关学科知识也应在护理课程设置中得到适宜体现。

3.注重培养护生的创新思维、批判性思维能力

创新思维不同于定势思维，是指思维主体从多个角度对事物进行考察、分析，从而获得内在规律或独立见解的思维方式。批判性思维泛指个人对某一现象和事物之长短利弊的评断，它要求人们对所判断的现象和事物有独立的、综合的、有建设意义的见解。创新思维、批判性思维有许多共同之处，两者都是我国推进素质教育的需要。进行创新教育，培养护生的创新思维、批判性思维能力，是培养护理科研人才的必经之途。

批判性思维能力的培养批判性思维作为一种思考、反思的过程，贯穿于我们所有活动中。只有将批判性思维融入学生能力培养的过程中，才能从根本上促进学生整体素质的提高。

（1）强调主体作用，激励创新精神：现代学生的学习是一种对已知的创造和对无知的探求过程。护理教学应发挥护生的主体作用，让其成为护理知识与技术的探究者；以学生为主体创设教学情境、设计教学流程、考虑教学环节、构建评价体系；帮助学生质疑，我国古代教

育家朱熹说过"学贵有疑，小疑则小进，大疑则大进"，因此，要给护生思考、评判及发现护理问题的机会。教师要发挥应有的主导作用，通过引发、组织、示范、释疑、激励等方式，指导学生进行创新思维、批判性思维。

（2）开放教学空间：传统的护理教学，注重内容灌输，忽视学生自身感悟，束缚了护生的创新思维、批判性思维发展。在护理教学中应保证时间，营造氛围，为培养护生的创新思维、批判性思维、拓展空间。增加辅导性自习课，用于护理个案分析、护理问题讨论、护理计划制定；用求异思维和求同思维培养护生的创新思维，引导其从多角度看问题、发现问题，敢于标新立异的思考、分析及推理，大胆提出自己的见解，提倡争论、不唯上、不唯书、不唯师，同时课堂上尽可能精讲多问，利用多媒体调动学生多种感官参与教学活动，确保留给学生一些领悟、质疑的时间。

（3）变革学习方法：教会学生"学习"，即把传统的"吸收—储存—再现"的学习过程变革为"探索—转化—创造"的创造性学习过程，培养学生发现、创意、沟通、表达、交流的意识和技能，赋于其创造力发展的时机。在护理教学中，鼓励护生在角色扮演中体验护患感受，在操作练习中娴熟护理技能，尤其在小组合作中提高创新能力，让每个护生都有充分展现自己的机会。

4.加强护生循征思维及能力的培养

护理科研是循证护理渗透最直接、结合最紧密的领域之一，正确运用循证程序开展护理科研教学，在教学环境中培养学生循证思维和求证能力，进而提高护理科研水平具有积极的意义。循证思维是一种重证据的科学思维方法，有别于以经验为主的临床思维方法。要以循证思维为导向进行护理科研教学，其目的是在教学过程中贯穿并培养学生的循证思维和循证能力。这样的教学理念和教学方法对于确保选题的准确性和设计的科学性、避免重复选题、提高科研的成本效益、掌握本学科最新动态、提高护理实践水平，以及如何从纷繁复杂的文献中提取所需的最新、最准确信息有很大的帮助，其重要性不言而喻。

（二）继续教育中强化在职护士科研意识、科研能力的培养

1.建立制度化、网络化、多层次、多渠道的护士在职继续教育体系

我国护理科研发展缓慢，主要是由于目前我国的护理人员仍以应用型的中专毕业生为主，受过高等护理教育的人员少，且毕业后继续教育有限，使护理人员缺乏对科研新信息的收集和有效利用，综合分析能力低，导致我国的护理研究滞后，具体表现在选题科学性、先进性不够。而且人力资源的问题，临床护士忙于完成日常大量的治疗和护理工作，加上家庭角色，护理人员很难进行长时间的全脱产学习，因此，加强在职护士的继续教育，建立制度化、网络化、多层次、多渠道的护士在职教育体系，满足各级护理人员的学习需要势在必行。

2.通过两种途径提高在职护士的科研水平

（1）学历教育：护理人员的受教育程度在很大程度上影响了护理科研的开展和科研成果的应用。大多数受中等教育的护士，不能有效地阅读和利用国内外的专业文献，评价科研成果，更不可能将科研成果运用于临床，解决实践中的问题，以提高护理质量。因此，提高护理人员整体学历水平，对科研能力的提高将有大的促进。

（2）技术培训：现代护理学的发展，迫切要求护理人员加强继续教育，参加各类学术讲座，多方面获取信息，更新专业知识，以适应护理学科的发展和不断更新的临床护理工作。继续教育者应有计划地组织开展具有针对性的护理研究知识方面的学术讨论、讲座等，对护士进行持续地在职培训，提高护理群体的科研素质。

第六节 评判性思维

一、评判性思维

（一）评判性思维的定义

评判性思维（critical thinking），又称为批判性思维。据考证，"critica"一词，源自词根 skeri 和希腊词 kriterion 而来。sken 意指切割、分离或分析的意思，kriterion 则指判断的标准。因此，当人们进行批判性思维时，意味着并非毫不思索地全盘接受某一事物或陈述，而是应用思考力量把该事物加以分解、分析，并设定标准加以判断。

有研究者提出，评判性思维是 20 世纪 30 年代由德国法兰克拇学派提倡和主张的一种思维方式。它首先是作为一种教育思维方式和截育价值观而存在的.这就是"教育批判意识"，其本质是教育主体的解放，即教育者的批判意识。关于何为批判性思维，目前尚无统一的定义。许多学者从心理学、截育、哲学等不同角度提出了他们具体的定义原则。Watson 和 Glaser 在 1964 年最早提出了关于评判性思维的概念。认为评判性思维是态度、知识和技能的组合。现较公认的定义为美国哲学学会（American Philosophical Association，APA）应用 Delphi 方法得出的，该定义阐述了评判性思维是有目的的自我调节的判断过程，是个体对相信什么或做什么作出判断的互动的反映性的推理过程。

（二）评判性思维的结构

Barbala、Scheffer 等于 2000 年通过 Delphi 法对 9 个国家 88 位护理专家进行调查后得出结论，评判性思维由 10 种思维惯性特征（情感因素）和 7 种技能（认知因素）构成。10 种惯性特征包括信心、敏锐的情景洞察力、创造性、灵活性、质疑、知识的整合、直觉、开放性思维、毅力和反思。7 种技能包括：①寻求信息：探寻、接受信息；②辨别：归类、区分主次和优先顺序；③分析：比较、对照、思考；④知识的迁移：区分理论和实践，在实践中测试理论，综合；⑤预测：期望、假设、计划；⑥应用标准：评价、评论；⑦逻辑思维：推导、排除、做决定、立论、有效化。

我国陈保红等认为：评判性思维的结构包括：

（1）认知特征：认知特征包括能运用所学知识收集资料、识别信息资料；发现问题；提出假设和可选择的解决途径、方法、找到论点的论据，排除错误的判断和推论；构建实施目标的方案，评判出最佳选择。

（2）独立认知监控能力：独立认知监控能力指能有意识地对自己的思维活动过程与结果进行反思和控制调节。

（3）人格特征：人格特征是指自信、不墨守成规，有客观的态度，对所学的知识始终保持探究的态度，有好奇心和灵活性，愿意不断的改变自己。

（4）学科价值观：学科价值观是指对专业的认识是一种正向的、内化的信念，有良好的职业首德和职业标准。

（三）评判性思维的特点：

（1）主动的思考活动：积极投入到活动中，建设性地思考，作出自己的判别。

（2）独立的思考活动：有自己的见地，对自己或别人的思维作出有个性的独立的思考。

（3）反思的思维活动：对思维的再思维。对自己或他人已有的某种观点和思想，利用批判性思维加以审查，看其事实是否充分可靠；解释合理与否；根据充分与否；分析全面与否；综合得当与否；如有评估成分，其评价客观与否以及所采用的标准是否合理；有无应用价值以及应当如何去应用等等。

(4)对思维的全面审查：对被反思的思维进行全方位的、多视角的审视，甚至包括其他批判主体的看法和评判。

(5)有说服力的评判：必须有说服力地进行批判。要有理有据，令人信服。评判性思维的本质是要阐明你的观点是什么和为什么。二者缺一不可。

(6)具有创造性思维的特性：利用已有的概念、规律和原则产生创造性的想法和见解。

(7)能博采众长：探寻各家的特点、特性，分析后为我所用，吸纳有意义的部分。

(四)运用评判性思维的原则和认知技巧

1.运用评判性思维的原则：

(1)在临床护理工作当中，护士应遵循合作原则(护患、护护、医护合作)、参议原则(护士、其他医务人员、病人)、探究原则(健康问题，相关因素，解决方法，采取措施的依据，应用效果)、比较原则(收集的资料与标准比较)和激励原则(调动患者积极性，参与治疗与护理)。

(2)护士在决策、解决问题和创造性思考过程中应有的态度原则：独立思考、谦虚、勇敢、诚实、公正、坚韧不跋和努力探索。

(3)应用评判性思维应注意的方法论原则：从不同的视角去评判性地考察各种不同的观点；把各种观点摆出来之后，分别为各种观点寻找理由和依据；学会与他人交流。

2.认知技巧

(1)评判性分析：一个人在思维过程中提出一些问题供评判和分析。例如，中心议题是什么？内在的设想是什么？证据确凿吗？资料是否足够？资料能得到证实吗？问题是否被确认？结论是否准确？是否可行？是否存在价值观冲突？

(2)推论：从事实得出结论。例如，当血容量减少时，血压就会下降。

(3)区分事实与看法：事实是事情的真实情况，能被调查所证实。看法：即信念或判断。

(4)判断资料的可信度：判断是对那些反映价值或某些标准的事实或信息的评价。

(5)归纳推理：是由一系列具体的事实概括出的一般原理。例如，当护士观察到病人呼吸费力、嘴唇发绀、氧分压下降等一系列具体事实时，护士即可归纳出病人缺氧的一般性结论。

(6)演绎推理：由一般原理推出关于特殊情况下的结论。例如，护士运用 Maslow 的学说，将病人的资料分类，确定某病人特有的健康问题及其健康需求，以便提供相应的帮助。

(五)评判性思维能力的培养

教育者在工作中总结出的评判性思维培养方法有 Taba 培养法、反思日记法、回顾讨论法、访谈法、苏格拉底问答法等。

护理专家将评判性思维与护理领域的特定情景相结合摸索出的新的培养法：

1.概念图法

所谓概念图是指一种等级式的略图，以"同化理论"为概念框架，是对一个既定情景下所需知识的一系列概念进行有意义的再现。在概念图的顶部包含意义较广的抽象概念，通过联结词与其下位较具体的概念进行有意义的联结。在应用时，要求学习者对应用情景和知识有实质性的理解，而非机械的记忆。学习者要在具体的情景下对概念进行分解、区别和整合，对各种信息和概念进行有目的的取舍，确定优先性，协调各种概念间的关系，并在各种概念间建立有意义的联结，从而帮助学习者加深对概念间关系的理解，训练评判性思维的能力。概念图法的具体步骤如下：

(1)选择主题。

(2)确定抽象概念概念图的顶部。

(3)寻找具体概念：寻找具体概念，这些概念以某种方式与抽象概念间存在联系。

(4)选择联结词：用联结词将抽象概念与具体概念联系起来，使其具有意义或对学习者有意义。

(5)分析、找问题：寻找各种联结的交叉处，分析联系的方向，解释建立联系的各种原因，找出真正的问题所在。

(6)讨论、修正：与老师和同学共同讨论，分享、思考，纠正一些错误的联结，修正概念图。

2. 以质疑为基础的学习方法

以质疑为基础的学习方法具有整体性和灵活性的特点，较少依赖具体的临床问题。能将系统的理论知识和推理模式相联系，进行跨学科的讨论，以便给学生提供一个更广阔的思维角度去考虑病人的问题。其训练方法如下：

(1)选择病例进行讨论。

(2)鼓励、启发思考。

(3)一旦学生发现他们信息不全或资料不足需要进一步了解信息时，他们就分头查找资料，然后再进行讨论、分享，不断修正假设和干预措施，形成对病例的完整护理计划。

以质疑为基础的学习方法是在整个形成问题、解决问题过程中培养学生的评判性思维。

3. 框架性的临床思维准备法

(1)教师根据学生学习的需要和课程目标选择病人，布置任务。

(2)学生评估病人、收集资料。

(3)学生利用 Decher 临床资料表对病人的资料进行分析、整理，并利用临床资料表作为框架陈述病人的情况和护理计划。

(4)在完成病人的护理后，评价效果，修正资料表，反思整个过程，分析护理行为，写出自己的感受。

(5)教师进行反馈。

(六)评判性思维能力的评价方法

1. 评判性思维测量量表法

目前在国际上应用的评判性思维量表有 WGCTT：Waston – Glaser 批判性思维测试量表、CCTCST：加利福尼亚的评判性思维技能测试量表、CCTDI：加利福尼亚的评判性思维特性量表和 CCTT：Cornell 评判性思维量表。

2. 多选题测试法 Susan morrisan

基于评判性思维的评价应和各专业具体实践情景相联系的理念，于 2001 年提出用编制多选题的测试形式对评判性思维能力进行评价。也就是将对学生的评判性思维能力的评价融入到护理专业实践情景中，将专业知识编制成多选题的形式对学生进行考核。具体方法如下：

(1)教师根据护理专业教学的内容和课程目标要求设计特定的护理情景，编制出能反应学生评判性思维能力的测试多选题。

（2）将多选题分发给学生，让学生完成多选题的测试，并要求学生在完成测试题时要在自己已有的专业的基础上，运用评判性思维能力对各种知识和信息进行分析、思考和综合，最后选择出正确的答案。

（3）教师借助计算机软件对每个学生的测试结果进行分析、评价，并对试题的本身的信度和效度进行分析和评价。从而判断学生在护理的特定情景中运用评判性思维的能力。

3. 概念图评价法

概念图是培养学生评判性思维能力的一种有效的方法，由于概念图法对思维过程进行了很好的视觉再现，它不仅是一种有效的教学工具，而且是一种有效的评价工具。具体方法如下：

（1）由教师选择一个主题（病历、病人）。

（2）由学生选择一个比较抽象的概念。

（3）选择几个具体的概念。

（4）选择抽象概念与具体概念之间的联结词。

（5）建立概念图并解释各种联结。

（6）教师分析、评价学生建立联结的思维过程，判断学生联结的正确性。以此评价学生的评判性思维能力。

（七）批判性思媒能力测量工具

对批判性思维能力的测量工具，教师可以自编，也可以向出版单位购买。目前，已有许多工具可用来测量批判性思维，现简要介绍几种。

（1）华生 - 葛拉塞批判性思维量表（（Watson. Glaser Critical Thinking Appraisal。WGC-TA）：该量表于 1980 年由 GoodvinWatson 和 Edward M. Glaser 共同编制。它测试逻辑及推理能力，适用于九年级以上学生至成人。量表包括 80 个条目，五个类别，每个类别含 16 个条目。量表的内容一致性信度系数为 0.69 到 0.85，重测信度为 0.73。

WGCTA 是护理中应用较为广泛的测量批判性思维的工具。根据对护理中批判性思维研究的一篇综述报道，13 项护理研究中的 12 个运用了该量表。Adms 等人对护理教育研究中 WGCTA 应用的结果进行了总结。他们报道，研究结果一致表明批判性思维与注册护士执照考试成绩呈正相关；而临床决策、教育程度与批判性思维能力的相关性、学生从入学到毕业时批判性思维能力的改变这些方面的研究结果不尽相同。

（2）加州批判性思维技巧测验（（The California Critical Thinking Skills Test，CCTS） 该量表由 Facione P A 等于 1992 年编制。它涉及到分析、评价、推理、及归纳等方面，有 34 个条目，为多选题形式。重测信度系数为 0.68 到 0.69。

（3）加州批判性思维倾向问卷（The California Critical Thinking Dispositions Inventory，CCT-DI）：该量表是由 Facione P A 等于 1992 年编制的。它测量学生所具备的批判性思维的气质，即批判精神，反映某个人在对个人、专业及国家事务喜好并运用批判性思维的特性。量表包括 75 个条目，分为 7 个类别：开放性心态、分析性、认知成熟度、寻求真理、系统性、追问性、自信心。问题的形式为 b 等级的强迫选择题形式。适用于大学水平的学生，问卷总的内部一致性系数为 0.90，各类别的内部一致性系数为 0.72 ~ 0.80。该问卷目前已有英语、法语、西斑牙语、日语等版本。

CCTST 和 CCTDI 具有严密的理论基础，有具体的测量纬度，其应用广泛，有较好的信度和效度，且已有学者对其进行中文版的修订研究工作。虽然有多种工具来测量护生的批判性思维能力，但没有一种是专为护理专业而设计的，因此对它们在护理中的运用要做进一步的研究。近年来我国的护理教育和护理继续教育发展势头很快，全国各地已有130多所院校在开展护理本科教育，护理继续教育正被纳入护理终生教育制度之中。要对护士和护理专业大学生的评判性思维能力进行科学评价，应充分运用现有的人力、物力，进行多中心联合的系统研究，以形成科学有效、标准统一、简便易操作、具有广泛用途的评判性思维能力测量工具，从而客观评价我国护理教育的效果，使护士真正具备在特定的健康、疾病问题情境中进行严谨的质疑和分析推理能力，以最佳途径解决病人各种生理、心理、社会等问题。

（余晓波）

第六章 公共卫生

21 世纪的卫生保健以促进和维护人群健康为中心，以预防疾病为主，通过各综合干预措施对影响人群健康的影响因素加以干预和控制。公共卫生作为影响社会人群健康的重要因素，正日益受到关注，从已灭绝的传染性疾病死灰复燃，从艾滋病在全球肆虐，到 SARS 流行带来的恐慌，越来越引起人们对公共卫生状况的深思。护士作为未来卫生保健的主力军，应对公共卫生与健康的关系有所了解。自然生态环境是人类生存和发展的条件，与人类相互依存、相互制约；医院是提供健康服务的场所，对社会人群的健康维护起着重要作用。经过多年的努力，由国家卫生部、环保部等 18 个部委联合签署的《国家环境与健康行动计划 (2007—2015)》已于 2007 年宣布实施，目前，我国环境与健康工作的目标是：建立和完善的环境健康工作体系，具体包括 5 大方面：①通过组织环境与健康科学研究，建立实力强大的技术支持队伍和高度协作的行政管理体制；②对国内环境污染损害人体健康现状进行调查研究，并逐步建立环境健康事件的应急响应机制；③逐步加强和完善的环境健康监测系统，建立环境健康风险管理机制，并建成相应的预防、预警体系；④构建成熟的环境健康技术规范、标准和法规体系；⑤建设有效的宣传教育和公众服务体系。

第一节 环境与健康

环境是指以人为主体的外部世界，是地球表面的物质和现象与人类发生相互作用的各种自然及社会要素构成的统一体，是人类生存发展的物质基础，也是与人类健康密切相关的重要条件。

人类生命始终处于一定的自然环境、社会环境中，人类为了生存发展，提高生活质量、维护和促进健康，需要充分开发利用环境中的各种资源，但是也会由于自然因素和人类社会行为的作用，使环境受到破坏，使人体健康受到影响，当这种破坏和影响在一定限度内时，环境和人体所具有的调节功能有能力使失衡的状态恢复原有的面貌；如果超过环境和机体所能承受的限度，可能造成生态失衡及机体生理功能破坏，甚至导致人类健康近期和远期的危害。世界卫生组织的一份报告表明，全球约有 24% 的疾病和 23% 的死亡是由环境污染造成的。环境以不同方式对心血管疾病、腹泻、呼吸道感染、癌症、慢性阻塞性肺病等 80% 以上的疾病有显著影响。5 岁以下儿童中 33% 以上的疾病是由环境暴露造成的。

因此，人类应该通过提高自己的环境意识，认清环境与健康的关系，规范自己的社会行为，建立保护环境的法规和标准，避免环境退化和失衡。

一、概 述

(一)基本概念

环境是以人类社会为主体的外部世界的总体，它包括自然环境和社会环境。

1. 自然环境

自然环境(natural environment)是指围绕着人群的空间中可直接或间接影响到人类生活、

生产的一切自然形成的物质及其能量的总体。它是人类赖以生存的物质基础，可分为大气环境、水环境、土壤环境等。

2. 社会环境

社会环境（social environment）是指人类在自然环境的基础上，通过长期有意识的社会劳动所创造的人工环境。它是人类物质文明和精神文明发展的标志，可分为交通环境、文化环境、聚落环境、职业环境。

(二)构成环境的要素

人类的环境是由各种环境因素组成的综合体，按其属性可分为生物、化学、物理和社会心理的因素等。

1. 生物因素（biological factor）

生物圈中的生命物质都是相互依存、相互制约的，它们之间不断进行物质能量和信息的交换，共同构成生物与环境的综合体，即生态系统。人类依靠生物构成稳定的食物链，从而获得生存所必需的营养素；利用生物制成药物防治疾病等。生物本身在不断繁衍过程中为人类造福，同时有的生物会给人类健康和生命带来一定威胁，如食物链中存在致癌、致畸的有毒物质；生产过程中的生物性粉尘等。

2. 化学因素（chemical factor）

人类生存的环境中，存在着种类繁多、性质各异的化学物质，这些化学物质有天然的，也有人工合成的。天然存在的无机化学物质是构成机体的主要物质，有些元素在生物体内含量很少，但不可缺少，称为微量元素。很多化学元素在正常接触和使用情况下对机体无害，过量或低剂量长时期接触时会产生有害作用，称为毒物。

3. 物理因素（physical factor）

环境中的物理因素可分为自然环境中的物理因素和人为的物理因素。人们在日常生活和生产环境中接触到很多物理因素，如气温、气湿、气压、声波、振动、辐射等。在自然状态下物理因素一般对人体无害，有些还是人体生理活动必需的外界条件，只有通过一定强度和（或）接触时间过长时，才会对机体的不同器官和系统功能产生危害。随着科技进步和工业发展，人们从生活环境和生产环境中接触有害物理因素的机会愈来愈多，因而它所造成的健康危害应予足够的重视。

4. 社会心理因素（socio-psychological factor）

人类健康和疾病是一种社会现象，健康水平的提高和疾病的发生、发展及转归也必然会受到社会因素的制约。社会因素一般包括社会制度、社会文化、社会经济水平，它影响人们的收入和开支、营养状况、居住条件、接受科学知识和受教育的机会等，社会因素还包括人们的年龄、性别、风俗习惯、宗教信仰、职业和婚姻状况等。心理因素则是社会因素在人们大脑中的反映，并通过心理素质的折射而构成其具体内容。因此，社会因素与心理因素经常是紧密相连的，故称为社会心理因素。

(三)环境的卫生学特征

1. 整体性

环境中的各种因素不是孤立存在的，而是互相依存、互相影响、互相联系的。如煤炭、石油等能源的燃烧导致二氧化碳等气体在大气中的含量增加，从而导致地球平均气温上升，构成温室效应。某一项环境因素的变动都与整体环境息息相关，人类在创造文明的同时，应充分注意合理开发和科学利用资源，调整和规范自己的社会行为，保护环境，保护健康。

2.区域性

环境除具有整体特征外,还具有区域性特征。如自然疫源性地方病和化学元素性地方病也都具有严格的地方性区域特征,自然疫源性地方病由于病原体与所处地区内自然地理条件相适应,以及宿主生活习性的选择性生存特点决定了自然疫源性地方病区域性特征。

3.多变性

环境因素的多变性是指在自然和生物转化及人们社会行为的作用下,使环境从内部结构到外在状态处于变化过程中。人类认识环境多变性特征的重要意义在于可以促使人类主动地与自然界本身的运动相适应、相协调,使环境变迁向有利于人类生存发展,减少和消除不良环境因素作用,防止环境退化和保护健康。

4.生物富集

生物富集又称生物浓缩,是指生物体从周围环境中吸收某种浓度极低的元素或不易分解的化合物并逐渐积累,使生物体内该元素或化合物的浓度超过环境中浓度的作用过程。据报道,海水被二氯二苯三氯乙烷(DDT)污染,浓度达 0.00005 ppm;经过浮游生物的富集,其体内可达 0.04 ppm(富集约 1000 倍);又当鱼吞食浮游生物后,在鱼体内又进一步富集到 2.07 ppm(富集约 40000 倍),鱼再经水鸟吞食,最终在鸟体内的富集竟可高达 75.5 ppm(富集约 100 万倍),导致水鸟大批中毒或死亡。

5.环境自净

环境自净是指受污染环境在物理、化学或生物因素作用下,使污染物浓度或总量降低的过程。降低的速度和数量因环境结构和状态的不同而有所差异。环境自净是运用环境因素自身的力量消除环境污染物,净化环境。物理净化包括稀释、混合、湍流、扩散、凝聚、沉降、挥发、逸散。物理净化能力的强弱取决于环境的物理条件和污染物本身的物理性质。化学净化包括氧化还原、化合分解、吸附及中和等。生物净化包括生物吸收、分解、降解和转化等。

二、环境因素与健康的关系

(一)环境因素与健康关系的特征

1.双重性

(1)自然环境因素:气温、紫外线、空气中正负离子、微量元素的过高(多)、过低(少)都会产生不同的健康效应,如紫外线过强可导致的皮肤癌,紫外线不足可引起维生素 D 缺乏病。

(2)生物转化:一些能增强多环芳烃亲水性的取代基,如磺酸取代基能使致癌母烃降低或失去致癌性,但也有经代谢转化为毒性更大的毒物。

2.联合作用

(1)相加作用(additive action):指多种环境因素联合作用的强度是各单项因素影响的总和,如丙烯腈和乙腈、农药稻瘟净和乐果等,因其化学结构相近、性质相似、靶器官相同、毒作用机理类同,故生物学效应为相加作用。

(2)协同作用(synergistic action):指几种环境因素联合作用大于各自单独作用强度的总合。如飘尘催化二氧化硫形成亚硫酸;吸烟又接触石棉可显著增加肺癌死亡率等。

(3)拮抗作用(antagonistic action):是指一种环境危害因素可使另一种有害环境因素的危害作用减弱的,其联合作用小于各自单独作用之和。

(4)独立作用(independent action):指多种环境有害因素中,各有害因素对机体产生不同的影响,由于作用方式、途径和部位不同,彼此互无影响,表现为各自作用,但仍大于单个的作用。

3. 选择性

环境危害因素的亲器官性使其有相对固定的靶器官,如石棉易对肺造成伤害;氯乙烯易对肝造成损害。

4. 剂量–反应关系

剂量–反应关系(dose-response relationship)表示暴露剂量与群体中出现某种效应并达到一定程度的比率,或者引起某一生物效应的发生率之间的关系。剂量是决定反应强度的主要因素。

当环境因素的危害强度或剂量不大时,大多只引起机体的生理反应(代偿状况),并不显示出临床症状。随着强度或剂量增大并超越了机体适应范围(失代偿状态),则出现疾病甚至死亡。应该重视机体由代偿状态向失代偿状态的过渡阶段,虽出现某些亚临床变化,但尚处于可逆状态,及时采取相应措施是可以恢复到完全健康的。

5. 个体差异

(1)年龄:老年人免疫功能降低,应激功能低下;幼儿肝微粒体酶系的解毒功能弱,生物膜通透性高和肾廓清功能差,因而他们对某些环境因危害的敏感性高。

(2)性别:性激素对肝微粒体酶功能有明显影响,从而影响毒物的生物转化及其对机体的毒性反应,如女性对铅、苯等毒物较男性更为敏感。

(3)健康状况:慢性肺部疾患及心脏病病人对一氧化碳、二氧化硫等刺激性气体更敏感,肺结核患者对二氧化硅粉尘危害的抵抗力差。

(4)营养状况:营养不良时对铅及致癌性多环芳烃敏感,蛋白质缺乏时对黄曲霉毒素的解毒能力差。

(5)遗传缺陷性疾病:某些遗传疾病会使病人更易受环境的影响,如遗传性红细胞缺乏症(6–磷酸葡萄糖脱氢酶缺乏),该病患者当接触氧化性化合物及辐射因素时易发生溶血,对接触芳香族硝基和氨基化合物可能危险性更大。

三、环境污染及其对健康的影响

(一)基本概念

环境污染(environmental pollution)指有害物质或因子进入环境并在环境中扩散、迁移、转化、使环境系统的结构与功能发生变化,对人类或其他生物的生存和发展产生不利影响的现象。通常环境污染主要是指由于人类不明智的社会经济活动导致的环境质量下降。

污染物(pollutant)是指使环境的正常组成和性质发生直接或间接有害于人类健康的物质。

污染源(pollutant source)是造成环境污染的污染物发生源,通常指向环境排放有害物质或对环境产生有害影响的场所、设备和装置。

(二)污染物的主要来源

1. 生产性污染

工业的迅速发展,工业三废可直接污染空气、水、土壤。噪声、振动等物理因素也会危害周围环境;农业生产中不合理使用化肥会破坏土壤结构和自然生态系统,还可造成农畜和野生动物体内的药物残留。

2. 生活性污染

生活垃圾、污水、粪尿如处理不当也会污染环境。居室装饰材料、化妆品等家用化学品,在使用过程中可污染室内外环境,成为环境污染源。

3. 其他污染

交通运输工具所产生的噪声和排出的废气，原子能设备和放射性核素机构造成的放射性污染。随着电子信息等高科技产业迅猛发展，电子技术的更新不断加快，电子产品寿命周期越来越短，电子垃圾的产生量不断增大，电子垃圾的成分主要有铅、汞、铬、镉、镍等几十种金属，聚氯乙稀、聚乙烯、丙烯腈-丁二烯-苯乙烯聚合物、聚苯乙烯、聚丙烯、聚乙烯对苯二甲酸酯、聚碳酸酯、尼龙和聚酰胺、人造橡胶等多种塑料，以及溴化阻燃剂、调色剂、表面涂层等。

（三）环境污染对健康的影响

1. 急性中毒

由于环境中有大量毒物短时间内进入人体所致。中毒效应的程度与环境化学物的毒性和剂量有关，有的在瞬间即产生中毒症状甚至死亡，有的可在接触致死剂量后的几天才出现明显的中毒症状或死亡。

2. 慢性危害

环境污染物低浓度长期反复作用于机体所产生的损害称慢性危害。由于机体吸收环境毒物的量从低剂量逐渐累积到中毒阈剂量或机体对环境毒物造成的损伤未能及时修复，逐渐累积到中毒阈剂量，表现为缓慢、细微、耐受性甚至波及后代的慢性毒作用。

3. 远期作用

（1）致癌作用（carcinogenesis）：环境因素中存在着化学的、物理的、生物的及社会心理的致癌因子。致癌因子中有在体内不需代谢活化能与机体大分子直接发生亲电性结合反应而使细胞癌变的直接致癌物；还有需经代谢活化后方具亲电性而呈致癌作用的间接致癌物。

（2）致突变作用（mutagenesis）：可由化学、物理和生物因素引起，其中化学致突变物占有重要地位。化学致癌物和致突变物之间的关系特别密切，约80%以上的致癌物是致突变物，而许多致突变物也是致癌物。

（3）致畸作用（teratogenesis）：指母体受孕后受外环境影响所致的畸形或其他缺陷胎儿。目前已证实对人类有致畸作用的化学致畸因素有甲基汞、氨基蝶呤、沙利度胺（反应停）等。除化学致畸因素外，尚有物理致畸因素，如电离辐射等；生物致畸因素，如风疹病毒、疱疹病毒、梅毒螺旋体。

4. 对免疫功能的影响

（1）致敏作用（sensitization）：某些环境物可作为致敏原引起变态反应性疾病。

（2）免疫抑制作用（immunosuppression）：污染物可以使用免疫应答的某一个或多个环节发生障碍。

四、职业环境与健康

劳动本是人类获得健康的必须条件之一，良好的劳动条件、工作环境对健康有利，不良的劳动条件及工作氛围则可损害个体的身心健康，导致职业倦怠、各类职业病等。因此必须对职业环境中存在的各种有害因素进行识别、评价、预测和控制，以防止其对劳动者健康的损害。近年来，随着社会经济的快速发展，有毒有害物质的使用种类、数量不断增多，使用范围迅速扩大，导致各类急慢性化学中毒事件时有发生。根据卫生部提供的数据，我国现有约1600万家企业存在有毒有害作业场所，约2亿劳动者在从事劳动过程中遭受不同程度职业病危害。

（一）职业性有害因素

在生产过程、生产环境及劳动过程中存在的可能危害劳动者健康的有害因素称为职业性有害因素。它可分为：

1. 化学因素

各种有毒物质可以多种形态及各种形式出现。大多数有毒物质可通过呼吸道吸入，有些能通过皮肤进入体内，也有小部分从消化道摄入。

2. 物理因素

异常的气象条件，如由于生产过程中释放出大量热量和水蒸气，形成高温、高湿环境；异常的气压，如潜水、高山作业环境所致的高低气压；噪声、震动；电离辐射及非电离辐射产生的 α、β、γ、X 射线和紫外线、红外线、微波以及激光等。

3. 生物因素

生物所造成的有害因素，如附着于动物皮毛上的炭疽杆菌、蔗渣上的真菌等。上述这些不良因素均可在一定条件下对工人引起职业性危害。

4. 功效学因素

功效学因素主要是指某些不符合劳动生理和体能功效的因素。它包括劳动组织和制度不合理；精神紧张；劳动强度过大或生产定额不当及使用不合理的工具等。

（二）职业性病损

职业性病损是指职业有害因素所致的各种职业性损害，包括职业病、工作有关疾病和工伤三大类。

1. 职业病

当职业性有害因素作用于人体的强度与时间超过机体的代偿功能，造成机体功能性或器质性改变，并出现相应的临床征象，影响劳动能力者称为职业病。

广义的职业病是泛指职业性有害因素所引起的特定疾病，而在立法意义上，职业病则有一定的范围。我国卫生部曾于 1957 年 2 月公布的《职业病范围和职业病患者处理办法规定》将危害职工健康和影响生产比较严重、职业性比较明显的 14 种职业病列为国家法定职业病。1987 年修订和增补了本《规定》，将职业病名单扩大为 9 类 99 种。规定职业病病名，不但具有医学意义，使受害职工早日恢复健康，而且使患有规定职业病的人，按有关规定获得一定的经济补偿，因此，还具有立法意义。

职业病特点：病因明确；病因与疾病间存在着明显的剂量－反应关系；在接触同样有害因素的人群中，常有一定的发病率，很少只出现个别病人；如能早期发现并及时合理处理，预后较好，恢复也较容易；大多数职业病目前尚无特殊治疗方法，发现愈晚，疗效也愈差。

职业病的诊断原则：职业病的诊断是依据卫生部颁布的职业病诊断标准，采取集体诊断的办法，由诊断小组确诊。诊断职业病应根据以下三个方面的资料：①职业史：职业史是了解职业病是否有可能发生的首要前提，没有该职业的接触史就不能诊断为职业病；②生产环境调查：通过调查，可以确定存在哪些职业有害因素，有害因素种类和特点，包括生产流程、原料、中间产品和成品，接触方式、浓度、时间、毒物的入体途径及防护设备等情况；③体格检查及实验室检查，可提供有害因素作用于机体并引发功能性或器质性病变的证据。

2. 工作有关疾病

由于生产环境及劳动过程中某些不良因素，造成职业人群常见病发病率增高、潜伏的疾病发作或现患疾病病情加重等，这类疾病统称为工作有关疾病。

其特点为：①工作有关疾病的病因往往是多因素的，工作环境及其性质能与其他危险因素联合起作用，职业因素虽是该病发生发展中的许多因素之一，但不是唯一因素，不像职业病那样病因明确；②职业因素影响了健康，从而促使潜在疾病暴露或病情加重、加速或恶化；③通过控制或改善职业环境，除可消除相应的职业病外，也可减少工作有关疾病，使原有疾病缓解。

3. 工伤

系指工人在从事生产劳动过程中，由于外部因素直接作用，而引起机体组织的突发性意外损伤。工伤不仅能造成缺勤，而且可引起残废，甚至死亡。工伤的主要原因：生产设备缺陷、生产设备质量差或维修不善；防护设备缺乏或不全；生产环境布局不规范；劳动组织不合理和生产管理不善；个人因素。

（三）职业性病损的防治

1. 职业性有害因素的评价

（1）生产环境监测：是识别、评价职业有害因素的一个重要依据。其目的是：①掌握生产环境中职业危害的性质、种类、强度（浓度）及其在时间、空间的分布状况，为评价职业环境是否符合卫生标准提供依据；②为研究接触水平－反应关系提供基础资料；③鉴定预防措施的效果等。

（2）健康监护：是通过各种检查和分析，掌握职工健康状况，早期发现健康损害征兆，以评价职业性有害因素对接触者健康的影响及其程度。以便采取预防措施，控制疾患的发生和发展。健康监护的基本内容包括健康检查、健康监护档案建立、健康状况分析和劳动能力鉴定等。

（3）职业流行病学调查：职业流行病学是研究劳动条件对劳动者健康的影响，研究职业性疾病在职业人群中发生、发展、分布和控制的规律，探讨及确定职业有害因素对人的安全接触水平，为评价和制订卫生标准提供科学依据。由于现场干扰因素极为复杂，所以职业流行病学调查，需要搜集相当数量的资料，特别在研究有害因素的慢性影响时，常需长期的观察累积资料才能进行分析、评价。

（4）实验室测试：常用于测试化学物的毒性，包括动物实验和体外测试系统，是评价职业性有害因素的有效手段之一，也是评价化学物毒性的依据。

2. 职业性有害因素的控制

职业病的发生取决于三个因素：即人（接触者）、职业有害因素，以及职业有害因素的作用条件。这三者的因果关系，决定了职业性病损的可预防性。

（1）控制人的因素：为了预防职业有害因素对接触者的危害，应重点加强第一级和第二级预防，以便及早发现受到影响的人。加强健康监护；加强个人防护；保健膳食；加强健康教育。

（2）采用工程技术措施，贯彻卫生标准：预防职业有害因素的发生；控制职业有害因素的扩散；防止直接接触。

3. 控制职业有害因素的作用条件

职业有害因素的作用条件是能否引起职业病的决定性前提之一，其中最主要的是接触机会和作用强度，决定接触机会的主要因素是接触时间。因此，在保护职业人群健康时，还应考虑作用条件，通过改善环境措施，严格执行卫生标准来达到控制职业有害因素。

五、护士在环境与健康中的作用

随着我国社会经济的不断发展，现代生活水平不断提高，人们对生活质量的要求也越来越高，对卫生服务的需求已不仅局限于对疾病的治疗，而对疾病的预防和保健方面更多的受到人们关注。他们希望通过各种途径了解有关疾病知识、卫生常识、药物知识、心理卫生及预防保健和现代医学新技术等方面的内容，从而改变不健康生活习惯和行为，提高自我保健意识，提高生存质量。

护士是人类健康的卫士，国际护士会在护理学国际法中规定护士的基本职责为"保存生命，减轻痛苦，促进健康"。随着医学模式的转变，护士的角色也发生了改变，护理模式的发展从传统的纯治疗模式转变为群体－保健－预防和主动参与模式。护理服务对象不仅包括病人，还包括健康人。因此护理服务的范围由医院拓展到个体、家庭和社区；服务的性质由单纯的治疗拓展到以预防疾病和促进健康。护士的角色不仅是服务者，更重要的是担负着人类健康教育者的重要角色。护理工作在人民健康中的地位和作用日益重要，人民群众的健康需要护理专业人员更多的帮助和支持。

在与个人、家庭和社会集体接触的日常工作中，护士应告知对于他们有危害的各种物品，并应用知识指导预防危害的发生和减轻危害的损失。同时教育个人、家庭及社会集体对环境资源进行保护。帮助发现环境对人类有利或不利的影响，研究如何改善生活与工作条件促进健康。通过教育、宣传以及自身参与的方式来促进环境与人类健康的协调。

第二节　医院环境

医院是诊治疾病、救死扶伤、恢复健康的场所，对社会人群的健康保证担负着重要使命。医院环境是医院服务体系的重要组成部分，是从事医疗保健所处的一切外部条件。随着现代医学新模式的确立，医疗服务从供给型向经营型转变，大大扩展了医学空间的深度和广度，医院的功能将从单纯医疗疾病的场所演变为具有诊疗、预防、康复等多种功能的健康服务中心的转变，医院环境对社会人群健康的影响也将加大，人们对其要求将越来越高。医院环境既影响患者疾病的康复和转归，亦影响医护人员自身的健康，医院环境的安全性、美观性、舒适性以及人文性对医疗卫生服务对象及医务工作者双方的身心健康都将会产生重大影响。

一、概　述

（一）医院环境

医院是为广大群众进行医疗、预防、保健、康复等综合性卫生服务的特殊场所，这一社会职责，要求医院营造出一个有利于病人身心健康和发挥医务人员及职工服务积极性的外部和内部环境。

医院环境是对侵袭肌体生命和生长产生影响的全部外界条件的总和，包括物质环境和人文环境。物质环境主要是指自然环境和设施环境，人文环境指的是服务环境与体制环境。医院的自然环境如何，不但影响病人在治疗和康复过程中的心理，也影响医务人员在工作中的情绪，而优美的自然景观表现出来对于人的亲和力和感染力，则完全得益于一种良好环境所形成的文化氛围。

（二）医院环境建设要求

医院选址时要满足医院对环境的要求，环境安静，阳光充足，空气洁净，远离污染源，远离易燃易爆物品的生产和储存区，避开高压线路和工程管道，也须防止医院对环境的污染。功能分区科学合理，洁污路线要清楚，既保证各部分的方便联系，又能排除干扰和防止交叉感染。实践证明，以医院中央通道作为联系医院各功能科室的通道并以它作竖向分层布置人流、物流，布置工程主干管的设计方法，是一种有效的设计方法。那种停留在从总平面到平、立、剖面的功能布局与造型处理已远远不能满足和适应高新技术的日新月异发展及现代医疗管理及服务体系的需求了。

（三）医院环境建设理念与布局

现代化的医院环境建设必须紧紧围绕"以病人为中心""以人为本"的设计理念。目前我国医院布局，往往只根据医生、护士和后勤保障部门职工的需要来进行设计，医院的布置常常是功能科室与走廊交错布置成迷宫，病人及探视人员不易寻找要去的科室。现代医疗服务提倡方便病人和提高工作效率，要求能够适应现代社会快节奏的生活方式，因此要充分考虑到服务对象的需要、医务人员提供服务的需要。现代医院设计新趋向之一是强调"以病人为中心"的设计，充分做到功能齐全、流程科学、布局合理，充分利用现有资源和设施配件。在建筑格局的设计上，首先要考虑各功能区设置与病人的需求关系，要求在医院的规划布置中减少相关功能科室之间的距离，以便尽可能方便病人。医院环境园林化，有足够的草坪、绿地以及相应的高低林带，组合成绿化、净化、美化、香化的花园式医院，并在相应地点，设置配套的亭榭，桌椅，喷水池等设施，供病人散步、健身、休息、观赏之用。

二、医院环境与健康

古希腊大学者毕达格拉斯提出"美在于形式"，认为美在于物质的比例、对称和谐等外在形式规则。医院环境作为美的形式的客体，将环境的美作用于主体感觉器官，激发主体的审美活动，进而在情感上产生与客体的美契合的倾向。因此，优美的医院环境具有一种非介入性的、非药物的、不可思议的治疗心身疾病，恢复和增进人体健康的作用。越来越多的医院管理者意识到卫生服务环境的优劣是衡量医疗质量及病人满意与否的重要决定因素，也直接关系到医疗机构在市场竞争中的优势。医院环境不仅是医院形象的具体展现，而且，对医院的各项工作具有积极的推动作用。

（一）医院环境色彩

色彩通过视觉器官为人们感知，产生了物理、心理、生理等多种作用和效果。正确运用色彩有益健康，反之，将有损于健康，有研究表明"色彩可以治病"。

1. 色彩的物理效果

具有颜色的物体总是处于一定的环境中，影响人的视觉效果，使物体的大小、形状等在主观感觉中发生变化。这种主观感觉的变化，能够用物理单位来表示，常称为色彩的物理效果。根据人们的习惯反应，其分类有温度感、重量感、体量感、距离感。尽管这些色彩感觉是相对的，但研究结果表明，不同色调造成人感觉上与实际物体的冷暖差约为 $3℃ \sim 4℃$、膨胀范围是 4%、距离差为 2% $\sim$ 4%。因此，医院环境色彩配置时，正确运用色彩的物理效果，制造出特定的环境气氛，可弥补医患双方的不良感受。

2. 色彩的心理效果

色彩的心理效果主要表现在两个方面：一是它的悦目性；二是它的情感性。各种颜色都会给人不同的感受与联想。

3. 色彩的生理效果

色彩的生理效果与人的脉搏、心率、血压等方面都具有影响。例如：橙黄色有助于肌肉松弛、减少出血，还可以减轻身体对于疾病的敏感性。

合理运用医院环境色彩，符合现代医院管理的要求，使医学与各门学科在更深、更高层次上紧密地结合起来，为人类健康和疾病防治不断提供最优医学服务环境。我国医院大面积、长时间的白色刺激，给医患双方都带来了不良的视觉干扰，有的甚至对白色形成条件反射的恐惧，影响有效治疗，在儿童和老年人中尤甚。采用医院色彩整体配置，造就一个整体、和谐、优美的医院环境，不仅减少患者恐惧与忧虑，增加心理抚慰，同时也改善医护人员的工作环境，有利于安定员工的情绪，提高工作效率，这也正是搞好诊治、提高医疗质量和避免差错的一个条件。

（二）医院的环境卫生

环境的主要品质是空气的温度、湿度、清洁度、新鲜度、噪声、绿化美化、环境保洁、污水排放和污物管理等到位，它们与医院内的环境卫生标准有着密切的关系。而医院内的环境卫生标准是保证医疗护理质量及病人康复的基本条件之一。医院室内环境要求主要包括室内温度、空气新鲜度、噪声标准、生活饮用水标准、室内空气含菌量等。

医院在医疗过程中，不可避免地会产生废水、污物和废气。在这些废弃物中，含有大量的致病微生物、化学毒物、放射性物质和有害气体，如处理不当，可严重损害病人及医护人员，造成相当严重的伤害。所以，医院的"三废"治理既是医院必须面对的问题，也是医院环境管理中的重点和难点。健康的场所不应因医院的环境污染而影响医护人员。

1. 废水

医院内废水分为一般性废水、感染性废水、高感染性废水、放射性废水。一般性废水来源于医院办公、家属住宅区、浴室、厨房、锅炉房等处；感染性废水是由门诊、病房、治疗室、解剖室、手术室、血库等排出的废水，含多种致病微生物和寄生虫，应集中收集，经高压蒸气消毒处理，除去感染物后，再合并为一般性废水处理；高感染性废水是由制剂室、研究室、口腔科等排出的废水，含有酸、碱、氧化物、消毒剂、重金属及有机溶剂等化学毒物，应依各部门废水来源加以分类，分别予以预处理后，再合并为一般性废水处理；放射性废水由 X 射线室、放疗室、核医学室、CT 室等排出的废水，应单独处理。

2. 废物

医院废物可分为生活垃圾和医疗垃圾，其处理的原则为：妥善分类收集及多元化处理；废弃物的减量；资源性废弃物的回收、再生和再利用。医院的医疗垃圾较其他行业垃圾更为复杂，生活垃圾有固体垃圾、混合垃圾和再利用垃圾。非生活垃圾有危险性垃圾、医疗常规垃圾、生物危险性垃圾以及放射性垃圾。危险性垃圾包括锐利的器械、针头、有毒化学物品和溶剂等。医疗常规垃圾包括棉签、纱布、换药敷料、各种引流管等。生物危险性垃圾包括手术切除的器官、肿瘤、病人的血液、分泌物、排泄物等。在医疗操作中，水银和戴奥辛（Dioxin）这两种最常见的有毒性垃圾常被人们忽视。

处理的方式有焚化法、卫生掩埋法及放射性废物的特殊处理。

3. 废气与空气污染

较差的空气质量可引起呼吸困难、眼睛和呼吸道的炎症、接触性皮炎、头痛、关节疼痛、记忆障碍、注意力分散、生理功能异常等。医院里广泛使用的化学物品有清洁剂、消毒剂、固定剂等，如戊二醛、甲醛、乙烯氧化物。戊二醛被用于消毒医用器械，如消毒浸泡耳、鼻、喉仪器，透析设备，外科手术器械，内镜，支气管窥镜等。这些化学物品被暴露在空气中易引起眼灼伤、头痛、皮肤过敏、胸闷、气喘、咽喉炎及肺炎、流感样症状、荨麻疹等。

处理方式：进行医院空气监测，观察污染原因，只有加强空气净化，勤通风与换气，必要时采用紫外线照射消毒或药物消毒。

（三）医院内感染

医院内感染不但对病人及医护人员的健康造成了损害，而且也对社会、国家带来了一定的影响。随着医学的发展和先进诊疗技术的应用，人们对医院感染有了新的认识，已经超出了原来的传染病学范围。在院内感染的发生过程中有一定发病顺序，对有潜伏期的疾病，病人从入院后第一天算起，超过平均潜伏期而发病的称为医院内感染，无潜伏期的疾病，病人入院 48 小时后发生的感染为院内感染。院内感染按感染源分类可分：内源性感染和外源性感染两大类。其传播途径为接触传播、空气传播、共同媒介传播和生物媒介传播。

引起院内感染的薄弱环节主要有管理上的不健全、不合理使用抗菌素、空气传播和环境污染，以及医护人员对院内感染缺乏充分认识和高度责任感。

控制院内感染，要进行院内感染监测，通过监测及时发现和解决问题，不断提高医疗护理质量，及时发现医院感染的情况，如发病率、病原体种类及其耐药谱等。在做好监测的同时要建立健全全院感染管理组织，全院性控制感染方案，包括医院感染管理系统、医院感染病例报告及登记制度、环境细菌学检控制度、医院消毒制度、灭菌质量检控制度、合理使用抗生素制度以及职工的医院感染知识、无菌操作观念和医院教育制度等；建立严格的消毒隔离和传染病报告制度与无菌操作规定，通过物理或化学方法清除或杀灭医疗器械、护理用品、人体皮肤与黏膜和病区环境的病原微生物，预防和控制医院感染的发生与传播；加强对医护人员医院感染教育和树立无菌观念；合理使用抗生素，应严格掌握抗生素的适应证、禁忌证以及药物的配伍禁忌，根据药物敏感试验选择敏感的、不良反应小的抗生素，严格掌握其使用量，并注意监测其耐药性，密切观察菌群失调的先兆症状。注意抗生素的不良反应和毒性反应。消毒供应室要达到卫生部《医院消毒供应室验收标准》（试行）的要求。污染区、清洁区、无菌区严格分开，不逆行布局以及灭菌质量的有效控制方法。

三、护理人员职业暴露与职业防护

职业暴露是指实验室、医护、预防保健人员以及有关的监管工作人员，在从事各类传染病防治工作及相关工作的过程中意外被感染者或病人的血液、体液污染了破损的皮肤或非胃肠道黏膜，或含有毒的血液、体液污染了的针头及其他锐器刺破皮肤，而具有被感染的可能性。医护人员由于其职业的特殊性，特别临床护士经常会接触一些体液、血液，甚至被血液污染的锐器刺伤，或接触一些对其身体有损害的药物等。另外，医学的发展使临床护士接触射线等有害因子的概率也随之增加，医务人员的职业感染和损伤的危险正不断增加。因此，医务人员的职业安全应该引起越来越多的关注。

浓林娥等报道：护士乙型肝炎病毒（HBV）感染率 40.95%，乙型肝炎表面抗原（HBsAg）携带率 8.57%，高于同院其他职工的 HBV 感染率 25.89%，和 HBsAg 携带率 6.31%。李扬等报道：参与 HBV – DNA 阳性病人护理的 672 名护理人员的护理前后手试子 HBV – DNA 检出率分别为 0.89% 和 8.04%；对 134 名参与丙型肝炎病毒核糖核酸（HCV – RNA）阳性病人护理的工作人员的 HCV – RNA 检出率分别为 0.75% 和 5.22%。佟萍霞等报道：护士感染 Cox – V.（柯萨奇病毒）的危险性为正常对照组的 2.62 倍，在流行传染性非典型肺炎期间医护人员的高感染率，都说明了医院环境因素对护士健康的不良影响。有调查显示，在医护人员群体中，遭遇人类获得性免疫缺陷病毒（HIV）职业暴露机率最大的是护理人员（事故率为 63%），其次是临床医生（事故率为 14%），包括外科医生、实习生、牙医，再次是医疗技师、实验员（事故率为 10%）。调查还显示目前我们的护理人员面临职业危险，缺乏一定的职业防护意识和防护措施，护理操作后洗手情况较好，但戴手套情况和预防其他物理、化学因素所致职业损伤等问题上均不容乐观，护理人员还未真正建立或还未意识到要建立职业防护。可见当务之急应提高护理人员防护意识和结合实际改善防护现状。

（一）职业危害因素

1. 生物因素

生物因素不仅危害护士的健康，也是引起医院感染的主要原因之一，主要包括艾滋病（AIDS）、乙肝病毒、丙肝病毒、柯萨奇病毒以及流感和支原体病毒、变异冠状病毒。近年来，由于 AIDS 的蔓延、乙型肝炎和丙型肝炎的患病率明显提高，经常接触病人血液、体液和各种分泌物的临床护士被感染的危险性加大。手术室护士接触血液机会多，经常接触手术刀片、缝合针和各种利器，加上术前刷手造成皮肤保护层的破坏，易形成皲裂，为生物性职业危害因素的侵入提供门户。供应室接触污染物品的机会最多，也最容易发生损伤和感染。

2. 化学因素

医院是一个特殊的工作环境，各种对人体有潜在危害的化学因素随处可见。首先是各种消毒剂、固定剂。护士频繁接触这些制剂，可以通过呼吸道和皮肤的接触对人体造成伤害，如甲醛在高达 20 mg/m^3 时，接触者可有食欲不振，体重减轻，持续性头痛、心悸、失眠等不适。医学的进步使得许多癌症病人得以治愈或寿命得以延长，其中化疗药物的应用发挥了很大的作用。护士不但配置化疗药物，而且频繁接触化疗病人及其分泌物、排泄物等，防护不当，均可对自己身体造成伤害，最常见的表现为白细胞减少、脱发、月经异常和疲劳。国内外对化疗药物配置的防护设施，如空气层流柜、防护衣等尚不能满足防护要求。最后，医院的工作环境复杂，各种废气、污染气体对护士均可构成职业威胁。有报道显示：长期暴露于微量麻醉废气的污染环境，有引起自然流产、胎儿畸形和生育力降低的可能。

3. 物理因素

对临床护士构成职业危险的物理因素包括 X 线、核素、激光等放射性元素以及各种常见医疗仪器可能的辐射。放射线对人体能产生生物效应，尽管临床上的照射量为最大允许量，但仍对人体的正常细胞有不同程度的损伤，特别对神经、皮肤和造血等系统。因此在 CT 检查和 X 线检查时应注意防护。潜在的危害不能忽视。在对临床护士的疾病调查分析中发现，下腰背部疼痛、静脉曲张和手术室护士经常保持前屈位引起的颈椎病相当普遍。

4. 社会心理因素

护士这一职业，主要由女性承担，我国的临床护士几乎全部为女性。女性特殊的生理心理状况，如经期、孕期、哺乳期以及家庭的重担、工作的压力等是临床护士职业危险因素中的社会心理因素。护士工作长时间面对患病和意外伤害以及死亡，这些忧伤情绪都会影响护士的精神状况和生活态度。国内外有研究显示：长期在重症监护室工作和照顾临终病人的护士心理健康程度普遍下降，甚至出现抑郁。随着人们生活水平的提高，对护士工作的要求也随之提高，加上恶性事件以及酗酒、吸毒等社会问题都会在临床护士的日常工作中有所体现，增加了护士工作的风险性和不确定性以及工作紧张感。

（二）护理人员面临职业暴露的高危操作

1. 针刺

常见与针刺原因有：

（1）在抽血、静脉输液等操作时患者突然活动或躁动。

（2）护士将使用过的锐器进行分离、浸泡和清洗。

（3）将使用过的注射器或输液器针帽套回针头的过程中，容易导致针头刺伤操作者。

（4）对操作后污物的处理，也是护士被针刺的重要环节，尤其是替别人收拾残局的时候更是如此。比如医生清创后，手术器械由未参加清创的护士来清理，而护士对于手术刀、手术针等锐器的位置不了解，很容易导致刺伤。

（5）在工作中，将已使用过的输液器上的尼龙针及无针帽的注射器面向别人或自己造成误伤。

（6）将用过的注射器或其他锐器扔在不耐刺的容器中，护士处理时造成刺伤。临床上很多医院用塑料袋等不耐刺的容器装使用过的一次性针头、手术刀片等，导致处理这些医疗垃圾时，护士遭到刺伤。全世界每年约有100万意外针刺伤的报告，而这一数字仅为实际发生的1/3，另据报道，有20种血源性传播疾病可通过针刺伤传播。我国广州收治艾滋病病人的重点医院——广州市第八医院，自1994年收治第一例艾滋病病人以来，共有15位医护人员在操作过程中被艾滋病病人血液污染的针头刺伤。

（7）护士自我防护意识淡薄，操作不正规。

2. 处理血液、体液等操作

处理工作台面及地面、墙壁的血液、体液，将血液、体液从一容器倒入另一容器等。

根据美国疾病控制中心（CDC）1998年对HIV职业暴露的建议认为以下几个方面将增加暴露后感染的危险性：器械上有明显血迹；器械直接接触病人的静脉或动脉血管；伤口较深；无保护接触病人血液时间较长；晚期病人或病毒载量较高。也就是说，表皮接触时间越长，接触区域越大，表皮明显破损，或HIV滴度高，表皮接触感染的危险性就越大。

（三）职业防护措施

1. 普及性防护措施

1985年，美国疾病控制中心（CDC）制订了综合性血液及体液预防措施以防止职业感染经血液传播疾病的策略。即假设所有病人均为经血液传播疾病感染者，在所有医护环境中，每当工作人员接触血液或深层体液（羊水、心包液、腹膜液、胸膜液、关节液、脑脊液、精液及阴道分泌液），或任何明显被血液污染的体液时，均应遵守一套标准的预防措施。

（1）洗手：6步洗手法　掌心对掌心搓擦→手指交错掌心对手背搓擦→手指交错掌心对掌心搓擦→两手互握互搓指背→拇指在掌中转动搓擦→指尖在掌心中摩擦。

（2）消毒手：用75%乙醇消毒手部，或用苯扎溴铵（新洁尔灭）液浸泡手部。

（3）戴手套：当护士预计到有可能接触到病人的血液、体液、分泌物、排泄物或其他被污染的物品时，应戴手套。因为一个被血液污染的钢针刺穿一层乳胶或聚乙烯手套，医护人员接触到的血液比未戴手套可能接触到的血液量低50%以上。在护理每位病人后要更换手套，防止护士变成传播HIV的媒介。手套发生撕裂、被针刺破、或其他原因破损时应换手套。操作完毕，应尽快脱去受血液或深层体液污染的手套。脱去手套后，即使手套表面上并无破损，也应马上清洗双手。

（4）戴口罩或防护眼罩：处理有可能溅出液体时（血液、分泌物、体液等），应戴口罩和防护眼罩，可以减少病人的体液、血液等传染性物质溅到医务人员眼睛、口腔及鼻腔。各种类型的口罩、面罩和眼罩可单独或组合使用，以提供屏障保护。戴口罩可以防护口、鼻吸入气溶胶。如果是大颗粒气溶胶感染者，则只在接近病人时戴；如果是小颗粒气溶胶者，则进房间（病室）就戴。

（5）穿隔离衣：穿特制的消毒后的衣服。

（6）标本处理：标本容器应用双层包装并标记"小心血液/体液"字样，或其他适当警示，并放入坚固防漏的密封容器内以防溅出。

（7）废物处理：污染的废弃物品，如病人用过的一次性医疗用品及其他各种废弃物，应放入双层防水污物袋内，密封并贴上"危险"等特殊标记，然后送到指定地点，由专人负责焚烧。没有条件焚烧，可以先经过消毒后再抛弃。消毒可以用煮沸法，也可用次氯酸钠溶液或1%过氧乙酸。排泄物、分泌物等液体废物应入专用容器，然后用等量的含氯消毒剂混合搅拌均匀，作用60分钟以上，排入污水池。痰盂、便器、厕所等用5000 mg/L有效氯溶液浸泡或刷洗。

（8）血液或体液溅出的处理：对溅出的血液和体液的清除方法是戴上手套，用一次性手巾或其他吸水性能好的物品清除剩余的血液或体液，用肥皂水和清水冲洗，再用消毒液（如漂白粉）消毒污染的表面；对大面积的溅出，应先用一次性毛巾盖住，然后用1%漂白粉浸泡10分钟，再按上述步骤处理；如有血液溅到嘴内，应用水反复冲洗口腔，消毒溶液反复漱口；对溅在身上的血液，用吸水纸擦拭，再用去污剂洗涤，最后用消毒剂擦拭。

（9）处理针头和其他尖锐物品。

（10）在抢救病人过程中，工作人员应避免皮肤、黏膜接触血液、唾液等体液；尽量避免做口对口呼吸，宜用导气管和复苏囊以及人工呼吸机进行抢救。

（11）护士应记录及报告所有与血液、深层体液接触的情况。

2. 针刺预防10条守则

（1）不要将针帽套回针头，一定要套回时，请运用单手法。

（2）绝对不要徒手处理破碎的锐器（如破碎的安瓿、注射器）等。

（3）将用过的针头或锐器应尽快扔进耐刺的容器中，容器外表应有醒目标志。

（4）手持无针帽的注射器时，行动要特别小心，以免刺伤别人或自己。

（5）所有操作后应由操作者自己处理残局，这样操作者自己心中有数，可减少针刺意外的发生。

（6）当预计到操作可能会有血液或者体液溅出时，要戴护目镜。

（7）当操作时要接触到血液或其他感染性体液时，一定要戴手套。

（8）操作前后及脱手套后洗手。

（9）时刻想到"普及性预防措施"。

（10）注射乙肝疫苗。

3. 利器刺伤的处理

（1）紧急局部处理：被利器意外刺伤后，应立即脱去手套，由近心端向远心端不断挤出血液，并用肥皂和流水清洗伤口，然后用3%聚维酮碘（碘伏）溶液消毒浸泡3分钟，待手干后再贴上无菌敷料。并应尽快寻求专业人士的帮助。

（2）报告：在我国现阶段，对因职业暴露感染经血液传播疾病尚未引起足够的重视，职业暴露后报告体系尚不完善。但是，随着认识的不断提高，报告体系也应该日趋完善。并且，工作中受到针刺意外伤害的医护人员应主动报告，这样将有助于改善传染病控制措施，以减少意外的发生。

（3）监测感染源病人的血液。

（4）追踪、随访半年。

（刘丹　唐莹）

第七章　护理程序

护理程序是指以增进或恢复人类健康为目标所进行的一系列护理活动，是护理实践发展到现代的一种有效的规范化工作方法。护理程序学说认为，对病人的护理活动应是一个完整的工作过程，是一个综合的、动态的具有决策和反馈功能的过程。

第一节　概述

一、护理程序的概念

护理程序（nursing process）是护士在为护理服务对象提供护理照顾时所应用的工作程序，是一种系统地解决问题的方法。是在临床护理工作中，通过一系列有目的、有计划、有步骤的行动，对护理对象的生理、心理、社会文化、发展及精神等多个层面进行护理，使其达到最佳的健康状态。

（一）护理程序的发展历史

护理程序一词首先是由美国护理学家 Lydia Hall 于 1955 年提出的，她认为护理工作是"按程序进行的工作"。之后，Johnson、Orlando 等专家也先后对护理程序进行了阐述，她们各自创立了由评估、计划和评价三个步骤组成的护理程序模式。1967 年，护理程序进一步发展成为 4 个步骤，即评估、计划、实施、评价。其中评估步骤中包含了做出护理诊断。1973 年北美护理诊断协会成立，在协会的第一次会议之后，许多护理专家提出应将护理诊断作为护理程序一个独立的步骤。自此，护理程序才由以往的 4 步成为目前的 5 步，即评估、诊断、计划、实施、评价。

（二）护理程序的特性

护理程序是一个系统地解决问题的程序，是护士为护理对象提供护理照顾时使用的一种方法，这种方法可以保证护士有条理地、高质量地满足护理对象的需求。它具有以下特性：

1. 以护理对象为中心

由于同样的问题可以由不同的原因引起，同样的问题可针对病人不同需要而采取不同的措施，护士在运用护理程序工作时，需要充分体现护理对象的个体特性，根据护理对象生理、心理和社会等方面需要计划护理活动，充分体现了以人为中心的整体护理，而不单纯只针对疾病、症状的护理。

2. 有特定的目标性

在护理实践中使用护理程序的主要目的是解决护理对象的健康问题，保证护士能为护理对象提供高质量的、以护理对象为中心的整体护理。

3. 涉及多学科的特性

护理程序的运用需要护士具备多学科的知识，护士运用生物学、心理学、人文学及社会学的知识和人际沟通的技术和技巧，灵活运用充分发挥护理程序的每个步骤的功能，使护理程序变成更为有效的工作流程。

4. 循环、动态的过程

护理程序并不是将五个步骤只执行一遍就可以停止了，而是需要随着护理对象反应的变化，不断地、重复地使用护理程序组织护理工作，因而它具有动态、持续变化的特点。

5. 互动性、协作性

护理程序的运用是以护士与护理对象、护理对象家属以及其他健康保健人员之间相互作用、相互影响为基础的。护士缺乏良好的人际沟通能力和合作能力，会阻碍护理程序的顺利进行。

6. 组织性和计划性

护理程序由五个步骤构成，运用护理程序能有效避免护理活动出现杂乱无章的现象。护理程序为护理工作提供指南，按照程序要求，危及生命问题优先解决，使护理服务有重点、有层次、有计划、有秩序，保证了护理工作有序的进行。

7. 具有创造性

护理程序的 5 个步骤虽然是固定不变的，但每个步骤的执行及其结果却因不同的护理对象或同一护理对象所处的不同情况而不同，护士可以科学地发挥自己的创造性，针对护理对象的具体需要提供个体化的护理。

8. 以科学理论为依据

护理程序的产生和发展是护理学科学化的结果，在护理程序中体现了护理学的现代理论观点，也有其他相关理论的运用，如系统论，基本需要层次论等。

9. 普遍适用性

无论护理对象是个人、家庭还是社区，无论护理工作的场所是医院、诊所还是老人院，护士都可以运用护理程序提供护理服务。

（三）护理程序各步骤之间的关系

护理程序由评估、诊断、计划、实施、评价这五个步骤组成，这五个步骤不是各自孤立的，而是相互联系、相互影响，是一个循环往复的过程。例如，当病人入院后，护士要对病人生理、心理、社会等方面的状况和功能进行评估，即收集这些方面的有关资料，根据这些资料判断病人存在哪些护理问题，作出护理诊断，围绕护理诊断制定护理计划，之后实施计划中制定的护理措施，并对执行后的效果及病人的反应进行评价。

无论护理对象是个人、家庭还是社区，无论护理工作的场所是医院、诊所还是老人院，护士都应该以护理程序组织护理工作，因为这种科学的、有目的、有计划的工作方法是护士为护理对象提供高质量的、以护理对象为中心的整体护理的根本保证。

护理程序作为一种科学的工作方法和指导框架，对临床护理实践、护理管理、护理教育、护理科研、护理理论等方面都产生了积极作用，护理程序本身也是护理作为一门专业的标志之一。

二、护理程序的理论基础

护理程序的理论基础，既有社会学、心理学和医学科学的理论，又有近半个世纪以来新发展的护理理论。

（一）护理程序的基本支持理论

护理程序需要相应的支持理论，如一般系统论、人的基本需要层次论、沟通理论等。这些理论实用于护理程序的不同步骤，如沟通理论实用于护理评估，人的基本需要层次论适用于护理诊断的排列顺序和制定护理计划，一般系统论构成护理程序的框架。护理程序作为一个开放系统,与周围环境互相作用。病人的健康状况是一个输入信息,通过评估、计划和实施,输出病人健康状况的信息,经过护理评价结果来证实计划是否正确。如果病人尚未达到健康目标,则需要重新收集资料、修改计划,一直到病人达到预期的目标,护理程序才告停止。因此,护理程序是一个循环的系统工程。

（二）护理程序的专业支持理论

1. 自护论

自护论的基本思想是把为了维护生命健康与安宁而进行的自我保护的活动看成是人的一种普遍本能。D. E. Orem 于 1971 年首次提出自护(self-care)的概念。D. E. Orem 自护论的基本思想是:

（1）自理过程是一种普遍的本能。

（2）自理行为是通过学习而获得的一种特定形式,是连续性的、有意识的行为。

（3）当每一个人或集体都有效地进行自理时,则会促进人的整体性及个性功能的发展。

Orem 自护论在理论上有三个结构:

自理结构:包括一般自理需要、发展阶段的自理需要和健康受损的自理需要。

自理缺陷结构:只有当个体自理能力缺陷时,才能决定是否需要护理。

护理系统结构:包括全补偿系统、部分补偿系统和辅助教育系统。

自护论指导思想在于强调病人自我护理对促进健康的意义;强调病人是康复过程中的主题;护理过程中要调动和激发病人的主观能动性。

2. 适应论

C. Roy 创立了适应论,适应(adapt)一词来自拉丁字 adaptare,意思是调整,适应的最初含义就是调整。适应成功就会消除扰乱人体平衡因素,就是健康。

适应的方式:

（1）生理方面的适应:是生物体对所处环境作出的调整,在结构及功能方面的补偿。当一个人进入高原缺氧环境,人的生理功能会发生变化,红细胞和血红蛋白增多,这种代偿的生理反应能增加氧的传递,以适应外界缺氧的环境。

（2）心理状态的适应:是人的精神心理与外界环境形成的统一,如人们可能在短时间内承受突如其来的打击时,怎样理智地分析,应对和释放压力,而达到良好的适应。

三、护理程序对护理实践的指导意义

（一）对护理专业的意义

护理程序的运用进一步明确了护理工作的范畴和护士的角色,护士在临床工作中不仅仅是单纯地执行医嘱,还应发挥其独特性的功能。护理程序对护理管理提出了新的更高的要求,尤其在临床护理评价方面有了新的突破。护理程序的运用对护理教育的改革具有指导性的意义。在课程的组织、教学内容的安排、教学方法的运用等方面促使教学模式的转变。护理程序同样推进护理科研的进步,引导科研的方向,使护士更注重将护理对象作为一个整体的人去考虑研究的重点和方向。护理程序本身也是护理专业化的重要标志。

（二）对护理对象的意义

护理对象是护理程序的核心。在应用护理程序的过程中,护士与护理对象密切接触,有利于与护理对象建立起良好的护患关系,有利于促进护理对象的康复进程;在护理中护士把服务对象作为整体的人看待,一切护理活动都为了满足其需要,服务对象是护理程序的直接收益者。

(三)对护理人员的意义

护理程序是系统化整体护理的核心,在护理实践中运用护理程序,使护理工作摆脱了过去多年来执行医嘱加常规的被动工作局面;护士运用知识和技能独立解决问题,培养了护士创造性的工作能力,取得成绩使护士增加了成就感;护理程序的运用,要求护士不断扩展自己的知识范畴,从而培养学习能力,促进护士在职教育和继续教育的发展;护士运用护理程序在解决问题的过程中,需要独立作出判断,锻炼了护士的决策能力;每天与不同的病人、家属及其他医务人员接触,不断增加护士的人际交往能力;在运用护理程序的过程中,护士不断思考、创造性地学习,有利于促进护士建立科学的、评判性的思维。

第二节 护理评估

护理评估(nursing assessment)评估是护理程序的第一步,是指系统地、动态地收集、组织、核实和记录与护理对象健康相关的资料的过程。评估的目的是找出要解决的护理问题。评估时收集到的资料是否全面、正确将直接影响护理诊断、护理计划的准确性。评估阶段的工作质量受护理人员的观念、知识、思维及技巧的影响。

护理评估在护士与护理对象第一次见面时就已开始,直到护理对象出院或护理照顾结束时才停止。护理服务的对象是人,人在维持内、外环境平衡的过程中,机体各方面的特性时刻都会发生变化,护士应随时收集有关护理对象反应和病情变化的资料,以便及时发现问题,修改和补充护理计划。护理评估是一个连续不断的、动态的过程,它贯穿于护理工作的始终。护理评估包括收集资料、整理资料和分析资料三个步骤。

一、收集资料

(一)收集资料的目的

1.为正确做出护理诊断提供依据

护士提出护理诊断不能凭空而论,必须实事求是,要以评估所得的资料作基础。在对资料进行分析、判断之后,作出相应的护理诊断。

2.建立护理对象健康状况的基础资料

护士通过对护理对象的评估,尤其是护理对象入院时进行的完整的综合评估所得的资料,可以较为全面地了解护理对象的健康状况,这些资料往往构成了护理对象的基础资料。今后评估所得的资料可以与基础资料进行比较,以了解护理对象健康状况的变化,判断护理照顾的效果。此外,护理对象的基础资料也可以为其他健康保健人员,如医生、营养师、其他护理人员提供信息。

(二)资料的种类

护理评估所收集的资料可分为主观资料和客观资料。主观资料即护理对象的主诉,是护理对象对其所经历、所感觉、所思考、所担心内容的诉说。如"我感觉心脏快要跳出来了""我知道我得的是癌,这个病是治不好的"。客观资料是指他人通过观察、体格检查或借助医疗仪器和实验室检查获得的资料。如"病人扁桃体 I^0 肿大""2 周内病人体重增加 2 kg"等。

(三)资料的范围

从整体护理思想出发,所收集的资料不仅涉及护理对象身体状况,还应包括心理、社会、文化、经济等方面。护理评估的资料应包括以下几个方面：

1. 一般资料

包括姓名、性别、年龄、民族、职业、婚姻状况、受教育水平、家庭住址、联系人等。

2. 现在健康状况

包括此次发病情况、目前主要的不适主诉及目前的饮食、营养、排泄、睡眠、自理、活动等日常生活型态。

3. 既往健康状况

包括既往患病史、创伤史、手术史、过敏史、既往日常生活型态、烟酒嗜好，女性护理对象还应了解月经史和婚育史。

4. 家族史

家庭成员有无与患者类似的疾病或家族遗传病史。

5. 护理体检的检查结果

按照护理体检要求，有侧重地检查护理对象身体情况，获得真实的资料。

6. 新近进行的实验室及其他检查的结果

查看护理对象最近各种检查的结果报告，实验室检查的数据，以了解护理对象病情变化的第一手资料。

7. 护理对象的心理状况

护理对象的心理状况包括对疾病的认识和态度、康复的信心、病后精神、行为及情绪的变化、护理对象的人格类型、应对能力（近期生活中的应激事件，如是否有离婚、丧偶、失业、家人生病等发生）。

8. 社会文化状况

社会文化状况包括职业及工作情况、目前享受的医疗保健待遇、经济状况、家庭成员对护理对象的态度和对疾病的了解、社会支持系统状况等。

（四）资料的来源

1. 护理对象本人

只要本人意识清楚，情绪稳定，又非婴幼儿，就可以作为收集资料的主要来源。

2. 护理对象的家庭成员或与护理对象关系密切的人员

如配偶、子女、朋友、邻居、保姆等提供的间接资料往往能补充或证实护理对象提供的直接资料，尤其是护理对象是婴幼儿、病情危重或精神异常的病人时，家庭成员或关系密切者将成为资料的主要来源。

3. 其他健康保健人员

当护理对象开始寻求健康帮助时，就与各类医务人员接触，如医生、理疗师、营养师及其他护理人员。各类健康服务人员利用各种交流形式，交换护理对象的资料，也为护理评估提供重要的资料。

4. 病历及各种检查报告

目前及既往病历、既往健康检查记录、儿童预防接种记录以及各种实验室检查和器械检查的报告，能及时提供护理对象现在和既往的健康状况资料。

5. 文献资料

检索有关医学、护理学的各种文献，可以获得各种重要的数据标准；不同民族、不同文化背景中与护理对象健康生活有关的习俗和宗教信仰方面的资料，它们能为基础资料提供可参考的信息。

（五）收集资料的方法

1. 交谈法

护士与护理对象及其病人亲属的交谈是一种有目的的活动，其目的在于：通过交谈使护士获得有关护理对象的资料和信息；交谈有助于建立良好的护患关系；通过交谈也可以使护理对象获得有关病情、检查、治疗、康复的信息，同时也获得心理支持。

临床上，交谈有正式和非正式两种。正式交谈是指事先通知护理对象的有计划的交谈。例如入院后的采集病史。非正式交谈是指护士在日常工作中与护理对象进行的随意而自然的交谈，此时护理对象可能感到是一种闲谈，但这样的谈话往往使护理对象及其病人亲属感到亲切、放松而愿意说出内心的真实想法和感受。

交谈是护患之间进行沟通的一种重要方式，有关交谈时的技巧和注意事项详见人际沟通与护理工作关系处理一章。

2. 观察法

观察法是指运用感官获得有关护理对象、护理对象亲属、护理对象所处环境的信息，并对信息的价值作出判断的过程。狭义的观察常常是指"看"，但护士收集资料时用到的观察则是广义的，包括视、听、嗅、触等多种感觉器官的参与。通过观察，护士可以获得护理对象生理、心理、精神、社会、文化等各方面的资料，而且护士在护理病人时应自始至终持续地对护理对象进行观察。观察能力的高低与护士的理论知识和临床经验密切相关，这两方面的缺乏往往使护士在观察时不够全面，出现遗漏，或者即使观察到了某资料，却因知识有限或经验不足而将其作为无意义的资料忽视了。观察作为一种技能，需要护士在实践中不断培养和锻炼，才能得到发展和提高。

3. 身体评估

身体评估是指护士应用视、触、叩、听等体格检查技术对护理对象的生命体征及各个系统进行检查而收集资料的方法。护士进行身体评估的目的是收集与确定护理诊断、护理计划有关的护理对象身体状况方面的资料，因此护理体检应有别于医生所做的体格检查。如对一名脑血栓护理对象，护士应着重评估病人双侧肢体活动、感觉和肌肉张力情况，不必去进行整个神经系统的检查，但这并不是说护士不应该学习全面的身体评估技能。在临床实际工作中，护士有时会根据病人的疾病特点着重检查受累系统的状况，这也是允许的。总之，护士所做的身体评估应以护理为重点。

4. 查阅

包括查阅护理对象的医疗病历（门诊的或住院的）、护理病历、实验室及其他检查结果等。

二、整理资料

（一）资料的核实

为保证所收集到的资料是真实的、准确的，需要对资料进行核实。

1. 核实主观资料

主观资料是护理对象的主诉，核实主观资料并不是护士不相信护理对象，而是因为有时护理对象自认为的正常或异常与医学上的正常或异常是不相同的，因而需要用客观资料对主观资料进行核实。如产妇认为"我的乳汁分泌很正常"，而护士观察发现其婴儿经常因饥饿而哭闹，证明产妇的乳汁并不充足。

2. 澄清含糊的资料

如护理对象诉"腹部疼痛的厉害"，这项资料不够明确，护士需要进一步询问护理对象腹痛的具体情况是什么，如部位、性质、程度、持续的时间及可能的诱发或缓解因素等。

（二）资料的分类

评估所得的资料涉及各个方面，内容庞杂，需要采用适当方法进行分类，以便于护士较迅速地从中发现问题。

将资料进行分类的方法很多，如可按 Maslow 的需要层次论、Majory Gordon 的 11 个功能性健康型态或按北美护理诊断协会最新提出的分类Ⅱ方法分类。

1. 按 Maslow 的需要层次论分类

（1）生理需要：发热、呼吸道阻塞、心悸、大小便失禁、腹痛等。

（2）安全需要：对医院环境不熟悉；夜间要开灯睡觉；手术前精神紧张；对检查和治疗感到恐惧等。

（3）爱与归属的需要：护理对象想家、想孩子；孩子想妈妈，害怕孤独；喜欢有人来探望等。

（4）尊敬与被尊敬的需要：怕被别人看不起；因外貌受损而不敢见人等。

（5）自我实现的需要：担心住院会影响工作或学习；因疾病不能实现自己的理想等。

2. Majory Gordon 的 11 个功能性健康型态分类

Majory Gordon 将人类的功能分为 11 种型态，即健康感知－健康管理型态；营养－代谢形态；排泄形态；活动－运动形态；睡眠－休息型态；认知－感知型态；自我认识－自我概念型态；角色－关系型态；性－生殖型态；应对－应激耐受型态；价值－信念型态。例如，营养代谢型态包括了每日几餐，每餐的量，是进普食还是软食、半流食或流食，饮食以什么种类为主，有无咀嚼困难和吞咽困难等。再如活动—运动型态中，包括了自理情况，活动的类型，活动耐力情况，是否有医源性限制，是否需要辅助工具等。此种分类方法通俗易懂，护士易于掌握，是目前在临床使用较广泛的分类方法。

3. 按人类反应型态分类

北美护理诊断协会（NANDA）将所有护理诊断按 9 种型态进行了分类，即交换、沟通、关系、赋予价值、选择、移动、感知、认识、感觉与情感 9 种。收集的资料如果按此种方法分类，可以迅速找到问题所在，可以从某型态中有异常的资料直接导出护理诊断。但这 9 种型态分类比较抽象，护士有时很难记忆，不太实用。

（三）资料的记录

资料的记录格式可以根据资料分类方法、各医院甚至同一医院中各病区的特点由护士自行设计。但无论记录格式如何，在记录中均应注意以下问题：

（1）所记录的资料要反映事实，不要带有自己的主观判断和结论，应客观地记录护理对象的诉说和临床所见。如对疼痛的记录，写"病人疼痛严重"就不如"病人述"我感觉头疼得要裂开了"为好，因为"严重"对不同的人具有不同的含义，是一种主观感觉，最好以护理对象的原话记录更为科学。

（2）客观资料的描述应使用专业术语。

（3）所收集的各种资料都应记录，记录时应清晰、简洁，避免错别字。

（4）记录格式：入院评估表是记录病人入院时综合评估所得资料的表格，此表格应该是病房全体护士共同参与设计、反映出本病房病人特点的评估表，它不仅用于记录病人的资料，还可以在护士评估病人时作为评估指导，提醒护士应收集哪些资料，遗漏了哪些资料等。"护理记录单"用于记录每日评估病人时所得资料，可根据病人特点重点评估、记录某些项目。无论何种记录表格，其记录方式都可以是多种多样的。有的采用文字描述方式，有的采用符号方式，有的采用打"√"方式，护士可根据工作需要作出选择。

三、分析资料

对资料进行分析的目的主要是为护理程序的下一步护理诊断做准备。

（一）找出异常

分析资料时首先应将资料与正常值进行比较以发现异常。为了准确地作出比较，要求护士熟练掌握各种正常范围，不仅要根据所学的基础医学知识、护理学知识、人文科学知识，还应该考虑到人的个体差异性，根据不同年龄阶段、不同背景条件，全面地进行比较。

（二）找出相关因素和危险因素

分析资料时应对相关因素和危险因素也同时作出判断。通过与正常值进行比较，发现了异常所在后，护士应进一步找出引起异常出现的相关因素是什么，如病人诉"我最近经常头晕、体力不支"，护士则需继续询问为什么会这样，从病人的诉说中找出原因。有时病人无法说出具体原因，护士还可以从客观资料中去寻找答案。如护理对象诉"最近我总是感到非常疲乏、无力，但不知为什么"，护士通过血红蛋白检查结果发现病人血红蛋白只有 80 g/L，这样就找到了引起异常的原因。至于危险因素，常常是指护理对象目前虽处于正常范围内，但存在着促使其向异常转化的因素，这些因素即为危险因素。找出危险因素可以帮助护士预测今后护理对象可能发生什么问题。这些因素可以是生理的，也可以是心理的、社会的，它们都会影响健康。如腹泻的病人，可能发生脱水。在这里，腹泻是引起脱水的危险因素。

第三节　护理诊断

护理诊断是护理程序的第二步。在这一步，护士运用评判性思维分析和综合护理评估资料，从而确定护理对象的健康问题，也就是找出和确定护理诊断过程。护理诊断一词首次于1953 年由 Virginia Fry 在其论著中提出，欲使护理专业得到发展，首要的工作是制定护理诊断，制定个体化的护理计划。但这些思想在当时并未受到重视。直到1973 年，美国护士协会才正式将护理诊断纳入护理程序，授权在护理实践中使用，在护理诊断的发展历史中，北美护理诊断协会（North American Nursing Diagnosis Association，NANDA）起到了非常重要的作用，从1973 年第一次会议开始，NANDA 一直致力于护理诊断的确定、修订、发展和分类工作。我国目前使用的就是以 NANDA 认可的护理诊断为蓝本的。

一、护理诊断的定义和分类

（一）护理诊断的定义

目前使用的护理诊断的定义是北美护理诊断协会在 1990 年提出并通过的定义，即：护理诊断（nursing diagnosis）是关于个人、家庭、社区对现存的或潜在的健康问题或生命过程的反应的一种临床判断，是护士为达到预期结果选择护理措施的基础，这些预期结果是应由护士负责的。

（二）护理诊断的分类

NANDA 提出的护理诊断分类法，共包括以下 9 个反应型态：

（1）交换：交换包括物质的交换、机体的代谢、正常的生理功能、结构功能的维持。

（2）沟通：沟通包括思想、情感或信息的传递。

（3）关系：关系即建立联系，常指人际关系、家庭关系。

（4）赋予价值：赋予价值与人的价值观有关的问题。

（5）选择：面对应激源或多个方案作出选择和决定等方面的问题。

（6）移动：移动包括躯体活动、自理情况等。

（7）感知：感知包括个体的感觉、对自我的看法。

（8）认知：认知是对信息、知识的理解。

（9）感觉与情感：感觉与情感包括意识、知觉、理解力，感觉可以受到某个事件或某种状态的影响。

二、护理诊断的组成部分

NANDA 的每个护理诊断基本是由名称、定义、诊断依据、相关因素 4 部分组成。

（一）名称

名称（label）是对护理对象的健康问题或护理对象接受护理治疗后产生反应的概括性描述。在护理诊断中常用于描述问题变化的修饰用语有改变、受损或损伤、增加、减少或降低、无效或低效、缺陷、急性或严重、慢性、紊乱、功能障碍、过多、潜在、增强、空虚等。从对护理诊断名称的判断上可以将护理诊断分为四类：

1. 现存的护理诊断（actual nursing diagnosis）

现存的护理诊断是对个人、家庭或社区目前存在的健康状况或生命过程反应的描述，如："活动无耐力""体液不足""心排血量减少""清理呼吸道无效"。

2. 危险的护理诊断（risk nursing diagnosis）

危险的护理诊断是对一些易感的个人、家庭或社区对健康状况或生命过程可能出现的反应描述。这类护理诊断目前虽然没有发生问题，但如果不采取护理措施则非常有可能出现问题。因此，危险的护理诊断要求护士具有预见性，当护理对象有导致易感性增加的危险因素存在时，要能够预测到可能会出现哪些问题。如大咯血的病人，存在"有窒息的危险"，护理对象一侧肢体偏瘫，存在"有受伤的危险"。

3. 健康的护理诊断（wellness nursing diagnosis）

健康的护理诊断是对个人、家庭或社区具有促进健康以达到更高水平潜能的描述。健康是生理、心理、社会各方面的完好状态，护理工作者的任务之一是帮助健康人促进健康。健康的护理诊断是护士在为健康人群提供护理时可以用到的护理诊断。如"母乳喂养有效""潜在的社区应对增强""执行治疗方案有效"等。

以上三种护理诊断中，现存的和危险的护理诊断最常用。健康的护理诊断 1994 年才被 NANDA 认可，对这类护理诊断的应用国内外护理界仍在探索中。

（二）定义

定义（definition）是对护理诊断的一种清晰、精确的描述，并以此与其他护理诊断相区别。每一个护理诊断都有自己特征性的定义，即使有些护理诊断从名称上看很相似，但仍可从它们各自的定义上发现彼此的差别。如"便秘"是指个体处于一种正常排便习惯发生改变的状态，其特征为排便次数减少和(或)排出干、硬便。"感知性便秘"是指个体自我诊断为便秘，并通过滥用缓泻剂、灌肠和使用栓剂以保证每天排便一次。

(三)诊断依据

诊断依据(defining characteristics)是作出该诊断的临床判断标准。诊断依据常常是护理对象所应具有的一组症状和体征以及有关病史，也可以是危险因素。护士在做出某个护理诊断时，不是凭想当然，而一定要参照诊断依据。诊断依据依其在特定的诊断中的重要程度分为主要依据和次要依据。主要依据是指形成某一特定诊断时必须出现的症状和体征，但不是每个人都一定会有的经历，对形成诊断起支持作用，为诊断成立的辅助条件。而次要依据是指在形成诊断时，大多数情况下会出现的症状和体征，但不是每个人都一定会有的经历，对形成诊断起支持作用，为诊断成立的辅助条件。护士在作出某个护理诊断时，不是凭想当然，而一定要参照诊断依据。

(四)相关因素

相关因素(related factors)是指促成护理诊断成立和维持的原因或情境。现存的或健康的护理诊断有相关因素，而危险的护理诊断其相关因素常同危险因素，即导致护理对象对这种危险的易感性增加的因素，如生理、心理、遗传、化学因素及不健康的环境因素等。相关因素可以来自于以下几个方面：

(1)疾病方面：与疾病方面因素，如"气体交换受损"的相关因素是可由肺组织功能下降引起。

(2)与治疗有关：与治疗有关因素，如行气管插管上呼吸机的病人可以出现的"语言沟通障碍"问题。

(3)心理方面：与心理方面有关因素，如"睡眠型态紊乱"可以因病人过分焦虑而导致。

(4)情境方面：情境方面即涉及环境、有关人员、生活经历、生活习惯、角色等方面的因素。如"角色紊乱"的相关因素可能是病人承担着过多的角色和责任，而一时出现角色冲突等。

(5)发展方面：是指与年龄相关的各方面，包括认知、生理、心理、社会、情感的发展状况，比单纯年龄因素所包含的内容更广。如老年人发生便秘，常与活动少、肠蠕动减慢有关。

护理诊断的相关因素往往不只来自一个方面，可以涉及多个方面，如疼痛，可以是手术后的伤口引起，可以是急性心包炎时，心包填塞引起，可以因心肌缺血引起，可以因骨折引起，还可以是晚期癌肿侵犯到神经引起。总之，一个护理诊断可以有很多相关因素，确定相关因素是为护理措施的制定提供依据。

三、护理诊断的陈述方式

护理诊断主要有以下三种陈述方式：

1. 三部分陈述

即 PES 公式，具有 P、E、S 三个部分。多用于现存的护理诊断。

P ——问题(Problem)，即护理诊断的名称。

E ——病因(Etiology)，即相关因素。

S ——症状和体征(Symptoms and Signs)，也包括实验室、器械检查结果。

例如：

清理呼吸道无效：咳嗽无力、排除呼吸道分泌物无效、呼吸困难：与呼吸道感染有关。
　　　　 P　　　　　　　　　　　S　　　　　　　　E

2.二部分陈述

即 PE 公式，只有护理诊断名称和相关因素，而没有临床表现。多用于"有……危险"的护理诊断，因危险目前尚未发生，因此没有 S，只有 P、E。

例如：有感染的危险：与使用免疫抑制剂治疗有关。
　　　 P　　　　　　　　　E

3.一部分陈述

只有 P，这种陈述方式用于健康的护理诊断。

例如：潜在的精神健康增强

四、护理诊断、合作性问题与医疗诊断的区别

(一)合作性问题——潜在并发症的概念

在临床护理实践中常遇到这样的情况，护士所面临的护理对象问题无法被目前所有的 NANDA 护理诊断所涵盖，而这些问题确实需要护理提供干预或措施，正是出于试图解决这一问题的想法，1983 年，Lynda Juall Carpenito 提出了合作性问题(collaborative problem)这个概念。她认为需要护士提供护理的问题很多，可分为两大类，一类是经护士直接采取措施就可以解决的，属于护理诊断；另一类是要与其他健康保健人员尤其是医生共同合作解决的，护士主要承担监测职责，属于合作性问题。

合作性问题是需要护士进行监测以及时发现其身体并发症的发生和情况的变化，是要护士运用医嘱和护理措施共同处理以减少并发症发生的问题。并非所有的并发症都属于合作性问题，有些可以通过护理措施预防和处理的，则属于护理诊断，如肺癌的病人一旦出现大咯血，"有窒息的危险"；糖尿病患者出现糖尿病足的"有感染的危险"均属护理诊断。只有那些护士不能预防和独立处理的并发症才是合作性问题，如白血病的病人在进行化疗时，需要密切检测血象，因为化疗药物可导致骨髓抑制引起血小板减少从而引起出血，因此对这一问题应提出"潜在并发症：出血"，护士的主要作用是严密观察病人是否有出血发生。合作性问题有固定的陈述方式，即"潜在并发症(potential complication)：ＸＸＸＸ"。可简写为 PC。例如，潜在并发症：心律失常；潜在并发症：心源性休克；PC：电解质紊乱。

一旦诊断了潜在并发症，就提醒护士这个护理对象有发生这种并发症的危险或护理对象可能正在出现这种并发症，护士应注意病情监测，以及时发现并发症的发生，及早与医生配合处理。在书写合作性问题时，护士应注意不要漏掉"潜在并发症"，否则就无法与医疗诊断相区别了。

(二)护理诊断、合作性问题与医疗诊断的区别

1.护理诊断与合作性问题的区别

护理诊断与合作性问题的区别在于，对前者护士需要做出一定处理以求达到预期的效果，是护士独立采取措施能够解决的问题；后者需要医生、护士共同干预对这些并发症做出反应，处理的决策来自护理和医疗双方面，对合作性问题，护理措施较为单一，重点在于监测。

2.护理诊断与医疗诊断的区别

医疗诊断是医生使用的名词，用于确定一个具体疾病或病理状态。护理诊断是护士使用

的名词,用于判断个体和人群对健康状态、健康问题的现存的、潜在的、健康的、综合的反应。医疗诊断的侧重点在于对病人的健康状态及疾病的本质作出判断,特别是要对疾病作出病因诊断、病理解剖诊断和病理生理诊断,而护理诊断则侧重于对病人现存的或潜在的健康问题或疾病的反应作出判断。每个病人的医疗诊断数目较少且在疾病发展过程中相对稳定,保持不变,护理诊断数目较多,并可随着病人反应的不同而发生变化。例如乳腺癌,是医疗诊断,医生关心的是乳腺癌的进一步诊断和治疗,而护士关心的是病人患乳腺癌后的反应,如病人可能出现"恐惧""知识缺乏""预感性悲哀""自我认同紊乱"等护理诊断。

五、形成诊断的过程

诊断过程实质上是一个评判性思维过程,即首先分析、综合所收集的资料,然后进行归纳和演绎推理,最后作出决定。诊断过程包括三个步骤:分析资料,分析问题,形成对问题的描述。

(一)分析资料

1.将所收集的资料与正常值相比较

目的是为了找出具有临床意义的线索。这些线索可通过比较护理对象以往与现在的行为、健康状况而得到,也可将资料与人群标准值或与正常的生长发育相比较而得到。

2.把线索分类,形成推论

线索分类是指把同性质的资料归类。归类时,可按北美护理诊断协会的9种人类反应型态,也可按 Marjory Gordon 的 11 个功能性健康型态,或其他的护理模式进行分类。

3.找出被遗漏和自相矛盾的资料

在进行资料分类的同时还须找出被遗漏的资料,才能形成正确的诊断。例如,一个病人腋温36℃,但其皮肤潮红,心动过速,显然资料自相矛盾,护士需在分析原因(如是否体温表没放好,体温表坏了等)后,重测体温。

(二)分析问题

在分析资料,初步确定问题后,护士应首先让病人确认其自身的健康问题。然后作出以下判断:哪些问题需要解决,问题是属于护理诊断的范畴还是医疗诊断或需协同处理的问题的范畴。

如果问题得到病人的确认且能通过护理措施解决,接下来就要确定问题的原因所在。任何能引起问题或使潜在问题得以发展的生理、心理、社会文化、发展、精神、或环境因素都可考虑为问题的原因。如前所述,同一问题,可有不同的原因,所采取的护理措施也不同,因此,护士在确定原因时应尽可能做到准确无误,多考虑能用护理方法消除的原因。

(三)形成对问题的描述

在分析资料和确定问题后,护士就要对问题进行描述,即写出护理诊断。

六、护理诊断的有关注意事项

1.使用统一的护理诊断名称

应尽量使用 NANDA 认可的护理诊断名称,统一的名称有利于护理人员之间的交流与探讨,有利于与国际接轨,有利于护理教学的规范,因此最好不要随意编造护理诊断。由于护理诊断源自美国,护士在最初使用时可能感到不习惯,但随着使用的逐渐熟练,是会越来越适应的。至于有些情况下现有的护理诊断无法涵盖护理实践中遇到的特殊问题,如"恶心、腹胀"等，也允许护士以护理问题的形式将此情况提出并予以解决，但前提必须是在现有的NANDA认可的护理诊断中确实无法找到与之对应的护理诊断，且需经过护士们的谨慎讨论并达成共识。

2. 明确找出每一个护理诊断的相关因素

在护理计划中制定的护理措施很多是针对相关因素的，相关因素往往是导致护理诊断出现的最直接原因。如"清理呼吸道无效：与体弱、咳嗽无力有关"就比"清理呼吸道无效：与肺气肿伴感染有关"要更为直接、更具针对性。另外，同一护理诊断可因相关因素的不同而具有不同的护理措施。例如，"清理呼吸道无效：与术后伤口疼痛有关"和"清理呼吸道无效：与痰液黏稠有关"这两个护理诊断虽然均为"清理呼吸道无效"的问题，但前者的护理措施是如何帮助护理对象在保护伤口、不加重疼痛的前提下将痰咳出，后者是如何使痰液稀释易于咳出。由此可见，只有相关因素正确，才能选择有效的护理措施。对相关因素的陈述，应使用"与……有关"的方式。有时相关因素从已有的资料中无法分析、确定，则可以写成"与未知因素有关"，护士需进一步收集资料，明确相关因素。

3. 有关"知识缺乏"这一护理诊断的陈述

"知识缺乏"在陈述上有其特殊之处，陈述方式为"知识缺乏：缺乏……方面的知识"。如知识缺乏：缺乏骨折后功能锻炼的知识；知识缺乏：缺乏胰岛素自我注射方面的知识等等。下面的陈述都是不适合的：如知识缺乏：缺乏冠心病的知识，我们不可能也没有必要让护理对象掌握所有冠心病的知识，这样写护士无法明确具体哪一部分冠心病的知识需要着重教给护理对象。再如，知识缺乏：与预防皮肤感染的知识不足有关，在这个诊断的陈述中使用"与……有关"不合逻辑。

4. 陈述护理诊断时，应避免将临床表现误以为是相关因素

如，"睡眠型态紊乱：与醒后不易入睡有关"，醒后不易入睡是睡眠型态紊乱的表现之一，而非相关因素。

5. 列出护理诊断时应贯彻整体护理观念

护理对象的护理诊断应包括生理、心理、社会各方面。应全面地考虑病人存在的问题，对列出的护理诊断、护理诊断的依据和相关因素都应该体现整体护理的观念。

第四节　护理计划

制定护理计划(nursing planning)是护理程序的第三步，是以护理诊断为依据，设计如何满足病人需要、增加病人舒适、维持和促进病人的功能和促进病人康复的动态决策过程。护理计划的制定体现了护理工作的有组织性和科学性。

一、计划的种类

护士从与病人接触开始到护患关系的结束，根据病人在不同时期的不同需要制定相应的护理计划。临床中常用的护理计划分为以下几种：

1. 入院时的护理计划

入院病人经过首次护理评估之后，护士根据获得的资料初步制定出护理计划，并在实施中不断修改，并逐步加以完善。

2. 住院时的护理计划

当护士获得新的资料后，就进一步为病人制定出比入院时护理计划更具体、更个体化的护理计划。护士往往在接班后，根据接班时和接班后所获得的评估资料，判断病人的健康状况是否已发生改变，确定本班优先解决的问题，制定出本班的护理计划，从而提高护理活动的质量和效果。

3. 出院时的护理计划

出院时的护理计划是指护士根据病人住院期间和出院时的评估资料推测病人出院后的需要，以便为病人制定出院指导。随着医疗保险制度的深入改革，病人的住院周期变得越来越短，因此，为每位病人制定有效的出院护理计划是提供全面的健康服务必不可少的部分。

二、制订计划的过程

（一）排列护理诊断的优先顺序

当护理对象出现多个护理诊断时，需要对这些诊断（包括合作性问题）进行排序，确定解决问题的优先顺序，以便根据问题的轻、重、缓、急安排护理工作，做到有条不紊、心中有数。排序时，要考虑到护理诊断的紧迫性和重要性，要把对护理对象生命和健康威胁最大的问题放在首位，其他的依次排列。一般在优先顺序上常将护理诊断分为以下3类：

1. 按照对生命活动的影响程度分类

（1）首优问题（high-priority problem）：是指会威胁护理对象生命、需要立即采取行动去解决的问题，如昏迷病人的"清理呼吸道无效"，休克病人的"体液不足"等问题。在紧急状态下，常可有几个首优问题同时存在，尤其是急重病人。

（2）中优问题（medium-priority problem）：是指虽不直接威胁病人的生命，但也能导致身体上的不健康或情绪上变化的问题。如"皮肤完整性受损"、"躯体移动障碍"、"潜在的感染"等。

（3）次优问题（low-priority problem）：是指与此次发病关系不大，不属于此次发病所反应的问题。这些问题并非不重要，而是指在安排护理工作时可以稍后考，这类问题往往只需要较少的帮助就可能解决。如疾病急性期的患者也可能同时伴有"营养失调：高于机体需要量"，但急性期护士会把这一问题列为次优问题，等到护理对象进入到恢复期后再进行处理。

2. 确定护理诊断优先顺序时的注意事项

（1）按照 Maslow 需要层次论排列优先顺序：这是最常用的一种方法。在需要论的五个层次中，生理需要处于最低位，也是最重要的。人只有在生理需要得到满足后，才会考虑其他层次的需要。一般来说，对生理功能的平衡状态威胁最大，或影响了生理需要满足的那些问题常作为需要优先解决的护理诊断，当这些问题得到一定程度的解决后，护士可以把工作重点转向影响满足更高层次需要的问题上去。

（2）了解护理对象对解决问题的意愿：护理对象是人，最具个体性，某种需求对不同的人，其重要性可能是不同的。有时某种需求对护理对象的意义可能与护士所认为的大相径庭，排序时，在考虑基本需要层次论的同时，也应考虑病人的迫切需求，尊重病人的选择，病人最了解自己的需求，特别是较高层次的需求是否得到满足，病人自己最具发言权的，因此在与治疗、护理方案不冲突的情况下，尽可能参考病人的意见，以便护患双方对护理诊断的排列顺序达成共识。

（3）分析和判断护理诊断之间的相互关系：决定诊断的先后顺序，要分析和判断出护理诊断之间是否存在相互关系以及关系的性质，从而按照解决问题的方式，先解决问题产生的原因，再考虑由此产生的后果。

（4）护理诊断顺序的可变性：护理诊断的先后顺序并不是固定不变的，会随着疾病的进展、病情及病人反应的变化而发生变化，因此，护士应充分运用评判性思维的方法创造性地进行工作。

（5）"危险的护理诊断"和"潜在并发症"排序：这两类问题，虽然目前没有发生，但并不意味着不重要。有时，它们常被列为首优问题而需立即采取措施或严密监测。

（6）其他：护理诊断的排序，并不意味着只有前一个护理诊断完全解决之后，才能开始解决下一个护理诊断。在临床工作中，护士可以同时解决几个问题，但其护理重点及主要精力还应放在需要优先解决的问题上。在排序中也要注意从护理的角度判断问题的主次，如安全性、可利用的资源、病人的合作态度有时也会影响解决问题的顺序。

（二）制订病人目标

目标是期望护理对象在接受护理照顾后的功能、认知、行为及情感/感觉的改变。设定目标可以明确护理工作的方向，指导护士为达到目标中所期望的结果去计划护理措施，并且在护理程序的最后一步即对工作效果进行评价时，可以用目标作为评价标准。

1.目标的陈述方式

目标的陈述包括以下成分：主语、谓语、行为标准、条件状语及评价时间。

（1）主语：因为目标是期望护理对象所能发生的改变，因此目标的主语应是护理对象，包括病人、孕妇、产妇、病人亲属等。目标主语也可以是护理对象的生理功能或护理对象机体的一部分，如护理对象的体温、体重、皮肤等等。有时在目标陈述中，主语可能会省略，但句子的逻辑主语一定是护理对象。

（2）谓语：即行为动词，指护理对象将要完成的动作。

（3）行为标准：即行动所要达到的程度。

（4）条件状语：是指主语在完成某行动时所处的条件状况。条件状语不一定在每个目标中都出现。

（5）时间状语：是指护理对象应在何时达到目标中陈述的结果，即何时对目标进行评价，这一成分的重要性在于限定了评价时间，可以督促护士尽心尽力地帮助护理对象尽快达到目标。但实际工作中如何确定评价时间的长短，往往需要根据临床经验或护理对象的具体情况，因此这也是目标陈述中容易出现问题的地方。

下面举例分析一下以上各个成分。

例1	3日后	病人	借助双拐	能	行走	200 m
	评价时间	主语	条件状语		谓语	行为标准
例2	1周后	病人	能描述出		有关溃疡病的知识	
	评价时间	主语	谓语		行为标准	

2.目标的种类

根据实现目标所需时间长短可将护理诊断的目标分为短期目标和长期目标。

（1）短期目标（short-term goals）是指在相对较短的时间内要达到的目标。适合于病情变化快、住院时间较短的病人。一般是少于一周能达到的目标。如4小时内病人疼痛缓解或病人自述减轻、3天内病人能自行下床活动等。

（2）长期目标（long-term goals）是指需要相对较长时间内才能实现的目标，一般为数周或数月。如在 3 周内病人能自行安全正确地注射胰岛素。长期目标往往需要一系列短期目标才能更好地实现，如"营养失调：高于机体需要量"的病人，长期目标是半年内体重下降 12 kg。这一目标需要一系列相同的"每月体重减轻 2 kg"的短期目标来实现。有时，长期目标也可以包括一系列渐进性的短期目标，例如，长期目标是"7 天内病人体重增加 1 kg"，短期目标如下：

1 天内病人能说出增加营养对手术及术后康复的意义。

2 天内病人能复述饮食注意事项。

3 天内病人主述进食增加。

5 天内病人体重增加 0.5 kg。

7 天后病人体重增加 1 kg。

一系列的短期目标不仅可以使护士分清各阶段的工作任务，也可以因短期目标的逐步实现而增加护理对象达到长期目标的信心。

长期目标和短期目标在时间上没有明显的分界，所谓"长期""短期"是一个相对的概念。有些诊断可能只有短期目标或长期目标，有些则可能同时具有长、短期目标。

3. 制定目标的注意事项

(1)目标的主语一定是病人，而不是护士。目标是期望病人接受护理后发生的改变，而不是护理行动本身，不是护理措施。如产妇在出院前会给婴儿洗澡而不是在出院前教产妇学会给婴儿洗澡。强调主语是护理对象才能保证护理对象是实施护理计划的受益者。

(2)一个目标中只能出现一个行为动词，否则在进行评价时，若只完成了一个行为动词的行为标准就无法判断目标是否实现。如 2 天后病人能做到有效的咳嗽并每日饮水 1500 mL，类似这样的情况，可以多设几个目标，以保证每个目标中只有一个行为动词。

(3)目标应是可测量、可评价的，其中的行为标准应尽量具体，以便在评价时有标准比较，是否达到预期目标，如心率在 3 天内维持在 70～90 次/min；术后 3 天每天下床活动 3 次，每次半小时。避免使用含糊、不明确的词句，如"了解""增强""正常"等较含糊的语句。

(4)目标应是护理范畴内的，可以通过护理措施达到的，如"有感染危险：与化疗导致白细胞下降(WBC < 3×10^9/L)有关"，目标是"5 周后 WBC 回升至 8×10^9/L"，这个目标不是护理措施能够实现的，它超出了护理的工作范围。

(5)目标应具有现实性、可行性目标主体行为和行为条件的设定要在病人能力可及的范围内，要考虑其身体心理状况、智力水平、既往经历及经济条件。如要求截瘫病人在 3 个月内能下地行走是不切实际的。

(6)让病人参与目标制定，这样可使病人认识到对自己的健康负责不仅是医护人员的责任，也是病人自己的责任，护患双方应共同努力保证目标的实现。

(7)护理目标应与其他医务人员的治疗方向一致，如在医嘱卧床 2 周的情况下就不能要求病人下床行走。

(8)关于在并发症的目标 潜在并发症是合作性问题，护理措施往往无法阻止其发生，护士的主要任务在于监测并发症的发生及发展。潜在并发症的目标可以这样叙述：护士能及时发现并发症的发生并积极配合处理。如"潜在并发症：出血"的目标是"护士及时发现出血的发生并配合抢救"，而不能写成"住院期间病人不发生出血"，因为仅靠护理措施是无法保证出血这一并发症不发生的。

(三)制定护理措施

护理措施(nursing interventions)是护士为帮助护理对象达到预定目标所需采取的具体方法。护理措施的制定是一个围绕护理对象的护理诊断、结合评估所获得的护理对象具体情况,运用知识和经验作出决策的过程。

1. 护理措施的类型

护理措施可分为以下3类:

(1)依赖性的护理措施:即执行医嘱的措施,如"记录24小时出入水量""遵医嘱给药"等。

(2)相互依赖的护理措施:这类护理措施是护士与其他健康保健人员相互合作采取的行动,如病人出现"营养失调:高于机体需要量"的问题时,护士为帮助病人恢复理想的体重而咨询营养师或运动医学专家,并将他们的意见融入护理计划中。

(3)独立的护理措施:指不依赖医生的医嘱,护士能够独立提出和采取的措施。独立的护理措施包括:①帮助病人完成日常生活活动,如协助进食、洗漱、入厕、活动等;②治疗性的护理措施,如皮肤护理、雾化吸入、吸痰、引流系统的护理等。护士即使是遵医嘱提供治疗护理,也应发挥独立功能,如遵医嘱静脉输入升压或降压药时,护士不能只是按剂量要求完成输液这项操作,还需要采取诸如观察病人用药后的效果、不良反应,定期测量血压,教育病人不要擅自调快滴速等独立措施;③危险问题的预防,如保护病人安全的措施、预防感染的措施等;④对病人病情和心理社会反应进行监测和观察,为病人提供心理支持;⑤为病人及其亲属提供健康教育和咨询;⑥制定出院计划。

2. 制定护理措施时的注意事项

(1)护理措施应该有针对性:制定护理措施的目的是为了完成预定的目标,因此应针对目标制定。措施应该针对护理诊断的相关因素,否则即使护理措施没有错误,也无法促使目标的实现。

(2)护理措施应切实可行,措施的制订需考虑:①病人的具体情况,这也是整体护理中强调的要为病人制定个体化的方案。护理措施应符合病人的年龄、体力、病情、认知情况以及病人自己对改变目前状况的愿望等。如为了使产妇了解新生儿喂养的方法,对文化水平低,有阅读困难的产妇,需采取给病人面对面讲述的方法,而对于能阅读的病人可以发给他们宣传材料自学;②护理人员的情况,如是否有足够的人员、人员的知识水平、技术水平是否能胜任实施所制定的措施等。如同样是前一种情况,若病房有足够的可以进行健康教育的护士,则可采取护士单独教育病人的方式,否则可把病房中全部产妇集中在一起进行宣教;③医院病房现有的条件、设施、设备等是否能实施护理措施。如计划让病人通过看录像了解新生儿喂养的方法,则医院必须具备录像机、录像带、放映室等条件。

(3)护理措施要保证病人的安全:如协助冠心病病人下地活动时必须逐渐增加活动时间和强度,避免过度活动使病人不能耐受而发生危险。

(4)其他医务人员的措施相一致:护理措施不应与其他医务人员的措施相矛盾,否则容易使病人不知所措,并造成不信任感。制定措施时应参阅其他医务人员的病历记录、医嘱,意见不同时应一起协商,达成共识。

(5)护理措施应具体、有指导性,使护士和服务对象均能准确、容易地执行措施:如对于体液过多需摄入低盐饮食的病人,正确的护理措施是:①向病人及亲属解释限制饮食中钠的重要性;②告诉护理对象和其亲属每日摄盐应<5 g,即相当于可乐瓶盖的一半。含钠多的食

物除咸味食品外，还包括发面食品、罐头食品、熟食、味精等；③病人进餐时，应注意观察和监督其饮食是否符合低盐要求，等等。不正确的护理措施是：①告诉病人和亲属每日摄盐应<5 g；②嘱病人不要进食含钠多的食物。

（6）护理措施应基于科学的基础上：每项护理措施都应有措施依据，措施依据来自于自然科学、行为科学、人文科学的知识，禁止将没有科学依据的措施用于病人。

（四）验证护理计划

因为护理措施最终要落实于病人，需要护士不仅在制定时要谨慎思考，制定后也要反复验证，确保措施对病人是合适的。

验证护理计划时可以参考前面所述的"护理诊断的有关注意事项""制定目标的注意事项""制定措施的注意事项"等内容。护理计划需要由制定者自己验证，也可由同组的其他护士或上一级护士进行验证。

（五）护理计划成文

护理计划成文是将护理诊断、预期目标、护理措施以一定的格式记录下来。一份完整的护理病历和护理计划是对病人病情发展的记录，是对病人的问题作出诊断和处理的记录，也是护士之间以及护士与其他医务人员之间相互交流的工具，它们应当成为正式文件存入病案中，以利于检验护理工作的质量和对临床实践的经验、教训进行总结。

至于护理计划的书写格式，不同医院有各自具体的条件和要求，因而书写格式也是多种多样的，下面介绍两种护理计划的书写格式。

1. 将护理诊断、目标、措施在一个表格中列出（表 7-1）

表 7-1　护理诊断、目标、措施在一起的表格式样

日期	护理诊断	目标	护理措施	评价
2003-11-2	体温过高：与肺部感染有关	1.	1.	
		2.	2.	
			3.	
2003-11-3	恐惧：对心肌梗死可能致死	1.	1.	
	感到恐惧	2.	2.	
			3.	

2. 标准护理计划的方式

标准护理计划的方式即事先由全病房的护士一起制定出本病房病人的常见病、多发病的护理计划，包括某病常见的护理诊断及其目标和措施。在护理具体病人时，以此为标准，从中挑选出适合该病人的部分，标准护理计划中未包括的内容，在相应的写有"其他_____"的位置上进行补充。例如胆道疾病病人的标准护理计划（表 7-2）。

以上两种形式的书写方式各有利弊。第一种护理计划是护士根据病人的具体资料制定的个体化的方案，在制定过程中护士要不断运用所学知识，积极思考，但其缺点是需要花费较多时间书写，另外这种方式对于专业知识不够丰富的护士来说不易掌握，因而被更多地用于护理教学。第二种方式虽克服了第一种的不足，较适合临床实际，但容易使护士只顾按标准施护，而忽视病人的个体性。

表7-2 胆道疾病病人的标准护理计划

护理诊断/问题	预期目标	护理措施
焦 虑	1.	1.
1.	2.	2.
2.	3.	3.
3.	4.	4.
疼 痛	1.	1.
1.	2.	2.
2.	3.	3.
3.		4.
潜在的感染	1.	1.
1.	2.	2.
2.	3.	3.
3.	4.	4.
		5.
体液不足	1.	1.
1.	2.	2.
2.	3.	3.
		4.

第五节　实施

实施(implementation)是护理程序的第四步,是执行和完成护理计划的过程。所有的护理诊断都要通过实施各种护理措施得以解决。实施这一步不仅要求护士具备丰富的专业知识,还要具备熟练的操作技能和良好的人际沟通能力,才能保证护理对象得到高质量的护理。

一、实施过程

一般来讲,实施应发生于护理计划完成之后,但在某些特殊情况下,如遇到急诊病人或病情突然变化的住院病人,护士只能先在头脑中迅速形成一个初步的护理计划,立即采取紧急救护措施,事后再补上完整的护理计划。实施的过程包括实施前准备、实施和实施后记录三个部分。

(一)实施前的准备

护士在执行护理计划之前,为了保证病人及时得到全面的护理,应思考安排以下几个问题,即解决问题的"5个W"。

1.做什么(what)

做什么包括评估病人目前情况,回顾已制定好的护理计划,以保证其内容是与病人目前情况相符合的,是合适的、科学的、安全的。护理计划中措施对应着各自的护理诊断,实施时,应将准备给病人实施的措施进行组织。然后,在每次接触病人时,护士可以有秩序的安排执行多个措施,而且这些措施可以对应着不同的护理诊断,在操作前安排好工作的顺序,可以提高护理工作的效率。如早晨到病人床旁准备按顺序做以下工作(括号内是措施针对的护理诊断):评估昨晚睡眠情况(睡眠型态紊乱)。查看受压部位皮肤(有皮肤完整性受损的危险)、行雾化吸入帮助清理呼吸道痰液、记录病人尿量(体液过多)。

2. 谁去做(who)

确定某些护理措施是由护工做还是由护士或辅助护士做。如果是护士做,由哪一层次或级别的护士做,是需要护士单独执行还是多名护士协助完成。

3. 怎样做(how)

即实施时将使用什么技术、技巧和工具设备,如需用到基护操作或仪器设备,使用的方法应该熟悉;如需用到沟通技巧,则应考虑在沟通中可能会出现哪些问题,如何应对。

4. 何时做(when)

护士应根据病人的情况、要求、医疗上的需要等多方面因素来选择执行护理措施的时机,如健康教育的时间应安排在病人情绪稳定,身体状况良好的情况下进行,如果选择在病人不适时,如头痛时,那么一定不会取得预期的效果。

5. 在何地(where)

确定实施护理措施的场所,也是十分必要的,对于涉及病人隐私的操作,更应注意选择环境。

(二)实施

此阶段是护士运用操作技术、沟通技巧、观察能力、合作能力和应变能力去执行护理措施的过程。这一过程不仅使护理诊断得以解决,也培养了护士的能力,增长了工作经验,并有利于护士和病人之间建立良好的护患关系。执行护理措施的同时,护士也要对病人的病情及病人对疾病的反应进行评估,并对护理实施的效果进行评价,因此,实施阶段也是评估和评价的过程。

(三)实施后的记录

护士对其所执行的护理措施及执行过程中观察到的问题进行记录是一项很重要的工作。其意义在于:①是病人接受护理照顾期间的全部经过;②有利于其他医护人员了解该病人的情况;③可作为护理质量评价的一个内容;④为以后的护理工作提供资料和经验;⑤是护士辛勤工作的最好证明。

(1)PIO 方式:记录要求及时、准确、真实、重点突出,可采用文字描述或填表等,目前各地没有统一的规定,比较常用的是采用 PIO 的记录护理活动。PIO 分别代表:P(problem)问题;I(intervention)措施;O(outcome)结果。采用 PIO 方式记录护理活动时,P 的陈述尽可能采用 NANDA 所批准使用的诊断名称,并写明相关因素。I 是与 P 对应的已实施的护理措施,而非护理计划中与 P 相应的全部护理措施的罗列。O 是实施护理措施后的结果。对于那些当班无结果的,但措施适宜,则 O 可记录继续观察,并由下一班的护士记录。PIO 的记录格式见表 7 -3:

表 7 -3 护理记录格式(PIO 格式)

姓名_____ 床号_____ 科别_____ 病室_____ 住院号_____

日期	时间	护理记录(PIO)	签名
3 月 10 日	8am	P:体温过高(39℃):与肺部感染有关	
		I:1.温水擦浴 st.	
		2.头枕冰袋	
	10 am	O:体温降至 38℃	张红

（2）SOAPE 方式：

1）主观资料（subjective data）：即患者的主诉，如：头痛、乏力、腹痛等。

2）客观资料（objective data）：即护理人员经观察、检查得到的结果，如；生命体征、辅助检查报告等。

3）评估（assessment）：指护理人员对主、客观资料的分析、解释及对问题的判断。

4）计划（plan）：指护理人员为解决患者的问题所采取的措施。

5）评价（evaluation）：即采取护理措施后的效果。

二、实施过程中应注意的事项

（1）护理活动应以病人为中心，全面考虑病人各个方面的情况，如年龄、信仰、价值观、健康状况和环境。例如，给病人进行饮食、营养方面的指导和护理，了解病人的习惯、信仰情况十分必要，否则，可能造成不良的影响。

（2）护理活动应以科学知识和护理科研为基础，使每一项措施都具有科学依据。例如，某些药物宜饭前服用，饭后服用效果不佳，如病人习惯饭后服药，护士须向病人解释清楚，使之改变习惯。

（3）护士在执行医嘱时，应明确其意义，对有疑问的医嘱应该在澄清后执行。

（4）护理措施必须保证安全，严防并发症的发生。例如，当给病人进行肌肉注射时，应掌握正确的注射部位，并严格执行无菌操作，严防并发症的发生。

（5）应鼓励病人积极主动地参与护理活动，在实施的过程中注意与病人交流，适时给予教育、支持和安慰。因为病人对护理活动的理解和合作有助于提高护理活动的效率。但病人的参与意识的强弱因人而异，往往病人体力、所患疾病的严重程度、精神状况、害怕、对疾病的认识和对护理活动的有关。

（6）护士在实施计划时，不要机械地完成任务，而要把病情观察和收集资料贯穿在实施过程中，根据病情灵活实施计划。

第六节 评价

评价（evaluation）是将护理对象的健康状态与护理计划中预定的目标进行比较并作出判断的过程。评价是护理程序的最后一步，但并不意味着护理程序的结束，相反，通过评价发现新问题、作出新诊断和计划，或对以往的方案进行修改，而使护理程序循环往复地进行下去。

一、评价的步骤

评价包括以下几个步骤：

（一）评价目标是否实现

在目标陈述中所规定的期限到来后，将病人目前的健康状况与目标中预期的状况进行比较，以判断目标是否实现。衡量目标实现与否的程度有 3 种：

（1）目标完全实现。

（2）目标部分实现。

（3）目标未实现。

例如，预定目标为"病人1周后能行走100米"，1周后的评价结果为：

病人已能行走100米——目标实现。

病人能行走60米——目标部分实现。

病人拒绝下床行走或无力行走——目标未实现。

（二）分析原因

探讨何种原因导致目标部分实现或未实现，护士可从以下几方面分析：

1. 所收集的资料是否准确、全面

评估是护理程序的第一步，其准确性的高低势必影响后面各步骤。例如，护士评估睡眠型态时，只了解病人的睡眠时间是每晚4~5小时，便认为病人有"睡眠型态紊乱"。实际情况可能是4~5小时的睡眠对这位病人已足够，并不影响第二天的精神，护士因资料收集不全面而使护理诊断不正确，所定的目标"病人每晚能连续睡眠7~8小时"也就难以实现了。

2. 护理诊断是否正确

导致出现这类问题的原因常包括：①资料收集有误；②护士没有严格按照诊断依据作出诊断；③相关因素不正确；④"危险的护理诊断"和"潜在并发症"相混淆。

3. 目标是否正确

目标不科学、不切合实际，超出了护理专业范围，超出了病人的能力和条件，也可导致无法实现目标。

4. 护理措施设计是否得当，执行是否有效

例如，对"清理呼吸道无效：与痰液黏稠有关"这一诊断，目标是"痰液顺利咳出"，但如果措施中没有雾化吸入这一重要措施，则目标很难达到。另外，制定的措施再好，但未被有效地执行，也只能是纸上谈兵。

5. 病人是否配合

病人对计划中任何一部分的拒绝，或计划实施中的不配合，都会影响目标。

（三）重审护理计划

评价的目的就是及时发现问题，根据病人情况的变化而变化，不断的对护理计划进行修订，护理计划的调整包括以下几个方面：

1. 停止

目标全部实现的护理诊断，也就是护理对象的问题已解决，这时应停止此诊断，同时停止其相应的措施。

2. 修定

针对目标部分实现和未实现的护理诊断。重新收集资料，分析造成的原因，找出症结所在，然后对护理诊断、目标、措施中不适当的地方加以修改。

3. 排除

针对不存在或判断错误的护理诊断。经过评估收集资料，若经过分析或实践验证不存在，则应予以取消。

4. 增加

针对未发现或新出现的护理诊断。评价本身也是一个再评估过程，所得到的资料若表明护理对象出现了新的护理诊断，应将这一诊断及其目标和措施加入到护理计划中。

二、评价与护理程序中其他步骤的关系

评价虽是护理程序的最后一步，但并不意味着到最后才能评价。事实上从收集资料开始

就需要进行评价。在收集资料阶段，要评价资料有无改变，不同途径收集的资料之间有无矛盾，在诊断阶段，护士要评价自己所做出的诊断是否有足够的支持资料，在计划阶段，要评价所收集的资料是否足以支持目标的确定，护理措施是否有科学依据和足够的支持资料。在实施阶段，护士仍需评价病人，以确定计划是否适合病人的需要，无论在哪一阶段，只要发现有新情况发生，则随后各步皆需重新评价和修改。所以护理程序中的五个步骤不是各自孤立的，而是相互联系，互为影响，循环往复地、有序地存在着。

第七节　护理病案

在临床应用护理程序过程中，有关护理对象的健康资料、护理诊断、护理目标、护理措施和效果评价等，均应有书面记录，构成护理病案。

一、入院病人评估单

入院病人评估单为护理病案首页，主要内容包括病人的一般资料、生活状况及自理程度、体格检查、心理社会方面。表7-4为入院病人护理评估单。

表7-4　入院病人护理评估单

姓名_____床号_____科室_____住院号_____

一般资料

姓名_____性别____年级____职业____

民族_____籍贯_____婚姻_____文化程度_____

往址_____联系人_____电话_____

入院时间_____入院方式；步行　扶行　轮椅　平车

既往史

过敏史：无有(药物_____食物_____其他_____)

家族史_____可靠程度_____

主管医生_____责任护士_____

二、生活状况及自理程度

1. 饮食

基本饮食：普食　软饭　半流质　禁食

食欲：正常　增加　亢进_____天/周/月

近期体重变化：无增加/下降_____kg_____月(原因_____)

其他_____

2. 睡眠/休息

休息后体力是否容易恢复：是

睡眠：正常　入睡困难　易醒　多梦　恶梦　过多

辅助睡眠：无　药物　其他_____

其他_____

4. 活动

能否自理：能否(进食　沐浴卫生　着装/修饰　入厕)

活动能力：下床活动　卧床(能自行翻身不能自行翻身)(原因_____)

步态：稳　不稳(原因_____)

5. 嗜好

吸烟；无

饮酒：无

6.烟酒使用的其他状况

偶尔经常_____年_____支/d 已戒_____年

偶尔经常_____年_____ml/d 已戒_____年

三、体格检查

T_____℃ P_____次/分 R_____次/分 Bp_____mmHg 身高_____cm 体重_____kg

1.神经系统

意识状态：清醒 意识模糊 嗜睡谵妄 昏迷

语言表达：清楚 含糊 困难 失语

定向力：准确障碍(时间 地点 人物 自我)

2.皮肤黏膜

皮肤颜色：正常 潮红 苍白 发绀 黄染 皮肤温度：温 凉 热

皮肤湿度：指出 干燥 潮湿 多汗

皮肤完整性：完整 皮疹 出血点 压疮(1/x/m 度)(部位/范围_____)其他_____

口腔黏膜：正常充血 出血点 溃疡 疱疹 白斑

3.呼吸系统

呼吸方式：自主呼吸 机械呼吸 节律：规则 异常 频率：_____次/分

深强度：深 浅 呼吸困难：无 轻度 中度 重度 咳嗽：无 有

痰：无 有(色_____量_____黏稠度_____易咳出或不易咳出)

4.循环系统

心律：规则 心律不齐 心率：_____次/min

水肿：无 有（部位/程度_____）

其他_____

5.消化系统

胃肠道症状；恶心 呕吐(呕吐物颜色_____性质_____次数_____总量_____)

嗳气 反酸 烧灼感 饥饿感 腹胀 腹痛(疼痛部位 性质_____)

腹部 软 肌紧张 压痛/反跳痛 包块(包块部位 性质_____)

腹水；无 有(腹围_____cm)

6.生殖系统

月经：正常 紊乱 痛经 量过多 绝经

7.认知/感觉

疼痛：无 有(疼痛部位 性质_____)

视力：正常 远视 近视 失明(左/右/双侧)

听力：正常 耳鸣 重听 耳聋(左/右/双侧)

触觉：正常 障碍(部位_____)

嗅觉：正常 减弱 缺失

思维过程：正常 注意力分散 远事或近事记忆力下降 思维混乱

其他_____

四、心理社会方面

1.情绪状态；镇静 易激动 焦虑 恐惧 悲哀 无反应

2.就业状态；固定职业 丧失劳动力 失业 待业

3.沟通情况：希望与人交往 语言交流障碍 不愿与人交往

4.医疗付费形式：自费 劳保 公费 医疗保险 其他

5.与亲友关系：和睦 冷淡 紧张

6.遇到困难时最希望的倾诉对象：父母 子女 其他

五、入院介绍(病人知道)

病人的责任医生病人的责任护士、病室环境、病室制度、大小便常规标本留取方法。

二、护理诊断项目单

根据病人入院护理评估情况，按先后顺序将病人的护理诊断问题列于护理诊断项目单上，内容包括护理诊断、护理目标和效果评价等（表7-5）。新出现的护理诊断问题及时填写。

表7-5 护理诊断项目单

姓名_____ 床号_____ 科室___ 住院号_____

日期	时间	护理诊断	护理目标	护士	评价				
					日期/时间	实现	部分实现	未实现	护士

三、护理记录单

护理计划单是有关病人健康状况的变化和护理工作内容的记录，是护士对病人实施整体护理的基本依据。护理计划单记载病人的护理诊阶问题，护士制定的针对性的护理措施，及对护理措施执行结果的评价。如果没有达到预期结果，应分析原因，及时调整护理措施。书写护理记录单可采用护理记录格式（见表7-3）。

四、健康教育记录单

临床健康教育是指通过有计划的、系统的教育活动，促使护理对象自愿地改变不良的健康行为和影响健康行为的相关因素，消除或减轻影响健康的危险因素，预防疾病，促进健康和提高生活质量。健康教育的主要内容包括病因预防教育、防止疾病发展教育及临床预防教育三方面。病因预防教育的主要目的是减少或消除致病危险因素，防止疾病发生；防止疾病发展教育的主要目的是使病人主动参与和积极配合，争取疾病早发现、早诊断、早治疗，阻断其发展；临床预防教育的主要目的是防止病残和促进康复，包括饮食、药物、各种检查治疗及锻炼和休息方面的知识（表7-6）。

表7-6 健康教育记录单

姓名_____ 床号_____ 科室_____ 住院号_____

教育内容	执行时间	护士签名	检查时间	评价 检查效果			检查者签名
				了解	基本了解	未了解	
1.对医院环境的了解							
2.疾病的预防知识							

续表7-6

	执行时间	护士签名	检查时间	检查效果			检查者签名
				了解	基本了解	未了解	
3.科学的饮食起居知识							
4.疾病的主要表现							
5.所用药物的注意事项							
6.检查前后的注意事项							
7.手术前后的注意事项							
8.疾病康复期的护理知识							
9.对需及时就医情况的了解							
10.对自身健康问题的认识							
11.亲属对病人的护理知识							
12.其他							

五、出院病人评估单

出院护理评估单包括护理小结、出院指导及对护理工作的评价。护理小结是病人住院期间，护士对病人进行护理活动的概括性记录，内容包括护理目标是否实现，护理问题是否解决，护理措施是否执行，护理效果是否满意等(表7-7)。出院指导是指针对出院前病人现状，提出出院后在饮食、用药、休息、功能锻炼和定期复查等方面的注意事项。

表7-7 出院病人评估单

姓名＿＿＿＿ 床号＿＿＿＿ 科室＿＿＿＿ 住院号＿＿＿＿

1.护理小结＿＿＿＿＿＿＿＿＿＿＿＿＿＿＿＿＿＿＿＿＿＿＿＿＿＿＿＿＿

＿＿＿＿＿＿＿＿＿＿＿＿＿＿＿＿＿＿＿＿＿＿＿＿＿＿＿＿＿

2.出院指导

饮食＿＿＿＿＿＿＿＿＿＿＿＿＿＿＿＿＿＿＿＿＿＿＿＿＿＿＿＿＿＿＿＿

用药＿＿＿＿＿＿＿＿＿＿＿＿＿＿＿＿＿＿＿＿＿＿＿＿＿＿＿＿＿＿＿＿

休息和活动＿＿＿＿＿＿＿＿＿＿＿＿＿＿＿＿＿＿＿＿＿＿＿＿＿＿＿＿＿

其他＿＿＿＿＿＿＿＿＿＿＿＿＿＿＿＿＿＿＿＿＿＿＿＿＿＿＿＿＿＿＿＿

3.评价

病人评价   优 良 中 差

护理工作效果评价   优 良 中 差

(余晓波)

第八章　护患关系与沟通

护理工作以人的健康为中心，以人际交往为其社会活动和职业活动的基本形式，工作中存在众多人际关系，包括护患关系、医护关系、护际关系、护士与管理者关系等方面。护患关系是护理工作人际关系的主要部分，良好的护患关系是完成护理工作目标的前提，而良好护患关系的建立取决于护理人员与患者之间的交流与沟通，主要包括治疗性的与非治疗性的。

第一节　护患关系

一、护患关系的含义

护患关系是指护士与患者通过特定的护理服务与接受护理服务而形成的人际关系，是护理实践活动中最主要的一种专业性人际关系，是护理人际关系的主体，是护士职业生活中最常见的人际关系。护患关系具有暂时性、角色转换和专业目的相同的特点。

暂时性：患者患病期间与护士建立的特殊人际关系。

角色转换：患者由于生病，暂时从社会角色转换为患者角色。

专业目的相同：护士运用掌握的医学护理知识，帮助患者康复；患者服从医生、护士的治疗护理，使自己能够尽快康复。

二、护患关系的重要性

随着健康观念的转变、人们对健康需求的变化、人口构成和疾病谱的改变，人们对护理也提出了新的更高的要求。对于护士来说，护患关系是护理实践中的重要内容，并有着极其重要的作用。

（一）有利于提高医疗护理质量

护患关系是护理工作中不可缺少的重要因素。良好的护患关系有利于促进护士与患者之间、护理人员之间、护理人员与其他医务工作者之间相互信任和密切协作的关系，使患者积极主动地配合治疗，保证医院医疗护理活动顺利进行，提高医疗护理质量，减少医护纠纷的发生。

（二）有利于促进护患双方的身心健康

英国著名文学家、哲学家培根有句名言：如果你把快乐告诉朋友，你将获得两个快乐；如果你把忧愁向朋友倾吐，你将被分担一半忧愁。护士与患者在情感、思想、认识等方面相互交流，性格上相互影响，行为上相互作用的过程，有利于护患双方的身心健康。

（三）有利于营造和谐的服务环境

良好的护患关系，能够营造协调和谐的环境，与患者之间建立相互理解、相互信任、相互支持、相互关心的良好氛围，从而产生良好的心理气氛。在这种良好的心理气氛中，医护人员能得到心理满足，并将这种满足转换到为患者治疗、护理、康复等方面，使患者得到更大的满足，从而解除由病痛带来的焦虑、恐惧、紧张等消极心理，增加他们战胜疾病的信心。

（四）有利于适应医学模式的转变

随着社会的发展和医学科学的进步，人们逐步认识到：影响人类健康的因素，除了疾病因素之外，还与人们的心理因素和社会因素有关。于是现代的生物—心理—社会医学模式取代了传统的生物医学模式。新的生物医学模式的建立，要求护患之间保持主动、有效的沟通，通过沟通了解患者的各种需求，掌握患者的心理需要，及时进行有效的疏导，以达到促进患者康复的目的。

三、护患关系的性质

（一）帮助与被帮助的关系

在医疗护理活动中存在着两个系统，即医护系统和患者系统。医护系统包括医生、护士、检验人员、医院行政人员等，掌握为患者服务的技术，能够为患者提供医疗和护理的帮助；患者系统包括患者、患者亲属、亲友、同事等，需要接受医护系统的帮助。两个系统之间的关系是帮助与被帮助的关系。护士为患者实施治疗、护理，实际上是在执行帮助系统的职责；而患者接受治疗护理，也体现了患者及其家属、亲友和同事的要求。护士与患者的关系是帮助系统与被帮助系统的关系。

（二）特定的相互关系

护患关系不是护士与患者两个方面的简单相遇，而是护患双方在特定场合下的相互作用、相互影响而形成的关系。护患关系不仅局限于护士与患者之间，患者的亲属、同事、朋友也是护患关系中的重要方面。由于护士与患者由于各自的个人阅历、情感、知识水平和对事物的看法不同，日常工作中就不可避免地出现对事物的认知差异，并且影响着双方对角色的期望和相互关系的感觉，进而影响护患关系的质量。

（三）满足患者需要是护患关系的实质

护士与患者关系的实质是满足患者的需要；能否满足患者的需要是构成护患关系的基础，也是护患关系与其他人际关系的不同之处。患者因疾病住院接受治疗，掌握帮助患者恢复健康知识和技能的护理人员为患者提供帮助，正是患者的需要和护理人员准备满足这种需要，使双方发生了治疗性的人际关系。患者的需要和护士努力满足这种需要构成了护患关系的基础，离开这种需要，护患关系也就终止。

（四）护士在护患关系中起主导作用

护患关系中护士处于帮助的主导地位，是护理服务的提供者、患者健康方面问题的咨询者、代言者、解决者、健康教育者。护士作为有专业知识和技能的人，对患者实施主动的、具有专业性的帮助，是帮助系统中的主要责任者。一般情况下，护患关系出现扭曲时，护士应当负主要责任。

（五）护患关系中双方的相互影响不对等

护患关系是在患者生病的特殊情况下形成的关系，在这种关系中，患者依赖护士，护士是患者的保护者和照顾者，这就决定了护患关系中，护士是影响患者的主体，患者心甘情愿的接受护士的影响，因此，护患关系中双方的相互影响是不对等的。

四、建立良好护患关系的目的与条件

护士与患者的关系是一种特殊的人际关系，这种关系的建立与发展，不是由于护士与患

者之间的相互吸引，而是为了满足患者的健康需要。

（一）建立良好的护患关系的目的

创造一个有利于患者康复的和谐、安全、支持性的治疗环境，使患者在接受治疗和护理服务的过程中尽快恢复或保持良好的心态，尽可以发挥自身潜能，最大限制度地参与治疗、护理和康复活动。

（二）建立良好护患关系的条件

护理工作最终目的是帮助服务对象最大限度地恢复、促进和保持健康，或帮助临终患者安详、有尊严地逝去。因此，护士在护理工作中应具备的素质是：

1.具有健康的生活方式

作为护患关系的主导者，恢复、促进和保持患者健康的执行者，护士本身的行为就是一种角色榜样，会对服务对象产生直接影响。护士首先应该学会评估、计划、执行和评价自己的健康状况，会运用自我照顾的活动，会采取对健康有帮助的生活方式满足自己的基本需要。如保持良好的心态，平衡的膳食，适当的运动等达到适应性平衡。

2.具有良好的情绪支持

护理工作中，护士的情绪会直接影响护患关系的建立，直接影响工作环境和气氛。因而护士应控制自己的情绪，工作中保持健康情绪，控制不良情绪，尤其不要把在家里或单位同事间不愉快带到工作中，造成对患者不利影响。

3.具有关心、尊重患者的人格和权利的情感

护患关系的建立和保持，在于护患双方的理解和尊重。护士对患者诚恳、热情的态度可以使患者产生被尊重、被关心和被帮助的感觉，护患之间应建立正确的移情，适当的移情是护士应尽可能从患者的角度来了解患者的感觉和体验，使患者减少被疏远和陷于困境的孤独感，从而减轻因疾病影响和环境改变产生的焦虑和恐惧。同时，护士应该对所有的患者一视同仁，使患者感觉到人与人之间的平等和被尊重。

4.具有不断丰富与护理有关的人文社会和行为科学知识的能力

在医学科学飞速发展的时代，护士应该及时更新自己的理论知识和技能水平，除学习护理专业知识外，还应不断学习人际沟通、美学、自然科学、社会科学和行为科学等方面的知识，培养终身学习的能力，并将所学知识贯穿到自已的整个职业生涯中。

5.具有熟练的沟通技巧

建立良好的护患关系是护患双方相互作用的结果。护士的沟通能力对护患关系的建立有直接的影响。善于沟通的护士，能够在适合的时机，适合的地点为患者提供适合的信息。

五、护患关系的影响因素

（一）环境因素

环境包括社会环境、医院环境和人群环境等。

1.社会环境

社会环境包括社会制度、生产力水平、社会物质生活条件以及社会精神文明程度等。如在市场经济体制的影响下，少数人受经济利益的驱动，产生了经济效益第一，金钱至上的思想，在医疗护理过程中，向患者索要红包、物品、回扣，将患者分为三六九等、高低贵贱，从而影响了护患关系。

2. 医院环境

涉及优美的院容院貌，整洁的病房环境，清楚的就医指南，文明的言谈举止，优良的服务态度和人性化的服务系统等，这些都会给患者留下良好的印象，促进护患关系健康发展。

3. 人群环境

社会经济的快速发展，使社会人群对健康的要求越来越高，他们不仅希望患病时得到良好的治疗护理，而且还希望在平时得到预防保健、健康教育、美容康复等全方位的优质服务。并且对就医条件、巡诊制度、社区医疗等健康需求提出了更高水平的要求。所有这些需求是否能得到满足，对护患关系都可能产生较大的影响。

（二）信任

信任是建立良好护患关系中的决定因素之一，是以后工作的基础。信任存在于一方能够感觉对方的行为是维护彼此的关系而不是试图控制对方的氛围中。如一个性病患者向护士倾诉他患病后的苦恼与家庭不和时，护士并没有嫌弃他，而是更加关心他，帮助他，患者就会对这位护士产生信任感。表8-1是对性病患者护理的沟通行为。

表8-1 产生信任和不信任的沟通行为（性病患者）

支持性氛围	防卫性氛围
客观描述：你是怎么染上这个病的？	主观评价：你肯定是性生活不检点，才得病的。
针对问题：你不想让你爱人知道你的病况吗？	控制别人：你这种病早就应该让你爱人知道了。
坦率、自然：我是你的责任护士，有什么事可以直接找我。	暗有图谋：你这种病一般很难治愈，除非花大价钱，否则很难根治。
同感、理解：我知道你有难言之隐，没关系，经过系统治疗可以好的。	麻木不仁：你这种人我见得多了，自己不注意，我们也没有办法。
平等待人：你和其他患者一样，不要有顾虑。	自以为是：我就知道你不是省油的灯，肯定是在外面乱搞生病的。
商量、灵活：对这种治疗方法，有什么意见，我们再商量。	武断、僵硬：你这种病只能用这种方法治疗，如果你不愿意，你就另请高明吧。

信任可以帮助人们产生安全感，使人感到关心；信任可以创造一种支持性氛围，使人能够坦率地、真诚地表达自己的态度、情感和价值观。

护理工作中，护士主要通过"五心"（爱心、细心、责任心、同情心和耐心）的表达和加强自身的知识和技术水平来建立护患之间的信任关系。

（三）共情或同感

共情或同感是沟通双方"进入情感"的过程，是人们在明确认知他人情感的基础上，再把这一理解转达给他人，是有效人际沟通中最基本的因素，也是最复杂的因素。

同感与同情的不同点是：同情是向对方表示关心、担忧和怜悯，是自己向对方表达自我情感的一种方式；同感是从对方的角度去感受、理解对方的感情，是分享对方的情感而不是表达自己的情感。同感的核心是理解，护士在与患者的沟通中如果没有同感，将会失去护患关系中最基本的要素——理解，会使患者陷入被疏远和无助的孤独感中。

（四）控制问题

控制是人际交往中难以掌握并有一定影响的因素。人际关系的控制问题主要被认为是一方支配、另一方服从的对立统一体。一个人只要被他人或事件影响或影响着他人或事件时，就存在着控制。患者住院期间，受医护人员和疾病的影响，医护人员的行为与疾病的影响就对患者产生控制。如果能够正确处理与患者的关系，患者就愿意主动配合，如果医护人员控制过度，患者就会出现拒绝配合治疗护理；同时，由于疾病对患者的影响，也可以使患者产生失控感，出现恐惧、焦虑、愤怒和无望的感觉，甚至出现对疾病的生理反应表现过敏的现象。因此，医护人员应认识到患者产生失控感的原因，平和地对待患者失控后出现的各种不理智、不配合治疗护理的表现，认真评估患者的控制能力，在患者失去控制能力时帮助患者找出影响控制的因素，尽可能地安慰患者，增强患者的自我控制能力，减少失控感。

（五）自我表露

自我表露指人际交往中个人向他人沟通信息、思想和情感的过程，是一种自愿地或有意地把自己的真实情况告诉他人的沟通行为，具有主动、有意、真实和独特等特点。自我表露是促进开放式沟通的重要因素。通过自我表露可以加深对自己的了解，也可进一步了解他人，尤其是在护患沟通中，适当的自我暴露对患者和护士都是十分重要的。患者通过自我暴露可以表述内心情感、个人隐私和影响健康的问题，使护士对患者的情况有更多的了解，有利于护理计划的制定和护理措施的实行。为促进患者自我暴露，护士适当的进行自我表露，可以增强患者的信任感，同时也更加促患者的自我表露。相互自我表露的目的在于促进对患者的移情和理解，促进护患关系的良好发展。

六、护患关系的分期

护患关系从其发展过程可分为开始期、工作期和结束期三个时期，三个时期之间相互影响、相互重叠。

（一）开始期

开始期也称熟悉期。护理人员与患者第一次接触，护患关系就开始了。此期是建立良好护患关系的关键时期。尤其是护士与患者的最初接触，可能只有几分钟的短暂时间，但可能为以后关系的发展和成功的沟通打下良好的基础。

此期的主要目标是双方彼此熟悉并开始初步建立信任关系。患者入院，与护理人员素不相识，双方都希望了解对方。护理人员要了解患者的病情、家庭和社会情况，患者想知道护士的个人情况、业务能力等。但是，双方采取了解的途径是不同的，护士主要通过公开的方式，如询问病史、体格检查、翻阅病历等方式进行；而患者主要凭自己的感觉进行了解，如通过护士的言谈举止、病友间的交谈等方式了解。

此期护理人员的主要任务是全面收集患者信息，了解患者情况，做出护理诊断，制定护理计划；同时，为建立信任关系，护士应该向患者做好自我介绍，除个人情况外，主要应介绍自己对患者应负的责任以及患者可获得的帮助；并注意理解、尊重和关心患者，及时准确地发现患者的真实需要和回答患者提出的问题。

此期的工作重点是取得患者的信任。新入院的患者会十分注意自己的行为，同时也会十分关注护士的言谈举止，寻找住院期间可以依赖的护理人员。因此，以真诚的态度和正确的移情为患者提供健康服务，是建立护患间信任的重要因素。

（二）工作期

工作期是指护士为患者实施治疗护理的阶段，是护理人员完成各项护理任务，患者接受治疗和护理的主要时期，是护患关系最重要的时期，对患者的疾病康复有着重要影响的时期。

此期的特点是工作任务重，质量要求高，时间跨度较长，并与初期护患之间是否建立较好的信任关系联系密切。在这个时期，护理工件的主要任务是根据护理计划，实施护理措施，解决护理问题，完成护理工作。工作重点是通过自己高尚的医德，熟练的护理技术，良好的服务态度赢得患者信任，取得患者合作，满足患者需要。

由于工作时间长，护患双方可能会发生一些不愉快的事情或争执，如护理人员埋怨患者不主动配合，过分娇气；患者不满意护士对患者的疼痛麻木不仁的服务态度，操作技能不熟练的业务水平等。对此，对患者提出的合理要求，护士应以积极的态度面对，并及时改正；对患者的不合理要求，应及时解释与劝说，及时调整护患关系中不协调的现象，始终保持真诚的态度，热情的服务，尽量满足患者的合理需求。

工作期进入患者开始康复的阶段时，患者容易出现依赖与独立的冲突，随着疾病的逐渐康复，护士应帮助患者逐渐脱离帮助，学会自我照顾，促进患者全面康复。

（三）结束期

经过治疗与护理，患者身体基本康复，病情基本好转，达到预期目标，护患关系即进入结束阶段，患者准备出院。

此期的工作任务是对患者进行健康教育，出院指导和征求意见等，护理人员应提前做好患者的出院准备，包括治疗效果、生理特征和出院指导；同时，还应注意妥善处理护患双方尚未解决的一些问题，以顺利结束关系。此期的工作重点是与患者共同评价护理目标的完成情况，并根据存在的问题或可能发生的问题制定相应的对策。

住院患者多在此期结束护患关系；但如果患者没有完全康复，可以转至社区继续治疗，继续维持护患关系。对少数问题较多、疾病治疗效果较差、护患沟通存在问题的患者，应加强结束前期的沟通。

护患关系的三个阶段虽然各有重叠，但在每个阶段都有其侧重点。护士一定要始终以患者的利益为中心，有效地应用沟通技巧，以真诚的态度和正确的同情与同感取得患者的信任，促进护患关系向良好的方向发展。

七、护患关系的基本内容

（一）技术性关系

技术性关系是指护患双方在进行一系列的护理技术活动中建立起来的行为关系，是非技术关系的基础。离开了技术关系，护患关系的其他内容就不存在。在这种关系中，护士处于能运用专业知识和专业技能为患者解除病痛、恢复健康的主动地位。而患者则处于寻求帮助，需要解决病痛的被动地位。因此，当护患之间发生矛盾时，护士是矛盾的主要方面，对患者有着直接影响。

（二）非技术关系

非技术关系是指护患双方受社会、心理、教育、经济等多种因素的影响，在实施医护技术过程中所形成的道德、利益、法律、价值等多种内容的关系。

1.道德关系

是非技术关系中最重要的内容。由于护患双方所处的地位、环境、利益、以及文化教育、道德修养不同，在护理工作中很容易对一些问题或行为在理解和要求上产生各种不同的矛盾。为了协调矛盾，护患双方必须按照一定的道德规范来约束自身行为，尊重对方。护士作为关系的主要方面，更应该遵守职业道德规范，维护患者的权益。

2. 利益关系

指护患双方在护理过程中发生的一些在物质和精神方面的利益关系。护士的利益表现为付出身心劳动后得到的工资、奖金报酬(物质利益)，以及患者康复后表达的感谢和理解(精神利益)；患者的利益表现为在支付医疗费用后能切实获得解除病痛，恢复健康，以及患者在住院期间个人隐私受到保护。

3. 法律关系

指护患双方各自的行为和权益都受到法律的约束和保护。侵犯了任何一方的正当权利都是法律所不容的。如因护理工作不当引起患者利益受损，患者可以依法申述；如护士的利益受到患者的无理威胁，护士可以通过法律寻求保护。

4. 价值关系

即护患双方的相互作用和相互影响都体现了为实现人的价值而做出的努力。护士运用自己的专业知识和技能为患者提供优质服务，履行人道主义的义务和道德责任，从而达到实现自我价值的目的；而患者在身体康复后，重返工作岗位为社会作贡献，也同样在实现自我的人生价值。

八、护患关系的基本模式

护患关系模式是医患关系模式在护理人际关系中的具体表现。根据1976年美国学者萨斯和荷伦提出的观点，可将护患关系分为三种基本模式。

(一)主动－被动型

主动－被动型是最古老的护患关系模式，也称支配－服从型。受传统的生物医学模式的影响忽视人的心理、社会属性，把人看作是一个简单的生物体，把恢复健康的重点放在药物治疗和手术治疗方面。护士处于专业知识的优势地位和治疗护理的主动地位，只要护士认为有作用，即可施加于患者，无需患者的同意；患者处于心理上的从属地位，诊疗安排和治疗护理处置完全服从护士的决定，没有任何异议。模式原型是父母与婴儿的关系。具有护士"为患者做治疗"的特点。

这种模式过分强调护士的权威性，忽视患者的主观能动性，不能得到患者的主动配合，严重影响护理效果。一般适用于不能表达主观意愿的患者，如神志不清、休克、婴儿、痴呆患者等。

(二)指导－合作型

指导－合作型是近年来在护理实践中发展起来的一种护患关系，是目前临床护理中护患关系的主要模式。这种护患关系模式把患者看作是生物、心理、社会属性的有机整体。在护理过程中，护患双方都处于主动地位。患者愿意接受护士的帮助，尊重护士的决定，主动配合医疗护理工作，但这种主动性是仍然以执行护士的意志为基础；护士仍然是护患关系中的主要方面，根据病情决定护理方案和措施，对患者进行健康教育和指导。模式原型是父母与儿童的关系。具有护士"告诉患者应做什么和怎么做"的特点。

这种模式比主动－被动型模式有进步，广泛存在于临床护理实践中。但护士的权威性仍然是决定性的，患者的主动配合以护士的要求为前提，患者的"合作"实际上仍然处于消极配合状态，护患关系仍然不平等。一般适用于一般患者，尤其是急性患者和外科手术恢复期患者。

（三）共同参与型

共同参与型是一种双向的、平等的、新型的护患合作关系。这种护患关系模式是以平等合作为基础，护患双方同时具有同等权利，共同参与治疗护理过程和决策实施过程。患者不但主动配合治疗护理过程，而且积极主动地配合并亲自参加护理活动，主动向护士反映病情，与护士共同探讨疾病的护理措施和计划，在力所能及的范围内独立完成某些护理措施。模式原型是成人与成人的关系，具有"护士积极协助，患者自我护理"的特点。

这种模式与前两种模式的本质不同。患者的人格和权利受到尊重，积极性得到充分发挥。护患双方共同分担风险，共享护理成果，体现了护患双方的双向作用。一般适用于有一定文化知识水平的慢性患者。

但在护理实践中应注意：不能把这种模式理解为一些本来应该由护士执行的任务交给患者或患者家属完成。如让患者家属自己更换液体，自己打扫病房卫生，自己倒大小便，自己送检验报告单等。

三种不同的护患关系，反映了护士对患者的认识和情感，反映了护士的责任心和使命感。护患关系是护理实践和护理质量的重要指标之一。正确选择护患关系的沟通模式，有利于建立良好的护患关系模式。

第二节　护患沟通技巧

一、护患沟通的概述

（一）护患沟通的含义

护患沟通是满足患者被尊重、被关爱的心理需要的基本形式，是处理护患间人际关系的主要内容。从狭义上讲是指护士与患者的沟通；从广义上讲是指护理人员与患者、患者家属及亲友之间的沟通，是护士在护理工作中与患者、患者家属、医疗保健机构的其他医务人员以及社区保健人员为共同维护和促进健康的目的而进行的沟通，是护理活动的基础，并贯穿于护理活动的全过程。

（二）护患沟通的基本要素

护患沟通的基本要素与一般沟通的基本要素相同，包括信息背景、信息发出者、信息接收者、信息、信息传播途径、反馈、环境及噪音等8个方面。

1. 信息背景

信息背景是引发沟通的理由，受信息发出者过去的经验，对目前环境的感受以及对未来的预期等因素的影响。了解一个信息代表的意思，不能只接受信息表面的意义，还必须考虑信息的背景因素。

例：一位新入院的患者，一直向护士询问经治医生的去向。护士此时不能简单的回答患者经治医生出去了。而应告诉患者，他的医生去某科室参加一个危重患者的会诊；负责他的医生是一位医术高明，责任心很强的医生，这样，患者就会放心的等待。

2. 信息发送者

信息发送者是信息发送的主体，沟通的主动方面，也称作信息的来源。在护患沟通中，信息的发送者可以是护士、医生、其他医务工作者，也可以是患者、患者家属或同事等。

当信息发送者产生了沟通的需要和愿望时，必须将这种需要和愿望转化为对方可理解的形式，包括语言、声音、文字、图像、表情和动作等向对方发送。如果发送者不能清晰的表达信息内容，接收者就不能正确理解信息内容，甚至会产生误解。

3. 信息

信息是指沟通过程中所要交流的信息。编制信息时要选择适当的代码或语言，要适应接收者的理解能力和语言能力，充分考虑接收者的接受能力，防止出现令接收者茫然不知或无所适从的现象。

例如护士在询问患者是否有泌尿系感染时，不能问患者："你有没有尿路刺激症状？"，因为患者不知道尿路刺激症状是什么意思，包括哪些表现。而应问患者："你每次解小便前都很急吗？疼不疼？"这样患者就会把自己的感觉清楚的告诉护士。

4. 信息传播途径

信息传播途径是传递信息的手段或渠道。美国护理专家 Rogers 于 1986 年曾做过的一项科学研究结果表明，一个人能记住其所听到内容的 5%，记住其所读过内容的 10%，记住其所见到内容的 30%，记住其讨论过内容 50%，记住其亲自做的事情 75%，记住其教给别人所做的事情的 90%。由此可见，护士与患者的沟通中，传递信息的渠道越多，患者就越能更好地理解信息内容。

例如在儿科病房，身着粉红色护士服（视觉）的护士加上轻声温柔的话语（听觉），可使患儿收到安全、温暖的信息。

例如护士对患者进行健康教育时，运用语言讲解（听觉）、操作演示（视觉）、患者模仿（动作）相结合的方式，效果会优于单一的语言沟通。

5. 信息接收者

信息接收者是接收信息的主体。在护患沟通中，信息的接受者可以是护士、医生、其他医务工作者，也可以是患者、患者亲属或同事等。信息接受者在接受信息时受个人文化程度、价值观念、生活背景、推断能力等因素的影响，对接受的信息可能产生不同的理解。

例如长期住院的患者，对护士的护理行为不理解时，会拒绝接受治疗；新入院的患者，尤其是农村患者，则容易把医生护士的话作为圣旨；有知识的患者容易拒绝与自己健康观和疾病观相悖的医疗、护理检查和治疗。因此，临床上为患者做各项治疗护理操作时，必须根据患者的情况主动与患者沟通，不能强制命令和不理不睬。

6. 反馈

反馈指信息接收者返回到信息发出者的信息，即信息接收者对信息发出者的反应。

只有当信息发送者发出的信息和信息接收者所接到的信息相同时，沟通才有效。临床护理过程中加强双方的信息反馈，可以帮助护士进一步了解患者需求；确认患者是否理解护士发出的信息的含义；帮助护士制定护理计划、评价护理措施。

7. 环境

环境包括沟通的时间、地点、场合等物理环境和双方的心理社会环境。护患沟通的环境对沟通是否有效具有重要的作用。由于沟通的双方可能是不同的对象，并且牵涉到不同的社会规范和传统习俗文化等问题，可能对沟通产生正面或负面的影响。

8. 噪音

噪音是阻止理解和准确解释信息的障碍。表现为产生于沟通过程中对信息直接产生各种形式的干扰。表现为外部噪音、内部噪音和语义噪音三种形式。

（1）外部噪音：存在环境中的景物、声音以及其他刺激物都属外在干扰，如护士与患者在病房内交谈，可能被走廊的叫喊音，楼外施工混凝土搅拌声打断。

（2）内部噪音：内部噪音产生于发送者或接收者的头脑中。使沟通者的思想或注意力在沟通之外的事情上，从而影响沟通效果。如胃癌患者因经济紧张，当护士在向他交待术前注意事项时，就可能影响患者的主动配合。同时，内部噪音还受信念和偏见的影响。

（3）语义噪音：人们对词语情感上的反应。如讲话者的发音不清楚，语调不好听等。护士与患者沟通时应避免高声的语调、低重的语音和严肃的语气。

二、护患沟通的形式

护患沟通的形式与一般沟通形式相同，包括语言性沟通和非语言性沟通。

（一）语言性沟通

语言性沟通是以语言符号实现的沟通。语言是人类用来交流信息的一种最准确、最有效、最重要、最广泛的沟通方式，是人类特有的一种交往工具，是信息的第一载体。

古希腊著名医生希波克拉底曾说过，医生有二种东西能治病：一是药物，二是语言。马雅可夫斯基说过："语言是人的力量的统帅。"语言能够征服人的心灵，是人类文明的重要标志。护患沟通中的语言性沟通主要包括书面语言和口头语言。

1. 书面语言

通过文字表达和传递思想情感，是护患沟通中一种较正规的形式。适用于医护文件记录和健康宣教等。医护文件具有法律效应和保存价值，要求内容准确，用词和格式规范。健康宣教的内容需要患者迅速掌握要点，要求准确、通俗、精炼。

2. 口头语言

口头语言可分为家常口语（具有通俗平易，诙谐风趣的特点）、正式口语（普通话具有通俗、活泼、严谨、准确的特点）和典雅口语（基本与书面语相同）等。

口头语言沟通在护理工作中应用广泛，是护士与患者常用的沟通方式。具有在内容和时间的选择上较随意和更贴近生活的特点。临床上常用于采集病史，了解病情，心理护理，健康教育等。

（二）非语言沟通

非语言沟通是人类在语言之外用于沟通的所有符号，是一种不使用语言信息进行的沟通，是在沟通环境中除去语言刺激以外的一切由人类和环境产生的刺激，这些刺激对沟通双方者存在潜在的信息价值。信息是通过身体运动，空间效应、距离远近及利用声音和触觉传递的。

有统计资料表明：在人际交流中，非语言符号传递的信息为 65% ~ 93%，在有的特殊的场合下，有声语言甚至是多余的。有学者说："如果将注意力完全集中在人类的语言沟通上，那么许多沟通过程将从眼前消失。"人们之所以重视非语言沟通，是因为非语言沟通在整个沟通过程中可以起到关键作用。

1. 非语言沟通的目的

（1）情感表达：客观表现沟通者的情感状况是非语言沟通的首要功能。亚历山大·洛温博士认为"没有任何语言比人体语言更能表达人的个性，关键在于正确识破这一人体语言。"护士应加强识别和理解患者发出的非语言信息的能力，赢得护患沟通的主动权。

（2）调节互动：非语言沟通中的调节动作主要涉及眼、面部和头的运动，其次是肢体的运动及体位的转换。具体表现为点头、摇头、注视、转向别处、皱眉、降低声音、改变体位等。如某护士正在回答一位新入院患者的问题时，眼睛却不停向走廊望去，则示意对方我还有事，交谈可到此终止。

（3）验证语言信息：用相关的动作来表达语言难以达意的内容。非语言信息对语言信息可产生以下两种验证作用。

辅助语言表达的作用——主要用于人们在语言沟通过程中，所遇到的词不达意或词难尽意等情况。此时，需应用非语言信息来弥补言语的局限性，或强化有关言辞的含意，从而通过所谓的验证作用，使语言信息欲表达的意图更加全面、完整地表达出来，以致达到最有效沟通之目标。

如社区护士在指导慢性疾病患者运动保健时，可以一边示范，一边讲解，使患者得到更加完整的保健运动信息，有助于患者领会动作要领，模仿动作操作，尽快掌握熟练、准确地动作。

如某护理学院学生在庆祝"5.12"国际护士节的演讲活动中，演讲者巧妙运用着装、目光、手势等非语言信息，极大地强化了语言表达的魅力和感染力，深深打动了观众的心，以满分获得第一名。

替代语言表达的作用——非语言行为经过人类社会的长期历史演变，以约定俗成、特定情境规定等方式，形成的可替代部分语言行为的独特作用。如用伸开的示指和中指构成掌心向外的"V"型，表示"胜利"及"和平"。

（4）维持自我形象：人们通过非语言沟通，可在他人面前恰当地展现自我形象的作用，有效地帮助沟通者从非语言行为中获得对方有关年龄、职业、地位、兴趣、情感、态度、性格等一系列个人信息，为有效沟通进行充足的信息储备。

（5）确认相互关系：非语言信息能够客观反映沟通者之间的关系状态，传递相应的人际关系信息，为人们提供有利于理解这些特殊信息的内涵。在社会交往中，人们经常通过非语言信息来表示沟通者之间的人际关系状态。如护士触摸患者的额头了解体温情况，表示一种职业关怀；好友相见紧握双手，表示激动之情溢于言表；父母抚摸小孩表示浓浓爱意；拍桌怒骂表示人际关系紧张等。

2. 非语言沟通中的体语

非语言沟通中的体语包括手势、姿势、身体运动、面部表情和目光等。

（1）表情（expression）：面部表情是人类情绪、情感的生理性表露，是身体语言一种重要的特殊表现形式。人们通过面部眼、眉、嘴和颜面肌肉的变化构成极为复杂的面部表情图象集。据德惠斯特估计：人脸能做出大约25000种不同的表情。

面部表情也是护士获得病情变化的一个重要信息来源。如面色苍白，提示紧张、恐惧或身体不适；面色绯红，表示害羞、激动或兴奋；恐惧惊吓时眉毛上耸；生气不悦时眉角下拉；忧虑烦躁时眉毛并拢；愧疚心虚时下首低眉等。

（2）身体姿势：人际交往中，无论举手投足、站立坐停、行走活动，都在一定程度上透露人的内心活动、情绪状态、健康状况、自我概念。通过姿态、动作节奏，可以反映出人们的情绪变化。如心情沉重时步履迟缓；心情愉快时步履矫健，弯腰弓背和步履缓慢表示情绪抑郁、身体不适或对周围环境不感兴趣；护士还可以通过患者的姿势了解疾病的发展与变化。

（3）目光：是人际沟通中的一个重要载体，可以传递情感，也可以显示个性特征，还可以影响他人的行为。目光作为反映心灵深处变化的平台，能准确、真实地传递喜爱、敌意、困惑、焦虑、恐惧等多种情感。护士应善于从与患者接触的目光中判断患者的心态，并能运用目光表达不同的情感和意义。如使用充满关切的目光表达关心与安慰,使用坚定有力的目光表达支持与鼓舞等。

3.非语言沟通的空间效应

(1)个人空间:从心理学的角度讲,一个人对空间需求的欲望是有限的。当一个人的个人空间大于他所需要的空间时,就会感到孤独和寂寞,当一个人的空间小于他所需要的空间时或个人空间受到侵犯时,会感到烦躁不安。护患沟通中,空间效应就是值得关注信息。尊重患者对空间距离的需求,是缓解其心理压力的重要举措,即尊重属于患者的个人领域、物品和隐私权。允许患者在个人领域内有一定的决策权。

(2)距离:距离的变化在人们的互动中可以影响暴露程度和舒适感。人们可以根据相互间的情感、交流的内容,关系的性质以及沟通的影响来选择不同的距离。美国学者 E.T.霍尔发现,人与人之间交往所产生的远近亲疏关系,完全可用空间领域的距离来表示。按照这种标准,空间距离可分为:

亲密距离——是指处于亲密区的人相互之间的空间距离,0~0.46 m。表示人际关系亲密,大多为自己的亲属和朋友。所谓零距离如握手、抚摸、拥抱、接吻等属于此类。

私人距离——是指处于个人区内的人相互之间的空间距离,0.46~1.2 m。由于该区大多为师生、老同事、要好近邻等,故相互间的人际关系较亲密。

社交距离——是指处于社会区的人相互之间的空间距离,1.2~3.6 m,因这些人彼此不够熟悉,故人际关系一般。

公众距离——是指处于公众区的人相互之间的空间距离,也称正式公开讲话的距离,3.66~4.57 m,常见于教师的授课;专家的演讲;领导的报告等。

距离是情感活动的一个变量。可以潜在地表现出沟通双方的情感程度。所以,在护理工作中,我们可以把人际距离作为调控护士对患者"动之以情"的一种重要手段和途径,多给他们帮助和鼓励,多靠近和接触他们,不使他们产生被忽视、被冷落的感觉。

4.非语言沟通中物体语言

非语言沟通中物体语言是指人在摆设、佩戴、使用和接送某种物体时所传递出的、具有一定意义的信息。因为这种信息是由某种物体而产生和传递的,所以称物体语言。

生活中许多物体常常和人的有声语言、态势语言联系在一起默默而语,传出具有一定意义的信息。如戴订婚戒指是表示自己不是单身,佩戴校微表示就读的学校;家庭陈设、书籍种类和数量,表示主人的经济状况、职业、爱好等。因此,护士工作时,要注意自己得体的服饰,要与护士角色适应,表现出自然、健康、大方、高雅的护士风度。

三、护患沟通的层次

护患沟通的层次与沟通层次相同。包括与他人分享的程度及个人的真正感觉五个层次。

1.一般性交谈

在这个层次上沟通的主要是一些表面性的、肤浅的或社会应酬性的内容。一般医护人员与患者初次见面时多采用这种沟通方式以助于打开谈话的局面和建立互相信任的关系。如"你好""今天天气真好"之类的口头语。但这种简单的沟通方式不宜长时间使用,否则会影响深层次的交谈。

2.陈述事实

陈述事实是一种陈述客观事实的沟通方式,在沟通过程中不掺杂个人意见或牵涉人与人之间的关系。如"今天我的体温已经下降了""现在我的感觉好多了"等。尽管这种沟通方式并不能代表一个人积极参与沟通过程来表达他的真正想法，但这种方式对医护人员了解患者各方面的信息却是非常重要的。因此，在患者采用这种方式进行沟通时，不要去打断或阻止。

3. 分享个人想法和判断

分享个人想法和判断较陈述事实的沟通方式高一个层次，一般建立在彼此双方信任的基础上，可以互相谈论看法和意见。因为在这种沟通方式中，患者会将自己的一些想法和判断告诉医护人员，并希望得到反馈。如患者可能会对自己的治疗方案或护理工作提出要求或意见，这时，医护人员应积极参与，表示理解，绝不能对患者提出的要求和意见报之以冷漠或嘲讽，否则，患者可能会因此而隐瞒自己的真实想法，从而失去与患者进行有效沟通的机会。

4. 分享感觉的沟通

分享感觉的沟通是一种建立在相互信任、有安全感的基础上进行的沟通。主要是依靠医护人员对待患者的真诚的态度和正确的移情来获取的。在这个层次上的沟通，可以很容易得到患者的各种想法及对一些事情反应的信息，从而获取更多有用资料。

5. 沟通的高峰

沟通的高峰是医护人员与患者之间分享感觉的一种最高层次的良好沟通，是一种短暂的、完全一致的感觉，即不用对方的语言表达就能够理解他的体验和感觉，是沟通过程中最理想的境界。很少有人能达到这一层次，也不会维持很长时间，只有在第四层次时，偶尔自发地达到高峰，心领神会。

以上五种层次的沟通方式的主要区别在于沟通的主动参与的程度和相互之间的信任程度。同时也说明了沟通过程不仅是内容方面的交流，还有关系方面的交流，两个方面是相互作用的。随着层次的提高，双方之间相互信任的程度也在增加，沟通就更有效。在与患者的沟通过程中护士应经常评估自己的沟通方式，既要重视沟通方式的选择，同时也应注意循序渐进的引导，避免自己的行为影响治疗性沟通关系而停留在较低层次上。

第三节　常用沟通技巧与治疗性沟通

护理人员在治疗护理患者时，需要与患者进行沟通，其沟通成功与否，除了护患双方本身的因素外，还存在沟通技巧问题。

一、常用沟通技巧

沟通是人们分享思想和情感的连续过程。有效的沟通能给我们带来成功和欢乐，能帮助我们建立和保持相互关系。护患沟通中常用的沟通技巧包括以下几个方面。

（一）倾听

在人类的社会活动中，"沟通"是一项重要内容。成功的沟通高手都深知倾听的价值。沟通大师戴尔·卡耐基说过："如果你想成为一个谈话高手，必须首先是一个能专心听讲的人"。苏格拉底说："自然赋予人类一张嘴、两只耳朵，就是要我们多听少说"。伏尔泰说："耳朵是通向心灵的道路"。倾听是各项沟通功能中最重要的功能，是沟通过程中不可缺少的重要组成部分。有学者在调查后得出的结论：在人际沟通中，书写占9%，阅读占16%，交谈占35%，而倾听却占40%。这说明倾听在人际沟通中的重要地位。作为以人为服务对象的护理工作者，更应该学习倾听和掌握与患者沟通的倾听技巧。

1. 愿意参与交谈

有时间最好坐下来倾听患者讲话。倾听时应面向患者，并将身体稍向对方倾斜；采用轻松、舒适的姿态；与患者保持合适的距离，合适的距离使两个交谈者感觉舒适，如患者后退，说明距离太近；如患者前移，说明距离太远；一对一的交谈时，不要坐得或站得比对方高。适当的位置有利于专注倾听。

2. 保持目光交流

眼睛是心灵的窗户，具有丰富的表现力。倾听者可以用柔和的目光与对方交流，并根据交谈内容适当移开视线，但要避免注意力分散的举动。如东张西望、看手表、翻书、坐立不安、与其他人搭话等。这样会让患者感觉自己没有受到重视，在护士心目中的地位不重要，或是护士还有其他事情要做等。

3. 适时给予反馈

为了表示能听清对方的意思或理解、承认对方的观点，应在倾听的过程中应对对方的谈话内容适当发出轻声的语音回应，这些理解性的回应在交谈中非常重要，会让对方知道自己的反应。注意交谈时不要过多地使用回应反应，否则容易分散对方的注意力。

4. 不要随便打断对方的谈话或不适当的改变话题

如"这些你刚才都说过了，不要再说了""你的病情你都已经知道了，我也没更多的和你说了"。或者在患者叙述中不适当的插话，这些都有可能导致不良的后果。

5. 仔细体会对方讲话的"弦外之音"

通过体会患者的话外音来了解患者想表达的主要意思和真正含义。如："这个医院以前做过这种手术吗？""那位李医生是搞神经外科的吗？"等，患者的真正意思是对医院和医生的医术不了解，甚至有怀疑，护士应因势利导，主动介绍医院或医生在治疗这方面疾病的成功经验，甚至可以请治疗效果满意的患者进行现身说法。

6. 不要过早下结论

如早上护士查房时，患者A对护士说："我今天早上一起来头就好痛。"这时护士不要马上急于回答："你昨晚肯定忘了吃药了"或"肯定你昨晚没盖被子着凉了"。临床上一次护理纠纷就是因为护士的一句过早结论的话引发的。一位患者的亲属在当班护士刚查完房5分钟后去喊护士来看患者，陪人对护士说："护士，你快去看看5床，他快不行了"。护士一边往病房走一边对陪人说："不可能，我刚才去看他还是好好的"。但是，事情与护士的判断刚好相反，患者的确发生了病情变化，经抢救无效死亡，患者的亲属就以护士的这句话对医院进行起诉。因此，不要急于过早的，不加调查地对患者的话下结论。

7. 注意非语言性的沟通

一般情况下，非语言性沟通较语言性沟通更能表达内心情感，更接近信息的真实性。当非语言性信息表达不清时，应鼓励对方用语言性信息进行表达。

（二）核实

对患者讲述的内容进行证实，是一种核对自我感觉的方法。临床上常用重复或澄清的方法进行核实。

1. 重复

重复包括对患者语言的释义和复述，通过重复可以证实患者想要表达的意思。重复时可以把自己的反应加在患者的语言前面作为开头语，这样可以帮助护理人员更好的移情，并通过表达自己重复患者谈话的意向来帮助患者，但应注意运用自己的反应作为开头语的正确性。重复的核心是患者所说的内容。

例如患者问："昨天半夜我觉得胸很闷，难受的睡不着觉。"

护士："你刚才是说你昨天半夜感到胸闷不适，对吗？"

患者："是的。"

2.澄清

澄清是核对自己感觉的另一种方法。是将一些含糊不清、模棱两可或叙述不完整的问题搞清楚，以求取得更具体、更明确的信息。

澄清的方式可以是引导对方对特定情景进一步描述、如要求对方描述事情涉及到谁，发生在何时何地，还涉及到什么；也可以要求对方在许多问题中说出哪个是最主要的。

常用于澄清的词语——有些、一些、少许、许多、一般、通常、基本等；如，护士问患者："你说你通常失眠，你一般每天几点睡觉？什么时候起床？"

常用于澄清的方法：

举例法：将一个抽象或含糊不清的意思与一个具体事例联系起来的方法。

提问法：用简单、明了、患者能听懂的语言进行直接提问，让患者回答。

补充法：提出可能被漏掉或前后不一致的内容，让患者进行补充。

澄清法：提出相同点，找出不同点，让患者进行澄清。

3.小结

用简单、概括的方式将患者的叙述重复一遍。注意核实时给患者留下考虑时间，以便患者对你核实的问题进行纠正、修改或补充。

(三)反应

交谈中的反应是指倾听信息后倾听者对谈话内容的意见、态度或行动。抓住交谈的主要内容，及时做出正确的反应，是交谈成功的保证。如果在交谈时，对方向你讲了一大堆话，你没有任何表示，对方会感受到十分失望。

1.护患沟通中不正确的反应

(1)过于抽象的回答，如对患者说"你放心，别着急，你这种病很快就会出院的。"

(2)过于直接或不适当的坦诚，如对恶性肿瘤的患者说："你的病医学上还没有治疗的办法，你就回去准备准备吧。"

(3)过于肯定的回答，如"你的病保证不用10天就可以出院了""这种手术在我们医院不会发生任何问题"。

临床护理工作中，有利于护患关系的理想反应是既不随便许愿，也不随便泄气，既要让患者感到安慰、有希望，也要让患者感到治疗护理过程不是一帆风顺的，是会遇到困难和问题的。

2.应用反应技巧时的注意事项

护士与患者进行沟通时，要正确掌握反应技巧的应用及逻辑思维的方法。

(1)注意思考速度：护理人员的思考速度要与患者的谈话速度相适应。一般情况下，思维速度要快于讲话速度。对患者的谈话内容，护理人员应进行认真思考，注意倾听，保持与对方思考速度或谈话节奏的一致性。

(2)不要急于下结论：应该在对方谈出重点内容之后再作结论，否则会导致交谈失败。

(3)不要对所讲的事作无关的应答。无关的应答会使谈话者感到无所适从，会使谈话者感到听话者没有认真听自己的谈话，会使谈话者感到自己所说的话没有价值，自尊心受到伤害，甚至误解听话者是有恶意。

（4）不做虚假保证：谈话中过于肯定的保证或过于夸张热情，会让患者产生怀疑或不信任感，增加患者疑心，会给护理人员留下后患，容易导致护患纠纷。

（四）阐述

阐述是一种向对方解释的过程。在护患沟通中，是一种将互动焦点转移到护理人员身上的技巧，是医护人员对患者产生的问题和疑虑进行解释的过程。阐述的目的是为患者提供新的思维方法，帮助于患者用新的方法看待自己。阐述一般用于交谈的探讨期，很少用于非正式的、征求信息的交谈中。临床护理工作应用阐述的基本方法是：

（1）努力寻找对方谈话的基本信息，包括语言与非语言信息。

（2）尽可能理解患者发出的信息里想表达的情感内容。

（3）向对方阐述自己理解的观点、意见，尽可能使用双方都能理解的语言，避免使用难以理解的语言。

（4）用委婉的语气向对方表明自己的观点和看法，不要将自己的观点和看法强加给对方接受。

（5）阐述的目的是让对方明确自己的问题，要让对方感受到亲切、诚恳和尊重，并知道解决问题的方法。

（6）针对患者存在的问题提出建议和指导。

例如一位冠心病患者，得知诊断后悲观失望，恐惧焦虑，认为心脏病是绝症，怕这怕那，尤其怕突然死亡，不敢活动。护理人员在了解他的想法后，在对他的心情表示理解和关心的基础上，应向患者进一步阐述冠心病的发病机制和防治方法，指出其危险性的一面，但也应指出危险的发生是可以预防的，休息是相对的，活动是必要的，冠心病患者仍然可以在一定范围内正常生活和工作。使患者重新认识疾病，积极投入到治疗和康复中。

（五）提问

提问方式主要包括闭合式问题和开放式问题两种。

1. 闭合式问题

将对方反应限制在特别的信息范畴内，反应者只给予特别的或限制性的回答，其特点是患者能较快的、坦率地作出特定反应；医护人员可以很快得到答案；效率高。但闭合式交谈不利于对方表露情感和提供额外信息。对沟通的效果有一定抑制。

闭合式问题主要依靠语言的明确性和提高针对性，提问时只要求对方回答"是"或"不是"。如"你头痛吗？""你今天感觉比昨天好些吗？"等一些只需要患者回答"是"与"不是"的话题，对方提供的答案受提问者的限制。适用于收集统计资料、病史采集或获取诊断性信息等。

2. 开放式问题

不限制对方的回答或反应包括范围广泛，不要求有固定结构的回答，回答问题的人可以做许多同样正确的回答。其特点是能给患者更多自主权，但需要的时间较长。开放式问题主要依靠护理人员积极的倾听和理解的技能发挥。

开放式问题是护士鼓励患者暴露个人思想情感的主要方法，是治疗性沟通的有效手段。护士可以通过询问患者的感觉和症状，了解患者的真实需要；通过关键词鼓励患者说出自己的观点、意见、思想和感觉。如："你好像不太不舒服，你觉得哪里不好？""你需要我帮你做点什么吗?""依你的想法是……"等这样的问题让患者有说话的机会。患者可以根据自己的意愿决定谈话的内容、方式和时间。护士通过开放式问题可以获得较丰厚的资料,适用于治疗性沟通。

(六)沉默

沉默是指交谈时倾听者对讲话者的沟通在一定时间内不作语言回应的一种交谈技巧。在交谈过程中,沉默本身就是一种信息,是一种超越语言力量的沟通方式。即"此时无声胜有声"。沉默可以代表不同的含义,沉默可以是无言的赞美,可以是无声的抗议,可以是欣然默许,也可以是保留已见。沉默可以给人以思考及调节的机会,可以对沟通质量产生不同的影响。

1.沉默技巧在护患沟通中的作用

(1)给患者时间考虑自己的想法和整理相关的信息和资料。

(2)给护理人员留下一定的时间去组织和整理需要的信息。

(3)使患者感到你是真心在听他的主诉。

(4)有助于帮助患者进行情感渲泻,使患者感到被尊重和被关心。

护士在患者谈话时保持沉默,但始终与患者保持目光接触、点头、微笑等回应,患者就会对护士产生信任感,从而开始建立良好的护患关系。如果护士对患者的谈话长时间保持沉默,且神情不定,目光游移,会被患者认为对他的谈话缺乏兴趣,而终止交谈和导致护患之间的不信任。

沉默的技巧关键在于把握时机,适当运用。但有些护士不善于运用沉默,当沉默出现时会感到不舒适,或急于打破沉默。这样可能会失去一些与患者沟通的机会。作为护理人员,必须学会沉默的技巧,能够适应沉默的氛围,不要认为护理人员在所有场合都必须讲话。一个可以把自己的功能角色扮演成功的护士,是可以和对方一起静静地坐下来,以非语言的方式传达非占有性的、温暖的关怀,可以给对方更多的思考时间。此外,护理人员也应适应患者对沉默的选择,允许患者保持沉默。

如一位患者与护士长就如何照顾老人问题进行交谈时的情景:

患者:护士长,最近有一件事我不知道如何处理。我父亲已瘫痪2个月了,我是将他接到我家来照顾呢?还是给他请一个保姆,就在他原单位宿舍照看呢?(叹气皱眉)

护士长:噢……(注视着患者,点头)

患者:说实在话,我很想把父亲接过来照顾,这样既可尽儿女孝心,又可细致周到,令人放心一些。但我目前的住房较小,儿子正在读高三,我与我爱人工作相当繁忙,加上我父亲生活不能自理,还时常犯糊涂,需要照看的时间长,任务重,我真是进退两难,不知所措,要是……(停顿)。

护士长:(沉默地注视着对方,等待下文)

患者:……要是他老人家不生病瘫痪住到我家就皆大欢喜了。但目前这种情况,我的确无能为力,深感内疚,只能托付给保姆暂时照看了。

分析上例,不难看出护士长利用沉默技巧,不断激发患者和盘讲出自己准备怎样照看瘫痪父亲的思想和情感。由此可见,短时间的沉默不仅是有效交谈的重要组成部分,而且也是交谈双方汇集、梳理和调整思绪的有用工具。

但不是所有场合都适用沉默技巧,沉默的结果也不一定都是积极的,不合时宜的沉默有时会起到事与愿违的效果。所以,当护患之间都保持沉默时,护理人员应掌握打破沉默的技巧。

如："你是不是还有其他话想说？没有的话，我们一起讨论一下你的术后护理计划。""你为什么不说话了？是不是有什么想法，能告诉我你正在想什么吗？"

（七）触摸

触摸是非语言沟通的特殊形式，是一种无声的语言，一种有效的沟通方式。包括对婴儿的抚摸、朋友间的握手、恋人间的依偎、对老者的搀扶以及亲人间的拥抱等。

1. 触摸的主要作用

（1）传递信息：触摸传递的信息有时是其他沟通形式不能取代的。

传递关系密切的信息——多年未见的好友不期相遇，两手紧紧相握，将激动与兴奋溢于言表；两国元首之间会见，相互拥抱以示友好；两位朋友一同逛商店，相互挽着胳膊或相互拉着手，都表示关系亲近。

传递表示关怀与服务的信息——医护人员在为患者体检时的触摸，属于医源性人体接触，是职业的需要，也是一种关怀。

传递表示爱意的信息——母亲抚摸小宝宝，贴贴脸，摸摸小脚，拍拍屁股等表明一种亲肤需要，同时也体现了浓浓的爱意；两位恋人，当关系发展到一定程度时手拉手、亲吻；夫妻之间的亲密接触都表达了一种男女之间的爱意。

（2）有利于个体生长发育：研究表明：触摸在人类成长中有重要作用。母亲与婴儿的触摸不仅建立在接受食物上，相互接触产生的舒适感对婴儿的正常发育更具有重要意义。心理学家还发现，常在亲人怀抱中的婴幼儿，能意识到同亲人亲密相连的安全感，因而啼哭少、睡眠好、体重增加快、抵抗力较强，学步、说话、智力发育也明显提前；相反，如果缺少或剥夺这种皮肤感觉上的"温饱"，让孩子长期处于"皮肤饥饿"状态，则会引起孩子食欲不振、智力迟缓、以及行为异常，如咬手指、啃玩具、哭闹不安，甚至将头和身体乱碰乱撞。就是较大的孩子也很喜欢把自己的身体依偎着亲人，喜欢亲人抚摸他们的手和头。因此可以说，早期的和不断的触觉感受对儿童的智力发展及人格成长有一定的影响。

（3）有利于密切人际关系：科学家帕斯曼等人通过严格的实验研究发现，人不仅对舒适的触摸感到愉快，而且会对触摸对象产生情感依恋。我们仔细观察一下自己或周围的孩子就会发现，孩子与谁的身体接触最多，对谁的情感依恋就最强烈、最深刻。在人际沟通过程中，双方在身体上相互接受的程度，是情感上相互接纳水平最有力的证明。人类学家发现，如果一种文化背景允许人们在日常生活中较为容易的身体接触，使人们日常生活习俗中与别人有较多的身体接触，则成长于这种文化背景的人，在人际沟通中更容易建立对别人的安全感与信任感，他们的性格较开朗、轻松，与别人相处也较为真诚和坦率。

2. 触摸在护理工作中的应用

（1）评估和诊断健康问题：如患者主诉腹部胀痛，护理人员轻轻触摸患者的腹部；又如护士为患者测量血压、脉搏，都与患者的皮肤有接触。

（2）给予心理支持：触摸可以表达关心、理解、体贴、安慰。如患者高热头痛时，护理人员用手轻触他有额头，可表示职业的关心；患者剧痛时，护理人员用手紧握患者的手，并不时为他擦汗，抚摸他的头发，表示护理人员"我知道你的痛苦，我在关心你"的心情，使患者有安全感；当患者焦虑害怕时护理人员握握患者的手，表示"我在你身边，我在帮助你"，可使患者减少恐惧，情绪稳定；在儿科病房，必要的抚摸、拥抱、轻拍可使烦躁、啼哭的婴幼儿安静下来。像这样的皮肤接触，可增加患者与护理人员之间的情感，给服务对象以心理上的安慰的精神上的鼓励，表达了关心和同情的职业情感，是一种无声的抚慰，有时抚摸所起的作用比语言更有用。

（3）辅助疗法：近年来，一些国家将抚触疗法作为辅助治疗手段，认为触摸能激发人体内免疫系统，使人精神兴奋，减轻人们因焦虑、紧张而引起的疼痛，有时还能缓解心动过速和心律不齐等症状，起到一定的保健和治疗作用。

3. 触摸时的注意事项

（1）根据不同情景采取不同的触摸形式　如一位母亲被告知儿子在车祸中受重伤正在抢救，此时，护理人员紧紧握住她的双手，或将手放在她的手臂上，可收到较好的反应；如果患者正在为某事生气，此时护理人员用手去抚摸她，可能会引起患者的反感，不容易产生好的反应。只有采取与环境场合相一致的触摸，才可能得到积极的结果。

（2）根据患者的特点采取其容易接受的触摸形式　从中国的传统习惯看，女性与女性之间的抚摸比较容易取得好感。因此，女护理人员与女患者之间沟通时伴随轻轻抚摸可以表示关切和亲密，效果较好。对于异性患者的触摸应持慎重的态度。一般来说，年轻女护理人员与老年男性患者沟通时，抚摸老人的手臂或手背，可使患者获得亲密感和舒适感。但老年女护理人员则不应对年龄相仿的男性患者施以抚摸，以免引起反感。同理，年轻女护理人员也不应对年轻男患者施以抚摸。抚摸幼小儿童患者的头面部，可以起到消除紧张，使之安心的效果，抚摸年龄较大的病儿的头面部，则会引起反感。

（3）根据沟通双方关系的程度选择合适的触摸方式　一般的社交场合，双方关系很浅，可以礼节性地握一下手；如果双方关系密切，可以拍一下对方的手背或肩膀；关系更深一层，可将手在对方的身体上稍作停留。握手时的力度也可以表示双方关系的亲密程度，如双手紧握甚至拥抱，表示强烈的情感。

（4）根据家庭环境、宗教信仰、社会阶层、文化层次等不同因素选择是否采用触摸方式。如在东南亚的一些国家，不论大人或是小孩都不允许别人轻易触摸头部，否则将被认为会给对方带来不好的运气。在西方，男女之间拥抱表示友好，而在我国，异性之间表示友好的方式主要是握手或点头。

由于触摸即有正反应，也有负反应，因此在选择触摸方式、时间、部位等都应考虑对方的年龄、性别、社会文化背景、双方的关系、当时的情况等许多因素。

二、治疗性沟通

过去以生物模式为主的护理工作中，好护士的标准是能够为患者多做些具体的、被患者或同行们认可的或看得见的事。在病房里和患者交谈则被认为是浪费时间，甚至被认为是对患者的娇惯。有的科室护士长甚至明确规定护士上班时间不能与患者闲聊。

随着整体护理模式在临床的应用，沟通技巧就贯穿于护理程序的每个阶段，护士通过与患者交谈和仔细观察病情获得评估资料，在评估资料的基础上确定患者的健康要求和健康问题，做出护理诊断，并根据患者的具体情况制定护理计划与实施护理计划。因此，护士的沟通技巧是建立良好护患关系和提高护理质量的保证。

（一）治疗性沟通的概念

1. 治疗性沟通的概念

治疗性沟通的概念是一般性沟通在护理工作中的具体运用，是护患之间、护理人员之间、护理人员与医生及其他医务人员之间，围绕患者有治疗问题并能对治疗起积极作用而进行的信息传递和理解。是一般性沟通在护理实践中的应用,实质是一种有目的的护患沟通。

治疗性沟通的概念中有三个关键词:以患者为中心,沟通有明确的目的性和沟通过程中要求护士与患者都应进行自我表露,这是治疗性沟通区别于一般性沟通的特征。

2.治疗性沟通与一般性沟通的区别

治疗性沟通具有一般性沟通的特点,但与一般性沟通又有区别(表8-2)。

表8-2 治疗性沟通与一般性沟通的区别

	一般性沟通	治疗性沟通
目的	加深了解,建立关系,增进友谊	了解患者情况,确定健康问题与健康需求,进行健康教育
地位	双方对等	以患者为中心
结果	可有可无	建立良好的护患关系,促进健康
场所	不限制	医疗机构及与健康有关的场所
内容	不限定	与健康相关的护理学范畴的信息

3.治疗性沟通的目的

(1)建立一个互相信任的、开放的、良好的护患关系,为提供有效的护理奠定基础。

(2)收集患者相关资料,为健康评估提供必要的依据,确定患者健康问题。

(3)与患者共同商讨健康问题和制定护理计划,取得患者合作,实施护理措施,达到预期目标。

(4)为患者提供必要的健康知识,提高患者自我照顾的能力。

(5)提供心理社会支持,促进患者身心健康。

4.治疗性沟通的作用

(1)有利于建立良好的护患关系:护理工作的中心任务就是最大限度地帮助人们获得健康,为患者提供有效的治疗与护理。

(2)有利于及时准确地收集各种信息和资料:帮助护理人员了解患者的健康需求和发现存在的健康问题,制定出确实可行的护理计划。

(3)有利于创造良好的健康服务环境:使护患双方能够在这种良好的氛围中相互支持和理解,使护士以更高的热情投入工作,患者以更主动的状态配合医护人员工作。

(4)有利于健康教育:护士可以通过与患者的沟通,了解健康知识和需求,针对每个患者的具体情况传递有关健康信息,提高患者自我保健的能力。

(二)治疗性沟通的交谈技巧

治疗性沟通的特点是以患者为中心的信息传递,护患双方围绕与健康有关的内容进行有目的的沟通。主要表现在以服务对象为中心,体现真诚、关怀、理解、同情和同感。沟通过程中要求护士对沟通的目的、内容、形式、时间和环境进行认真地组织安排与实施。

1.治疗性交谈的原则

治疗性交谈是指医护人员为帮助患者看清自身问题,克服心理障碍,寻求较好的治疗方法所进行的交谈。在交谈中应坚持以下原则:

(1)有目的、有特定的专业内容。

（2）交谈时注意根据患者的年龄、职业、文化程度、社会角色等特点来组织交谈的内容和运用不同的沟通方式。

（3）交谈过程中注意建立和加强良好的护患关系。

2.治疗性交谈的具体步骤

治疗性交谈过程可分为四期：

（1）准备与计划阶段：为了使交谈顺利进行，在进行治疗性沟通时应做好以下准备：

内容准备——根据患者的病情，交谈所需时间的长短选择交谈时间（上午、下午、晚上）；了解患者的基本情况，包括患者的住院记录、医疗诊断、检查结果、护理诊断和计划，必要时可以向曾为患者诊疗过的医生、护士了解情况，可列出谈话提纲，掌握交谈的主动性。

环境准备——环境安排应根据谈话的对象、内容及病情进行选择，并应考虑患者的隐私；注意避开检查或治疗时间；注意了解患者能否坚持长时间交谈，是否还有其他需要。

（2）开始阶段：交谈开始应给患者留下良好的第一印象，不要过于急促。开始交谈时应注意：有礼貌的称呼患者，使患者有一种平等、被尊重的感觉；主动向患者介绍自己的姓名、职务和责任，取得患者的信任；向患者说明交谈的主要目的和大致需要的时间，让患者有一定的心理准备；帮助患者采取舒适的体位或姿势，减少不利于交谈的因素。

（3）进行阶段：是治疗性沟通的实质阶段，应始终坚持以患者为中心的原则，采用形式多样的沟通技巧，注意采用不同的交谈技巧和提问方式，关注患者的反应，运用非语言沟通的表达方式。

1）常用的交谈技巧包括指导性交谈和非指导性交谈：

指导性交谈是护理人员确定问题并提供解决办法。在交谈中，患者向护理人员寻求专业性指导和帮助，护理人员凭借掌握的医学基础知识和丰富的临床经验，根据患者的咨询，为他们分析病因、评价病情，并提出适当的诊治方法。

医护人员在指导性交谈中可以利用自己的专长为患者提供有效的咨询服务；有利于患者了解自己的健康问题，明确治疗方案；交谈双方以问题为焦点，交谈时磋商较少，进程较快，效率较高。但指导性交谈经常忽略患者对自身健康问题具备的初步观察和评估能力，不能充分调动患者自我保健的积极性；当医护人员指导错误或与患者观点不同时，可导致患者身心健康受损。指导性交谈中患者具有服从倾向，容易产生拒绝采纳医护人员建议的现象。

非指导性交谈是由患者引导谈话。护理人员的作用是促进交谈进行，对患者在某一问题方面表现出的自我探索给予支持性反应，并帮助患者确定、正视和解决问题。

非指导性交谈具有承认患者认识问题、介入诊疗和改变生活的自主能动性和基本潜能的特点；讨论的主题是患者，可减少或避免医护人员错定问题的频率；交谈过程中双方地位平等，参与态度积极，患者容易产生形成决策后的自豪感和相应的遵医嘱行为。但非指导性交谈所需的时间较长，容易受工作时间和患者时间的限制。

2）提问方式：使用提问方式引导交谈也是一种较好的交谈技巧。主要采用开放性提问的方法启发患者思考。提问时应注意一次只提一个问题；提出的问题应简单、明了，问题内容应符合患者的职业、年龄、文化程度、社会地位，尽量采用通俗的语言；少问"为什么"的问题，少问闭合式问题。

3）患者反应：在交谈过程中应注意观察患者对交谈内容的反应，尤其是非语言性的反应。如患者表现出关心、积极参与、疲惫或不舒适等。

4）注意观察患者的非语言信息：护士可通过患者的面部表情、姿势、眼神等了解患者的真实情感，以获得更多正确信息。如交谈过程中患者出现面色苍白、大汗、双手捂住腹部，说明患者病情变化。

（4）结束阶段：顺利、愉快的结束交谈可以为下一次交谈创造条件，也有利于建立良好的护患关系。结束交谈时应注意：不要在准备结束时再提新问题。如对方提出新问题，可另约时间给予解答；对交谈中的重点内容进行简明扼要地总结；有谈话记录时应核实记录的准确性；需要继续交谈时可约定下次交谈的时间；对患者的配合表示感谢。

（三）不恰当的治疗性交谈方法

不恰当的治疗性交谈可导致信息传递受阻，曲解甚至中断，其表现方式是：

1. 匆忙下结论或提出解决办法

为了尽快解决问题，不等患者提出意见就提出解决问题的办法，是一种武断僵硬的表现。往往达不到预期的效果，不能真正地解决问题，只能加重患者的思想负担。

2. 突然改变话题

直接改换话题或对无关紧要的问题做出反应而转移说话重点，是一种控制对方的做法，会使患者产生失控感。

3. 虚假的或一般性的安慰

为了使患者"高兴"，讲一些肤浅的、毫无内容的宽心话，如对晚期癌症患者说："你一定会好的"。对正在剧烈腹痛的患者说："忍一忍就过去了"，对正在生产的孕妇说："生孩子哪有不痛的，生出来就不痛了"等，这些话给患者的感觉是敷衍了事，不是发自内心对患者的病痛的的关心，不是站在患者的角度为患者解除痛苦，而是站在自己的角度应付了事。这样，不仅不能帮助患者，反而会增加患者的心理负担。

4. 主观判断或说教

在交谈中使用一些说教式的语言，或者过早地表达个人的判断，使对方没有表达自己情感的机会。

（四）治疗性沟通时的要点

沟通技巧在护理工作中的应用很广，如对患者的评估，护理计划的实施，进行健康教育等都需要有良好的沟通技巧。

1. 尊重患者，认真倾听

每个患者都有自己的人格，护士应以礼貌、尊重的态度与患者沟通，可以用目光、表情和语调等对患者表示你对他的关注。

交谈时不要随意打断患者的话题，注意倾听患者的谈话内容，鼓励患者说出他的真实需要与现存问题。如"你今天感觉怎么样？""你刚才看起来显得很着急"等。不要随便对患者的想法或需要下结论。注意总结患者的讲话内容，观察患者的表情、动作及身体活动情况，是否还有没有说出来的话。

2. 注意保密，保护患者

治疗性沟通中，如果谈话的内容涉及到患者的隐私，不要传播给与治疗护理无关的医护人员；护理人员不准将患者的隐私当作笑话或小道消息四处传播；如果因工作需要，要将患者的谈话内容告知其他有关人员时，要告诉患者。如一位未婚女青年告诉你她可能怀孕了，你要告诉患者，你会将这个情况告诉她的经治医生。

3. 理解患者，注意观察

重点是理解患者的感觉。但护理人员由于受年龄、阅历和生活经验等因素的限制，不能很好地从患者的角度去考虑他们的感觉，理解他们的感受。因此，需要靠"移情"来补偿，就是站在患者的角度看待患者，用对方的心情来感觉对方，这是护患沟通中最重要的情感。如果每个护士都有能从患者的角度理解患者，倾听他们的主诉，给予他们真诚的关心，就能使护理质量得到提高。

4. 提供信息，及时反应

提供信息的语言要简单明了，通俗易懂，不要使用医学术语，要用患者听得懂的语言；如果对患者提出的问题不能马上回答，也应如实的告诉患者，不要对患者说谎。如果患者不想知道更多的信息，不要强加于患者，可以告知他的家属或单位领导。对重要信息可重复几遍。

对患者发出的信息，护士应及时反应。如患者主诉伤口疼痛时，应尽快评估疼痛情况，给予相应的止痛措施，患者就会感到被关心和照顾。如果患者的反应不能得到及时的反馈和处理，患者就会产生被忽视或轻视的感觉。

（五）特殊情况下的沟通技巧

1. 与愤怒患者的沟通

在治疗护理过程中，有时我们会遇到一些因为焦虑、害怕、抑郁等原因而情绪激动的患者。他们可能拒绝治疗、护理，也可能对医护人员大喊大叫，有时甚至责骂医护人员。这时医护人员应注意寻找引起患者情绪激动的原因，耐心的询问患者，重点是认真倾听患者的感受，了解和分析患者愤怒的原因，及时安抚患者，在病情允许的情况下，尽量满足患者的需要，甚至可以让患者在特定的场所进行渲泄。

2. 与悲哀患者的沟通

引起患者悲哀的原因很多，如病情加重、疗效欠佳，经济困难等。患者在悲哀哭泣时，应让患者发泄自己的情感。

哭泣对每个人来说，都是调节情绪、舒缓压力、有益健康的方式。实际上人们情绪的每一次波动都可能引起体内生理功能的变化。中医学认为："喜、怒、忧、思、悲、恐、惊"七情中。任何一种失调都可能导致"伤心"，伤心则引起其他脏腑失调，造成对健康的影响。江苏省中医院主任医师陈平说，在伤心的时候，痛哭作为一种情绪渲泄，是一种心理保护措施，能帮助排除体内毒素，调节机体平衡，使人感到轻松、舒畅，有益于健康。2004年，南京市有人为了给市民创造一个渲泄的场所，还专门成立了"好心情"哭吧。

过早的制止患者哭泣，会导致患者采用其他不利于健康的方法进行渲泄。护理人员应该根据不同的原因进行安慰。如患者因为丧失亲人而悲哀时，护士可以静静地靠着患者，轻轻地抚摸他，递上一杯热饮或一条毛巾等。有条件时，可以将患者安排在一个安静的空间，待患者停止哭泣后再用倾听的技巧鼓励患者说出悲哀的原因。

3. 与抑郁患者的沟通

当患者对自己的疾病失去信心，或者患者认为自己对社会、家庭没有价值时，会产生悲观厌世，甚至自杀的想法，临床上可表现为抑郁状态。发生抑郁状态的患者一般反应、说话都较慢，而且注意力难以集中。这时医护人员对患者的态度应亲切、和蔼，说话时注意放慢语速，使用简单明了的语言，让患者感到关心和温暖。

4. 与感觉缺陷患者的沟通

由于感觉缺陷带来的生理上的沟通障碍，这类患者的自卑感一般都较强。沟通时应根据患者的具体情况选择适当的沟通方式。

（1）与听力障碍的患者沟通：可以用触摸方式让患者感觉你对他的关心；沟通时应面对患者，最好让他看到你说话的嘴形和姿势，适当运用身体语言进行辅助沟通；交谈时可适当提高声音，但应避免喊叫；必要时可用纸笔进行交谈。

（2）与视力障碍的患者沟通：应主动告诉患者你目前的位置，这一点对患者来说很重要，因为患者视力障碍，对你突然出现在眼前会感到惊恐，突然离去会感到不知所措；由于患者视力障碍导致反应较迟缓，沟通时要给患者留下一定的反应时间，不要过于催促患者或表现出不耐烦的情绪；在做治疗护理操作前，应向患者作好充分的解释，以取得患者的配合。

5. 与危重患者的沟通

与危重患者沟通时，应以不加重患者负担为前题。交谈的时间尽量短，一般不超过 10～15 分钟。对无意识的患者，触摸是一种较好的沟通方式。不管患者是否听见，都应与之交谈，以达到强化刺激的目的。

沟通是一门艺术，是护理工作中的重要环节。护士应努力通过有效的护患沟通促进良好的护患关系，从而更有效地满足患者的需要。

（冷晓红）

第九章　健康教育

随着社会的进步，人们的健康需求不断增加，比以往更关注自身的健康状况，尽管各国对医药卫生的投入在快速增长，但二者仍然存在差距，这就需要寻求一种有效利用资源和最大限度发挥资源作用的途径。而健康教育与健康促进正是一项投入少、产出高、效益大的保健措施，健康教育作为卫生保健的战略措施，已经得到世界的公认。健康教育在这种社会需求的推动下，已经取得了巨大进展，较完整的科学体系已逐步形成，健康教育与健康促进的理论和实践均获得蓬勃发展。

护理健康教育作为健康教育的一个重要分支正在经历着一个迅速发展和崛起的阶段，随着医学模式的改变，健康内涵的升华，护理模式也相应地由"以疾病为中心"转变为"以健康为中心"的系统化整体护理，健康教育成为护理的重要组成部分。护理健康教育已经成为护理学专业最受瞩目的学科之一。

第一节　概述

一、健康与疾病的概念

（一）健康

1948年，世界卫生组织（WHO）在其《组织法》中提出了人类健康的"三维观"，即健康不仅是没有疾病和身体缺陷，还要有完整的生理、心理状态与良好的社会适应能力。健康的概念不再仅仅限于生物学领域，而是与社会、心理、环境等诸多因素联系在一起。健康的新定义在基于人类对自身的认识，在医学模式从单纯的生物医学模式向社会－心理－生物医学模式的转变过程中发生着变化。其定义的内涵可以从以下几个方面来理解：

（1）改变了健康的导向，冲破了一直把健康的着眼点局限在有无疾病的传统健康观的范畴；

（2）对健康的解释从过去局限在人体生命活动的生物学范围，扩大到生物、心理、社会诸多方面；

（3）从关注个体健康扩大到重视群体健康，把健康放入人类社会生存的广阔背景中；

（4）把健康看成一个动态的、变化的过程，因此可以从不同水平、用不同标准来衡量健康。

（二）疾病

疾病是机体在一定的条件下，受病因损害作用后，因自稳调节紊乱而发生的异常生命活动过程或者称为异常生命状态。病因包括致病的细菌、病毒、癌细胞、有毒有害物质或异常的情绪状态等。疾病的发生即在一定的内外因素作用下，人体原有的免疫防御系统的平衡状态或原有正常的平衡状态被打破，使机体各器官系统之间以及机体与外界环境之间的协调关系发生障碍，从而引起各种症状、体征和行为异常，特别是对环境适应能力和劳动能力的减弱甚至丧失。无论发展中国家还是发达国家都需要在应对传统的感染性疾病及母婴卫生问题的同时，关注慢性病、新的传染病、意外伤害、精神及环境卫生问题。

现代疾病观的定义包括了以下几个特点：

（1）疾病是生命活动中与健康相对应的一种现象，是发生在人体一定部位，一定层次的整体反应过程。

（2）疾病是机体内部动态平衡的失调和破坏，正常活动的偏离，功能、代谢与形态结构的异常以及由此产生的机体内部各系统间和机体与外界环境间的协调发展障碍。

（3）疾病不仅是体内的一种病理过程，而且是对内外环境适应的失败，是内外环境因素作用于人体的一种损伤性的客观过程。

（4）疾病不仅仅是躯体上患病，也包括精神、心理方面的异常。整个疾病过程是身心因素相互作用、相互影响的过程。

（三）疾病与健康的关系

健康与疾病是对矛盾体，在一定条件下可以互相转化。疾病发生与否、如何转化，可以用唯物主义的辩证法加以解析。人体内在的矛盾引起表面现象的变化，就是疾病的发生、发展的量变过程。如果健康促进的行为，使疾病出现的过程能够终止，使疾病的发生过程逆转，就如同矛盾的双方相互转化一样，使人表现为逐渐向健康的过程发展，使这对矛盾能够向着好的方面发展，防止发生质的变化，人就获得了健康。20世纪70年代，有人提出健康与疾病是连续统一体的观点，疾病和健康之间有时很难找到明显的界限，它们之间存在过渡形式，即认为这二者是一种线性关系。在人的生命活动中完全健康与死亡是一条线的两个极端，每个人的健康每时每刻都能在这两个极端的连线上找到自己的位置，并不断变化。从健康到疾病是一个由量变到质变的过程，任何质变过程，无论是飞跃还是渐变，都是两种状态之间的过渡。从一种状态向另一种状态过渡，原则上都要经历中间状态的一切过程。这种中间过渡状态即称亚健康状态。"亚健康状态"被认为是一种非病态、非健康而有可能趋向于疾病的状态，又称"次健康""病前状态"等。健康和疾病的关系归纳起来主要有两点：

（1）健康与疾病之间没有明确的分界线：任何时候，一个人的健康总是相对而言的，没有完全的健康，即使是极佳的健康状态下仍然存在不健康的因素。

（2）健康与疾病是一个不定的、动态的概念：根据每个人的生理、心理和社会适应情况，可综合成一个能代表健康状态的圆点，而它在健康－疾病轴上的位置，每时每刻都在变化，因为它受到发生在个人生活中的事件和个人生理过程的影响。

（四）健康与疾病的影响因素

世界卫生组织发表的《健康促进和健康保护措施》，指出影响人体健康平衡和健康潜能的因素有七个方面。它们分别是：

（1）生物遗传因素。

（2）自然环境因素。

（3）生活方式和个人习惯。

（4）社会文化系统。

（5）社会政治经济状况。

（6）医疗卫生服务体系。

（7）个体健康潜能。

二、健康教育

（一）概念

健康教育（health education）是通过有计划、有组织、有系统的社会和教育活动，运用传播、教育等手段，促进人们自觉地采纳有益健康的行为和生活方式，其目的是消除或减轻影响健康的危险因素，预防疾病，促进健康，提高生活质量。

健康教育以调查研究为前提，以传播信息为主要措施，以改善对象的健康相关行为为目标，从而达到预防疾病，促进健康，提高生活质量的最终目的。

（二）研究领域

健康教育的研究领域非常广泛，主要包括以下方面：

（1）按目标人群或场所分为：城市社区健康教育；农村社区健康教育；学校健康教育；职业人群健康教育；医院健康教育等。

（2）按教育目的或内容分为：疾病防治的健康教育；生活方式的健康教育；心理卫生教育；营养健康教育；环境保护的健康教育等。

（3）按业务技术或责任分为：健康教育的行政管理；健康教育的组织实施；健康教育的计划设计；健康教育人才培训；健康教育的评价；健康教育材料的制作与媒介开发；社区开发的组织等。

（三）健康教育的发展

健康教育的活动古已有之。在世界范围内，健康教育专业化的确立是在20世纪的20年代。大半个世纪以来，其专业理论和科学体系在实践中不断发展和完善。1978年，世界卫生组织在著名的《阿拉木图宣言》中将健康教育列为初级卫生保健八项任务之首。

在我国，健康教育最初表现形式为健康知识传播，例如《韩非子·五蠹》记载"上古之世取火以化腥臊"的传播，《淮南子·修务训》记载"神农尝百草之滋味水泉之甘苦令民知所避就"等等。约公元前500年，扁鹊提出"信巫不信医六不治也"，和媚神事鬼的巫祝进行斗争；宋代蔡襄"晓人以依巫之谬，使归经常之道"等等。这些知识的传播，对于提倡医术，反对用巫祝祈祷等愚昧无知的迷信活动治病，不仅对于维护人类健康起到了重要作用，对于推动社会进步与发展也有积极意义。健康教育概念的正式引进及健康教育体系的建立与发展，则始于20世纪的80年代中期。新中国的健康教育工作，在20世纪80年代中期以前，"供应宣传材料和进行各种卫生宣传活动"是当时健康教育的主要工作内容。这样的活动模式被称为"卫生宣传"。卫生宣传的主要形式为：领导和专家确定传播内容→制作传播材料→向群众传播。这一模式的目标，一是传播卫生知识，主要是疾病防治和个人卫生、环境卫生知识等基础卫生知识；二是宣传卫生工作，主要为宣传卫生工作方针政策和先进典型。知识传播多为单向传播，卫生工作宣传多带有政治性。20世纪90年代，我国的健康教育事业进入了一个全新的发展时期。陆续建立了中国健康教育研究所、中国健康教育协会、中国吸烟与健康协会等国家级健康教育组织机构，在上海医科大学等大中专学校陆续设立了健康教育专业，编辑出版了《健康教育学》《健康行为学》等健康教育专著，并组织了多种类型的健康教育在职培训，拓展健康教育工作内容，发展了原有的健康教育工作方法，使我国的健康教育迅速由凭经验工作，发展为应用现代管理学、行为学、传播学、心理学等学科理论进行组织管理。以健康相关行为为目标，以干预影响健康的因素为手段，使用适宜的传播教育方法和科学方法确定的目标和策略，组织开展健康教育活动。"卫生宣传"工作模式，迅速发展为"健康教育"。世界卫生组织提出的健康促进理论、联合国儿童基金会提出的社会动员理论在我国运用以后，我国的健康教育迅速提高到一个新的水平。健康教育迅速由干预个体、群体、社区健康相关行为的一维世界，走向影响健康的公共政策、环境、社区行动、个人健康技能和卫生服务方向的多维空间。健康教育/健康促进工作逐渐作为卫生工作的先导与基础，成为卫生工作的中心任务,成为医疗、预防、保健、康复等卫生工作的各个方面的重要工作内容(表9-1)。

国内外的理论和实践证明,开展健康教育,帮助人们增长卫生知识及自我保健意识,改变不健康的行为和生活方式,建立健康、科学的生活方式,对提高全民素质和全社会的精神文明程度具有重大的意义和作用。

表9-1　卫生宣传、健康教育、健康促进的目标、内容与策略

	卫生宣传	健康教育	健康促进
目标	改善个体卫生知识水平	改善个体卫生知识水平	促进健康
	改善个人、环境卫生状况	改善个体、群体、社区健康状况	
	预防疾病	预防疾病	
		改善健康相关行为	
		促进健康	
内容	传播卫生知识	有组织有计划有系统的教育活动	制定健康的公共
政策	宣传卫生工作	传播卫生知识、宣传卫生工作	创造支持的环境
		进行社会动员	加强社区行动
		强调干预健康相关行为	发展个人技能
		促进个体、群体、社区参与	调整卫生服务方向
策略	行政干预	行政干预	以健康教育为基
	多部门传播	多部门参与	进行广泛的社会动员
		运用先进的健康教育模式	倡导、协作、参与
		运用适宜的传播教育策略与技巧	资源保障
		以人为中心,以健康为中心开展活动	

三、健康促进

(一)概念

WHO 在其《组织法》中明确提出了健康促进的概念:"健康促进是促使人们提高维护和改善他们自身健康的过程。"此概念包含以下内容:

(1)健康促进着眼于整个人群的健康,致力于促进个体、家庭、社会充分发展各自的健康潜能,其中包括培养有利于健康的生活方式和行为、促进社会的、经济的、环境的以及个人有利于健康因素的发展。包括人们日常生活的各个方面,而不是仅限于造成疾病的某些特定危险因素。

(2)健康促进的活动主要作用于影响健康危险因素。

(3)健康促进运用多学科理论,采用多种形式相配合的综合方法促进人群的健康。工作方法包括传播、教育、立法、财政、组织、社会开发等。

(4)健康促进特别强调社区群众的积极有效地参与,强调启发个体和群体对自身健康负责并且付诸行动。

(5)开展健康促进不仅需要卫生部门的努力,还要有社会领域各方面的参与。

（二）健康促进的任务

WHO 在其《组织法》中提出了健康促进的 5 大任务：即制定健康的公共政策，创造支持性环境，强化社区行动，发展个人技能，调整卫生服务方向。

（1）制定促进健康的公共政策：健康促进的含义已超出卫生保健范畴，所解决的问题不仅是医学问题，更是一项社会问题。因此明确提出要强化政府行为，制定、协调并实施相应的健康促进政策和法规，以利于健康促进行动的开展。

（2）创造支持性环境：健康促进在于创造一种安全、舒适、满意和愉快的生活和工作环境。任何健康促进的公共策略必须提出和保证社会和自然环境有利于健康的发展。

（3）加强社区的行动：充分发动社区的力量积极有效地参与卫生保健计划的制定和执行，以使其认识自己的健康问题，并提出解决问题的办法。

（4）发展个人的技能：通过提供健康信息、健康教育和提高生活保健技能来支持个人和社会的发展，帮助人们更有效地维护自身的健康和生存环境。

（5）调整卫生服务方向：医疗卫生部门要改变仅仅提供临床治疗服务的模式而向提供健康促进服务的方向发展。

（三）健康促进的基本策略

WHO 在其《组织法》中指明了健康促进的三个基本策略。

（一）倡导（advocacy）

倡导政策支持、社会各界对健康措施的认同和卫生部门调整服务方向，激发社会关注和群众参与，从而创造有利健康的社会经济、文化与环境条件。

（二）赋权（empowerment）

帮助群众具备正确的观念、科学的知识、可行的技能，激发走向完全健康的潜力；使群众获得控制那些影响自身健康的决策和行动的能力，从而有助于保障人人享有卫生保健及资源的平等机会；使社区的集体行动能在更大程度上影响和控制与社区健康和生活质量相关的因素。

（三）协调（mediation）

协调不同个人、社区、卫生机构、社会经济部门、政府和非政府组织等健康促进中的利益和行动，组成强大的联盟与社会支持体系，共同努力实现健康目标。

（四）健康促进理论的产生

1978 年 9 月，世界卫生组织和联合国儿童基金会在前苏联阿拉木图召集了有 143 个国家参加的国际初级卫生保健大会。会上发表了全球卫生工作具有重要里程碑意义的《阿拉木图宣言》。宣言提出的初级卫生保健内容和策略可以认为是健康促进理论的雏形。

《阿拉木图宣言》提出了以下主要工作内容：

（1）健康是基本人权，达到尽可能高的健康水平是世界范围内的一项最重要的社会目标。

（2）所有国家应关注人民健康状态。

（3）国际新经济秩序为基础的经济和社会发展，首要任务是充分实现人人享有卫生保健并缩短不平等的差距。健康既是资源，也是目的。增进并保障人们健康对社会经济的持续性发展是第一位的，并有助于提高生活质量和维护世界和平。

（4）人民有个别或集体地参与他们的卫生保健的权利和义务。

（5）政府对其人民的健康负有责任。

（6）初级卫生保健建立在切实可行、学术可靠、而又能为社会接受的基础上。

（7）初级卫生保健，要求符合各个国家及社区的政治、经济、卫生工作特点并针对当地的主要卫生问题提供以健康教育为首要内容的促进、预防、治疗和康复服务；在这一过程中，要求国家及有关部门和卫生部门协作；并最大限度地提高人们参与的能力；同时改善卫生服务。

其他内容还包括政府制定有利于初级卫生保健的政策；开展国际间的合作；提供资源保证。

1986 年 11 月，世界第一届健康促进大会在加拿大渥太华召开，会议发表了世界第一届健康促进大会宣言———《渥太华宪章》，《渥太华宪章》的发表，标志着健康促进理论的建立，使健康促进在全球迅速得到发展。2000 年，世界第五届健康促进大会在墨西哥城召开。参加会议的各国卫生部长共同制定了《国家健康促进行动规划框架》。确定了健康促进的 6 个目标：确立健康是人类的基本权力和社会经济发展的资源之一；动员财力、人力和技术资源，建立可持续发展的社区和机构，促进能力发展，使之成为处理健康的主要的决定因素；加强各级政府和社会各界对社会不平等问题和性别不平等的认识；普及健康促进的知识，提高人们对自身潜能和机构能力的认识；促进积极参与，创造支持性环境从而加强社区团结，促进能力发展；将健康促进系统地纳入到卫生保健体制改革的议程中去。

四、健康教育与健康促进

（一）健康教育与健康促进的关系

健康教育起源于第二次世界大战结束后的欧州学校卫生教育，后发展成社会各种人群的卫生知识补偿教育，对于后者是不可能通过正规的课堂教育来实施的，而是要借助于传播的手段来实现并采取一系列有计划、有目的的健康促进活动来巩固其传播和教育的效果，这就是国人所理解的卫生宣传教育。70 年代开始的以改变人们行为方式为主要目标的第二次公共卫生革命，强调的是社会、团体和个人的参与，即把个人的自我保健行为与健康教育、政府政策等等环境支持即促进行为有机结合，形成一种合力，共同参与健康，提高社区和社会的健康水平。所以健康教育的概念又得到进一步的延伸，它不仅包括健康教育的教育和传播全过程，以及一系列的社区健康教育促进活动，还包括以促进社会和社区健康为目标的社会预防性服务，行政干预措施，以及社会支持体系等，于是产生了一种新的概念：健康促进。所以，健康促进是由健康教育发展和演化而来的，它的含义较健康教育更为广泛，它包括政策、经济支持等各项策略。它是一个完全社会化的问题，强调的是社会、部门以及个人对促进人类健康而承担的义务和责任，以及应采取的行动和策略。

换言之，健康促进是健康教育和行政手段的结合，健康教育是健康促进的重要内容之一，在健康促进中起主导作用，而政策、法规和组织等行政手段的强有力的支持则是使健康教育卓有成效的保证。

（二）健康教育与健康促进的形式

健康教育与健康促进的形式多种多样。通过各种健康教育活动，对广大群众晓之以理动之以情，使其在潜移默化之中，掌握知识树立信念，改变行为，逐步减少以至消除疾病的危险因素。倡导利用大众媒介传播手段进行健康教育，如电视、广播、报刊等，发挥它们传播快速、覆盖广、群众喜闻乐见的特点，向群众宣传卫生知识和健康信息。采用宣传画图片、标语、展牌等形象化健康教育形式，举办小型流动展览，在社区范围内对重点人群进行针对性健康教育。发挥医疗机构健康教育的特殊作用，医务人员对重点人群、高危人群特殊人群开展面对面的口头教育与咨询服务使健康教育生动活泼、引人深思。

2005年，我国卫生部制定《全国健康教育与健康促进工作规划纲要（2005年～2010年）》。《纲要》总目标是建立和完善适应社会发展需要的健康教育与健康促进工作体系，提高专业队伍素质，围绕重大卫生问题，针对重点场所、重点人群，倡导健康的公共政策和支持性环境，以社区为基础，开展多种形式的健康教育与健康促进活动，普及健康知识，增强人们的健康意识和自我保健能力，促进全民健康素质提高。《纲要》提出：

(1) 建立和完善适应社会发展的健康教育与健康促进工作体系。

(2) 做好重大疾病和突发公共卫生事件的健康教育与健康促进。

(3) 广泛开展农村健康教育与健康促进，积极推进"全国亿万农民健康促进行动"。

(4) 深入开展城市社区的健康教育与健康促进。

(5) 开展以场所为基础的健康教育与健康促进。

(6) 重点人群健康教育与健康促进。

(7) 控制烟草危害与成瘾行为

第二节　健康相关行为

健康教育的核心是行为转变，健康教育的性质、目的与任务必然要与行为科学紧密结合起来。健康教育的最终目的是使人们改变不利于健康的行为，采纳有利于健康的行为。

（一）行为（behavior）

1. 行为的定义与要素

人的行为是指具有认识、思维、情感、意志等心理活动的人对外环境因素做出能动的反应，这种反应可能是外显的，能被他人直接观察到；也可能是内隐的，不能被直接观察。内隐行为需要通过测量和观察外显行为来间接了解。简单的说，行为（behavior）是有机体在外界环境刺激下所引起的反应，包括内在的生理和心理变化。人类行为表现多种多样，但其基本规律是一致的。美国心理学家伍德渥斯提出了S－O－R行为表示式：

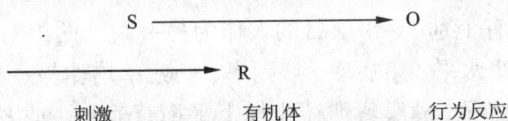

$$S \longrightarrow O$$
$$\longrightarrow R$$

刺激　　　　　　有机体　　　　　行为反应

人的行为由五个基本要素构成，即行为主体、行为客体、行为环境、行为手段和行为结果。

2. 影响行为的因素

人类行为总的来说受以下三个方面因素的影响：

(1) 遗传因素：遗传是指父母的形态特征、生理特征、心理特征和行为特征通过遗传基因传给子代的生物学过程。遗传对人类行为发展有着极重要的影响。遗传是个体行为发展的基础，它提供了行为发展的水平及模式特征。同性爱（恋）、窥阴癖等性变态行为、阿尔次海默病、低智障碍都可遗传给子代。

(2) 环境因素：环境因素是围绕着人类的外部世界，是人类赖以生存和发展的社会和物质条件的总和，为人类行为发展提供发展的可能性和现实性。人的一切行为均诱发自某种程

251

度的环境刺激；反过来，这些行为都发生在环境中，并对环境造成影响。所以环境即是行为的激发者，又是其接受者。决定人类行为的环境因素主要包括内部环境因素和外部环境因素。内部环境因素主要是指机体的内环境；外环境包括自然环境与社会环境。

（3）学习因素：单靠遗传和成熟发展的少数本能行为是不能适应变化的环境的。只有通过学习而获得的条件反射的建立、操作条件反射的形成和社会观察学习的习得才能适应不断变化的环境。学习对人类许多社会行为的形成有着重要的决定性作用。人类的各种行为都是后天习得的，学习是行为发展的促进条件。学习的方式有两大阶段：第一阶段以模仿为主，分为无意模仿和强迫模仿。无意模仿大多是日常生活行为。如儿童在公共场合看到别人随地吐痰，他在无意中就学习模仿，养成不爱护环境卫生的习惯。有意模仿带有主动性，被模仿大多是自己崇拜或钦佩的行为。如名人的举手投足，模特的行为举止等。强迫模仿是指按照规定的行为模式学习，如队列训练等。现代教育学认为，儿童青少年时代，上述阶段的学习是必要的。但在行为发展进入自主发展阶段后，尤其当学习一些复杂、专门的高级的行为时，仅仅靠模仿是远远不够的，必须通过系列教育和强化教育，既通过第二、三阶段的学习方式来实现。大致过程是，先在教育者的启发下，全面认识和理解目标行为，从理性上感受到自身对它的需要，再去实现和学习该行为，并在各种促成和强化因素的作用下得以强化和巩固。很明显，通过健康教育改变不良行为和培养新的健康行为的过程大多依靠这种形式，其中通过自己独立思考来学习的成分居多。

人的行为与健康密切相关，人的行为既是健康状态的反映，同时又对人的健康产生巨大的影响。良好的行为可以增进健康，预防疾病；不良的行为则严重危害健康。

行为与健康的关系已经被大量事实所证实，据世界卫生组织在1992年的估计，不良生活方式和行为占全部死因的第一位，以全球范围来统计占60%。影响健康的行为也多种多样，美国学者Belloc和Breslow（1972）对6828名健康成人进行了健康习惯和身心健康状态相关性的前瞻性研究。他们以期望寿命、身心健康临床检查、身心疾病发病率和死亡率为研究指标。经过6年的研究，他们找出了美国生活方式下最重要的7项健康习惯，即充足睡眠8小时，每天都吃好早餐，不吸烟，不饮酒、或节制性地少饮酒，每天进行规律性地体育锻炼，极少或不在两餐之间增食，减肥使体重不超过标准体重的20%。他们将有这7个健康习惯的人作为一组与没有或仅具有个别1－3项目的人作为另一组。两组对比研究发现，有这7项健康习惯的成人其身心健康水平、患病率、病死率、伤残率均比另一组要好，期望寿命也长11年。考虑到我国的特殊情况，健康习惯还应加上平衡营养和少吃盐。因此要维护人类健康，必须要使人们认识到行为对健康的影响，强化人们的健康意识，建立或改变与健康相关的行为。

（二）健康相关行为

健康相关行为指的是个体或团体的与健康和疾病有关的行为。按行为对行为者自身和他人健康状况的影响，健康相关行为可分为促进健康行为简称健康行为（healthy behavior）和危害健康行为，简称危险行为（risky behavior）两种。

促进健康行为是指个体或群体表现出的朝向健康或被健康结果所强化的行为，客观上有益于个体与群体健康的一组行为。促进健康行为包括三个方面的含义：①这些行为在客观上对健康有利，而且不损害他人的健康；②作为健康促进行为，要表现得相对明显，要有一定的力度；③作为健康促进行为要表现出相对的稳定性，行为要持续一段时间，短暂的、一过性的行为不能成为健康促进行为。如偶尔参加体育运动就不能算是健康促进行为。由此，可以得出健康促进行为的五个判断标准：

第一，有利性行为表现有利于自身、他人乃至整个社会的健康，如不吸烟、不酗酒。

第二，规律性行为表现有恒常的规律，如定时、定量进餐。

第三，适宜性行为的强度要在有利于健康的常态水平上。如经常性的、有规律地进有氧运动锻炼有利于健康，而竞技运动则会影响健康。

第四，同一性行为要有内在的和外在的同一性，行为不存在心理冲突、机体冲突和社会冲突，也不存在与环境间的冲突。

第五，个体性与和谐性，指个体的行为应反映自己固有的特征——个性。但这些行为若与他人或环境发生冲突时，又能够随自身和外界的条件变化来加以调整。

在对具体行为进行判断，看其是否属促进健康行为时需要注意，这一行为至少应具备上述标准中的两条以上。在实际生活中，促进健康的行为主要有两种表现形式：一是对健康有利行为的巩固或维持；二是对危害健康的行为加以放弃或减少、减弱。如戒烟、改变偏食习惯等。

人类的行为千差万别，同一个人在不同的条件下有不同的行为表现，不同的人在同一条件下也有不同的表现，不同的行为表现对人的身心健康具有不同性质的影响。我们应该巩固和培养促进健康的行为，摒弃有害健康的行为。行为与健康有不可分割的关系，研究其间的关系，改变人们的不良生活方式和行为习惯，养成促进健康行为，从而达到预防疾病、增强健康、提高生活质量的目的。促进健康行为有很多，根据其特点可把它分为以下几类：

（1）日常健康行为：指日常生活中一系列有益于健康的基本行为，如合理营养、平衡膳食、积极锻炼、积极的休息与适量的睡眠等。

（2）戒除不良嗜好：不良嗜好指的是日常生活中对健康有危害的个人偏好，如吸烟、酗酒与滥用药品等。

（3）避开有害环境行为：这里的环境危害是广义的，包括人们生活和工作的自然环境与心理社会环境中对健康有害的各种因素。主动积极地或消极的方式避开环境危害也属于健康行为，如离开污染的环境、采取措施减轻环境污染、积极应对那些引起人们心理应激的紧张生活事件等都属此类行为。

（4）保健行为：指正确、合理地利用卫生保健服务，以维护自身身心健康的行为，如定期体格检查、预防接种、患病后及时就诊、咨询、遵从医嘱、配合治疗、积极康复等。

（5）预警行为：指预防事故发生和一旦事故发生后采取正确的行为，如使用安全带，溺水、车祸、火灾等事故发生后的自救和他救即属此类健康行为。

（6）求医行为：指察觉到自己有某种疾病时，寻求科学可靠的医疗帮助的行为，如主动求医、真实提供病史和症状、积极配合医疗护理、保持乐观向上情绪等。人们对疾病症状的察觉和认识程度、文化教育程度、不同年龄人群都可以对之发生影响。此外，影响因素还有生活方式、个人信念、民族传统等。

（7）遵医行为：发生在已知自己确有病患后，积极配合医生，按照医生开列处方进行治疗和遵医嘱进行预防保健的一系列行为。就医方式、对医生的满意程度、期望的一致性、医嘱理解、治疗方式等对之皆有影响。

（8）病人角色行为：它有多层含义，如有病后及时解除原有的角色职责，转而接受医疗和社会服务；在身体条件允许下发挥主观能动性；伤残致病后，积极主动的做好康复；以正确的人生价值观和归宿感对待病残和死亡。

根据三级预防的思想，可将上述行为放在"健康"与"疾病"的连线上，按其发生时间分为三个阶段。前5类量最大，牵涉面最广，发生在健康、无疾病征兆的人身上，是个体为预防疾病、促进健康采取的主动行为，故称"预防保护性行为"，属一级预防。第6类发生在自觉有病但尚未确诊时，是寻求适当手段及早发现病患的行为措施，通称"求医行为"或"患病行为"属二级预防。第7、第8两类是已被确诊的病人采取的促进健康行为，通称"疾病角色行为"属三级预防。由此可见，促进健康行为在任何时期、任何健康状况下都是可以采用的。

（三）危害健康行为

危害健康行为是个人或群体在偏离个人、他人乃至社会健康所期望的方向上表现出来的一系列相对明显、相对确定的行为群。其主要表现特点是：①危害性：该行为对己、对人、对整个社会的健康有直接 或间接的、明显或潜在的危害作用；②该行为群体对健康的危害需表现出相对的明显性和稳定性。换句话说，该行为群体作为健康危害因素的成份对健康的影响需要有一定的作用强度和持续时间；③习得性：该行为群体在后天生活经历中所习得。其关键点就在于"自我创造"而非他人所迫，故又被称为"自我创造的危险因素"。

对于危害健康行为的判断，行为科学家认为至少应具有以下两个方面：一是人群中持危害健康行为的人总是少数；二是行为对健康有直接和（或）间接的、潜在的或明显的危害作用。对危害健康行为进行分类通常可分为四类：

1. 日常危害健康行为

日常危害健康行为主要包括：吸烟、酗酒（又称过量饮酒）、吸毒如使用海洛因、大麻、鸦片和各种致幻剂（心理激动剂）直到产生成瘾的行为。还有性乱，包括卖淫、嫖娼、同性恋和异性滥交等在性生活方面的紊乱行为。

2. 致病性行为模式

致病性行为模式（disease producing pattern，DPP），是导致特异性疾病发生的行为模式。目前国内外研究较多的有A型行为模式和C型行为模式。

（1）A型行为（A type behavior）又称"冠心病易发性行为"，是一种与冠心病密切相关的行为模式，其特征行为表现主要有两种：不耐烦和敌意。产生该行为的根本原因是过强的自尊和严重的不安全感。A型行为者还有一些重要的外部体征，如语言带有突发性敌意、前额口唇汗津津、常匆忙打断别人讲话、眼周有色素沉着等。其体内通常有去甲肾上腺素、促肾上腺皮质激素（ACTH）、睾丸酮和血清胆固醇的异常升高。由此通过心理途径中介，全面激活大脑皮质－垂体－肾上腺轴，使肾素、血管紧张素持续大量释放，导致血压升高、冠状动脉收缩、血管内脂质加快沉着、粥样硬化斑块过早脱落等病理现象。有研究表明，A型行为者冠心病的发病率、复发率和致死率均显著高于非A型行为者。

（2）C型行为（C type behavior）又称"肿瘤易发性行为"，由 Baltrusch（1988）首先提出 C型行为的概念，是一种与肿瘤发生有关的行为模式。其行为特征为：①童年生活不顺利，形成压抑、克制的性格，如童年丧失父母、或父母分居、缺乏双亲的抚爱等；②行为上过分与人合作、理智、协调、姑息、谦虚、谨慎、自信心差、过分忍耐、回避矛盾、好屈服于外界权势等；③情绪上易愤怒且不向外发泄，而生闷气，易焦虑、抑郁等。其核心行为表现是情绪好压抑，性格好自我克制，表面上处处依顺、谦和善忍，内心却是强压怒火，爱生闷气。C型行为者体内神经－体液水平长期紊乱，导致免疫功能全面下降。研究表明：C型行为者宫颈癌、胃癌、食管癌、结肠癌、肝癌和恶性黑色素瘤的发生率都比正常人高3倍左右。Baltrusch 报道，用C型行为量表发现，有C型行为的人其癌症发生率比非C型行为的人群高3倍。

3.不良生活方式与习惯

生活方式是指一系列日常活动的行为表现形式。生活方式一旦形成就有其动力定型，即行为者不必花费很多的心智体力，就会自然而然地去做日常的活动。不良生活方式则是一组习以为常、对健康有害的行为习惯，主要会导致各种成年期慢性退行性病变（如肥胖病、糖尿病、心血管疾病）、早衰、癌症等发生。表现有：饮食过度、高脂、高糖、低纤维素饮食；偏食、挑食和过多吃零食；嗜好含致癌物的食品，经长时间高温加热和烟熏火烤的食物，其蛋白质易变性，又产生多种具有强致突变性的杂环胺类；不良进食习惯，如进食过快会使食物消化不良，唾液、胃酸等也无法发挥对黄曲霉素、亚硝基化合物等致癌物质的自然减灭毒素作用。进食过热、过硬、过酸都是对食管的机械性刺激，在长期、反复擦伤情况下易诱发食道癌。

4.不良疾病行为

疾病行为指个体从感知到自身有病到疾病康复所表现出来的行为。不良疾病行为发生在已知自己患病或病患已被确诊后。常见表现形式为：与"求医行为"相对的瞒病行为、恐惧行为、自暴自弃行为等；与"遵医行为"等相对的"角色行为超前"（即把身体疲劳和生理不适错当为疾病）、"角色行为缺如"（已肯定有病，但有意拖延不进入病人角色）和"角色心理冲突"（如求医与工作不能两全），以及悲观绝望等心理状态和进行某些巫医迷信行为。

二、健康相关行为转变的理论

人类的健康相关行为与其他行为一样是一种复杂的活动，受遗传、心理、自然、社会和社会环境等多种因素的影响。因此健康相关行为的改变也是一个极其复杂的过程。为有效地改变人类的健康相关行为，各国学者提出了多种改变行为的理论。

（一）知信行模式

知信行(knowledge, attitude, belief, practice, KABP)是知识、信念态度和行为的简称，这一理论认为：卫生保健知识和信息是建立积极、正确的信念与态度，进而改变健康相关行为的基础，而信念和态度则是行为转变的动力。只有当人们了解了有关的健康知识，建立起积极、正确的信念与态度，才有可能主动地形成有益于健康的行为，转变危害健康的行为。这是有关行为改变的较成熟模式，可用下图表示：

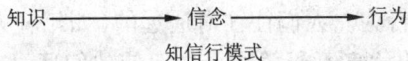

$$知识 \longrightarrow 信念 \longrightarrow 行为$$
知信行模式

知（知识和学习）是基础，信（信念和态度）是动力；行（包括产生促进健康行为、消除危害健康行为等行为改变过程）是目标。以预防艾滋病为例，健康教育者通过多种方法和途径将艾滋病的全球蔓延趋势、严重性、传播途径和预防方法等知识传授给群众。群众接受知识，通过思考，加强了对保护自己和他人健康的责任感，形成信念。在强烈的信念支配下，绝大多数群众能摒弃各种不良性行为，并确信只要杜绝传播艾滋病的途径，人类一定能战胜艾滋病。预防艾滋病的健康行为模式就此逐步建立。但是，要使群众从接受知识转化到改变行为是一个非常复杂的过程，其中有两大关键的步骤即信念的确立和态度的改变。

知、信、行三者之间只存在因果关系，没有必然性。行为改变是目标，为达到行为转变，必须以知识作为基础，以信念作为动力。知识是行为转变的必要条件但不是充分条件，只有对知识进行积极的思考，对自己的职责有强烈的责任感，就可逐步形成信念。当知识上升为信念，就有可能采取积极的态度去转变行为。在信念确立以后，如果没有坚决转变态度的前提，实现行为转变的目标照样会招致失败。通常可有下列促进态度转变的方法：

（1）利用上述促进信念建立的方法，如增加信息的权威性、增强传播效能、利用"恐惧"因素等，只要适时、适当，也有助于态度转化。

（2）利用信息接受者身边的实例，强化对行为已改变者所获效益的宣传，特别有助于那些半信半疑者、信心不足者的态度转化。

（3）针对那些"明知故犯、知而不行"者的具体原因，有针对性地强化行为干预措施。例如，许多人明知吸烟有害，仍终日烟雾缭绕。其中，有些人是难以割舍长久的个人嗜好；有些人是担心无法承受改变吸烟行为需付出的艰苦毅力和恒心；有些人担心独自戒烟会招致团体的排斥；更有些人心存侥幸，认为自己身体好，每天少吸几支烟无妨。对不同类型者除分别采取干预措施外，借助外力如政策法律、经济和组织手段、公众场合秩序、公众舆论等，也能加速态度和行为的转变。

（4）根据凯尔曼（1961）提出的"服从、同化、内化"态度改变三阶段理论，对严重危害社会的行为（如吸毒）可依法采取强制手段（如送戒毒所）促其态度转化。在戒毒所内，吸毒者开始是被迫服从，内心并不心甘情愿（"服从"）；一段时间后他开始自愿自觉地服从帮教人员，对和其他戒毒同伴的共同生活感到愉快（"同化"）；以后，他从内心深处接受"吸毒有害"的信念，彻底改变态度，并把这一新观点纳入自己的价值观体系，成为动机的内在行为标准（"内化"）。

（二）健康信念模式

健康信念模式（health belief model, HBM）是用社会心理学方法解释健康相关行为的重要理论模式，是基于信念可以改变行为的逻辑推理。它以心理学为基础，由刺激理论和认知理论综合而成，并在预防医学领域中最早得到应用和发展。

健康信念模式遵照认知理论原则，首先强调个体的主观心理过程，即：期望、思维、推理、信念等对行为的主导作用。因此，健康信念是人们接受劝导、改变不良行为、采纳健康促进行为的关键。在健康信念模式中，健康信念的形成主要涉及以下三方面因素：

（1）产生"恐惧"

1）知觉到易感性（perceived susceptibility），其尺度取决于个人对健康和疾病的主观知觉。如某些疾病发病率高，流行范围广，易感性就大。人们需要判断自己患此疾病概率的大小，概率越大，越容易采纳健康行为。人们往往对遥远的（如年轻人认为吸烟致肺癌要到60～70岁时才发生）、可能性不大的危害不予关注。如何使他们通过对事实评价做出主观判断，形成疾病易感性的信念是健康教育成败的关键。

2）知觉到严重性（perceived severity），首先必须认识到疾病可能产生医学或社会学的严重后果，如疾病会导致死亡、伤残和疼痛及社会后果，如工作烦恼、生活困难、失业、社会关系等。相信后果越严重，越可能采纳健康行为。

（2）行为效果的期望

1）知觉到益处（perceived benefits），仅仅认识到危害性、严重性还不够。只有意识到自己用在摒弃危害健康行为上的代价（如时间、负担、毅力）确实能换取到预防效果，即行为的有效性时，人们才会采取行动，并有明确的行为方式和路线。而且对健康行为益处的信念越强，采纳健康行为的障碍越小，个体采纳健康行为的可能性越大。

2）知觉到障碍（perceived barriers），人们对采纳促进健康行为的困难的认知是使行为巩固持久的必要前提。如有些预防行为花费太大、比较痛苦、与日常生活的时间安排有冲突不方便等，都应实事求是地指出，并帮助人们逐一克服。美国心理学家罗森斯托克（Rosenstock）说得好：知觉到易感性和严重性，确实为行动提供了能量和力量；但只有当让公众知觉到效益，并能先了解所有困难再决心克服之，他才算是（真正）找到了行为的"道路"。

（3）效能期望

1）自我效能（self-efficacy），即人们通过自身的实践或他人的实践经验，或是接受他人的劝告，而激发内在的动机，在对自己的能力有正确的评价和判断下，相信自己一定能通过努力成功地执行一个导致期望结果（如戒烟）的行为。

2）善于寻找其他可借助的力量，如教育、年龄、家庭成员和团体帮助等，以间接帮助实现效果期望和效能期望等，影响行为。

综上所述，健康信念模式在产生促进健康行为、摒弃危害健康行为实践中遵循以下步骤：首先，充分让人们对他们目前的不良行为方式感到害怕（知觉到威胁和严重性）；其次，让人坚信一旦他们改变不良行为会得到非常有价值的结果（知觉到效益），同时清醒地认识到行为改变中可能出现的困难（知觉到障碍）；最后使人们感到有信心、有能力通过长期努力改变不良行为（自我效能）。

（三）行为转变阶段模式

转变人们固有的生活方式和行为是一个十分复杂的过程。而且每个做出行为转变的人都有不同的动机。为什么在一次干预中，行为转变成功仅仅少数，而大多数是失败的，或半途而废，尤其是成瘾行为（addiction behavior），如吸烟、酗酒（alcohol abuse）。究其原因就是没有认识到人群中所处的行为转变阶段是不同的。心理学家 James Prochaska 和 Cstlos DiClimente 博士通过大量的研究，提出了行为转变阶段模式（stages of behavior-change model）。把行为转变分成五个阶段。

（1）没有准备阶段（precontemplation）：处于这一阶段的人对行为转变毫无思想准备，他们不知道或没意思到自己存在不健康的行为的危害性，对于行为转变没有兴趣。"如我不可能有问题""吸烟不可能引起冠心病"。

转变策略：帮助提高认识，推荐有关读物和提供建议。只有当他们认为有需要时再给他们提供帮助。

（2）犹豫不决阶段（contemplation）：人们开始意识到问题的存在及其严重性，考虑要转变自己的行为，但仍犹豫不决，如"我知道吸烟不好，总有一天我要戒烟""锻炼确实对健康有好处但是我现在还不想"。

转变策略：需要帮助促进行为转变，协助拟定行为转变计划，提供专题文章或邀请参加专题报告会。提供转变行为的技能，指导行为转变的方法和步骤。

（3）准备阶段（preparation）：开始做出行为的承诺（向朋友和亲属宣布行为转变的决定，承诺还应包括建立必胜的信念）并有所行动，如向他人咨询有关转变某行为的适事宜，购买自我帮助的书籍，制定行为转变时间表等。

转变策略：提供规范性行为转变指南，确定切实可行的目标。采取逐步转变行为的步骤。寻求社会支持，包括同事、朋友和家属的支持，确定哪些倾向因素。克服在行为转变过程中可能出现的困难。

（4）行动阶段（action）：人们已经开始采取行动，如"我已经开始锻炼""我已经开始戒烟，并谢绝敬烟"。值得注意的是许多人在行为转变过程中没有计划、没有具体目标、没有他人帮助的安排，往往要导致行动的失败。

转变策略：争取社会的支持和环境的支持(如从家里和办公室移走烟灰缸，不购买高脂食品，张贴警示标语等)、替代方法、请行为转变成功者做现身说法、同伴的帮助。

(5)维持阶段(maintenance)：人们已经取得行为转变的成果并加以巩固。在这一阶段要得到本人的长期承诺，并密切监测，以防止复发。许多人取得了行为转变成功之后，往往放松警戒而造成复发。复发的常见原因是由于过分自信、经不起引诱、精神或情绪困扰、自暴自弃等。

转变策略：这一阶段需要做取得行为转变成功的一切工作。创造支持性环境和建立互助组等。

行为的干预首先要确定靶人群所处的阶段，然后用相应的干预措施才能收到事半功倍的效果。例如当吸烟者感到吸烟是愉快的事而不认为是有害健康，这时如果给他过多的信息，预期不会收到很好的效果，甚至还会产生逆反心理。对于这些人，我们仅仅给予最简单的信息，并告诉他们，有需要的时候再给予帮助。这样我们可把主要精力和时间用于有需要戒烟的人。

三、健康相关行为的干预与矫正

(一)转变行为成功的因素

要使是人们的行为朝着有利于健康的方向转变，需要教育者和受教育者两方面的共同努力。转变行为成功的主要因素如下：

(1)认知：认知是行为转变的前提。

(2)知识：掌握生活方式领域中的知识，有助于人们的决策。知识有助于了解危险因素以及如何去实现目标。例如知道血脂水平高意味着什么，人们就会决定如何通过膳食来降低血脂。

(3)动机：是转变行为的动力，它是在需要基础上产生的。

(4)技能和管理技术：技能有助于实现某行为的转变，技能和管理有助于将自我转变的策略融合到生活中去。

(5)社会支持：组织与环境的支持是十分重要的，必须建立健康促进的环境，使人们更容易做出健康的选择。教育者要倡导社会支持、鼓励人们采纳健康行为、改变危险行为。

(6)评估与监测：一旦确定了健康的选择，就应评估现在的生活方式以及哪些行为需要转变。评估内容可以是医学检验(血压、血脂、血糖)、体育锻炼、膳食等危险因素，甚至包括态度问题，这有助于你理解社会和个人的关系。

(7)责任感：责任感是转变行为的核心。

(二)个体的行为矫正

运用操作式条件反射及生物反馈的原理和方法，矫正个体偏离正常的不健康行为，称行为矫正(behavior modification)。行为矫正是按照一定的期望，在一定条件下，采取特定的措施，促使矫正对象改变自身特定行为的行为改变过程。矫正对象是行为改变的参与者，而不是消极的行为受限者。其目的是帮助人们改变已养成的不良行为和生活习惯，自觉采纳促进健康的行为，培养良好的生活方式。

行为矫正由三方面要素构成：行为矫正对象、行为矫正环境和行为矫正过程。行为矫正对象根据其对行为指导的态度可分为需要型、冷漠型和无需要型。行为矫正环境包括行为指导者、矫正场所和矫正时机，矫正场所可以不固定，但大多数行为矫正是固定的，便于对行为矫正效果进行观察、记录和评价；选择行为矫正的时机也很重要，在易诱发行为改变的特定时机进行行为矫正，容易取得最佳效果。行为矫正过程就是行为矫正技术的选择和实施过程，一般包括确定行为目标、目标行为分析、矫正策略的选择和实施，矫正效果的评价等一系列活动。

行为矫正技术是20世纪50年代末发展起来的，到目前为止，在健康教育中应用较为广泛的主要是以下几种：

（1）脱敏疗法：脱敏疗法可分为系统脱敏疗法、接触脱敏疗法和自身脱敏疗法等，主要用于消除个体因对某种因素过于敏感而产生的不良行为表现，如恐怖症焦虑症和紧张症等。焦虑与放松是相互拮抗的生理过程，系统脱敏疗法就是运用交叉抑制原理，系统地训练患者放松，用放松来矫正焦虑。该方法以认知原理为基础，在治疗中有目的、循序渐进地主动提供这一刺激因素，适时修正个体对刺激因素的错误认知，再通过反复的操作、强化，就可以达到消除这种过于敏感行为的目的。脱敏疗法的成败取决于矫治的系统性、有专业人员指导和适当的矫正环境。

（2）示范疗法：示范疗法在应用时，将所要形成的健康行为或所要改变的危险行为分解成不同阶段或不同表现，设计相应的模拟场景，让行为矫正对象扮演其中角色或观察角色行为，身临其境模仿角色的示范，从而形成自己的行为。以现实生活中克服不利于健康行为的人为示范典型，鼓励和帮助矫正对象改变自身行为。

（3）厌恶疗法：厌恶疗法又称去条件反射其基本做法是每当矫正对象出现目标行为或出现该行为的欲望冲动时，就给予一个能引起负性心理效应的恶性刺激。反复发作后，在矫正对象的内心就会建立起该行为与恶性刺激间的条件反射，引起内心的由衷厌恶，直至消除该目标行为。厌恶疗法常用于矫正各种成瘾行为、强迫症、恐怖症和异常癖好等，如吸毒、酗酒、吸烟。厌恶疗法在使用时应注意持续性，否则无法建立条件反射；要注意强度的适宜性，使用不当可能引发新的紧张刺激；要注意治疗原则的保密性，以防矫正对象产生对抗心理，无法实施行为矫正。

（4）强化疗法：强化疗法是一种在行为发生后通过正面强化或负面强化来矫正行为的方法。通常的做法是当矫正对象表现出有益于健康的行为时，对矫正对象施以正面强化，以肯定和巩固健康的行为。本方法是迄今为止在帮助个体矫正危险行为、建立健康行为方面最有前途的行为矫正手段。但在使用该方法时，专业人员应注意选择正确的强化因素，安排适宜的强化活动，并随时听取反馈信息，以确保行为矫正的效果。

第三节　护理与健康教育

一、概　述

随着医学模式的转变，护理服务对象已不仅包括病人，还包括健康个体及群体，护理服务的范围由医院拓展到个体、家庭和社区，服务的性质由单纯的治疗拓展到预防疾病和促进健康。护士的角色不仅是服务者，更重要的是担负着人类健康教育者的重要角色。

健康教育与健康促进在社会人群的健康维护及促进中将显示越来越重要的作用，护理领域需要新的反应、新的行动来适应这种发展趋势，迎接机遇与挑战，发展、建设学科。护理领域不能再局限于医院，要"走出去"，与社区、学校、工作场所合作，建立一种新的工作关系；以学校、社区、工作场所为基地提供咨询、危机干预、紧急救援等卫生服务。这要求护理工作者更新观点，学习与掌握相关的理论与知识，另一方面要把所学到的理论应用到计划与策略制定的健康教育与健康促进实践之中。如健康教育与健康促进已成为疾病控制的首选对策，护理工作可通过开展需求评估、进行综合干预、加强社区动员等健康促进策略应用于许多疾病预防控制。

（一）医院健康教育

就医院而言，医院健康教育泛指各级医疗保健机构和人员在临床实践的过程中，伴随医疗保健活动而实施的健康教育，是以健康为中心，以医疗保健机构为基础，为改善患者及其亲属、社区成员和医院职工的健康相关行为所进行的有组织、有计划、有目的的教育活动与过程。患者健康教育是医院健康教育的重点，健康教育处方是医院健康教育与健康促进的有效载体。

狭义的医院健康教育又称临床健康教育或患者健康教育，是以患者为中心，针对到医院接受医疗保健服务的患者及其家属所实施的健康教育活动，其教育目标是针对患者个人的健康状况和疾病特点，通过健康教育实现三级预防，促进心身康复。医院健康促进是健康教育和能促使患者或群体行为和生活方式改变的政策、法规、经济、及组织等环境支持的综合。各级医务人员是健康教育与健康促进的组织者与实施者。同时也是健康教育的接受者。

（二）护理健康教育

近年来，护理健康教育正在经历着一个迅速发展和崛起的阶段，这种十分积极的发展受到来自两个方面的激励和支持：其一，是社会的需要；其二，是专业自身的发展。正是由于这两方面的原因，护理健康教育已经成为护理学专业最受瞩目的学科之一。

护理健康教育是指在护理工作中对服务对象进行健康教育、健康指导的工作。护理健康教育学是护理学与健康教育学相结合的一门综合学科，它以病人及其家属为研究对象，利用护理学和健康教育学的基本理论和基本方法，通过对服务对象进行有目的、有计划、有评价的教育活动，提高其自我保健和自我护理能力，达到预防疾病、保持健康、促进健康、建立健康行为、提高生活质量的目的。

护理健康教育学是健康教育大系统中的一个分支，是主要由护士进行的、针对病人或健康人群所开展的具有护理特色的健康教育活动。护理健康教育也是一个十分宽泛的概念，按教育场所可分为：医院护理健康教育、社区护理健康教育、家庭护理健康教育等；按目标人群可分为：儿童护理健康教育、青少年护理健康教育、妇女护理健康教育、老年护理健康教育等；按教育的目的或内容可分为：疾病护理健康教育、营养护理健康教育、生理与病理健康教育、心理护理健康教育等。

（三）护理健康教育的意义

在护理领域中对护理对象进行健康教育主要具有以下几方面的意义：一方面高质量的健康教育，具有提高病人依从性、减轻病人心理负担，增强各种治疗效果的作用。使护理对象的治疗、护理效果更令人满意。表现为病人的住院周期缩短、并发症减少和自我照顾能力增强，并促进护理对象的健康，更好地预防疾病再次发生。另一方面，护理对象有得到健康教育的权利，为护理对象提供所需的知识，使其能够正确地选择与使用医疗、护理资源和保护自己免受一些不正确广告宣传的误导。对护理人员来说做好健康教育，可以加强护患关系，使护理人员的知识发挥更大的作用，更好的体现自身的价值，提高护士在患者心目中的地位，有利于社会及患者进一步认识护理工作。

（四）21 世纪护理领域健康促进的重点

（1）增加对健康发展的护理力量的投入及对现有投入的重新安排，促进社会人群健康和生活质量的提高。重点应反映以下人群的需要：妇女、儿童、老人、穷人和边远地区群众。

（2）巩固和扩大健康合作伙伴关系。护理作为一门专业，应在相互理解、相互尊重的道德原则基础上，与各个领域建立透明的、可评估的健康合作伙伴关系。

（3）加强社区人群的健康教育与健康促进，呼吁和号召全社会健康促进行动。

（4）努力保证健康促进护理方面的"健康环境"（settings of health）。健康促进实施的质量应与奖励制度挂钩；开展各种激励机制影响卫生部门、医院和私人的活动，以保证最大程度的利用资源；基层护理人员的技能培训和实践应加以鼓励；要加强实践研究、收集经验资料，以完善计划、实施和评估。

（5）急救部门（emergency departments，Eds）健康促进的有利环境。Eds 存在与病人、社区、组织需求相关的实施健康促进的大量潜在机会。有了支持，是实施健康促进干预项目的理想环境，特别是新增病、感染性疾病。

二、护理健康教育的基本程序

近 20 年来，广大护理工作者已经掌握或正在掌握护理程序这一科学的理论和方法，使护理问题可以通过护理程序得到更好地解决。应用护理程序开展健康教育使健康教育工作有别于以往的卫生知识宣教，使健康教育不仅仅是作为一种宣传手段，而且也成为一种护理和治疗手段。是护理学科发展的重要成果。

与应用护理程序开展临床护理一样，护理健康教育程序也包括了以下 5 个基本步骤：

（一）评估阶段

护理健康教育评估阶段是一个系统地、动态地收集受教育者学习需求的资料和信息，为分析并正确做出护理健康教育诊断提供依据，可以获得对服务对象进行健康教育的基本资料同时也为护理健康教育科研积累资料。

评估的内容主要包括两个大的方面，一方面是评估服务对象的学习需要即病人是否存在学习需要，学习需要在哪方面；另一方面是对有可能影响服务对象学习效果一些因素进行评估，主要是从服务对象的生理、心理、社会文化、发展和精神五个方面来评估，包括服务对象的文化水平、各生理功能状况；心理状况；对自己健康的了解程度、过去的经历以及学习目标；家庭及社会支持体系的状况等。评估是应用护理程序对病人进行健康教育的第一步，评估内容是否正确对后几步都起着关键性的作用，因此要注意随时收集有意义的资料。通过评估帮助学员确定学习内容的优先顺序、辨别促进其学习能力和兴趣的方法。

（二）诊断阶段

健康教育诊断是在护理工作的范围内，护士有能力做出判断并加以解决的服务对象有关健康知识与能力方面存在的问题。其表达形式有两种：

（1）"知识缺乏"作为健康问题成为护理诊断的第一部分，后接特定的知识缺乏范围。

（2）"知识缺乏"作为原因成为护理诊断的第二部分。公式为：有……的危险：与（特定的）知识缺乏（或技能缺乏）有关。

例如知识缺乏：与缺乏信息来源有关。有感染的危险：与缺乏预防传染性疾病知识有关。有父母不称职的危险：与缺乏喂养婴儿的知识与技能有关。有受伤的危险：与缺乏正确使用拐杖行走的技能有关。

（三）计划阶段

护理健康教育计划是为达到健康教育目的而设计的教育方案，是护士合理利用资源，协调和组织各方面的力量以实现健康教育目标的重要手段。制定健康教育计划应遵行以下几个方面的原则：目的明确；重点突出，切忌面面俱到，包罗万象；具有实际操作的可行性；有灵活性；服务对象参与目标的制定。

计划主要确定的内容：

(1)确定学习目标：它是护士所期望达到的病人健康状况或行为上的改变，也是评价护理健康教育效果的标准。

(2)确定教学内容：教学内容的选择必须以学习目标为基础，针对服务对象的具体情况选择适当的有针对性的内容，应以服务对象的需要为中心。

(3)确定教育方法：健康教育是护理与教育的有机结合。应用教育学的基本方法是开展护理健康教育的有效途径。不同的教育方法具有不同的教育效果，而丰富多彩的教育方法为我们有针对性地开展护理健康教育提供了最佳的教育手段。常用的护理健康教育方法主要有讲授法、谈话法、演示法、读书指导法、参观法、实验法、实习作业法、技术操作法、咨询法、小组法等20种。对一个具体的患者，护理人员应综合考虑选择最适合该患者的教育方法。

(4)确定教育时间：教育时间的安排对于教学活动能否达到预期的目标是非常关键的，因此，每项活动的开始和完成时间都要进行估计。

（四）实施阶段

实施阶段是将计划中的各项教育措施落到实处的过程，护士应注意掌握沟通技巧，掌握服务对象的心理、社会、家庭状况。因人适宜，采取不同的方法、途径，保证有效的健康教育。

（五）评价阶段

对教育效果做出判断，评价是护理程序的重要一环，其目的是随时修正原有计划、改进护理工作。可按以下几方面进行评价。

(1)教育需要：评价服务对象学习需要是否为其的真正需要，是否被满足，是否有遗漏。

(2)教学方法：评价教育方法是否恰当、教学材料是否适宜，教学的时机与场合是否恰当等。

(3)教学目标：目标是否适合，有无达到或达到的程度等。可按不同的目标类型采用不同的评价方法。知识性目标的评价可采用让服务对象复述、解释等方法；技能性目标的评价采用让服务对象演示的方法，评价其掌握的程度；态度性或行为改变的目标可采用观察等方法。

三、护理健康教育内容

（一）我国医院病人的护理健康教育

主要内容主要包括以下几个方面：

(1)入院教育：入院教育是住院病人健康教育的基础内容，包括病室人员、环境、工作与休息时间、住院规则等内容的介绍等。其目的是使住院病人积极调整心理状态，尽快适应医院环境，配合治疗，促进康复。

(2)心理卫生教育：心理因素对疾病的发生、发展及转归有着重要的影响作用。所有住院病人都可能或多或少存在这样或那样的心理健康问题，护理健康教育者要研究患病心理，了解不同类型心理指导，帮助病人克服这些问题，安心住院治疗。

（3）饮食指导：合理适当的饮食有助于疾病康复，如高血压病人宜低盐饮食，发热病人宜多饮水，手术前后的病人应根据不同手术选择恰当的饮食等。饮食指导同时要注意培养病人的饮食习惯，使病人即使在出院后也能合理饮食。

（4）作息指导：指导病人根据病房的特点调整睡眠时间，避免因不适应病房作息时间而影响休息，不利于病人的康复。凡有活动能力的病人都应向其说明活动和休息的重要性，对卧床的病人也应指导其做力所能及的床上锻炼。

（5）用药指导：应该向病人说明遵医嘱、按时服药的重要性。同时应策略地讲清有些药物可能出现的不良反应，严重时及时与医生和护士联系。

（6）特殊指导：凡需要特殊治疗及护理的病人都应做好相应的教育指导。如对手术的病人应做好术前、术后指导。

（7）健康相关行为干预：行为干预是指在传播卫生保健知识的基础上，有计划、有目的、有针对性地协助患者中有特定健康行为问题的人学习和掌握必要的技能，改变不良卫生行为习惯，采纳健康行为。

（8）出院指导：病人住院基本恢复健康后，在出院前，护士应给予出院指导，目的是巩固住院治疗及健康教育效果，进一步恢复健康。出院指导特别应注意预防疾病再次发生的指导。

（二）我国社区人群的护理健康教育

社区健康教育和健康促进是新时期卫生改革的主题之一，是促进社区人群健康，预防和控制慢性疾病最经济有效的途径。开发利用社区资源、进行社区重点人群教育与培训、制订社区健康促进规划、加强健康信息传播等，可促进社区人群的健康和生活质量。

1. 老年人群的健康教育

文献报道，健康教育对老年病人的健康促进发挥了明显的作用。老年人群的健康教育内容主要包括饮食、运动、戒烟限酒、用药指导、心理、慢性病管理、常见急救知识、常用护理技术。其中得到最广泛传播的内容有饮食、运动、心理和慢性病管理。教育方式包括集体讲座、书籍、录像、板报（宣传画）、报纸、广播、电视、家庭随访、健康咨询等形式，其中应用较为普遍的是集体讲座、板报和健康咨询。有研究者认为家庭服务是对老年病人实施健康教育的有效方法，老年病人因身体的原因很少有机会接受群体性健康教育，可以将一些易于掌握，不会引起严重后果的护理技术作为健康知识传授给病人、病人亲属，让其自己操作，这种"授人以渔"的方法更能提高老年病人的自我保健能力。

对老年人群健康教育研究探讨表明，我国老年人群健康教育的发展重点将集中在以下几方面：重视政策干预；扩大干预对象范围，以慢性疾病病人为重点，覆盖到整个老年人群；拓展教育内容。健康教育是我国社区老年人健康促进的主要方法。文献显示，健康观念和自我观念对自护行为有重要影响，但我国老年人目前的健康观念比较落后。因此，健康教育中应该包含有关健康观念和自我观念的内容。尤其要在老年人中开展有关衰老的教育，倡导健康老龄化的新观念。另外要加大老年人群健康教育的研究力度，注重研究设计的质量，加强对健康促进工作长期效果的研究。护理将在多元化场所服务，向社区老人提供长期预防、保健、健康咨询，对慢性病人和康复病人主动追踪信息。

2. 妇幼保健健康教育

健康教育作为妇幼保健的六大功能之一，在妇幼保健工作中地位尤显重要，开展多方面、多层次的健康教育，达到健康促进是健康教育的新模式。黄佩贞对妇幼保健健康教育工作模式的探讨认为，妇幼保健健康教育可依照《母婴保健法》要求进行优生、优育、优教指导，包括对新婚夫妇的健康教育、孕期健康教育、年青父母的健康教育、母乳喂养健康教育等。深入群众，深入社区，开设多个咨询门诊，开出健康教育处方。开展院内教育、爱婴教育、三优教育、社区教育，一改以往单纯的宣传教育的健康教育模式，与妇联、计生、教育、街道、民政等部门共同协作，取得各级妇幼保健人员的大力支持，使健康教育工作跃上一个新台阶。女性属于依赖性相对较高且较脆弱的人群，青春期、妊娠期、更年期由于生殖生理功能和心理发生明显特殊的变化，被认为是妇女一生的几个特殊时期。做好妇女特殊时期的生理保健与心理保健，是社区护士促进妇女健康工作的重点。有研究者认为女性生殖健康主要面临采取避孕措施、避孕措施失败补救、避孕节育知识缺乏、生殖道感染和性传播疾病、婚前性生活和未婚先孕现象严重等问题，需采取分层教育的方法，使妇女在生命周期的每个阶段都受到生殖健康的服务；采取多样化多渠道的手段，使妇女有各种机会和途径得到生殖健康的教育。护士是健康教育的信息提供者，应根据儿童的生长发育特点和各期的不同需要，把健康的信息提供给家庭、学校和社会，使他们为儿童的成长创造愉悦的环境，培养积极向上的心态和勇于拼搏的精神，提供创新的娱乐场所，以满足儿童生长发育的生理和心理特点。

（三）护理健康教育中存在的问题及对策

护理健康教育是社会发展和医学进步的产物，是整体护理的重要组成部分，但客观的评价其水平，还处于初始阶段，查找制约护理健康教育活动深入发展的因素，采取相应的措施，对于护理健康教育工作的开展具有重要的意义。

1. 认识上的误区

认识上的误区包括认为健康教育就是卫生宣教；认为健康教育就是传授疾病知识；认为健康教育病人只是被动接受，认为健康教育就是开展整体护理等。

2. 相关理论知识和技能缺乏

护理健康教育是一门涉及多学科的应用学科，这些学科在健康教育活动中相互渗透、相互补充。我国的护理健康教育工作没有形成科学有效的教育系统，而且在理论和体制保证方面还不够完善，可参考的护理文献及书籍比较少，又缺乏系统的护理健康教育理论知识及能力培训。在实践方面采用的方法比较简单，停留在一般性的知识宣传上，且内容泛化，针对性和实用性不强。

3. 缺乏系统的质量控制管理

护理专业开展健康教育的历史较短，尚未建立有效的质量控制体系。在管理方面对健康教育工作的要求和评价也基本局限在知识传递层面，缺乏效果评价。

4. 加强社区健康教育服务

我国的社区护理处在起步阶段，人力资源等各方面投入严重缺乏，使护理服务项目开展受限、服务内容及服务覆盖人群过少，没有建立起真正意义上的社区健康教育服务网络。因此，加强社区健康教育服务是今后健康教育的重点。

提高健康教育培训方面的整体水平，培养大量的具有一定能力和水平的护理骨干，是护理健康教育活动持续深入发展的重要因素；普及健康教育知识，将健康教育相关课程纳入中等、高等、继续教育等各层次护理教育中，培养健康教育专业化人才，都将会对护理健康教育工作的发展起到积极的促进作用。

（邓小梅）

第十章　护理学的理论和模式

自从南丁格尔开创了现代护理学，护理界的先驱们为了使护理从一个职业发展成为一门独立的专业性学科进行了不懈的努力。除了应用一些来自其他学科，如社会学、心理学和医学科学的理论外，护理专业正在不断地确定其本身独特的知识基础，也就是护理的概念、模式和理论。

第一节　总论

任何一门独立的学科都有自己特定的理论作为实践的基础，护理学作为一门独立的专业，从 20 世纪 50 年代开始，逐渐建立和发展了自身的理论。学习护理学理论，可以帮助护理人员从专业的角度明确护理实践的理论基础。而要建立护理学理论，首先需要护理人员明确护理学独特的概念和理论，在本节中将介绍构建理论的基本要素、护理理论的发展沿革，以及如何来学习、分析、评价和应用护理理论。

一、护理理论体系的历史发展

经过几代人的奋斗，护理专业和学科的发展取得了很大的成就。根据不同时期护理努力的侧重点不同可以分为学科创始期、护理教育时代、科研时代、研究生教育时代和理论时代。

（一）学科创始期

20 世纪初，在南丁格尔的思想和建立护理专业目标的促使下，"护士需要知识来指导和促进护理实践"的观点在护理界逐渐形成。护士就将医学基础研究发现用来制定护理操作和护理措施，如无菌技术、压疮的护理、心脏病病人的护理常规和新生儿喂养等。这种早期的努力虽然是护理学科发展的一大进步，但是，这种护理定位以及认为"护理知识主要来自于医学领域"的观点阻碍了护理学科发展其独特的知识体系。

（二）护理教育时代

20 世纪 20~30 年代期间，美国的护理进入了迅速发展护理教育的时期。这一时期的重点是改革教学内容，建立标准化课程设置，随着护理教育转向本科教育，并从医院办学转向大学办学，增加了对科学和科研的重视，课程设置中也把重点转向了科学和研究。后来，护理学成为大学的一个学科领域，这就对护理学的学术性和科学性提出了更高的要求。因此，护理界又一次意识到建立护理学特有的理论性知识结构的重要性和迫切性，从而导致了护理研究时代的到来。

（三）科研时代

在 20 世纪 40~50 年代期间，美国护理界开始意识到只有通过护理研究，才能建立护理学的知识体系，建设护理学科。因此，科研成为当时护理界的一种主要推动力量，护理学者们逐渐把精力转向通过护理研究建立护理独特的知识体系。后来，护理教育工作者意识到需要通过研究生教育来培养护士的科研能力，使护理发展的重点转向了研究生教育。

(四)护理研究生教育时代

20世纪60年代和70年代期间,美国的护理进入了研究生教育的发展时期,但在开展研究生教育的初期,各州的硕士研究生课程设置是互相独立的,没有统一的标准化课程体系。后来大家认识到,护理要成为一门学科,必须清楚地向社会表明护理对人类健康所作的贡献,明确护理的目的和本质,必须有护理学科独特的、能够刺激护理研究和促进护理知识积累的理论性知识结构,从其他学科借鉴而来的理论并非是护理所特有的,护理学独特的知识结构和理论体系只能由经过护理学科培养的护理博士来创立。1965年,美国护士学会确定了建立护理理论的发展方向,在美国护士学会关于发展护理理论的精神鼓舞下,美国的护理博士教育得到了空前快速的发展,到70年代末,从原来的3个护理博士点增加到21个,培养出大批的护理学博士。

(五)理论时代

理论时代开始于20世纪50年代,与科研时代和研究生教育时代相对重叠,三者都是高度重视学科发展的结晶。理论时代可以分为理论借鉴期、理论创建期和理论应用期。

1.理论借鉴期

护理从20世纪50年代开始借鉴其他学科的理论。在政府的支持下,许多其他专业的博士项目开始向护士敞开大门,为护理专业培养了大批具有科研能力和博士学位的护理师资。

经过广泛的搜寻和反复的论证,获得了相当一部分与护理相关、能够应用于护理实践的概念框架或理论,如"人类需要层次论""成长与发展理论""应激与适应理论"和"一般系统理论"等。其中,马斯洛的人类需要层次论是在护理实践和护理教育中运用最为广泛的理论。

2.理论创建期

护理理论家在20世纪60年代和70年代所做的工作是护理学科发展的奠基石。1965年,美国护士学会确定了护理需要建立护理理论的发展方向,明确了从其他学科借鉴来的概念和理论并非护理所特有,因此不能构成指导护理实践的独特的知识体系,护理作为一门独立的学科,应该发展自己的理论体系。20世纪70年代,护理理论家陆续发表了护理概念框架,如Levine(1967)的护理实践守恒模式、Rogers(1970)的生命过程模式等。

20世纪80年代,这些早期的护理理论家对她们的概念框架进行不断的修改和扩充,使之更趋完善。护理理论家Rogers、Levine、Roy、Orem、King和Johnson从不同的侧面描述了护理的独特性,但对护理又具有一种共同的见解,提出了"护理学科是一门关于人的科学"的概念,以示与自然科学的区别。

1980—1990年期间是美国护理理论蓬勃发展的时期,由于护理理论和科研的发展,促进了护理学科的迅猛发展,新的护理杂志不断创刊,护理论文大量发表,各种护理学术会议相继召开,新的护理博士教育项目不断开设,这些都标志着美国护理学科的发展已进入了一个前所未有的昌盛时期。

3.理论应用期

护理是一门实践性学科,虽然不同的发展时期有其不同的侧重点。但是,各个时期的中心问题是一致的,即都是为了回答"指导护理实践的知识本质"这一共同的问题。由于这一观念的转变,要求护理教育从低层次的记忆性学习转变为高层次的推理性和应用性学习。因此,从20世纪90年代开始,护理的侧重点转向了将护理理论应用于护理实践,在实践中检验护理理论的价值。通过对文献的回顾发现,护理理论在实践中的应用主要有3个方面:从疾病的角度论述护理理论在实践中的应用;从护理的专科领域、护理的种类和健康的种类方面阐述如何应用护理理论；从护理措施和护理角色方面说明护理理论在实践中的应用。

二、护理理论的组成

（一）概念

所谓概念（concept），是人们对周围环境中的某种物体所形成的印象，是人们对客观事物属性及其本质的理性认识。人们通过感觉对客观事物产生认识，再通过知觉对客观事物产生总体的印象，进而形成概念。概念是理论的直接组成部分，并且反映一个理论的主题，例如构成护理理论的基本概念包括"人、健康、环境和护理"等。概念及其定义是理解理论的基础。

（二）定义

定义是对一个字、术语或短语意义的陈述。在一个理论中，定义以适合该理论的方式表达了理论中概念的一般意义。

理论中概念的定义（definitions）有两种：概念性定义（conceptual definitions），又称理论性定义（theoretical definitions），用来阐述各种现象具有的含义。如"疼痛"是一个概念，它的概念性定义是一种主观感受到的不愉快的体验；操作性定义（operational definitions），是具体的、可以测量的定义。如"疼痛"的操作性定义是用 0－10 的等级尺度来测量疼痛。

（三）假说和假设

假说（assumption）又叫假定，是无须证明和演示假定正确的陈述。假说无法测试，它是一种信念，如果一个人要使用某个理论，就必须首先接受其假说。

假设（hypothesis）是对理论中的概念的描述或对概念间关系的一种假定。与假说不同，假设借助理性的判断和逻辑推理产生，一般源于客观原理，未经特定理论的证实，需要在实践中得以证实，才能成为科学原理。

（四）现象

现象是指客观世界中能为人们所感知的任何事件或事物。它是存在于客观世界中的事实，在特定的学科领域，一定的现象反映了学科的知识范畴与领域。护理理论的研究对象是护理现象，目的是通过研究，揭示护理现象的本质，总结客观规律，从而指导护理实践。

三、理论与概念框架、模式

概念框架（conceptualframeworks）在护理中通常是构建理论的雏形，确定护理学现象的中心概念，描述这些概念之间的相互关系，但是几乎没有任何经验支持，很少能够验证。

模式（models）是人们对所感知现象的看法的符号或形象化物质表达方式。在理解模式时应注意到模式不是实物，而是将它所代表的看法用符号或形象化物质来表达。模式的使用可以使概念及概念之间的关系容易理解。模式对于形成理论很有帮助，因为模式有助于选择代表我们感兴趣的现象的相关概念以及确定概念之间的关系。

理论（theory）由一组概念、定义和命题（propositions）组成，通过设计概念间的具体关系反映对研究现象的一种系统的观点，达到描述、解释、预测和控制事物发展的目的。从护理的角度，Stevens 认为"理论是现实经验世界现象的模型，它确定现象的组成元素及元素间的相互关系，理论由假设性命题组成，这种假设性命题不一定要以经验材料为基础。理论具有一定程度的不确定性，对现实世界的预测只是一种猜测，并不是一组已知的、不可否认的事实。"

总之，理论、模式和概念框架都是由一组表示关系的命题组成，试图对现象和系统进行描述和解释。理论、模式和概念框架三者的差别主要在于概念的抽象程度和广度以及概念间的相互关系被证实的程度的不同。但是，概念框架是构建理论的开端。模式是一组关于概念间关系的陈述，具有一定的经验和实验依据，只是，现有的依据仍不足于充分证明这种关系的正确性，在本学科中被接纳的程度比理论差，还需要在实践和实验中进行不断地验证和修正，发展成为较完善的理论。

从广度上看，概念框架和模式是对本学科研究领域中整个客观现象提出的一种解释方案，而概念框架和模式进一步发展所形成的理论只解释其中的部分现象。

四、护理理论的分类

根据理论的目标导向划分，护理理论可分为描述性理论(descriptive theory)和说明性理论(prescriptive theory)。描述性理论是理论发展的最初形式，只对某种现象进行具体的描述，阐述该现象发生的原因，叙述其发生的结果。描述性理论在护理中有助于对护理现象的观察，并给予解释和进行联系。说明性理论能对实践领域中所采取措施可能产生的结果加以预测和判断。说明性理论在护理中应能阐明可采取的干预措施，在何种条件下采取这些措施以及采取后产生的结果。

五、护理理论的评价标准

理论的评价是理论发展的重要而关键的环节。自 20 世纪 60～70 年代以来，伴随着护理理论的陆续诞生，分析、评价和发展理论的工作一直在继续，也出现了一批护理理论的评论家，如 Stevens、Chinn and Jacobs、Fawcett、Meleis 等，她们在模式、理论、理论的发展和理论的分析与评价等方面发表了自己的观点，建立了评判现有护理理论和模式的评价标准。

（一）Stevens 的护理理论评价标准

Stevens 认为对一个理论的评价需从该理论的内在结构（内在性评判）及其与外部现实世界的联系（外在性评判）两个方面进行。

1. 内在性评判

内在性评判(internal criticism)是评价一个理论中各组成部分之间的搭配是否恰当的一种方法，用于判断一个理论内部结构的好坏。内在性评判的标准包括 5 个方面：清晰性(clarity)、一致性(consistency)、适用性(adequacy、逻辑发展(logical development)、理论发展的层次(level of theory development)。

2. 外在性评判

外在性评判(external criticism)是评价一个护理理论与人类、护理和健康的现实世界之间的联系，而这个现实世界是读者所感知到的世界，不同的个体，由于其经历和所具备的知识不同，对同一客观世界的解释就会不同。因此，应用外在性评价标准对一个理论进行评价时，很大程度上取决于评价者个人的主观爱好。外在性评价标准主要包括 6 个方面：现实趋同性(reality convergence)、实用性(utility)、重要性(significance)、可辨别性(discrimination)、理论的范畴(scope of theory)、复杂性(complexity)。

（二）Julia George 的护理理论评价标准

Julia George 提出了 7 条理论的基本特征：

（1）理论应能将各种概念以某种方式相互联系起来，为观察和认识特定的现象提供一种方法。

（2）理论必须有逻辑性，是指有顺序的推理，前后的一致。理论的设想必须和理论的目标和关系一致。

（3）理论应相对简单且能推广，即简单易懂，这样才能在护理实践中广泛应用。

（4）理论可作为假设的基础而经受检验。理论中的一些概念应能用一些方法进行观察和测量。如果该理论对互相联系的一些抽象概念提供了进行衡量或观察的方法，就能设计出相应的研究方案，以检验此理论在预测各种关系方面的准确性，从而增强了此理论的意义和重要性。

（5）理论可以通过验证性研究而增加学科的知识体系。较完善的理论可有助于发展新的假说，以致建立新的理论。

（6）理论能被实践者用以指导和改进实践，这是理论最重要的一个特征。

（7）理论必须与其他已证实的理论、定律和原理相一致，但留有进一步探讨的空间。

（三）其他评价标准

其他的护理理论评论家也详细地阐述了各自不同的评价标准和方法，如 Chinn and Kramer(1983)提出了一组简明的评价标准，即清晰性(clarity)、简单性(simplicity)、普遍性(generality)、可达到性(可及性)(accessibility)和重要性(importance)。Fawcett(1993)提出的评价标准包括重要性（significance）、内在一致性(internal consistency)、简明扼要(parsimony)、可验证性(testability)、经验适用性(empirical adequacy)和实际适用性(pragmatic adequacy)。总之，评价护理理论的标准很多，护理人员可以批判性地选用不同的标准评价护理理论。但无论按照哪个标准去评价护理理论，重要的是在应用护理理论时，都应该建立在对该理论认真研究的基础上。

六、护理理论与实践和科研的关系及其作用

（一）护理理论与实践和科研的关系

理论、科研、知识和实践以一种非常复杂的方式互相联系在一起，知识应该是关于护理实践的，护理工作者在实践中获得的经验经过分析、提炼、概括和总结，形成科学假设，护理研究者又通过护理研究论证假设，获得知识的发展和积累，并塑造了我们的理论。与此相对应，理论应该指导我们的实践，并在实践中得到验证。同时，理论又能产生新的假设，刺激科研。因此，理论、科研、知识和实践的关系是循环往复的，它们互相依存，互相促进，在这种相互作用过程中四者都得到了发展。

（二）护理理论的作用

1. 提供专业知识基础

护理理论为护理人员实施护理措施提供科学的理论依据和知识基础，不仅为护理人员在实际护理工作中采取正确有效的护理措施提供了知识基础，同时也为护理人员解决护理工作中出现的新问题提供了可靠的理论依据。

2. 为护理人员的专业交流提供理论基础

护理专业理论作为框架为护理人员提供了交流的共同术语，可增进专业人员之间的交流。而这种专业内的高效交流进一步促使护理理论不断深入发展。

3. 提高护理专业的自主性

护理理论指导护理人员按照科学的原则进行实践，为护理行为提供了理论依据，提高了护理行为结果的预测性，这种有理论指导的护理行为，增强了护理实践的独立自主性。

第二节 南丁格尔的环境理论

一、南丁格尔的个人背景、理论的发展及假说

（一）南丁格尔个人背景

弗洛伦斯·南丁格尔（Florence Nightingale）被认为是世界上第一位护理理论家。虽然从严格的科学意义上来看，她的学说不属于护理理论，但通过对她护理实践的总结，提出了一些专业护理的理论性观点，为护理理论的发展奠定了良好的基础。至今，她的这些成果仍被反复强调应用于现代护理实践。

南丁格尔出生于1820年5月12日，英国人。其家庭家境富裕，是受过良好教育的维多利亚家族成员。他的父亲是一个博学的人，不仅为她聘请家庭教师，还亲自教她数学、语言、宗教和哲学。在她18岁那年，她在日记中写道："上帝与我交谈，召唤我为他服务。"

1854年，克里米亚战争爆发，当时的医院医疗条件差，伤病员的死亡率高达50%。在这种情况下，南丁格尔受政府的邀请，带领38位大体合格的妇女，前往斯库台医院。半年时间里，在极端困难的条件下，南丁格尔使伤病员的的死亡率由50%下降到2.2%，被誉为"提灯女神"。南丁格尔在该医院的工作经历使她深深体会到环境与病人和实践的关系，这对她形成其护理信念产生了很大的影响。

许多因素影响她的护理理论的发展。个人、社会和职业的价值，在她的工作发展中是一个统一体。南丁格尔认为护理时只能由妇女回应的宗教召唤。在她的那个时代，都是使用未受教育的或不合格的人来照顾病人，南丁格尔将其改革为职业护理实践系统。我们直到今天都认为它很有意义。

战后，南丁格尔把各方面所得到的资助用于开办护士学校。南丁格尔把一生都献给了护理事业。直到80岁高龄时，仍在为护理事业坚持工作。1910年8月13日，南丁格尔在睡眠中去世。然而她作为现代护理学的奠基人，对护理的发展影响很大，她关于护理照顾的许多观点至今仍在现代护理实践中普遍使用。

（二）南丁格尔的理论发展

南丁格尔对理论发展的主要贡献在于她阐明了护理与病人环境的关系，以及率先统计分析了健康与专业护理的关系。南丁格尔是一个很投入的统计专家，她使用细心收集来的信息来证明她的医院护理和组织系统是在克里米亚战争期间的有效性。南丁格尔把实践和观察作为并行的活动。南丁格尔运用归纳推理来选录健康原理，通过观察和经验来进行护理。虽然她在撰写著作时并没有刻意使用现代术语、概念及理论，然而她的观点却体现了现代护理的重点，即护理程序。

（三）南丁格尔理论的主要假说

（1）每个女人在一段时间内都将是一个护士。因为在某种程度上，护士是对某人的健康负责的人。所以她为妇女提供如何做一个护士的指南和建议。

（2）南丁格尔著作中提得最多的是病人。但是病人被认为是由护士提供帮助或由环境影响的，病人是消极的，不能影响护士和环境。

（3）健康是我们所能达到的最好的状态。疾病可以看作是一个修复的途径。南丁格尔把健康想象成通过环境因素来阻止疾病从而获得保持。她把其称为健康护理，把它和护理本身

区分开来。如果这样对病人进行护理，他就可以存活，或者可以活得更好直到去世。

（4）南丁格尔认为环境是传染的主要来源之一。良好的环境包括住房的整洁、通风、空气新鲜、温度适宜、无噪音和异味、饮食得当等。护士应该勤洗手，保持病人清洁。

二、南丁格尔理论与四个基本概念

（一）南丁格尔理论的四个基本概念

1. 人或个体

人或个体是对环境有反应的、能应对疾病的、充满活力和修复能力的个体。

2. 社会或环境

社会或环境包括能影响个体生命和发展的所有外界情况。重点是通风、温度、气味、噪音和光线等物理性因素。

3. 健康或疾病

健康或疾病主要指在趋向好转的修复过程。

4. 护理

护理是把病人置于最佳环境中，主要通过改变环境使机体的本能发挥作用。也可以说是将病人安置在有利于机体起作用的最佳状态的一种非治疗性活动。

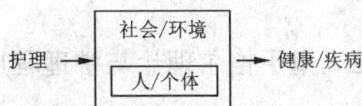

图 10－1 说明了南丁格尔的 4 个主要概念是如何联系起来并互相影响的。护理通过影响人/个体的环境而作用于健康；个体受到环境的以及影响其健康的护理的作用；社会与环境影响着护理以及个体的健康；健康是一个受护理和环境以及人的情况影响的过程。

图 10-1　南丁格尔的 4 个概念关系示意图

（二）南丁格尔的理论核心

南丁格尔环境理论的核心概念是环境，主要强调的是物理环境。她认为，护理工作本身并不具有治疗效果，而是设法使病人处在一个有利于健康的外界环境中，让病人依靠自身的力量自我恢复。由于在她那个时代挽救生命是最重要的以及她的理论主要来源于克里米亚战争期间的战地救护经验，南丁格尔将重点放在病人的外界物理环境上，而相对忽略了社会环境和病人自身的心理环境对疾病康复的作用。今天，护理作为一个专业，除了物理环境以外，还应将注意力放在病人的情感（心理）需要和社会需要上。这三方面共同影响着病人的生理本能发挥作用。

（1）物理环境：包括住房的整洁、通风、空气新鲜、温度适宜、无噪音和异味；饮水和食物卫生以及下水道通畅；床铺的高度和宽度适当等。护理人员应为病人提供舒适、安全，易于被他人照顾或自我照顾的环境。

（2）心理环境：南丁格尔注意到单调的环境可影响病人的情绪状态，应提供给病人丰富的活动以保证他们的感官受到适当的刺激。无聊是一种痛苦，医护人员应注意沟通的内容和方式，真诚地教育病人正确对待疾病。

（3）社会环境：社会环境包括个人、家庭及整个社会情况。与社会环境密切相关的是清新的空气和纯净的水、有效的下水管道、清洁和照明。这些都是住房必备的基本条件。物理环境的清洁直接影响疾病的预防和社区的死亡率。南丁格尔十分重视对社会环境的观察，尤其是收集社会环境中与疾病有关的具体资料并对其进行统计处理。图 10-2 可表现三者之间的关系：

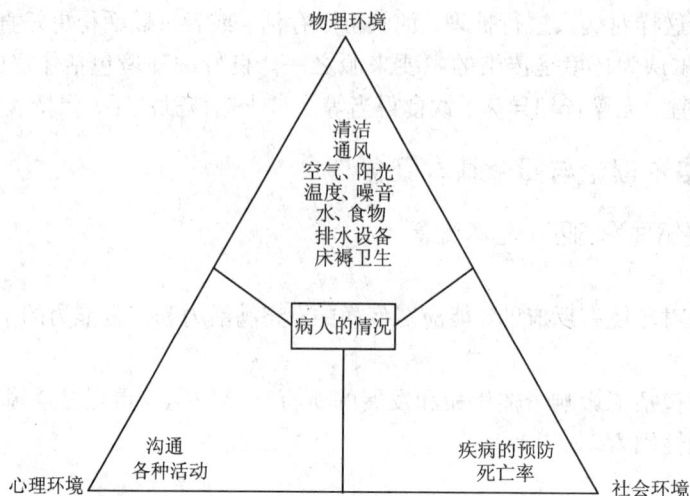

图 10 - 2　南丁格尔的环境关系示意图

三、南丁格尔理论与护理程序

尽管南丁格尔对 4 个概念的定义比较模糊，但由于其比较简单可行，因而对指导实践和研究能起很大作用。现举例说明如何运用南丁格尔理论于护理程序中。

【案例应用】　男，68 岁，左下肢骨折，能借助拐杖行走，但下楼困难。能自己进食，但食欲不佳。独居，住在三楼的阴面房间。老伴已去世，子女均有家，工作较忙，偶尔来探望。没有电视机等可供消遣。

1. 护理评估

生理方面：男，68 岁，左下肢骨折，行走有些困难，基本能自理。

心理社会方面：缺乏与人交往沟通机会，家庭支援不够。

环境方面：居室采光不足、活动范围小，对感官具有刺激性的因素过少。

所缺资料：环境的清洁、温度和噪音情况、饮食的种类等，需进一步收集。

2. 护理诊断

缺乏娱乐活动：与环境缺少刺激，过于单调有关。

有废用综合征的危险：与活动范围过小、缺乏锻炼有关。

3. 护理措施

(1) 帮助病人增加活动量，最好能每天下楼到户外活动一定时间，以接受阳光和新鲜空气。

(2) 设法提供给病人能增加刺激的条件，如书籍、听广播的耳机或为病人开辟娱乐室，提供电视机及棋类等。

(3) 与其子女沟通，做到轮流探视，使病人不感到孤独。

4. 护理评价

观察改变环境后对病人健康状况的影响。

四、南丁格尔理论的应用

南丁格尔理论的 4 个主要概念，虽然都没有阐述得很清楚，但能将各概念相互联系起来，也能对一个具体问题提供一个独特的护理方法，并且还可以预测护理的结局。也就是说，创造一个良好的环境会使人们健康起来。理论也是合乎逻辑的，环境可以影响人们健康这样一个假设与南丁格尔的目的以及对健康含义的理解是一致的。

（一）在护理实践中的应用

运用于实践中：这个理论比较简单易懂，也容易运用于实际工作，可用于多种场合，并且效果也容易测量。因而这个19世纪产生的护理理论，对于我们现代仍然适用，应该把此视为护理理论的基础。由于医疗和护理的发展，南丁格尔的许多理论基础已经被修改或者被证明有误，但是记住她的时代背景和她在那个时代的先进性。她认为护理知识领域应该包含健康教育和疾病护理，这是一个很具有革命性的概念，现在仍然用于护理实践中。他坚持护理应该有适当的教育和社会支持系统，这在今天仍然适用。

（二）在护理教育中的应用

教育系统是许多早期护士训练学校的基础来源。南丁格尔倡导护士学校与医院分开，这样学生就不会卷入到医院繁重的体力劳动中，还把它作为训练的一部分。

（三）在护理科研中的应用

南丁格尔在统计上的兴趣和她认为统计对护理的重要性继续影响护理的研究。她在收集和分析数据上很有天分。是第一个在统计中使用图形来举例的人。许多例证现在仍在统计中使用。虽然她的方法在护理中仍有影响，但是它的理论缺乏特异性、复杂性和可检测性，因此，她并没有形成护理研究。但是，她的著作继续鼓励个人及护理事业的思想的产生。

五、南丁格尔理论的评价

南丁格尔理论容易与其他理论区别，理论包括三个主要关系：病人与环境、护士与环境、护士与病人。其重点是环境是能够影响病人的。但环境是如何影响病人的？健康照顾和护理环境之间的关系如何？医院环境在治疗康复过程中的作用是什么？以及频繁地改变环境能影响病人恢复健康吗？这些问题都有待临床护理实践结合科研加以检验。随着科学的进步、社会的发展，环境的含义也有所变化，如空气污染、应激增加等是如何影响健康的？这些问题的深一步探讨，将进一步支持与提高南丁格尔理论。

第三节 佩皮劳的人际关系模式

一、佩皮劳的个人背景、理论来源及主要概念和假说

（一）佩皮劳个人背景

赫得嘉·佩皮劳（Hildegard E. Peplau）1909.9.1出生在美国 Pennsylvania（宾州）的 Reading 镇一个移民家庭。1931年毕业于美国宾州的护理证书班，随即在宾州和纽约承担护理工作；1943年在 Bonnington 学院获得人际心理学学士学位；1947年在纽约哥伦比亚大学教育学院获得精神护理硕士学位，并于1953年在该校获得课程设置教育博士学位。

佩皮劳从事过包括医院护士、随军护理、护理研究和精神护理等工作。1954－1974年间在 Rutgers 大学护理学院任教，从事精神病护理研究生课程的教学工作。自1974年退休后，仍继续活跃在护理界，她一直是 Rutgers 大学的名誉教授。佩皮劳曾为许多组织服务，包括世界卫生组织、国家精神健康研究所、美国护士学会（ANA）、国际护士协会（ICN）等，她被尊

称为"精神病护理之母"。佩皮劳于 1952 年出版了代表著作《护理中的人际间关系》（Interpersonal Relations in Nursing），在书中，她尝试着用人际关系的理论构架来分析护理行为。从此，人际间过程开始被引用到美国和国际护理教育及护理实践中。1999 年 3 月 17 日在美国逝世，享年 90 岁。

（二）佩皮劳的理论来源

佩皮劳是在行为科学和精神心理学的基础上，发展了自己的护理人际关系理论，可称之为心理模式。佩皮劳用到很多理论如精神分析理论、社交学习原则、人类动力概念、人性发展概念等，将这些理论结合在一起，进行整合、重建、延伸，在这个过程中形成了自己的理论框架。佩皮劳在护理理论发展相对较新的时期把这些理论整合入她的模式中。

佩皮劳使用的逻辑形式是一种归纳性理论建设途径。佩皮劳用的理论是由一些更大的元素组成的，形成了逻辑性和完整性的关系。

（三）佩皮劳理论的主要概念和假说

（1）心理动力护理：佩皮劳定义心理动力护理是因为她的模式从这种护理发展而来。"心理动力护理能够理解自身的行为，从而帮助其他人分辨感觉困难，把人类关系原则用于在各个水平下的经历下产生的问题。"佩皮劳通过描述人际间关系进程来发展这个概念，这是护士与病人关系的一个阶段，把它作为心理动力护理的基础。

（2）生理心理经验：佩皮劳描述了四种生理心理经验——需要、抑郁、冲突、焦虑。这些经验提供了改变一些行为方式的能量。佩皮劳使用非护理理论性概念来确定和解释这些从护士到病人的破坏性或建设性经验。理解它为目标形成和护理干预提供了基础。

（3）假设：佩皮劳定义了两种明确的假设：①当病人在接受护理照顾时，护士将会使病人产生实质性的变化。②培养人格使其发展成熟是护理的功能，是护理教育、护理运用各种原理和方法引导解决人际间关系问题的过程。还有一个隐含的假设"护理事业对护理的有效应用和护理对病人的效果负有法律上的责任。"

二、佩皮劳的人际间关系模式介绍

在《护理中的人际间关系》一书中，佩皮劳讨论了人际间过程的各个阶段及其在护理中的作用，以及用人际间过程来研究护理的方法等。根据佩皮劳的模式，护理可被看成是一种治疗性的人际互动过程，是帮助患病者和需要保健者痊愈的艺术，是有关具有共同目标的两个或更多个体间的互动关系。

在护理中，护士与患者（和亲属）之间为了达到共同的目标，即患者的健康，而开始了一种治疗性的人际间过程。在此过程中，护患双方从两个具有不同目的和兴趣的陌生人相遇开始，随着关系的进展，护患双方为了患者的健康（共同目标）互相理解，并共同努力解决一些健康问题。

在治疗性过程中，当护士和患者开始明确问题而采取一些行动时，由于他们的不同背景和独特的个性，因而不会和其他人做出同样的反应。每个个体从不同的环境、传统习俗、经验与所处的文化信仰中所学的也不同。此外，具有一定教育背景的护士，由于她们能理解成长发展的理论、应激与适应的概念，对在人际间过程中的专业角色就有较深刻的体会。

三、佩皮劳的护患关系中护士角色

护士和患者共同工作的结果是双方在此过程中，知识更加丰富，互相尊重，相互作用，最后两者都因此而得到学习或成长。护士在互动过程中扮演着不同的角色，这些角色在广义上主要包括：

（1）教育者(teacher)：根据需要或兴趣给予知识的人。她将教师角色分成两类，一类是指导性角色，包括提供大量的信息和解释教育计划；另一类是经验性角色，即应用学习者的经验进一步发展学习材料。

（2）资源提供者(resource person)：提供有助于理解问题或情况所需信息的人，特别是健康信息。护士给病人介绍治疗和护理计划，决定能促进学习的正确反应型态。

（3）顾问(counselor)：能通过应用某种技能或态度，在一些人的幸福而有意义的生活受到他人干扰时，帮助他们认识、面对、接受并解决这些问题的人。

（4）领导者(leader)：即通过互动对一个团体的目标进行启动和维护的人。

（5）技术专家(technical expert)：应用临床技术提供身体照顾，并在照顾中具备使用设备能力的人。

（6）代理人(surrogate)：能代替他人的人。

四、佩皮劳的护患关系分期

佩皮劳将人际关系分为四个连续阶段：认识期、确认期、进展期和解决期。

（一）认识期(orientation phase)

此期是护患互相认识的开始阶段，护士和患者初次见面时是两个陌生人。患者和/或其家属"感觉到需求"(felt need)而寻求专业性的帮助。护士一方面协助患者认识和理解其问题所在，另一方面协助患者明确其需求是需要帮助的。例如，一个中年女病人只是因为她总是感到"乳房有触痛，害怕是乳腺癌"而到门诊求治，此时护士需要帮助患者及家属认识所发生的问题。

护士与患者及其亲属在分析情境时的共同合作是极其重要的，这有助于护患双方一起认识、澄清并明确存在的问题。护士可以帮助患者认识到造成各种问题的原因，以及患者对问题的认识；护士可以通过仔细地倾听、观察，了解患者的身体、情绪和行为反应；通过交谈和讨论，使患者明确引起问题的原因。就以上例来说，护士了解到患者的母亲近期死于乳腺癌，而她自己看一些书籍时发现乳腺癌有遗传倾向。当护士仔细倾听时，就注意到病人感到害怕的原因。通过讨论，护士帮助病人知晓了原因，就这样护患之间就明确了问题。患者及其亲属也都同意和护士讨论有关的事情。由于对问题的共同澄清与明确，患者就能集中力量从害怕转向较积极地对待存在的问题。在患者及其属与护士交谈时，需共同决定应寻求何种专业性帮助。在此阶段，护士主要承担的角色是代理人、顾问和资源提供者。

（二）确认期(identification phase)

在此阶段患者选择性地对能满足其需要的人做出反应。每个患者在此阶段的反应是不同的。患者及家属对护士的反应大致有三个层次：①被动地完全依赖护士；②与护士分担和相互依赖；③自作主张，不依赖护士。

在此阶段中，护士与患者之间的理解和期望比前一个阶段更为复杂。患者此时会对帮助者选择性地做出反应，这就需要一个更牢固的治疗性人际关系。例如：一个做过乳腺手术的患者，可能向护士提出她对上臂锻炼是手术后的一种重要恢复方法不能理解。同时护士观察到患者患侧上肢是肿胀的，患者承认她没做上臂锻炼，理由是一个朋友告诉她手术后做这种动作会延缓伤口愈合。为了促使患者理解和重新开始锻炼，护士可找一些专业人员，如理疗师、其他护士和医生来澄清患者的误解。

通过确认期的工作，患者开始有一种归属感，而且觉得有处理问题的能力了，这就减少了他们的无助和失望感，并随即产生一种能产生内在力量的乐观态度。在确认期，护士的角色主要是代理人、顾问、领导者和资源提供者。

（三）进展期（exploitation phase）

此期的患者可得到所有可能的、符合患者利益和需要的服务，患者开始感到自己就是这种帮助性服务的一个部分，能感受到从提供的服务中获取的帮助有助于对疾患的控制。以那位患侧上臂肿胀的妇女为例，在此阶段，患者开始注意关于上臂锻炼的信息，开始阅读有关宣教材料，并与护士讨论，询问如何接受理疗和有关进一步锻炼的事情。

在此阶段的患者已开始建立自己促进健康的目标，并努力去达到他们所设想的健康生活状态。但是，往往多数患者在健康欠佳，但尚能独立行使功能时，对于是否依赖他人可能会犹豫不决。为照顾这些在独立与依赖之间犹豫的患者，护士应提供一种不带威胁的氛围，鼓励患者认清自己的弱点，使用自己的力量而不是依附于别人和接受他们的帮助。在进展期，护士的专业角色主要是代理人、顾问、领导者、资源提供者、教师和技术专家。

（四）解决期（resolution phase）

在此阶段，患者的需要获得满足，并向新的目标前进。在前几个阶段，患者有依存护士的表现，这一阶段则不同，护士与患者现在需要结束他们之间的治疗性关系。此阶段是其他阶段成功结束的必然发展。成功的解决期，患者应能与护士平静地分离，并显示出一种更为健康的生理和心理状态。护士也必须与能够与患者解除关系，恢复自身独立性。此期如果未能圆满完成，都会增加护士和患者的紧张和焦虑。此阶段，护士的角色主要是资源提供者、顾问和技术专家。

经过以上几个阶段护患双方都成为更为成熟的独立个体，当然上述 4 个时期并不是截然分开的，而是各期之间有重叠。影响护患关系的因素还有很多，我们可以通过图 10-3 所示，了解到更多的影响因素。由于佩皮劳模式的四个时期是连续的、按顺序进行的，其目的是为病人解决问题，满足病人的需要，因而与护理程序有许多共同之处，故不作重复。

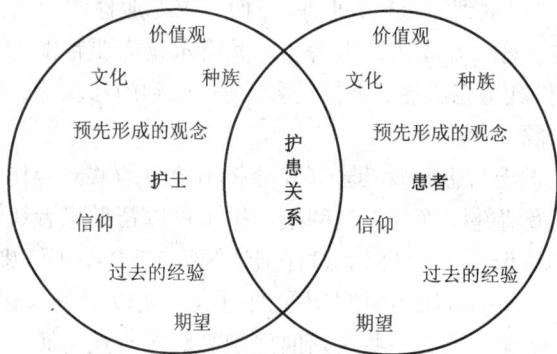

图 10-3　影响护患关系调和的因素

五、佩皮劳模式与四个基本概念

（一）人

是生活在不稳定平衡中的一个有机体，即其生理、心理、社会都处于变动状态，所以人又是以自己的方式努力减少因各种需要而产生的压力的有机体。

（二）健康

是人格和人类发展过程中向有创造性的、建设性的、有价值的人生前进时的各种其他活动，因而健康要求各种生理和人格的需要得到满足，这样人才能充分发挥其潜力。

（三）环境

是指与人起相互作用的重要组成部分，如文化背景、家庭、工作环境等。这个狭隘的理解是佩皮劳模式的主要局限。

（四）护理

被定义为"在病人或需要健康服务的个体，与能认识这些需要并能作出反应的、受过特殊教育的护士之间的人际关系。"护理是一种重要的、有治疗意义的人际问过程。护士在这种人际问过程中帮助病人，这个过程中的一些主要概念有护士、病人、治疗性关系、目标、人类需要、焦虑、紧张和挫折等。

六、佩皮劳人际关系模式的应用

佩皮劳的人际关系模式自 20 世纪 50 年代面世以来，在护理实践、教育和科研等领域均得到了较好的运用，尤其是 60 年代以来，发展迅速。

（一）在护理实践中的应用

佩皮劳的观点最早主要应用于心理治疗的护理中。虽然在早期，佩皮劳的某些观点不能被接受（如护士可以从病人和学生中进行经验性学习的概念），但是后来佩皮劳应用 Sullivan 人际关系模式和 Ludwig von Bertalanffy 的一般系统理论的观点对自己的理论进行了进一步的解释，同时引用 Freud 人际间和个人内部的理论作为她理论模式的基础，进一步发展了她的模式的概念。如今，佩皮劳的模式已被临床人员广泛使用。

（二）在护理教育中的应用

佩皮劳的著作《护理中的人际关系》本身就是针对护理研究生和护士学生而作的，早期文献对其模式的评价较少。到 1963 年在一些精神病护理的期刊上才开始发现一些文章引用其模式，精神病护理专家也根据她的模式写了许多教材。Smoyak 和 Rouslin 描述说，没有一个精神病护理的教材会忽略佩皮劳的工作。佩皮劳的影响在 20 世纪 50～60 年代的大量的著作中可以反映出来。

（三）在护理科研中的应用

佩皮劳的模式从 20 世纪 60 年代以后才开始被用于护理科研。早期该模式在护理研究中主要用于描述运用护患关系中的各种概念解决患者的焦虑、应激等，后来用于在心理治疗中解释和指导学生的经验学习。目前根据佩皮劳的模式已经形成一些科研工具，用来测量人际间关系。如人际关系表格、社会互动量表、治疗性行为量表等。

七、佩皮劳人际关系模式的评价

按照理论的特征分析，佩皮劳的模式对各个概念的定义还是很清楚的，并且能将各概念用一种方式相互联系起来，对护患间的互动和健康交流提出了一个不同的观点。佩皮劳模式的 4 个分期也提供了一个符合逻辑的、系统地观察护理情景的方法，这种方法相对简单并且易于推广，可以被用来指导和改进实践，具有很好的实用性，特别对护理有心理问题的人将更有效。Pepau 模式采用了一些其他理论和概念并且与这些理论是一致的。该模式的基本假说是护患互动，这是能够被使用者接受的，并且该模式能够将护理专业和服务与其他卫生专业和照顾行为进行很好的区分。

佩皮劳的人际关系模式的核心是特定的护患关系，这是当今护理中不可缺少的部分，也是我国护理中的薄弱环节。这个过程包括认识期、确认期、进展期和解决期四个连续阶段。

这些阶段相互重叠、相互联系，所持续时间可以不同。人际关系模式的假说是互动，它为临床实践、理论与研究各领域的护理作出了贡献，增加了现代护理的知识基础。但是，运用佩皮劳模式的一个局限性就是对无意识或自弃病人的护理。另外，她只是对心理方面进行广泛的研究，对护理涉及的生理方面问题较少提及。

第四节　奥瑞姆的自护理论

一、奥瑞姆的个人背景、理论来源及主要概念和假说

（一）奥瑞姆个人背景

多萝西娅·伊丽莎白奥瑞姆（Dorothea . Elizabeth Orem）是美国著名的护理理论家。1914年出生于美国马里兰州的一个建筑工人家庭。1930年毕业于华盛顿 Provience 医院的护士学校，获大专学历。1939年和1945年分别获得美国天主教大学护理学学士和护理教育硕士学位，1976年获乔治城大学荣誉博士学位，并获得天主教大学护理理论阿洛明成就奖，1984年退休。奥瑞姆曾担任临床护士、护士长、实习带教老师、护理部主任、护理教育咨询专家、护理研究者等，在临床护理、护理教育和管理方面有着丰富的经验，在整个护理界是一位很杰出的人物，其理论影响深远。

1971年出版《护理：实践的概念》（Nursing：Concepts of Practice）专著的第一版，提出自护模式。在1985年的第三版书中，将自护模式进一步发展为自护理论、自护不足理论和护理系统理论；在1991年的第四版中，重点阐明自护不足理论的应用；在1995年的第五版中，从个体、家庭、社区和社会群体等方面综合阐明自护模式在临床护理、护理管理、护理教育和护理科研等领域的应用。直到2001年出版了第六版，进一步强调了人际间的护理 和增加了对心理健康的重视。

（二）理论的来源

奥瑞姆认为在她的理论发展中没有特别的护理先驱对她的护理事业产生影响。她的理论受其个人专业经历的影响很大，她说多年来与护士联系，为她提供了许多学习经历，她认为自己做的是与其他同事合作的有价值的工作。尽管没有受到任何个人的主要影响，她还是引用了许多其他护理工作者的作品，但是并不局限于某人，如 Abdellah、Henderson、Johnson、King、Levine 等。奥瑞姆的自护理论是根据其丰富的个人护理经验以及结合哲学、心理学、物理学、社会学、逻辑学等综合学科的多角度、多层面的思考而形成的。

（三）理论的主要概念

（1）自护（self-care）：这一概念是整个自护理论的基础。自护即自我护理，是个体为了维持自身的结构完整和功能正常，维持生长发育的的需要，所采取的一系列自发性调节行为和自我照顾活动。

（2）自护需要（self-care requisites）：个体为维护健康、延长生命所采用的学习和连续性的调节行为。是进行自护的原因和目的。奥瑞姆将人的自护需要分为三类：一般性的自护需要、发展性的自护需要和健康不佳时的自护需要。

（3）治疗性自护需要（therapeutic self-care demand）：在一定时间内执行的、通过有效的方法或一系列相关行动来满足已知的自护需求的自护行动的总和，简单地说是在某一阶段个体自护需要的总和。既包括以上三种自护需要。

（4）自护能力（self-care agency）：是指人进行自护活动或自我照顾的能力。人的自护力量可以在生活中得到不断发展。

（5）护理能力（nursing agency）：是受过专业教育或培训的护理人员为满足病人治疗性护理需求，恢复和发展他人的自护能力所需的护理活动能力。

（6）护理系统（nursing system）：是指为满足个案的治疗性护理需求、或调节个案自我护理能力而采取的一系列活动。奥瑞姆将护理系统分为三类：全补偿护理系统（wholly compen-satory nursing system）、部分补偿护理系统（partly compensatory nursing system）、支持—教育系统（supportive-educative system）。

（四）理论的基本假说

（1）人类必须对自己及其环境进行持续的、有意识的输入，以维持人类生存和自然的人际交往。

（2）人的能力体现在自己照顾自己，和别人需要照顾时提供恰当的帮助。

（3）人都会经历自护活动受限，或生活的承受力和功能调节力的缺乏，当人的自我照顾能力不能满足自护需要时，产生了自护不足，需要他人照顾。

（4）人可以发现、发展和传递满足不同需要的途径，在为自己寻求照顾的同时也照顾他人，挖掘和发展自护能力。

（5）具有一定关系的人群有责任和义务为群体中那些自理能力不足的人提供帮助。

二、奥瑞姆的理论框架

奥瑞姆在其理论中着重阐述了什么是自理？何时需要护理？如何提供护理？三方面的问题。奥瑞姆认为当个体缺乏持续保持自理的能力时，就需要护理。所谓自理是个体为了使自身保持生命、维护健康，能够从疾病或损伤中恢复，以及适应疾病与损伤等造成的影响所采取的行动。而对于儿童、老人等依赖他人照顾的个体，则是当其父母、监护人或照顾者缺乏上述能力时，才需要护理。

奥瑞姆的理论由三部分相互关联的理论构成，即自护理论、自护缺陷理论、护理系统理论。

（一）自护理论（self-care theory）

自理是人类的本能，是人所具有的参与自我照顾、完成自理行动的能力。这种能力根据年龄、发展水平、生活经历、社会文化背景、健康状况以及可得到的条件而有所不同。自理需要包括以下几个方面：

（1）一般性的自护需要（universal self-care requisites）：是人类为了生存及繁衍的共同需要，其目的是为了维持自身结构完整和功能正常的状态。与之相近的一个词是日常生活活动。例如饮食、睡眠、排泄、社交活动等。

（2）发展性的自护需要（developmental self-care requisites）：是指一般成长发展过程中的特殊需要，或在成长发展过程中遇到不利情况时出现的需要。成长发展的自护需要

与人的成长过程、发展状况、各人生阶段的生活事件有关。

（3）健康不佳时的自护需要（health deviation self-care requisites）：是指个体在疾病或受伤时出现的需要。如一个人被诊断为糖尿病时，就有控制饮食、监测血糖等特别的自护需要。

（二）自护缺陷理论（theory of self-care deficit）

自护缺陷理论是奥瑞姆护理理论的核心，在这一理论中说明了什么时候需要护士为病人

提供照顾。本理论主要涉及三个概念：自护能力、治疗性自护需要、自护缺陷。

自护缺陷（self-care deficit）：当自护能力或依赖性照护能力不足以满足自护需要，或目前尚能满足自护需要，但预计该力量将下降和（或）自护需要将增加时即存在或将出现自护缺陷，此时需要护理。简单地说，当一个人的治疗性自护需要大于其自护能力时，就出现了自护缺陷，也就需要护理了。

奥瑞姆认为有五种帮助方法以弥补自理缺陷：代替做；指导和监督；提供心理和生理支持；提供并保持支持个人发展的环境；教育。护士在护理病人的过程中可能用其中一种或多种方法。

（三）护理系统理论（theory of nursing system）

护理系统是护士根据病人的自护需要和自护能力而设定的。自护缺陷理论说明了何时需要护理，本理论说明了如何通过护理系统帮助个体满足其治疗性自护需要。

奥瑞姆将护理系统分为三类，并在不同的护理系统中界定了：护士在健康照顾中的职责范围；护士和病人的角色；护士与病人之间的关系；在调节病人的自护能力、满足病人的治疗性自护需要过程中，护士与病人应采取的行动的类型和表现型态（图 10-4）。

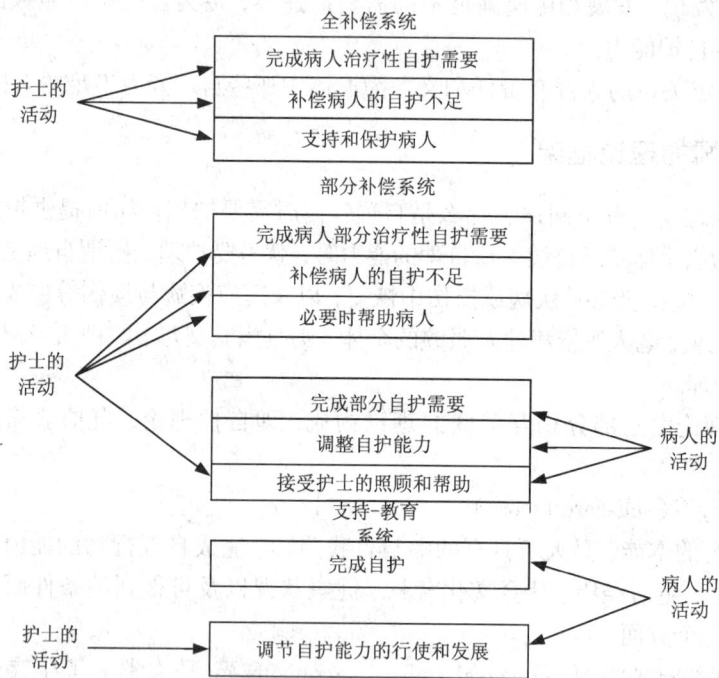

图 10-4 基本护理系统示意图

（1）全补偿护理系统（wholly compensatory nursing system）：即病人处于不能参与需要自理的活动，不能自主操作或医嘱不允许活动的情况下，需要护理给予全面的帮助。

据程度不同分为：①病人在精神上和体力上均没有能力进行自理，不能参与任何形式的主动行动。如全麻未苏醒的病人；②病人神志清楚，知道自己的自护需要，但体力上不能完成。如高位截瘫病人；③虽然具备完成自护需要的体力，但因存在精神障碍无法对自己的自护需要作出判断和决定，在持续的帮助和监护下可以进行一些自护活动。如阿尔茨海默病（老年痴呆症）病人。

（2）部分补偿护理系统（partly compensatory nursing system）：病人有能力满足自己一部分自护需要，但另一部分依靠护士来满足。护士和病人共同作用满足自护需要，护士和病人两者都可承担自护的主要角色。

病人不能独立完成自护的原因有：病人的病情或治疗限制了病人的活动；缺乏所需的知识和技术来完成某些活动；病人心理上没有做好进行或学习某些行为的准备。

（3）支持－教育系统（supportive-educative system）：病人能够完成自护活动，但在完成这些自护活动的同时还需要学习，没有他人帮助就不能完成，此系统又称为支持—发展系统（supportive-developmental system）。在此过程中，病人能完成所有的自护活动，但需要在协助下做出决策、控制行为和学习相关知识和技能。护士的角色是促进、提高病人的自护能力，促使病人成为自理者。如即将出院的术后病人。

对于上述三种护理系统，可以根据病人的具体情况采用不同的系统；对于同一病人，可能在不同的阶段使用不同的系统进行护理，如对于外科择期手术病人，术前可以采用支持－教育系统，术前准备期间可能转为部分补偿系统，术中及术后早期为全补偿系统，然后随术后恢复情况转为部分补偿系统，出院前及出院时则又为支持－教育系统。

三、奥瑞姆理论与四个基本概念

（一）人（human being）

奥瑞姆认为人是整体的，其功能包括生理的、心理的、人际间的和社会的，因此，自护活动也会涉及这几个方面。

奥瑞姆认为个体有学习和发展的潜力，作为个体要掌握的自理需求必须依靠后天学习。由于生理状况、文化背景、经济条件及社会地位的不同，人与人之间千差万别。有效的护理可以促进个体在生理、心理、人际关系和社会地位等方面的成熟和表现。

（二）健康（health）

奥瑞姆支持 WHO 的关于健康的定义，即健康不只是没有疾病和衰弱，而是身体、心理和社会方面的完好状态；并指出健康是多方面的，包括身体、心理、人际关系和社会方面的健康，这几方面不可分割。奥瑞姆还指出健康应以预防保健为基础。对于一个健康的个体，有效地满足其一般的自理需要及发展的自理需要，就能达到初级预防（促进和维持健康）；满足健康不佳时的自理需要则有助于二级预防（早期发现疾病及治疗）及三级预防（预防并发症或残障）。患病时有效地满足其一般的自理需要及发展的自理需要，对于保持人体结构和功能，促进发展也是必需的，并有助于疾病的康复。

（三）环境（environment）

奥瑞姆认为环境是人以外的所有因素，也是人体外在的必然存在的影响因素。人生活在社会中都希望能自我管理，并对自己的健康负责。大多数社会对那些不能满足自理需要的人是接受的，并在他困难时会根据他的现有能力进行帮助，可见，自我帮助和帮助他人都被认为是有价值的、有意义的。护理是基于上述两种价值观的一种特殊的服务形式。社会提倡自我护理，而护理也是合乎社会需要的，并且是十分必需的活动。

（四）护理（nuring）

护理是克服和预防自护缺陷发展的活动，或为不能满足自护需要的个体提供帮助。护理活动是以自护活动这一概念为基础的，随着个体健康状况的恢复或当个体已学会如何进行自理时，个体对护理的需要也就逐渐减少或消失。

奥瑞姆还对与护理概念相关的几个因素进行说明，如：护理的艺术和谨慎、护理是一种服务、与护理相关的角色理论、护理的技术等。

四、奥瑞姆理论与护理程序

奥瑞姆认为护理实践是由一系列有目的的行为所构成的，这一系列的行动就是护理程序，她将护理程序分为三个步骤（表10－1）。

表10－1　奥瑞姆的护理程序与一般护理程序的比较

护理程序	奥瑞姆的护理程序
1. 评估	第一步：诊断和处置：确定为何需要护理
2. 诊断	分析和解释——对有关照顾作出判断
3. 计划（有科学依据）	第二步：设计护理系统、做出提供照顾的计划
4. 实施	第三步：护理系统的产生和管理
5. 评价	

第一步：诊断和处置　确定病人为何需要护理？即评估病人的治疗性自护需要以及病人进行自护的能力。包括2个部分：

（1）收集资料：该病人的健康状况如何？医生对病人健康的意见是什么？病人对自身健康的认识如何？病人的自护需要是什么？病人进行自护的能力如何？

（2）分析和解释：经过分析列出护理诊断。按照奥瑞姆的框架，护理诊断的陈述应包括反应和原因。如：躯体移动障碍，不能独立行走：与右下肢骨折有关。本部分相当于护理程序的评估、诊断两步骤。

第二步：设计护理系统，制定护理计划　当病人的治疗性自护需要和其自护缺陷确定之后，应首先选择适合病人的护理系统，在全补偿系统、部分补偿系统、支持教育系统中适合病人的一个护理系统；然后组织好病人的治疗性自护需要，最后制定提供照顾的方案，包括具体的护理方法、措施以及实施方案的时间安排、先后顺序等。本步骤相当于护理程序的计划部分。

第三步：护理系统的产生和管理　包括按照所设计的计划和方案实施护理，并在执行过程中，不断观察病人的反应，评价护理措施的效果，再根据病人的自护需要和自护能力的变化调整所选择的护理系统，修改护理方案。因此，本步骤相当于护理程序的实施和评价部分。

五、奥瑞姆理论的应用

（一）在护理实践中的应用

20世纪50～60年代奥瑞姆提出其概念框架以来，其理论得到不断的发展，并日臻成熟，得到护理界认可，现被认为是护理学科中重要的理论之一，在护理实践中得以广泛应用，并且还被其他学科（如社会学、行为学、康复医学等）所引用。

（二）在护理教育中的应用

奥瑞姆的自护理论在护理教育中已成为课程设置的主导思想。据国际奥瑞姆协会统计，现全球至少45个护理学院将奥瑞姆的自护理论作为课程设置的理论框架，要求学生结合理论进行护理评估和计划、健康教育和日常的护理活动。而且在密苏里大学哥伦比亚护理学院还在每年的秋季和冬季学期为护生召开奥瑞姆护理理论讨论会，同时还组织有关该理论的一些国家级或国际级的护理年会。

（三）在护理科研中的应用

有关应用奥瑞姆理论的文献也很多，奥瑞姆的自护模式已被广泛地应用于护理科研，研究者根据此模式设计研究工具，界定理论的各个概念及其关系。常用的研究工具有：Denyes的自护能力测量工具和 Denyes 的自护实践测量工具，Kearney 和 Fliesher 的运动自护测量工具，Hanson 和 Bickel 的自护感知测量工具。

随着 20 世纪 80 年代我国学者引入奥瑞姆理论以来，国内应用奥瑞姆理论的研究越来越多，可以看出奥瑞姆的理论被用于各种临床实践场所，护理各种各样的服务对象。

六、奥瑞姆理论的评价

（1）理论具有创新性：奥瑞姆理论的结构比较完善而有新意。作为理论应能将各种概念按一定方式相互联系起来，以创造一个观察特定现象的不同方法。奥瑞姆以自护为核心，将其理论分成三个相互关联的理论描述，为护理实践这一特殊现象提出了新的独特的观点，尤其是对于护理的艺术和谨慎、护理是一种服务、护理的角色问题、护理的技术做了较为全面和深入的阐述。

（2）理论具有逻辑性：奥瑞姆在其理论中描述了六个主要概念，并用这六个概念说明其理论的三个分理论，概念框架简单明了，她对人、社会、护理、健康的认识在其理论的阐述中也相互映证，富有逻辑性。目前许多测试其理论的护理研究结果也验证了其理论的逻辑性。

（3）理论清晰度高：理论中描述的概念、定义、概念之间的关系等总体上清晰度高，且大多数词汇比较浅显，易被护理人员理解和接受。

（4）理论的一致性：奥瑞姆的理论与已被验证的理论、法律和原则是相一致的。如自护需要是以基本需要理论为基础的，理论中有关护理的角色理论与角色学说也是相符合的。

（5）理论的局限性：奥瑞姆的理论还有一些有待进一步完善之处，例如：尽管奥瑞姆认为健康是动态的、不断变化的，但其护理系统的概念暗示着三个静止的健康状态；理论的描述更着重于躯体方面的需求，而对心理、情感方面的需求关注不够；对一些概念的界定尚需进一步澄清，如治疗性自护需要与自护需要，此外，自护被用于多种组合含义，如自护能力、自护需要、自护缺陷等，在其理论中不断地被多次应用，易导致混乱。

总之，奥瑞姆为观察护理现象提供了一个独特的方法，奥瑞姆的自护模式的应用体现了护士在治疗、预防和保健中的作用，提高了护士在恢复、维持和促进健康中的地位，强调了护士的业务水平，丰富了护士的职业内涵，为护理学提供了理论基础，对护理理论的发展做出了卓越的贡献。

第五节 Johnson 的行为系统模式

一、Johnson 的个人背景、理论来源及假说

（一）Johnson 个人背景

Dorothy E. Johnson 于 1919 年 8 月 21 日出生于美国的佐治亚州。她在 1942 年于田纳西州纳什维尔市的范德比尔特大学获得护理学士学位。此后她曾在查塔姆－沙文纳市健康委员会担任护士，之后就读于哈佛大学，于 1948 年获得哈佛大学公共卫生专业的硕士学位。她的

工作经历主要为教师。Johnson 理论的萌芽体现在 1959 年发表的文章《护理的哲学》以及 1961 年发表的《护理照护的意义》中。1965 年至 1967 年她担任了加州护理学会委员会的主席。1968 年，Johnson 第一次提出她的护理照顾模式是培育"病人有效的行为功能以预防疾病"。她将病人视为一个具有众多次系统的行为系统。到 1980 年才正式提出她的护理行为系统模式(behavioral system model)，从而使其在护理理论界独树一帜。

（二）Johnson 理论来源

Johnson 的行为系统理论来自南丁格尔的理念——护理的目标是帮助个体阻止疾病或从疾病中恢复。护理的科学与艺术应该重点在把病人看作个体而不是具体的疾病实体。Johnson 认为护理通过提供有效的行为在病人的病前、病中、病后起作用。

Johnson 运用精神病学、社会学、人种学的行为科学家的思想来发展她的理论。Johnson 认为她的模式与 Selye 的应激概念是不同的。

（三）Johnson 行为系统模式的基本假说

Johnson 分别于 1978 年和 1980 年就行为系统的性质和运转提出了以下 12 点假说：

（1）系统是一个整体，并作为整体发挥着作用。

（2）系统的各个组成部分是有条理的、互相作用的、互相依赖的和互相结合在一起的。

（3）系统倾向于达到一种内在的和外在的力的平衡。

（4）通过对自然力的或多或少的自动调整和适应，人不断地力求维持行为系统的平衡和稳定。

（5）人积极地寻求新的经历，这些新的经历可能会干扰平衡及需要对行为系统做出或多或少的改变，以重新建立平衡。

（6）因行为系统平衡和稳定造成的人的行为显见的规律性和坚定性，对个人及社会生活起着非常重要的作用。

（7）当行为的规律性被打乱时，人的完整性就会受到威胁，同时依赖于这种规律性的机体的正常功能就不能充分地发挥。

（8）系统的平衡性表明，以某种方式成功地实现了某种程度的调整和适应，尽管有些观察到的行为可能按文化习惯或生物常规为不可接受的或不健康的。

（9）有生命力的系统能在不同的效率水平上运转，但一个系统要运转，必须在内部及与环境的相互作用关系中保持一定程度的平衡和稳定。

（10）行为系统有充分的应变力来应付常见侵害力的影响，也有足够耐力来调整通常的而不是急剧的不稳定。

（11）大多数个体在其一生中，都会经历一些心理或社会的危机或机体上的疾病，这些情况都会影响到行为系统的平衡并需要来自系统外部的帮助。

（12）护理就是或应该作为一种力量，在人的系统平衡受到干扰时或为预防出现干扰提供帮助。

二、行为系统模式的概述

（一）Johnson 行为系统的结构和功能

1. 行为

Johnson 接受由行为和生物科学家的行为定义：当机体的结构与进程对刺激的改变一起协调相连并对其产生反应时，就产生了行为。她把重点放在已经显示有主要适应意义的现实或隐含的行为。

2. 系统

一个系统是一个整体，由于它的各个部分的相互依赖作为一个整体发挥作用。她接受Chinn 的论述：各部分与各组成元素之间通过组织、相互作用、相互依赖形成整体。另外，人努力在这些部分之间通过适应和调节发挥力量来保持平衡。系统的平衡反映了调节和适应在某些方面取得的一定程度的成功。

3. 行为系统

一个行为系统包含具有一定型态的、有目的的和重复的行为方式，行为方式形成了一个有组织的整体的功能单位，决定和限制了人和环境的相互影响，确立了人与环境内物体、事件、和条件的关系。

4. 次系统

行为系统要完成许多任务，系统发展出具有特定功能的次系统。一个次系统在与其他次系统或环境的关系没有被打乱的条件下，是一个有特定的目标和功能的小系统。一个行为系统是由功能各异的 7 个次系统组成的，这 7 个次系统是互相关联的，一个次系统的变化会影响所有的次系统。这 7 个次系统是：

(1) 依恋或从属(attaching or affiliative)：是个体发展中的第一个反应系统，是最关键的，它形成所有社会组织的基础。例如，婴儿对抚养者的依恋是很重要的；进入儿童期或成人期后，除对抚养者的依恋外，还增加对其他人的依恋，因为这些人可以为其提供安全感。

(2) 依赖(dependency)：不同于依恋。依赖行为是环境中其他个体参与抚育的"援助性"行为。依赖行为的结果为赞同、注意、理解和具体帮助。从发展的角度讲，依赖行为应逐渐从完全依赖他人过渡到更多地依赖自身，在社会群体中生活时，一定程度的独立是必须的。

(3) 摄取(ingestive)：是围绕进食的一些行为，与生理系统、心理系统和社会系统都有关。Johnson 认为，与进食有关的行为在某些文化背景下能否被社会所接受，比个体对食物的生理需要更有意义。

(4) 排泄(elimination)：与从体内排除废物的行为有关。人的排泄在时间和地点上也有能否被社会接受的问题。

(5) 性(sex)：此次系统由与生育有关的行为所组成，具有生育和满足的双重功能。不仅仅包含求爱、结婚等，这个反应系统从性别角色确认开始发展。

(6) 进取(aggressive)：此次系统与防卫和自我保护行为有关。当生命或所属领域受到威胁时，个人能产生防御反应，但不包括蓄意伤害他人的行为。

(7) 成就(achivements)：是指促使对环境进行控制的行为。它的功能是控制或掌握自我或环境的某一方面以达到优秀的标准。Johnson 认为成就性行为的领域可包括智力的、体力的、创新性的、机械性的以及社会技能等方面。

5. 均衡

均衡在护士的具体实践中是一个关键概念。是稳定化的但是短暂的，存在于个体与自身和环境协调的状态中。与健康不同义，因为它可能即不在健康也不在疾病状态。

6. 紧张

紧张是均衡被打乱的结果。紧张在适应性改变上可以是建设性的，在能量无效使用时是破坏性的，导致适应和潜在的结构破坏。紧张表明均衡被打乱。

7. 应激源

内在或外在的产生紧张，导致一定程度的不稳定性的刺激称为应激。刺激在条件存在的时候是积极的，在需要或计划中的事物被破坏时是消极的。刺激可能影响一个或更多的与我们有联系的开放系统。

Johnson 认为行为系统可分 7 个次系统，每个次系统都可以从其结构要素(structure)和功能性必备条件(functional requirements)方面来进行描述和分析。

（二）Johnson 行为系统的结构要素

每个次系统均由 4 个结构要素构成：

（1）动力和目标(drive and goal)：是指行为系统采取某一行为的动机。对所有个体来说，每个次系统的最终目标都是相同的，但为达到目标所用的方法可因文化和其他个体差异而不同。

（2）定向(set)：是指每个个体通常是按照几个固定的行为方式，根据所要达到的目标和方向去活动。这种行为的预定性被 Johnson 称为"定向"。它是通过生理的成熟、经验和学习得以发展并由众多的生理的、生物的、心理的以及社会的因素所决定。

（3）选择(choices)：每个次系统都有一定的行为范围可供选择，Johnson 假设适应性较强的个体可选择的行为范围就会较广，随着生活经历的增多，个体可选择的行为就越多。但是当个体对其所得感到满足时，他获得新行为的机会就会下降。

（4）可观察行为(observable and behaviors)：是行为次系统所产生的结果，即人的可被观察到的行为，这些行为可使他人(护士)了解到个体为达到有关目标时所采取的行为，并可在帮助他达到目标时，对行为效果和效率进行评价。

（三）Johnson 行为系统功能的必备条件

每个次系统在发挥功能时必须具备以下 3 个条件：

（1）保护的需要：每个次系统都应受到保护，避免一些不能应付的恶性刺激。

（2）营养的需要：每个次系统必须接受来自环境的适当输入以得到培育。

（3）刺激的需要：每个次系统必须经常接受刺激，以加速成长和预防迟滞。

三、行为系统模式与四个基本概念

（一）人

Johnson 认为人有两个主要的系统，即生物系统和行为系统。生物系统是医生行使角色功能的重点，而行为系统是护士行使角色功能的重点，两个系统之间相互影响。

（二）环境

环境包括内环境和外环境，包括存在于人周围的物体、事件及情景以及影响人的各种力，人们需要对这些力进行调整和适应。Johnson 还提出疾病和其他内外部环境的突然改变是系统失去功能的主要因素。但 Johnson 并未给内外环境下具体的定义。

（三）健康

健康是行为系统中各个次系统的平衡，是生理、心理和社会方面对内在和外部的刺激的适应性反应，以维持稳定和舒适。疾病是次系统之间相互作用的不平衡，或与次系统本身的结构上或功能上的不平衡有关。这些不平衡的原因有：①次系统或各部分没有完全发展或发展异常；②内部的调节或控制机制遭到破坏；③环境的恶劣影响；④对系统的刺激不适当。个体的目的是有效地并高效地保护全部行为系统，并在功能失调、平衡受到破坏时，有足够的能力恢复原有的平衡。

（四）护理

Johnson 认为，护理是和其他卫生保健专业互补的一种服务，同时拥有自己独特的对人类健康的贡献。她对护理的定义是：是当患者的生理或社会健康遭受威胁或发现疾病是，采取行动来保持其行为系统的最佳组织性和完整性的外部调整力量。护理的具体目标是协助患者达到以下目的：①其行为能与社会的要求相称；②有能力用各种方法改变其行为，以支持生理上的迫切需要；③在患病时，能从医生的知识和技能中最大限度地受益；④其行为不会导致不必要的损伤或引起后遗症。

四、行为系统模式与护理程序

Johnson 没有明确地指出护理程序的步骤，但她提到作为行为系统的外部调节力量，护理应分析系统的运转状况并采取相应的措施。她认为运用行为系统模式实施护理时，应遵循以下步骤：①分析系统功能；②确定护理行为的目标；③确定护理措施；④评价目标的达成。这与护理程序的步骤非常相近，具体按照 Johnson 模式进行的护理程序如下。

（一）评估

主要是收集各次系统的动力、定向、选择和可观察的行为方面的有关资料。

（1）依恋：应向有关主要成员或个人所处社会系统中收集。

（2）依赖：可了解个人是如何让有关人员知道他的各种需要，以便有关人员能帮助他满足需要。

（3）摄取：应评估所摄取的食物及液体的种类、总量、进餐习惯以及进食环境等。

（4）排泄：有关排尿和排便的方式、次数、量，以及有无困难、痛苦等。

（5）性：有关性行为和性方式方面的信息。

（6）进取：个人在感受到威胁的时候是如何保护自己，从而获得安全感的。

（7）成就：个人如何改变环境，以加速达到目的。

（二）诊断

Johnson 本人并未提及如何作诊断，其学生 Grubbs 根据其模式提出 4 个护理诊断的范畴：

（1）不充足（insufficiency）：是由于功能性必备条件不足而使某一次系统没有起作用或没有充分发挥力量的状态。

（2）不符合（discrepancy）：这种不一致常常发生在次系统的行为和目标之间，是一种无法达到预期目标的行为。

（3）不和谐（incompatibility）：在同一情境中，两个次系统的目标和行为互相冲突以致对个体不利。

（4）优势（dominance）：不论当时是什么情境或是否对其他次系统有害，一个次系统的行为常常多于其他次系统的行为。

（三）计划和执行

护士制定计划的重点应放在改变病人行为的行动上，在评估的基础上，其护理目标就是使次系统达到体内平衡，计划和执行应包括对所确定的次系统进行保护、培育和刺激。

（四）评价

根据所确定的次系统是否达到平衡来进行评价。如果可以得到个体的健康基本资料，则护士的目标应该是促使个体回到基线以上。

五、Johnson 行为系统模式的应用

Johnson 的行为系统模式在护理教育、护理管理、临床护理和护理科研中都有一定程度的应用。

（一）在临床护理中的应用

在临床护理中，该模式最常被用于护理评估方面，如 Grubbs 于 1970 年应用该模式发展了对患者的评估工具和一个护理程序表，Holaday 于 1980 年应用此模式设计了照顾小孩的评估工具。1980 年 Rawls 在临床实践中使用和评价了 Johnson 行为系统模式，得出的结论是 Johnson 的理论为护理干预行为的预告提供了理论基础，形成了指导整体护理的制度标准。该模式还曾被用于发展病人的分类系统，使医院能培训合乎病人需要的护理人员。

（二）在护理教育中的应用

在教育方面，很多学校应用她的理论指导教学活动，如美国加州大学洛杉矶分校目前即以她的理论来设计课程。加利福尼亚州立大学护理学院、夏威夷和田纳西的一些护理学院也将行为系统模式作为他们的课程基础。

（三）在护理科研中的应用

在护理研究中，Johnson 的行为系统模式常被用作理论框架来指导科研。如 Derdiarian 应用此模式研究癌症病人各次系统间的变化。Small 运用模式评价和比较在普通儿童和实力受损儿童的身体形象和自身在空间中的认知的不同，得出结论：当人体系统受到极大的应激时，系统的目标就不能保持。此外，相当多的护理硕士或博士学位课题研究都是基于行为系统模式。

六、Johnson 行为系统模式的评价

（一）理论的简单性和复杂性

Johnson 的理论从概念的数量上看比较简单。模式认为个体应具备一个有效的行为功能以预防疾病的发生，个体被定义为由 7 个次系统组成的行为系统，每个次系统都由 4 个结构要素所组成。而 3 个功能性必备条件的存在才能使各个次系统正常发挥功能。然而，理论具有潜在复杂性。因为 7 个次系统之间的相互作用、及其与系统的结构要素和功能的必备条件之间的相互关系并没有确切地说明。

（二）理论的普遍性和抽象性

Johnson 的理论中，次系统的引入提高了理论的普遍性。然而，她的模式中的一些词语如平衡、稳定、均衡、调节与适应、失调、失衡和行为紊乱等相互交叉变化使用，对这些高度抽象的概念没有很好的定义。

（三）理论的局限性

Johnson 模式运用于疾病个体时相对不受限，但是它还没有被用于健康个体或群体中。模式中还有许多问题值得进一步探索，如有关过去和现在健康情况的生理方面资料较少，家庭的相互作用也只在1、2 次系统中涉及，而关于教育、社会经济地位、居住条件等基本信息，在任何次系统中都没有提及。对一个次系统在受到护理照顾后的期望结局只提到一个笼统的期望，对各种文化背景下的人类将得到的同一结局——内环境平衡，但又缺乏定义，所以实践起来有一定难度。再者 Johnson 对要求病人参与计划的认识是不足的，因而其护理程序是以护士的活动为中心的。

（四）推动护理专业的发展

虽然本模式有许多不足之处，但她还是为护士如何考虑患者的行为提供了一个可供参考的框架，这与其他护理理论家所提框架有所不同。她是第一个指出"人是一个行为系统"的人，这个框架影响了很多后来的护理学家们，主要有 Roy、Holaday 和 Neuman 等，她们创造了不少新的概念、模式和理论，可见此模式对护理专业的总体发展是有贡献的。

第六节 Levine 的守恒模式

一、Levine 的个人背景及理论的基本假说

(一)Levine 个人背景

Myra. E Levine 生于 1920 年,1944 年在芝加哥的库克县护士学校接受护理教育,1949 年获芝加哥大学学士学位,1962 年在密执安州底特律市的韦恩州立大学获理科硕士学位。她的护理经验包括社区护理、管理、临床教学、教学管理以及护理服务指导等工作,曾任库克县护理学校临床护理系主任、芝加哥伊利诺伊大学护理学院教授、芝加哥 Loyola 大学护理学院教授、伊利诺伊文文斯顿医院继续教育处主任以及以色列特拉维夫大学的客座教授等。

Levine 参加过许多社会学术团体,她是 Sigma Theta Tau(Alpha Beta Chapter, Loyola University)成员,美国护理科学院委员,以及美国精神卫生组织援助以色列委员会名誉会员。她还被列入"美国妇女名人录",并获得 Sign Theta Tau 1977 年颁发的伊丽莎白·卢梭教育奖。

Levine 在多种护理杂志上发表过许多文章,并出版了一本护理专著《临床护理导论》(Introduction to Clinical Nuring)。1967 年 Levine 在护理论坛(Nursing Forum)杂志上发表文章,提出了"护理的 4 条守恒原则",于 1989 年正式阐释了其守恒模式,并于 1990 年、1991 年和 1996 年对其模式进行了深入探讨。

(二)Levine 理论的基本假说

Levine 的理论提出了以下的假说:患者进入健康照顾场所的情况;在此情境下护士的职责以及护士与患者之间相互作用的关系;在此情境下护士的职能。这些前提提供 Levine 护理理论的结构和内容。

(1)情况(condition):Levine 将其理论的焦点局限在那些在疾病或健康状态改变后进入健康照顾系统的患者身上。

(2)职责(responsibility):关于护士与患者相互作用的前提是护士有责任认识到病人对健康状态改变所表现出来的机体反应。所谓机体反应就是指由于患者适应或试图适应环境所表现的行为变化或功能水平的变化。Levine 将机体反应划分四个方面:①对恐惧的反应;②炎症反应;③对应激的反应;④感觉的反应。

(3)职能(functions):护士职能包括:①促进患者对疾病状态的适应进行干预;②评价这些干预是支持性或治疗性的。支持性护理措施是维持患者目前状态,以防止健康状况进一步恶化;治疗性措施则是促进痊愈和康复的护理措施。

二、理论的主要概念和理论内容

(一)主要概念

Levine 强调人是一个整体,护理是一个动态的、有目的的过程,护理的核心目标是维持人的完整性,其理论的核心是 4 条守恒原则。Levine 对适应、完整性和守恒这 3 个核心概念进行了详细的阐述。

(1)适应(adaption):Levine 认为,适应是一个变化的过程,通过这个过程机体达到与环境之间的协调状态。根据遗传、年龄、性别和疾病经历的不同,每个个体都有自己独特的适应性反应的表现范围。

（2）完整性（intergrity）：Levine 认为机体与它所处的环境之间的相互作用形成了开放的和流动性的系统，当这种相互作用运行自如、机体能顺利地适应环境时，即达到健康的、完整的状态。

（3）守恒（conservation）：从护理的角度提出守恒是适应的结果，是一种协调一致的平衡状态，它的隐含意义在于机体所有结构功能维持完整、协调，并因此达到健康。

Levine 将 3 个概念的关系概括为：适应是实现守恒的过程，守恒意味着保持或维持一个适当的平衡状态，守恒的目的是维持完整性，从而达到健康。

（二）守恒原则（conservation principles）

在整体护理的范围内，Levine 发展了四条守恒原则，成为她的护理理论的基础。在其理论中，护理的目标就是使一个人通过保存能量、结构完整性、个体完整性和社会完整性达到保持或恢复健康的状态。该理论将护士干预集中于患者对疾病的适应和反应上。

这 4 条原则是：①能量的守恒：是指摄入与消耗能量的平衡。为避免过度疲劳，即适当的休息、营养和锻炼；②结构完整性的守恒：是指保持或恢复机体的结构，即防止身体损伤以及促进痊愈；③个人完整性的守恒：是指保持或恢复患者的认同感和自尊，即承认独特性；④社会完整性的守恒：指承认患者是一个社会的人，它包含着人类相互作用的存在及认识，尤其是与主要成员的相互作用。在 Levine 的理论中，守恒意味着保留或维持一个适当的平衡，其目的是为了维持患者的统一性和完整性，从而达到个体的健康。

（三）理论的主要内容（critical components）

Levine 护理理论的主要内容简述如下：①患者处于疾病的困境中；②患者的环境包括有护士；③护士必须认识到患者为适应疾病所产生的机体表现；④护士必须在 4 条守恒原则的基础上对患者的环境加以干预，并评价干预措施是属于治疗性或是支持性的。

由此可以看出认为对于护士和患者来说，促进患者的适应是有益的，因为 Levine 认为成功的适应对于维持生命和健康都是必要的。

下面用一个简单的例子来说明 Levine 理论的应用

【病例】 何女士因胸部剧烈疼痛，呼吸困难，恶心，左上肢麻木而由丈夫送到急诊室。基于这些资料（机体反应），护士认为患者正在改变了健康状态，并进行调整，以守恒原则为理论基础，护士对患者的环境进行干预（表 10－2）。

表 10－2 Levine 理论应用的范例

干预措施	守恒原则	治疗性/支持性	理由
1.患者被安置在担架上，头部抬高	1.能量	1.支持性	1.限制能量消耗
2.给患者注射吗啡	2.(a)能量 (b)结构完整性	2.(a)支持性 (b)治疗性	2.(a)减轻疼痛，减少能量消耗 (b)疼痛减轻，可以减少机体的氧气需要量，从而减轻心脏负荷
3.吸氧(患者可以选用鼻导管或面罩吸氧)	3.(a)结构完整性 (b)个体完整性	3.(a)支持性 (b)治疗性	3.(a)保持充足的氧供从而减轻呼吸困难 (b)保持个体性和自主性
4.患者由丈夫陪同进入监护病房	4.社会完整	4.支持性	4.转移过程中为其提供支持系统

护士观察了患者对护理措施的反应，以判断她是如何调整改变了的健康状态的。患者的胸痛解除了，经过鼻导管吸氧呼吸困难也得到了缓解。患者被安置在冠心病监护病室（CCU）内，她的丈夫陪伴着她。基于这些和其他观察结果，护士决定进一步的护理措施。

三、Levine 的理论与四个基本概念

（一）人

Levine 强调了需要整体地看待个体，认为人是有感情、思维、了解过去并面向将来的生命整体。人可以是个体、家庭和群体。人的完整性需要有意义或有价值的社会生活。人类在生存的各个方面都在一定程度上依赖于他人，如食物、安全、娱乐及亲密关系。疾病可以破坏正常的平衡，患者对疾病的应激可以表现出功能有所改变的行为变化。护士必须认清自己的责任，协助个体以正确的或有利健康的方式去适应这些变化。

（二）健康

Levine 指出，健康和疾病是适应变化的两种不同的形态。健康是成功适应的产物。她认为，健康是由社会决定的，由社会预先决定不仅限于生理功能的损害（结构完整的守恒），而且可以看作是与上述四条守恒原则中任何一条都有关的一种改变或需要。她的理论就只能用于处于疾病状态中的个体，即其焦点集中在护理照顾上。通过护理照顾来恢复或保持健康。所以，这个理论仅适用于健康状况发生改变的情况。

（三）社会与环境

在 Levine 的理论中，社会与环境的含义很重要。Levine 对护理定义的要点是人类的互动。她对适应和机体反应等概念的应用来自系统论。在系统理论中环境是很重要的。Levine 明确指出护士是患者环境的一部分，环境是"我们在其中经历生活的组织。不是一个消极的背景，我们很积极的参与其中。"由于 Levine 的理论是针对个人的，因而人们可以设想患者的家庭及主要成员也包括在患者的环境之中。这样，社会就被广义地视为患者在任何时候所处外环境的一部分。然而此理论所关心的是来到健康照顾系统或需要协助的患者。

（四）护理

Levine 的理论认为护理是提供了一个给予护理照顾的方法。护理被看成是一门学科，护士必须有技术、理论和科学的知识基础。护士可应用守恒原则对患者的评估及识别其在试图对疾病的适应中所出现的行为改变和功能水平变化，以此为基础做出干预计划，并可从影响患者健康状态的角度来评价护理干预。当护理干预正确的影响适应或朝着更新的社会健康前进时，护士在治疗意义上是有益的，当反应无效时，护士应增加有支持力的护理。护理的目标是促进完整。

四、Levine 的理论与护理程序

Levine 的守恒模式与护理程序中的许多环节相对应。根据 Levine 的理论，护士必须观察病人，决定适当的干预措施，并执行，然后评价其使病人受益之处。Levine 的理论认为护士和患者将共同参与患者的护理。然而，普遍应用的护理程序则比 Levine 的理论更强调护患的协调。

在 Levine 的理论中，患者处于一种依赖的位置，这限制了患者参与的能力。由于这种依赖，患者是需要护理的协助以适应当时的健康状况，而护士则承担着确定患者参与其自身照顾程度的职责。

（一）评估阶段

在评估阶段，对患者评估的方法有两种：询问和观察。评估的重点是患者，对家庭及主要成员则仅从他们如何促进或干扰患者的健康，即从外环境影响患者来考虑。一般不考虑家庭和（或）主要成员的需要与患者有关。

在进行整体的评估中，护士应用 levine 的 4 条守恒原则作为评估的指导。护士关心的是患者维持能量平衡，并保持完整性。因而护士需要收集有关患者能量来源的资料。此外，还应收集有关患者的结构完整性的资料，包括身体的防御、身体的生理结构；个体完整性（患者的自身系统）。收集了全部资料后，护士对现有资料进行严格的分析以获得患者的整体看法。分析结果反映了患者在 4 个评估范围（守恒原则）内平衡的优点和弱点，同时也确定了需要进一步收集资料的范围。

（二）确立护理诊断

根据分析结果护士可以确立护理诊断。Levine 建议使用类护理诊断（trophicognosis）一词代替护理诊断。类护理诊断是指通过使用科学方法做出的护理判断。护理诊断应反映评估中发现的个体在 4 个守恒原则中的缺陷或将出现的缺陷有关的问题或潜在的问题。

（三）计划阶段

在计划阶段，包括制定目标，护理程序强调护士与患者之间活动的互助性。Levine 认为，因为患者处于疾病状态或健康改变状态，需要护理协助，所以他们是处于依赖状态。计划阶段的重点是护士需要确定做什么来帮助患者恢复其独立性。Levine 指出护士应将实践建立在知识的基础之上，护理计划的步骤应建立在自然科学及人文科学的原则、法律、概念和理论基础上。在制订计划的过程中，护士也应考虑到患者参与护理计划的能力，并明确患者参与的程度。在计划期间，护士还可以与其他健康照顾组织成员协商。

（四）实施阶段

在执行护理计划时，护士应具备执行护理措施所必需的技能，同时护士要观察病人对措施的反应，收集资料是为以后评价阶段使用。

（五）评价阶段

在评价阶段，护士应考虑到患者对护理措施的机体反应，利用所收集到的有关机体反应的资料来决定护理措施是治疗性的或支持性的。如果是治疗性的，患者就正在适应并正朝向健康状态前进。

Levine 的理论适用于护理程序。在应用 Levine 理论时必须记住护理程序的焦点是在一个人，时间是指目前或是近期的将来，患者则是处于一种改变的或受损的健康状态，并需要护理干预。

五、理论的应用

Levine 的守恒模式是一个实践性很强的理论，它的实用价值已经在不同护理实践环境的应用中得到验证。

（一）在护理实践中的应用

Levine 的护理理论适用于急症病人的护理。这个理论强调患者的依赖地位、患者的健康损害状态、患者参与其自身护理的有限性，以及护士在指导和调整患者的照顾中所增加的责任。人们认为这些条件最适用于急性病患者的护理或是可能的家庭健康护理场所。这一理论为制定正确护理判断提供了专门的指导。Levine 的理论范围广泛，它的整体倾向性促进了整体护理的实行。因为 Levine 的理论与护理程序相对应，所以它有助于提高效率并便于使用。

（二）在护理教育中的应用

Levine 为护理新生写了一本书，介绍了新的课程内容，阐述了早期的关于死亡和临终的讨论等。《临床护理入门》为教育性医疗——外科护理提供了组织性结构。在 1969 年和 1973 年的版本中，Levine 在前 9 章的每一章结尾都提出了一个模式，每个模式都包含重要的科学概念，为护理提供活动基础的护理程序。Hall 指出 Levine 的模式可以作为课程模式之一使用。

（三）在护理研究中的应用

Levine 认为科学研究对护理知识体系的健康发展至关重要。守恒原则为护理提供了一个以研究为导向、在实践中能普遍使用的科学方法。有于该模式主张理解和描述，因此，定性和定量的方法可从该模式中获取理论支持。守恒模式作为研究的框架被广泛应用于临床护理研究。总的来说，大多数研究支持 Levine 的假设，即用守恒原则来引导护理措施可以促进适应和维持完整性。然而，Fawcett 认为应该进一步确立理论的可信度，需要在不同的条件下更多的使用这一模式并对其进行系统评价，因为经验性研究的检验直接来自或与守恒原则有关的理论。从 Levine 模式中可产生许多研究问题。

六、理论的评价

（一）理论中概念的关联性

理论将概念互相联系起来，从而创造一种看待现象的独特方法。在考虑 Levine 对护理有关的看法时，疾病、适应、护理干预和评价这些概念是互相联系的。它们结合起来，用不同的方法看待护理照顾。

（二）理论相对简单易于推广

Levine 的理论易于使用，它的主要方面也易于理解，其中的相互关系虽然有些复杂，但容易掌握。

（三）与相关理论的一致性

Levine 的想法与其他理论、定律和原则是一致的。Levine 关于护理的想法是有顺序地、合乎逻辑地组织起来的，它们可用于解释护理行动的结果。在她的思想中没有明显的矛盾。Levine 使用逻辑归纳的方法来发展模式，这可以用来产生研究问题，值得探索。

（四）理论的局限性

Levine 的理论将个体、社会与环境、健康、护理等概念联系起来，并与护理程序联系。它的主要局限性在于将重点放在处于疾病状态的个体以及患者的依赖性方面。在应用此理论的过程中，当护士关心患者的家庭和主要成员时，仅在于他们对患者有影响的方面。为此，本理论的应用是有限的，它不适用于家庭、团体或社区。Levine 提到个体完整性中患者的感觉，即自主性和独特性。在疾病状态，患者被置于依赖位置，患者的地位明显地威胁着个体的自主性。

Levine 的理论用于长期护理和康复过程也可能会有一些局限性。其时间倾向性是当前的或短期的未来。这种时间倾向性限制了对促进健康和预防疾病的关注。

许多作者不同意由 Levine 提出的模式。四个守恒原则组成的这一模式看来正在接受更多的认识。由于 Levine 的思想还未被广泛地研究，因此，很难判断其对学科知识总体的贡献。但是，我们依旧把它看作为一个护理的框架。

第七节　King 的互动系统结构和达标理论

一、King 的个人背景、理论来源

（一）King 个人背景

Imogen King（1923－）于 1946 年毕业于美国密苏里州的圣约翰医院护士学校，从此就开始了她的护理生涯。1948 年于圣路易斯大学获护理教育学士学位。之后在圣约翰医院护士学校任教。1947 到 1958 年期间，她担任了圣约翰医院护理学校的助理院长，1957 年于圣路易斯大学获护理教育硕士学位，1961 年于哥伦比亚大学获教育学博士学位。后来还担任过卫生、教育与福利部护理司科研审批处的主管助理，Ohio 州立大学护理学院院长，South Horida 的护理教授等。此外，她还完成科研设计、统计及计算机等领域的博士后工作。1980 年她被南伊利诺伊大学授予荣誉博士。

1961 年至 1966 年期间他在芝加哥 Loyola 大学担任副教授，并出版了一本著作：《走向成熟的护理理论：人类行为的一般概念》（Toward a Theory for Nuring：－General of Concepts of Human Behavior）一书。1990 年退休后继续通过各种途径为发展和完善她的理论而工作。她的第二部著作《护理理论：系统、概念和过程》（A theory for nursing：Systems，concepts，process）于 1981 年出版。在此著作中，她扩展了原有的概念结构，并在此基础上建立了一个护理理论。该概念结构将一些有关护理作为卫生保健系统中的主要系统的概念联系起来，为发展护理的概念和运用护理知识提供了一种方法。

（二）King 的理论来源

通过对护理及其他行为科学领域的文献调研、参加各种会议、讨论等所获得的各种信息并加以分析和判断，King 最终形成了自己的理论框架，其中一般系统论给了她很大的启示，并成为她解释和预测护理现象，建立自己的护理理论的重要理论基础。King 从她的概念结构中提出了如何达标的理论，即开放系统结构和达标理论。

二、King 的开放系统结构

King 将一般系统论及其他相关理论运用于护理领域，提出了她的开放系统结构（open systems framework）——动态互动系统（dynamic interacting systerm）。该结构是在几个前提的基础上提出的，这些前提包括：①人类是一个开放的系统，不断与环境进行着互动（interaction）；②护理重点的是与环境互动的人类；③护理的目标是帮助个体和群体维持健康。

King 的开放系统结构由三个互动的开放系统，即个人系统、人际间系统和社会系统组成。每个系统都有自己独特的概念和特征。这三个系统间还不断地进行着互动（图 10－5）。

（一）个人系统

每个个体都是一个个人系统（personal systems）。与个人系统相关的概念有感知、自我。成长与发展、身体心像、空间、时间。

（1）感知（perception）：是个体将感官所获得的资料和记忆的信息加以组织、解释和转化的过程，是个人系统的主要概念。感知是人与环境的互动过程，在这一过程中，人是积极的参与者，其感知的准确性（与现实的一致性）与其参与的程度有关。

（2）自我（self）：自我是动态的个体，是一个开放系统，是有一定的目的的。自我是一个

人对她自己认识的总和，包括一系列的观念、态度、价值和义务，是一个人主观世界的全部。通过自我，一个人建立起自己的内部世界，以区别于由其他人或事组成的外部世界。

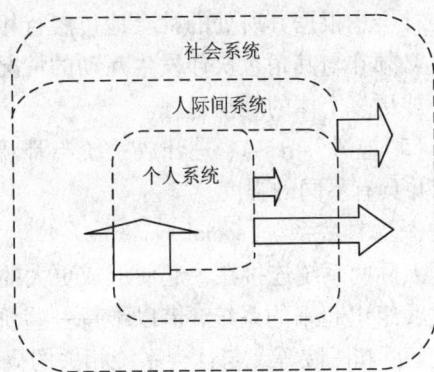

图 10 - 5 　三个互动系统示意图

（3）成长与发展（growth and development）：是人在分子、细胞、组织到器官和行为上的发生、发展的变化过程。这种变化是有序的、可预测的、但有个体差异。成长与发展可看作是一个人逐渐趋向成熟，发挥其潜能，实现自我价值的生命过程。

（4）身体心像（body image）：是一个人对自己的身体以及他人对其形象的反应的感知。身体心像的特点是非常个性化和主观的，是可以习得的，随着自我的改变和成长与发展的阶段不同，身体心象可发生动态改变。

（5）空间（space）：是指一个人的行为所占有的领地（territory），存在于每个方位，而且在所有的方位上都是相同的。空间是普遍存在的，每个人都有一些的概念，故它是主管或个人化的，具有度量性（即能作为度量时间、距离等的工具）和情境性（即基于个体对环境的感知）。

（6）时间（time）：时间是普遍存在的、与生俱来的、是可测量的、主观的，随着事件不断流逝，时间是单向的、不可逆转地由过去移向未来。King 认为"时间是一个人所经历的一件事与另一件事的持续间隔，是两件事之间的关系"。

1986 年，King 又在个人系统中增加了一个亚概念——学习（learning），但她没有对学习作进一步的定义。

King 把感知作为个人系统最重要的概念，因为感知影响一个人的行为。一个人对自我、身体心像、时间和空间的感知影响其对生活中的人和事物的反应。随着个人的成长与发展，身体的功能与结构的变化影响其对自我的感知。

当个人间系统相互接触时，便形成了人际间系统。

（二）人际间系统

人际间系统（interpersonal systerms）是由人与人在特定的情况下互动形成的。可以是 2 个人、3 个人或更多人，组成的人越多，系统越复杂。人际间系统的相关概念有：互动、沟通。交流、角色和应激。

（1）互动（interaction）：是指两个或更多的人同处时所表现的可观察到的行为。互动是建立人与人关系的机制，具有相互性，是普遍存在的，有价值的，并受感知的影响。此外，互动是单向的、不可逆的、动态的，并具有一定的时空性。互动是人际间系统中的主要概念，有关互动的知识对护士理解收集健康有关信息的基本程序是非常必要的。

（2）沟通（communication）：是信息由一个人传给另一个人的过程，无论是面对面的直接会晤，或者通过电话、电视或文字等形式传递。沟通包括人的内在的和人与人之间的沟通。从形式上讲，又分为语言性和非语言性两类。

（3）交流（transaction）：是人类与环境进行沟通的互动过程中可观察到的行为。交流源于感知和认知。由于每个个体都有一个基于自己感知的个人世界，因此交流具有其独特性。交流是人类互动中有价值的部分，包括谈判、协议和社会交换。在护患间有了交流，就达到了目的。

（4）角色（role）：从社会学角度来讲，角色是指个体在社会结构中所处的一定地位。当个体在社会中根据其所处的社会地位履行相应的权利及义务时，也就扮演着相应的角色。每种角色必须在与其角色伙伴发生互动的情况下，才能得以体现。护士角色就是在护理情景下与一个或更多个体的互动过程。

（5）应激（stress）：是开放系统与环境不断进行交换的过程。应激可以是正性的或负性的，并具有不同的强度。

（三）社会系统（social systerms）

人际间系统连接在一起便形成更大的系统，即社会系统。社会系统是由社会角色、行为和实践组织起来的系统，借以维持一些价值和机制来调整实践和规则，例如家庭、学校、社区、工厂和医院等。与社会系统相关的概念有组织、权威、权力、地位和决策。

（1）组织（organization）：由具有指定角色和地位的人所组成的机构，它能利用所具备的资源以满足个人和组织的目标。组织是社会系统中的重要概念。

（2）权威（authority）：一个人用其背景、感知和价值观去影响别人，并使其他人能认识、赞同和接受其观点的过程。权威是一个人影响另一个人，而能使后者认识、接受和顺从前者的力量，是一个积极的、互惠的相互影响过程。

（3）权能（power）：权能是在组织中具有利用资源以达到目标的能力；是一个人或更多的人在一定情景下影响其他人的过程；是一个人或一个群体完成目标的能力。权能是组织和维持团体的社会力量，能加强团体的凝聚力，是维持社会秩序的基础。

（4）地位（status）：一个人在群体中的职位，或在组织中某一群体与其他群体的关系。地位与职位有关，具有情景性和可变更性。与地位相伴随的是特权（利益）、职责和义务。

（5）决策（decision making）：决策是个体或群体在解决问题和达标的过程中，对各种可能性做出的有目的的选择的一种动态的、系统的过程。决策是普遍存在的、主观的，具个体差异性和情境性。

King 的概念结构的主要论点：

（1）每个人通过与环境中的人和事进行交流（transaction）而感知世界。

（2）交流是感知者与被感知的事物相遇的一种生活情景，在此情境中每个人都积极参与，并在这种经历过程中逐步成长。

（3）每个人对事件及周围环境的感知影响着他的行为与社会的互动及健康。

（4）护理是将人的健康作为最终目标的一种照顾过程。

King 在以上这些系统和概念框架的基础上，发展了她的达标理论。

三、达标理论

King 的达标理论（theory of attainment）主要源于概念结构中的人际间系统，重点也体现在人际间系统中。护士与病人（服务对象）两个原本陌生的人一起来到一个保健组织中，组成了一个人际间系统，为维持健康而彼此扮演着帮助者与被帮助者的角色功能。该理论所涉及的主要概念有：互动、感知、沟通、交流、自我、角色、应激、成长与发展、时间与空间。见图10-6。

行动是指包括智力和体力行动的一系列行为。其首先是认识所处情景的智力活动；而后是与情景有关的体力活动；最后是努力控制情景的智力活动结合寻求达标的体力活动。

King 指出在这个过程中只有互动和交流是可直接观察的。

在护理的情景下，一个是具有专业知识和技能的护士，一个是具有护理需求，对自己的问题有所感知的病人（服务对象），走到一起，他们通过感知、判断、行动、反应、互动等过程，最后才达到交流。

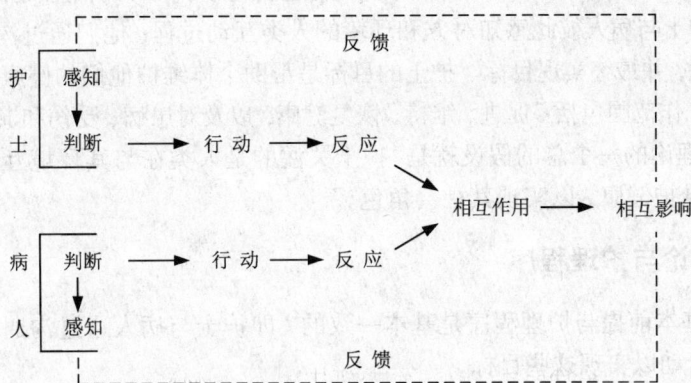

图 10 - 6 互动示意图

四、King 的理论与四个基本概念

(一)人

King 认为人类是社会性的，有感情，有理性，进行感知，能作出反应和进行控制，是有目的性，有行动和时间性的。根据上述观点，她又对护患之间的互动提出了假设：

(1)护士与病人的感知、目标、需求和价值观等影响互动过程。

(2)每个人都有权力了解自己的有关情况，并参与影响其生命、健康和社区服务有关的决策。

(3)保健人员有责任分享信息以帮助个体对其健康照顾作出知情的决策。

(4)个体有权接受或拒绝健康照顾。

(5)保健人员的目标与健康照顾接受者的目标可能是不一致的。

此外，King 还提出人类具有三个基本的健康需要：①寻求有用的健康信息的需要；②为预防疾病而寻求照顾的需要；③在不能自我照顾时寻求照顾的需要。

(二)环境

King 曾使用环境、健康照顾环境、内环境和外环境等概念，这些被认为是 King 的概念结构中的主要概念，但她没有具体为环境下过定义。

尽管在其对健康的定义中曾提到内部环境和外部环境，并指出环境具有平衡内部与外部互动的功能，但其在《护理理论》一书中的环境则指的是外部环境，即系统以外，特别是与系统直接进行能量和信息交换的部分。King 还提到其概念结构中的三个系统构成了影响个体的环境。从她的著作中我们可以把环境理解为压力的来源。King 认为护士必须掌握人与环境互动的知识。

(三)健康

健康被看作是生命周期中的一种动态状态，为护士、病人、医生和其他亲人互动的结果。健康的含义是人通过最佳的使用其资源，以得到最大限度的日常生活潜力，从而能对内、外在的压力持续适应。在 King 的概念模式中，健康不是作为一个概念加以陈述的，而是作为一个结果变量。该结果就是个体的健康状态或实现其社会角色的能力，即护士与护理对象共同工作的目的是帮助护理对象获得健康。

（四）护理

King 认为护理是在护理的情景下护士与病人通过彼此分享感知的信息而采取行动、反应和互动的过程；是护士与病人彼此感知对方和环境的人类互动过程；他们通过沟通建立目标、寻求办法、达成共识，并最终实现目标。护士的目标是帮助个体维护他们的健康以满足其社会活动要求。护士的工作范围包括：促进、维持、恢复健康，以及对患病、受伤和濒死者进行照顾。

King 指出其理论的一个总的假设就是"护士关注的是人类在与其环境互动过程中，如何促进自我充实和维护健康，以实现其社会角色。"

五、达标理论与护理程序

达标理论的基本前提与护理程序是基本一致的，即护士与病人通过沟通信息，共同确立目标，然后采取行动以实现这些目标。

（一）评估

King 指出评估发生于护患作为陌生人见面时的互动阶段。在此阶段护士需要运用评估、会谈和沟通技巧。达标理论的所有概念都可以用于评估阶段。在评估过程中，护士需要收集有关病人成长与发展水平、对自我的认识、对目前健康状况的感知、沟通型态和社会角色等资料。感知是收集和解释有关资料的基础，因而也是评估的基础。

（二）诊断

评估所收集的资料是为了得出护理诊断，也就是确定病人所存在的问题、所需要的帮助。应激可能是与护理诊断相关的最重要的概念。因为应激与病人所存在的问题和功能紊乱可能有着密切的关系。

（三）计划

计划就是确定目标、做出决策以达到目标。计划是交流的一部分，包括与病人的意见交流。King 指出应请求病人参与到如何实现目标的决策过程。但病人是有权参与决策，而不是有责任。

（四）实施

实施是为达标而进行的各种活动，是交流的延续。

（五）评价

评价是对结果是否达标的描述。若未能达标，应说明为什么。King 认为评价包括两方面的内容，一是评价病人的目标是否达到，二是评价护理的效果。

尽管达标理论的所有概念都会在护理程序中得到应用，但感知、互动、交流、沟通对达标是最为重要的，而且在每个步骤中都是必需的。

六、King 的理论应用

King 达标理论自创立来，被广泛应用于临床护理、护理教育、护理科研中。

（一）在护理实践中的应用

在过去的几十年里，临床护士发表了许多论文，探讨她们在不同机构和不同人群中应用达标理论的护理体会，如在医院、疗养院、社区和家庭等机构和用于精神障碍疾病患者、患病新生儿、昏迷病人等。通过评估患者的感知、沟通、交流、自我、角色、应激、成长与发展等，确认是否存在需要帮助的问题，共同决策，制订针对问题的目标和计划，共同执行计划，帮助患者恢复健康。

（二）在护理教育中的应用

自20世纪60年代开始，King就将其概念框架应用于多所大学的护理学的课程设置中，在护理的学位课程中，King利用达标理论指导内外科护理实践。同时，King也指出，其课程的内涵不是一成不变的，而是随着对理论研究的深入不断发展的，这使的达标理论对于现在的护理教育仍有重要的指导意义。

（三）在护理科研中的应用

达标理论的各种概念被美国、日本、加拿大等国家的护理研究者从各个方面进行了研究，内容涵盖了成人护理、儿童护理、家庭护理、精神病护理、急救护理和慢性病护理等。达标理论在护理科研中得到了发展和充分利用。

七、King的理论的评价

（1）理论应清晰的定义其构成部分，即概念，并阐述概念之间的相互联系，以创造一种看待特定现象的独特方法。King对互动、感知、沟通、交流、自我、角色、应激、成长与发展、时间和空间等作了明确的定义。并把这些概念联系起来，糅合在她的达标理论中。

（2）理论必须有逻辑性。King以逻辑的形式叙述了一些列的概念。而且大多数都有清楚的定义。唯一的弱点是未对环境加以明确解释。在她的概念框架中所叙述的三个系统在达标理论种仅提及了两个，社会系统没有很好的与理论联系起来。King在定义应激时，指出应激可以是正面也可以是负面的，但在讨论时是却总是带着负面的含义。

（3）理论应相对简单且能推广。虽然达标理论的陈述显得比较复杂，而且她的理论确实还不够完美，但King的理论对护理时间的概念是很有用的。虽然King没有明确指出该理论适合于哪一类病人，但她强调，该理论能广泛的应用于指导护理实践，因为他在达标理论中特别指出护患双方的沟通包括语言性和非语言性的，她坚持80%的沟通为非语言性的，因此，护士还可以与那些不能用语言沟通的患者进行交流。

（4）理论能被实践或研究验证。King曾做过这方面的验证工作。她收集17例护患之间互动的临床资料进行分析，发现有12例达标，占总数的70%。

（5）理论可以通过验证性研究而增加学科的知识体系。King对护患之间的互动已确定目标，达到目标的阐述，达标理论的验证研究为增加学科总体知识做出了贡献。而对达标理论的进一步验证又能扩大理论对学科的贡献。

（6）理论能被实践者用以指导和改进实践。King的理论能被用于指导和改进实践。在临床上，King根据其达标理论建立的以目标为中心的护理记录（the goal-oriented nursing record，GONR）为护理工作的记录和效果评价提供了一种系统的方法。此外，她还创制了一种达标的参照标准测量工具——King达标量表（goal attainment scale）。在护理教育方面，不少学校以King的理论作为课程设置的主要框架，要求学生在正确理解各相关概念的基础上来认识护理。在科研方面，King在其理论的基础上提出了许多可以进行验证的假设，如"护士与病人共同制定目标则有助于目标的实现"等。

（7）理论必须与其他已证实的理论、定律和原理相一致，但留有进一步探讨的空间。King的达标理论与其他已被确认的理论没有明显冲突。King的理论与一些护理理论家的观点有许多相似之处。如King认为在病人出现护理需要时，护士与病人两个原本陌生的人走到了一起，并建立了一种护患关系，通过相互作用实现相应的目标。但由于它引用了许多其他领域的理论来支持其论点，故也留下了许多问题有待进一步探讨。

尽管 King 的理论并非完美无缺，但它对护理学科发展的指导意义是毋庸置疑的。King 的达标理论引导我们从另一个角度来认识护理情景，提出了护患之间的相互影响对达标的作用。因此，护士必须具备良好的沟通技巧和准确感知的能力。他提出的许多人方面的概念都是作为一个护理专业人员应该明确的，这也给我们提供了一个组织护理专业教材的结构框架和理论基础，特别对我国的护理教学内容设置有一定参考价值。

第八节　Rogers 的整体人科学

一、Rogers 的个人背景、理论来源

（一）Rogers 个人背景

Martha E. Rogers1914 年 5 月 12 日出生于美国得克萨斯州（Taxas）的达拉斯（Dallas）市，她最初在田纳西大学诺克斯维尔分校学习理科，出于对护理事业的热爱，于 1934 年进入诺克斯维尔总医院护理学校改学护理，从 1937 年 - 1954 年先后获得护理学士学位、美国哥伦比亚大学师范学院公共卫生护理督导的硕士学位以及约翰斯霍普金斯大学（Johns Hopkins University）的公共卫生硕士学位和理科博士学位。

Rogers 的护理实践以公共卫生护理为主，分别从事过农村公共卫生护理、家庭访视护理、家庭访视护士督导和家庭访视护理教育等工作。

Rogers 悉心从事护理理论的构建工作，于 1970 年首次发表了她的理论模式《护理理论基础入门》。她被认为是护理界最有价值的护理理论家之一，由于她为护理学科发展所作的贡献，被誉为护理学的杰出贡献者和领袖。

（二）Rogers 的理论来源

Rogers 概念模式的知识基础来源广泛，包括人类学、心理学、社会学、天文学、哲学。宗教、历史、生物学、物理学、数学、文学及其他学科。在综合以上知识的基础上，以相对论、生命动态论和一般系统论为基础，于 1970 年创立了"整体人"的理论模式，提出了护理学是一门关于"整体人"的科学，其核心是"对整体人的护理"。由于 Rogers 定义的"整体人"不是由部分组成的，因此，"不能够通过研究部分来理解全部（whole）全部不同于且大于部分之和"，并于 1983 年把"整体（男）人（unitary man）"改成"整体人（unitary human beings）"，其目的是为了取消性别的概念，并强调不要将 Rogers 的"整体人（unitary human beings）"的概念与目前时髦的"整体性（holistic）"相混淆，因为后者表示由部分组成，即人是由生理、身体、心理、精神和社会组成的整体。Rogers 的护理理论被称为整体人科学（Rogers' science of unitary human beings）或者生命过程模式（1ife process mode1）。

二、Rogers 理论与四个基本概念

Rogers 对护理学的四个基本概念人、环境、健康和护理的定义构成了她的整体人理论的基本前提。

（一）人

（1）是一个单一的整体，拥有他自己的完整性和表现特征，是大于且不同于部分之和的，同时，也与各个部分有着显著的差别。

（2）和环境之间持续地进行着物质和能量的交换。

（3）人的生命过程沿着时空连续体发生不可逆的、单向的演进。

（4）型态可以确认一个人并且体现人是一个具有创新性的整体（wholeness）。

（5）人以具有抽象与想像、语言与思维、感觉与情感能力为特征。

（二）环境

Rogers 认为每个人都有自己特定的环境，环境对于任何一个人来说都是"一个不能减缩的、全方位的能量场，由型态所确定，并与人场整合在一起"。环境也在进行持续和创新的变化，环境场是无限的，其变化是不断地创新和不可预测的，并以差异性的不断增加为特点。

（三）健康

Rogers 在她的著作中经常用到"健康"，但从来没有真正为"健康"下过定义。由于 Rogers 认为人是由其型态所确定的，因此，健康和疾病都是型态的表现形式，是生命过程的连续表达方式。

Rogers 把健康看作是一个具有一定价值的术语，应该由个人及其所处的文化来定义，即不同的文化，具有不同的价值观，就有不同的健康定义。因此，在护理实践过程中，应该由病人确定自己的健康目标，而护士则帮助病人达到这一目标，获得最佳的健康型态。

（四）护理

护理是科学，也是艺术，是一门关于人文主义和人道主义的专业，护理以整体人为服务对象，涉及所有有人的场所，并以整体人的发展本质和发展方向为着眼点，从事维持和促进健康、预防疾病和对病人及残疾者提供照顾和康复的工作。护理学科是一门研究人场和环境场的学科，以描述人的生命过程、解释和预测人的生命过程的发展本质和发展方向为目的。

三、主要概念和定义

Rogers 以上述对人的 5 个前提为基础，确定了人的生命过程的四个主要概念，即能量场、型态、开放性和全方位性，这 4 个独特的概念也是 Rogers 构建理论的 4 大要素。

（一）能量场

能量场（energy field）是生命体和非生命体的基本单位，是对有生命的和无生命的环境因素的统一概念，具有变化的动态的内在能力。能量场具有没有界线、不可分割、可以无限扩展和动态性等特点。

Rogers 认为是能量场生命体和非生命体的基本单位，对于护理来说，能量场可以分为两种：即人场和环境场。①人场：是统一整体的人，是由整体所特有的型态和表现特征确定，具备部分知识是不能对人场这个整体作出预测的。人场是一个不能减缩的、不能分割的、全方位的能量场，由型态和表现特征所确定。②环境场：由型态确定，且与人场进行整合，每个环境场对于每个人场来说都是特定的环境场也是一个不能减编的、全方位的能量场，因此，每个人场都具有一个独特的环境场，人场和环境场都在不断地、创新地变化，两者没有明确的界限。

（二）开放性

Rogers 的开放性（openess）概念主要来自于一般系统论，由于能量场没有界线，可以无限扩展，而能量场的动态性又确定了能量场与能量场之间进行着不断的能量交换和相互作用，因此，能量场是开放的，即人场和环境场都是一个开放系统。

（三）型态

型态（pattern）是一个能量场的突出特征，反映能量场的本质特性，能量场之间的交换有一定的型态，是以"单波"的形式传播，并可以被人所感知。

能量场的不固定性决定了能量场的型态也是不固定的，每时每刻都在发生持续而创新的变化，这种型态随能量场的变化而变化的动态过程称为塑型（patterning）。

（四）全方位性

全方位性是指能量场与能量场之间的相互交换和相互作用可以发生于各个不同的维度，是"一个非线性领域，不受时间和空间的约束和限制"。因此，全方位性进一步说明能量场的统一性和无限性，充分体现了 Rogers"将人看作是一个整体"观点。护理的目的就是将人场的能量发挥到最大，将环境场的危害减少到最小。

四、Rogers 的理论——同源动态学原理

Rogers 在她的理论著作中并没有明确的理论陈述，她在上述关于人的 5 个前提和 4 个概念要素的基础上引申出同源动态学原理（principles of homeodynamics），也叫体内动态平衡原理。Rogers 的同源动态学原理由 3 个独立的原理组成，即螺旋性原理、共振性原理和整合性原理。我们可以通过将 Rogers 的 3 个同源动态学原理与她的关于人类和护理的概念结合起来，推断出 Rogers 的理论陈述是"护理通过应用同源动态学原理为人类服务"。

（一）螺旋性

Rogers 的螺旋性（helicy）原理研究的是人－环境场的变化本质和方向，强调人－环境场每时每刻都在发生创新性的变化，其变化方向是沿着时－空的连续体呈螺旋式前进的，是一种连续的、非线性的和创新性的运动，导致能量场的差异性和复杂性不断增加。这一原理提示能量场的变化是不可预测的。但是随着时间的推移，可能会出现相似的节律，提示能量场的变化又有预测的可能性。

（二）共振性

共振性（resonancy）原理研究发生于人场和环境场之间的变化性质。共振是一个丰富的过程，伴随人的生命全过程，使其复杂性不断增加。因此，共振性是人场和环境场的身份证明，通过波形显示能量场（人场和环境场）不断从低频长波向高频短波变化。

（三）整合性

整合性（integrality）是指人场和环境场之间的一种持续的、共有的、同时进行的相互作用的过程。人场完全融合在环境场中。在两个统一体之间长期进行的相互作用和相互变化中双方也同时都进行着塑型。人场和环境场的塑型并不是一种因果关系，而是互相影响、相互关联、共同发生的，是一种相互关系。

体内动态原则是从整体来看人的一种方法。人类生命过程中的变化是不可逆的、有节奏的，其型态也日趋复杂。变化是由低频向高频变化的共振波所引起的，是在人场和环境场的不断再塑型中进行的。也就是说，整体性体现了人场和环境场发生相互作用的可能性，共振性是指它们发生了相互作用，而螺旋性是相互作用的结果和表现形式。

五、Rogers 理论的应用

（一）Rogers 理论是创建其他护理理论的基础

很多护理理论家已经以 Rogers 的概念模型为基础发展了自己的理论，其中 Bultemeier 的不和谐感学说和 Barret 的知情参与动能论在 Rogers 的概念模型和护理实践之间搭起了两座桥梁，使 Rogers 的理论在护理实践中的应用成为了可能。另外，治疗性触摸是"能量场"概念

在护理中应用的具体体现。

（二）Rogers 理论在护理实践中的应用与护理程序

通过不和谐感学说和知情参与动能论，就可以将 Rogers 的理论应用于护理实践，其护理过程分为三个阶段：型态评估、共同塑型和评价。现列举临床具体病例予以说明。

刘某，女，38 岁，因无意中发现右侧乳房有一包块，来院就诊。门诊钼靶片提示右乳有一肿块，怀疑乳腺癌，收入院治疗。入院后，病理学检查为乳腺导管原位癌，择期进行乳房改良根治术。患者既往体健，无经常性体检。月经初潮为 11 岁。怀孕 2 次，生育 1 次，人工流产 1 次，现采用口服避孕药方法避孕。

一般资料：刘某为放射科医生，大学文化程度，夫妻感情融洽，有一 10 岁女儿。家中居住条件、经济条件良好。刘某得知诊断后，情绪沮丧，独自流泪，难以接受患病事实，不思饮食，不愿见人，十分担心自己和家庭的未来，害怕手术及手术后形体改变。丈夫一如既往关心体贴她。

1. 型态评估　型态评估（pattern appraisal）相当于护理程序中的评估和诊断阶段。通过认知输入、感觉输入、直觉和语言等途径完成，护士和病人在型态评估过程中，重点在于评估个体的型态和节律。

（1）评估方法：

1）病人：鼓励病人集中考虑自身和家庭成员（如父母、孩子、配偶等）的型态。型态评估包括对各种生活方式的节律进行评估，其节律包括交换节律、沟通节律、关系节律等。

2）护士：型态是通过型态表现来表达的，病人在某一时刻的型态是病人的过去、现在和将来共同作用的，是动态的。因此，护士通过型态评估、型态确认和反思所获得的资料需要得到病人的认可。

（2）评估内容：通过上述评估手段对病人的人场和环境场进行综合评估。

（3）列出人场和环境场中所有不和谐与和谐的方面：此步骤相当于护理程序的诊断阶段，所不同的是应用 Rogers 的理论进行诊断时，只列出病人的人场和环境场中存在的不和谐与和谐的方面，如不和谐的有：家庭环境拥挤、夫妻关系不和、胸闷、疼痛、恶心、吸烟。恐惧等。而不是采用 NANDA 的护理诊断。

该病人的人场型态评估：①不利于健康的型态：人工流产，无经常性体检，口服避孕药；②不和谐的型态表现：情绪沮丧，独自流泪，不思饮食，不愿见人，不愿与人交谈，不接受事实，担心自己和家庭未来，害怕手术及术后形体改变；③和谐的型态表现：懂得医学相关知识，文化程度较高，病情发现及时。

环境场的型态评估：①不利于健康的型态：工作环境中接触放射线；②和谐的型态表现：居住环境、经济条件良好，夫妻感情融洽；③不和谐的型态表现：不习惯住院环境。

（4）证实评估：护士通过自己的反思以及与病人和其他有关人员进行进一步的交流，对上述列出的不和谐与和谐的方面进行证实或排除，对于不能确定的情况需进一步收集资料。

2. 共同塑型　共同塑型（mutual patterning）阶段相当于护理程序的计划和实施阶段。一旦病人和护士对评估的结果达成共识，护理行动的中心应围绕病人的人场和环境场进行共同塑型。Barrett 的知情参与动能论确定了塑型过程的四个基本要素，即知晓、选择、自由和参与。以该病人为例：

（1）护理目标：①病人 1 天内熟悉病室环境；②病人逐渐接受患病事实，情绪稳定；③病人家庭成员表现出支持的态度，安心住院，配合治疗；④病人能够简述乳腺癌的治疗方法、术前配合的方法及术后康复措施；⑤病人能够正确进行术后康复锻炼。

（2）护理手段：①介绍病房环境、有关规章制度、主管医生和护士及同室病友；②告诉病人及时发现早期乳腺癌，只要积极配合手术治疗预后是良好的；讲解心理因素对配合治疗的重要性；③发挥家庭环境和谐型态表现的作用，与其丈夫进行交谈；④针对病人对手术的恐惧，告之乳腺癌的治疗预后较好，生存率较高；⑤说服病人配合治疗和护理，失去乳房可通过现代医学整形技术而弥补；⑥介绍乳腺癌的有关知识，告诉病人停用避孕药，在工作中加强自我防护，避免乳腺癌的诱发因素；介绍治疗方式和可能的不良反应；⑦演示术后康复锻炼的方法，要求病人练习，看到病人正确康复锻炼方法。

3. 评价　评价（evaluation）相当于护理程序的评价阶段，由一系列反复进行的型态评估组成，重点在于评价经过共同塑型后病人的不和谐感程度的改变，从而指导进一步的共同塑型。

对病人的评价：通过实施上述护理措施，病人逐渐接受事实，情绪稳定；病人家属表现出支持的态度，病人安心住院，积极配合治疗；病人已能够说出乳腺癌的治疗方法、术前配合方法及术后康复措施；病人已学会术后康复锻炼；达到了将人场能量发挥到最大，将环境场的危害减少到最小的护理目的。

（三）在护理教育中的应用

由于 Rogers 的理论要求其实践者建立一种全新的护理世界观和概念体系来观察、分析和处理我们的护理对象，这就要求护士们具备一种新的知识结构、新的态度和新的价值观。Rogers 指出"只有合格的护士才具备护理教学的能力"，她的倡导已经在今天的护理教育中得到验证。目前，世界大多数国家的护理教学是由经过护理专业的护理师资承担的。

（四）在护理研究中的应用

Rogers 的概念模式与护理研究有着直接的关系，它刺激了护理的科学活动并为之提供方向，目前正在对同源动态学原理进行描述性和论证性研究，研究所涉及的概念主要包括动能、时间的消逝、创造性、场运动、相互作用节律、健康和治疗性触摸等。

六、Rogers 理论的评价

本节应用 Julia George 提出的关于理论的 7 个基本特征来评价 Rogers 的"整体人"理论。

（1）理论应能将各种概念以某种方式相互联系起来，为观察和认识特定的现象创造一种不同的方法。根据 Rogers 的关于人和护理的概念以及 3 个同源动态学原理，她的理论可被陈述为"护理通过应用同源动态学原理为人类服务"，因此，Rogers 的理论创造了一种观察和分析人及其环境的新方法。

（2）理论必须有逻辑性。Rogers 理论的总体构建具有较强的逻辑性，她的逻辑发展顺序以确定前提开始，通过确立和定义概念形成理论的 4 个主要要素，最后形成了她的"同源动态学原理"。

（3）理论应相对简单且能推广普及。Rogers 的理论不是局限于某些特定的情景和场所，她针对的是所有的人及其环境，因此，可以用于所有的护理场合，是可以推广和普及的。但是，由于她的理论比较抽象，所用的术语不易理解，而且，她的理论是以复杂的开放系统为基础的，因此，Rogers 的理论并不符合简单的标准。

（4）复习文献发现，Rogers 的理论由于过于抽象而产生过多的研究问题，由于理论尚未提供简单可操作的定义和有效的结果测量工具，使研究受到极大的阻碍。另外，理论框架中复杂的相互关系又进一步增加了研究的困难程度。

（5）理论应能被实践者用以指导和改进实践。Rogers 的观点是可以用于实践的，但是，护士在护理实践中应用 Rogers 的观点时，必须用新的尺度去衡量病人的行为。由于 Rogers 的理论是一个抽象系统，缺乏概念的操作性定义和对能量场及整体人进行评估的适当工具；并且还有相当一部分护士是由职业护理教育培养的，没有接受过专业护理教育。因此，Rogers 的理论在临床护理实践中的广泛应用还是有一定难度的。

（6）理论必须与其他已经证实的理论、定律和原理相一致，但留有进一步探讨的空间。Rogers 的同源动态学原理与一般系统理论的相关原理相一致，如螺旋性原理可以与一般系统理论的同终点原理和负熵（negentrophy）原理相匹配。另外，Roy 的适应模式提出个体的适应水平是适应机制与环境之间相互作用的一种功能状态，因此可以认为与 Rogers 的整合性原理相一致。

总之，Rogers 的理论是一个抽象的系统，她提供了分析和理解护理现象的新视角，刺激了护理理论和护理科研的进一步发展。然而，Rogers 理论也存在着明显的局限性，虽然 Rogers 提供了基本的前提，对三个原理也进行了定义，但她的原理仍然非常抽象。另外，目前并不存在把整个人作为一个单位进行测量（评估）的适当工具，也不能测量能量场和波型，因而 Rogers 的理论原理在护理实践中的应用受到了很大的限制。

第九节　Roy 的适应模式

一、Roy 的个人背景、理论的发展过程和理论假说

（一）Roy 个人背景

Sister Callista Roy，RN，PhD，于 1939 年出生于美国洛杉矶，1988 年至今为美国马塞诸塞州波士顿大学的护理理论家。她在 1963 年于洛杉矶的 Mount Saint Mary' College 获得护理学士学位；1966 年和 1967 年在加州大学洛杉矶分校（UCLA）获得护理硕士和社会学博士学位。

Roy 曾担任过很多职务，她是美国护理学会的委员（FAAN）和护理研究院的研究员，在很多护理组织中很活跃，包括 Sigma Theta Tau 和北美护理诊断协会（NANDA），在护理界享有很高的声誉。由她参与的著作有《护理人门：适应模式（Introduction to Nursing：An Adaptation Model）》和《护理的理论结构：适应模式（Theory Construction in Nursing：An Adaptation Model）》等。

（二）理论的发展过程

Roy 曾多年从事儿科临床护理的工作。在工作中，Roy 发现儿童对生理和心理的改变具有很强的适应能力。在攻读护理硕士研究生时，她的研究生导师 Dothe E. Johnson 要求并指导她创立一个护理模式。她的适应模式一经提出，便受到护理界的极大关注。Roy 的适应模式以 Helson 的适应模式为基础，可以说是一个很好的借用其他学科知识形成独特的护理理论模式的典型。该模式经过综合运用系统、压力、和适应理论的原理来阐明人与环境之间的相互作用，属于系统理论的范畴。

（三）理论的基本假说

Roy 的适应模式有八项基本假说：

（1）人是生理、心理、社会的结合体，人的本质包含生物的组成（如解剖形态与生理），以及心理与社会的因子。所以个体的行为会受到团体和其他人的影响。

（2）人不断地与变化中的环境存在互动。人所生存的环境不断在变动，而个人的生理、心理、社会环境也不断的在改变，人不断地与变化的环境互动作用。

（3）人为了不断的适应环境，将会利用生理、心理、社会等多方面先天与后天的适应机制。人的先天适应机制是与生俱来的能力，如白细胞抵抗细菌的入侵，而人的后天适应机制是指人不断地学习获得适应能力，例如：接种各种疫苗以增加对疾病的抵抗力。

（4）个人生命过程中难免有疾病和健康的问题。健康和疾病是一个连续的过程，个人的健康状态总在这个连续过程中不断移动。

（5）为了对变异的环境有正向的反应，人必须进行调整与适应。

（6）个人的适应情形受到个体所承受的刺激及个人适应程度的影响。刺激分为三类：

1）主要刺激（focal Stimuli）指当时面对的主要刺激，通常是影响人的一些最大变化的刺激。

2）相关刺激（contextual stimuli）指所有内在的或外部的对当时情境有影响的刺激，这些刺激是可以观察到的、可测量的，或是由本人主动诉说的。

3）固有刺激（residual stimall）指原有的、构成本人特征的刺激，这些刺激与当时的情境有一定关联，但不易观察到或客观测量到。

（7）个人的适应程度包含个人所能承受刺激的范围，在此范围内会导致正向的反应；反之，若刺激程度大于个人所能承受的范围，个人将无法有正向反应。

（8）人有四种适应方式：生理需求方式、自我概念方式、角色功能方式及相互依赖方式。

二、Roy 适应模式与四个基本概念

（一）人

Roy 认为人是护理的接受者，可以是个人、家庭、集体、社区或社会，这些都应被视为一个整体的适应系统，包含适应和系统两个概念。

将系统的概念运用于人体，Roy 将具有机能整体性的人概念化。首先，人是一个系统。人是由各个部分在一起行动所形成的整体。人作为一个有生命的系统，包括输入、输出、调节和反馈过程。人作为一个有生命的系统，处于与环境持续互动的状态，在系统与环境之间存在着信息、物质与能量的交换。故人被认为是一个开放系统。人与环境间的不断互动既引起内部变化，也引起外部变化，而在这变化万千的世界中，人必须保持自己的完整性而持续地进行适应，故人也被认为是一个整体的适应系统。Roy 用图解来表示这个适应系统（图 10-7）。

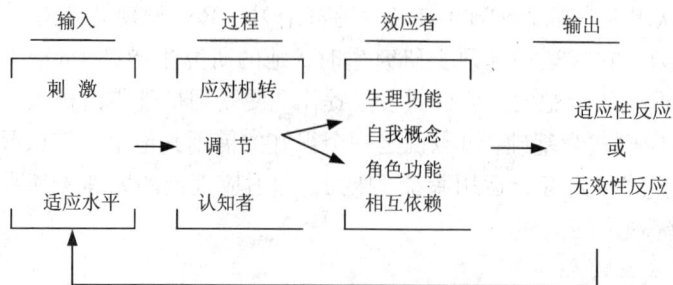

图 10-7 人作为一个适应系统示意图

输入(input)：适应系统接受来自外界环境和自身内部的刺激。Roy 将这些刺激称之为输入。刺激是指来自外界环境或人体内部的可应起反应的一个信息、物质或功能单位。

输出(output)：人作为一个系统的输出是人的行为。输出的行为包括内部的和外部行为。输出的行为包括内部的和外部的，这些行为都是可被观察到的，测和记录的。输出的行为可以称为系统的反馈。系统的输出分为适应性反应与无效性反应。

人作为适应系统面对刺激时，都会做出反应(输出)。反应是适应性还是无效性取决于人的适应水平(adaptation level)。若把适应水平比作一条直线，则其适应区是在该线上下两条虚线之间，这就是适应能力范围。当全部刺激作用于适应范围以内，输出的将是适应性反应；若全部刺激作用于适应区以外，则输出的是无效性反应(图 10 - 8)。

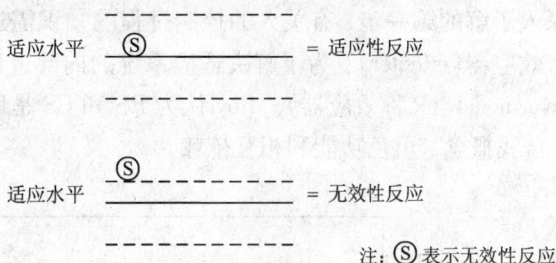

适应水平 ⓢ ————————— = 适应性反应

适应水平 ⓢ ————————— = 无效性反应

注：ⓢ 表示无效性反应

图 10 - 8 适应水平示意图

过程(process)：Roy 使用应对机制(coping mechanism)这个词汇来描述人作为一个适应系统的控制过程。有些应对机制是遗传的，如白细胞防御系统在细菌侵入机体时的对抗。有些机制是后天学来的，如用抗生素治疗细菌感染。Roy 将这其分别称为调节者和认知者，二者均为适应系统的次系统。

调节者次系统(regulator subsystem，RS)，也有输入、内部过程和输出。输入的刺激可以来自人的内部或外部。其介质有化学的、神经的或内分泌性的物质，起源于脑干和脊髓的神经所产生的自主反射，都可形成 RS 的输出性行为。在内分泌控制下的靶器官和组织也可产生调节者的输出性行为。一个调节过程的例子是当人们看到一个恶性刺激时，可通过眼神经到高级脑中枢，然后传至较低的脑自主中枢，在这里的交感神经元可以引起多种脏器的反应，包括血压升高和心率加快等。这个过程参见图 10 - 9。

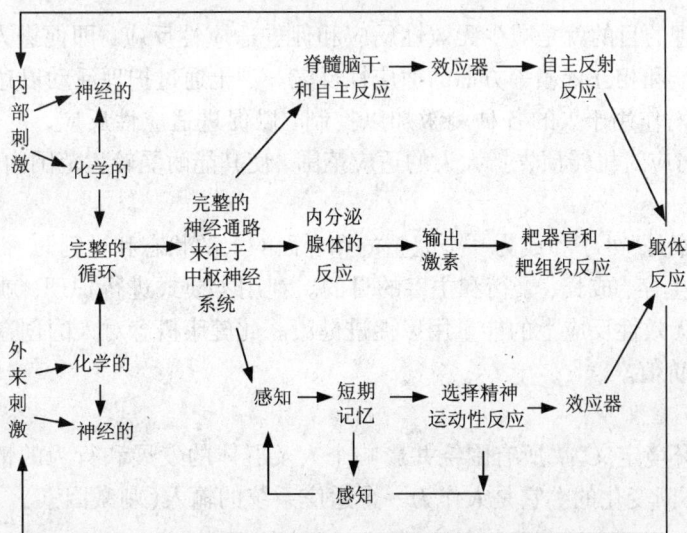

图 10 - 9 调节者次系统反应示意图

认知者次系统(cognator subsystem, CS)的刺激亦可来自内部或外部，RS 的输出性行为可以是 CS 的反馈性刺激。CS 涉及高级大脑功能的感知或信息处理、学习、判断和情感等过程。见图 10 - 10。

在维持人的完整性时，RS 和 CS 经常需协调一致，共同发挥作用。

Roy 还提出控制过程的概念不应只限于 RS 和 CS。她认为这两个次系统只是对人类行为的深入了解的第一步，有关人的控制过程的知识需进一步研究和发展。

效应器(effecter)：为了解决适应系统的内部过程，Roy 还进一步提出四个适应模式(adaptative model、又称效应器)。Roy 认为 RS 和 CS 是四个效应器范围内起作用的，包括生理功能、自我概念、角色功能和相互依赖。

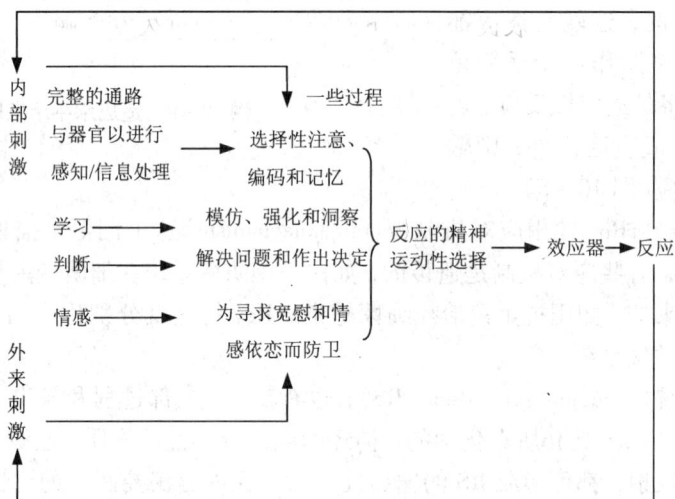

图 10 - 10　认知者次系统反应示意图

（二）护理

Roy 认为护理的目的就是减少无效性反应和促进适应性反应，即促进人在生理功能、自我概念、角色功能和相互依赖等方面的适应性反应。护士通过护理活动以达到护理目的。护理活动包括护士对作用于人的各种刺激加以控制，以促进适应性反应，也可以通过加强 RS 和 CS 以及其他对应对机转预先扩大人的适应范围，使其能耐受较大范围内的刺激。

（三）健康

Roy 认为健康是"处于和成为一个完整的和全面的人的状态和过程"。而人的完整性则表现为有能力达到生存、成长、繁衍和主宰的目的。利用本模式进行护理，就应以加强适应性反应，把消耗在无效性反应上的能量用以促进健康。此健康概念对人的创造能力和人生目标都有一定的哲学价值。

（四）环境

Roy 模式将环境定义为"所有围绕并影响个人及群体的发展和行为的情况、事实和影响因素"，环境是不断变化的。它是人作为一个适应系统的输入(刺激因素)。环境因素包括内环境和外环境。

三、Roy 适应模式与护理程序

Roy 适应模式的护理程序包括一级和二级评估、诊断、制定目标、干预和评价,基本上与护理程序的 5 个阶段相对应。

(一)评估

(1)一级评估(first level assessment)是指收集与四个适应方式有关的输出性行为,亦可称行为评估。护士应考虑这些行为是否能够促进人的完整性,是否有益于健康。收集的信息包括主观的、客观的和能测量到的资料。

(2)二级评估(second level assessment)包括收集各种刺激的资料,然后将这些资料进行分析并列出问题或做出护理诊断。Roy 还提出可按照四种适应方式提出护理诊断,可与影响最大的刺激一并列出,如:一农民在烈日下收割稻子时间过久发生胸痛,就可诊断为:"胸痛:与心肌缺氧过久及身处高温环境有关。"如把该农民的这些行为与有关的其他方式联系,其角色功能将会出现问题,因为病人是一位农民,必须在烈日下工作,但由于疾病今后不宜从事这种工作,故可诊断为"角色失败:与高温时心肌活动受限有关"。

(二)诊断

在适应模式中,护理诊断是对适应状态的陈述或诊断。将以上收集的资料进行分析后可得出护理问题(nursing problem)或作出诊断。Roy 提出三种诊断方法:①按四种方式表现出的无效行为确定护理诊断并进行分类;②直接叙述观察到的欣慰及影响最大的刺激;③将行为归纳到与其有关的一个或数个刺激当中。

四种适应方式及常见的护理问题:

(1)生理功能包括机体基本需要如体液与电解质、活动与休息、排泄、营养、循环与供氧、以及对感觉、体温、内分泌的调节。

1)循环与供氧 描述与呼吸循环有关的用氧方式,如:低氧、休克.

2)营养 描述机体利用营养素进行修复和生长发育的情形,如:营养不良、恶心、呕吐。

3)排泄 描述代谢废物的排出方式,如:便秘、腹泻、腹胀、小便失禁、尿潴留。

4)活动与休息 描述锻炼、活动、休息、睡眠状态,如:躯体活动不足、潜在废用性萎缩、休息不足、失眠、睡眠剥夺、休息过度。

5)皮肤完整性 描述皮肤的生理功能状态,如:干燥,压疮、皮疹、瘙痒。

6)对感觉、体温、内分泌的调节 描述控制、调节的神经类型、直立状态、应急反应、生殖系统的控制与调节。

(2)自我概念是指一个人在某个时期内的信仰、情感和价值观。包括:

1)躯体自我(physical self)表现为性的自我概念降低、性行为过度。

2)人格自我(personal self)焦虑、无能为力、罪恶感、自尊降低。

(3)角色功能是指人与人之间的社交活动的形式,其表现为基本角色、第二角色、第三角色。

(4)相互依赖是指一个人通过与其关系密切的人及支持系统在情感、肯定和价值观方面相互作用以保持心理的完整。这方面常见的问题有:分离性焦虑、孤独等。

(三)制定目标

目标是病人最后能达到的行为。短期目标是指在主要、相关和固有刺激经过处理后的一些期望行为,也就是列出一些能说明认知者和调节者的应对的行为。长期目的则应反映出如何解决适应性问题,以及如何有效的利用自身能量来达到生存、生长、繁衍、主宰和自我实现的目标。如可能应与病人共同制定目标。

（四）护理措施

护理措施可通过对作用于适应系统的各种刺激（主要、相关和固有刺激）加以改变和控制时,这些刺激作用于适应范围内,以获得适应性反应。也可着重于提高人的应对能力或扩展适应范围,使全部刺激均在人的适应能力范围以内。

（五）评价

将所制定的目标行为与病人的输出性行为（最终行为）进行比较,并测出其间的差距,然后根据评价的资料进行再调整和制定进一步的措施。

四、Roy 适应模式的应用实例

患儿,女,14 岁,因双眼睑红肿月余,手指关节肿胀 1 个月余,发热 1 周,以"自身免疫病"收入儿科病房,确诊为皮肌炎,用激素冲击疗法进行治疗。患儿为独生女,既往体健。

1. 护理评估

(1)一级评估 4 个方面的行为中,主要表现在生理方面和自我概念方面,以上改变为无效性反应。

(2)二级评估

1)主要刺激:①疾病导致的皮损和肌力下降;②皮损所致的个人形象改变。

2)相关刺激:①皮肤损害造成该处皮肤感觉异常,卧床休息,日常活动受限。②第一次住院,心理状况受影响。

3)固有刺激:14 岁,女孩。

2. 护理诊断

(1)皮肤完整性受损和潜在的废用性萎缩:与皮肌炎有关。

(2)自我形象紊乱:与疾病及运用激素治疗有关。

3. 护理目标

(1)患儿在住院期间皮肤保持完整,无破损。

(2)患儿及家长能遵从医护人员的嘱咐,疾病恢复期可进行肌力锻炼。

(3)患儿能正确认识疾病造成的形象改变,并能以正确的方式对待。

4. 护理措施

(1)陪伴患儿倾听其感受,讲解红斑是由于疾病引起,随着治疗的进程会逐渐消退,皮损所致的形象改变只是暂时的。

(2)告诉患儿剪短指甲,不搔抓皮肤,双眼肿胀可闭上双眼,拉上围帘,减少光线对眼的刺激,口唇肿胀涂以润唇膏,防止干裂。

(3)指导患儿家长配合做好皮肤的护理,每日温水擦浴,勤换衣裤。

(5)告知患儿及家长在疾病的进展期要多休息。

(6)疾病恢复期,教给患儿及家长锻炼肌力的方法。

(7)多与患儿沟通,让患儿参与病房活动。

(9)通过老师、同学、父母的鼓励、支持,帮助患儿树立信心,皮损好转后鼓励同学来院看望,补课等。

5. 护理评价

（1）住院 2 周后患儿除眼睑稍有红肿外，其余红斑均已消退，皮肤一直保持完整，无破损、感染。

（2）患儿在住院期间能遵从医护人员的嘱咐，疾病恢复良好。

（3）恢复期患儿开始进行肌力锻炼，先逐步完成日常活动，然后进行手臂下肢日常生活起居运动锻炼，肌力恢复。

（4）患儿能正视目前的形象改变，积极参与病房活动。

五、Roy 适应模式的特征

以本章第一节所描述的 Julia George 的理论特征为评价框架，Roy 的适应模式具有以下特征：

1. 理论概念明确

理论应能将各种概念以某种方式相互联系起来，为观察和认识特定的现象提供一种方法。Roy 的模式中的概念比较明确，并能将各相关概念联系在一起，为人们提供了一种比较独特的人是特定现象的方法。Roy 适应模式对与护理有关的 4 个概念都有其独特的观点。与其他模式相比，它提出了一个整体的框架，而不是只注意某一方面，它视人为具有机体整体性的统一体的观点与视病人为生病的生物体的观点是对立的。她将刺激分为主要的、相关的和固有的刺激，这也是比较全面而深入的观点。

2. 理论必须有逻辑性

Roy 的模式中各个概念之间具有连贯性和逻辑性。模式中的每个关键概念都是以适应为主体，以完整性为基础的。正是由于该模式能帮助护士在实际中逻辑的收集四个适应方式的资料和提出护理诊断，并且比较容易掌握，故以该模式为基本指导思想护理程序能够被各国广泛采用。

3. 理论应相对简单且能推广

Roy 的模式用简明的语言来叙述，然而关于人的概念 Roy 用了特殊术语来表达，如适应水平等。但总的来说，Roy 的模式还是比较简明、易推广的。由于该模式简明易懂，故其不仅在临床护理中广泛使用，而且有些学校还以该模式作为课程设置的框架。

4. 理论可作为假设的基础而经受检验

Roy 的模式有待我们进一步的证实。

5. 理论可以通过验证性研究而增加学科的知识体系

Roy 的模式对人的独特定义以及以 Roy 的适应模式为理论指导的护理程序是 Roy 模式对护理学科作出的主要贡献。

6. 理论能被实践者用以指导和改进实践

在执行护理程序中，一级评估是对 4 个方面行为的估计，而二级评估着重于 3 个刺激，这可使护士对病人有更全面的评估。但如何应用于集体、社区等的护理中，尚待进一步讨论。此外，对人体的调节过程和认知过程中的各种机转，以及还存在哪些次系统，都需要利用有关生理、心理、社会的知识在理论上加以提高，以便更好地指导护理实践。

7. 理论必须与其他已证实的理论、定律和原理相一致，但留有进一步探讨的空间

就该模式结构而言，还需要从理论高度来进一步加以综合，使之能用于解释和预测临床实践中的问题。另外，Roy 模式还需要在临床和科研中广泛运用，使其更加完善。

第十节　Neuman 的健康照顾系统模式

一、Neuman 的个人背景、理论发展过程和理论假说

（一）Neuman 个人背景

Betty Neuman 1924 年出生于美国 Ohio 州 Lowell 附近的一个农场，1947 年，Neuman 在 O-hio 的 Akron 医院护校获得护士证书，Neuman 曾在 Los Angeles(LA)进行了丰富的临床实践，实践领域包括医院、学校、工厂等，接着进入在加州医学中心的护理学校从事内外科护理、传染病护理、急救护理等工作，她本人对人类行为学极感兴趣，1957 年获在加州大学 LA 分校护理学士学位，1966 年获加州大学精神卫生和公共卫生咨询的硕士学位，1985 年获华盛顿大学临床心理学博士学位。从此 Neuman 开始致力于精神卫生护理的研究和实践，并且成为精神卫生护理的先驱。

（二）理论的发展过程

Betty Neuman 的健康照顾系统模式(Neuman system model，NSM)是一个综合性的和动态的模式，她认为个体、群体(家庭)和社区是多维的、且与环境中的应激原不断地进行着互动。模式的重点在于分析个体对应激的反应进行适应的某些因素。虽然 Neuman 认为护理是一个独立的专业，但她认为该模式不仅可以用于护理领域，而且还适用于健康照顾的其他领域。

1970 年，Neuman 在加州大学进行硕士学习时，在护理导论课程中提出 NSM 的基本观点，随后多次修改和发表。NSM 模式是以一般系统论中的开放系统的观点为基础的，Neuman 运用各家理论，在 NSM 中对概念、理论框架进行科学的解释，并促进护士对理论的理解，使其更加容易接受，因而 NSM 在众多的护理模式中其实际的应用价值是得到大家公认的。

（三）理论的基本假说

Neuman 的系统模式思想是以开放系统为基础的，主要遵循以下的假说：

(1)虽然每个系统(人)都是一个独特的个体，但他同时也是具备一般人各种特性的综合体。

(2)应激原分为已知的、未知的和一般性的，每一种应激原可以在不同程度上干扰着个体的稳定水平或正常防御线。任何时候，系统(服务对象)的各变量——生理、心理、社会文化、成长与发展及精神因素之间的相互关系可以影响系统通过弹性防御线对抗一个或一系列应激原时所产生反应的强度。

(3)随着时间的推移，每个人均有正常范围内的反应能力，也就是正常防御线、或通常所说的健康状态或稳定状态。

(4)当具有缓冲、弹性作用的弹性防御线不能再保护服务对象系统抵抗环境中的应激原时，应激原将冲破正常防御线。系统内部各变量之间的相互关系决定了系统反应的性质和程度，或对应激原可能的反应。

(5)系统的健康或疾病状态是系统各变量相互关系不断变化的结果(动态的混合物)。健康是有效的能量支持系统处于其最佳的连续状态。

(6)每一个系统都暗含着一些内在的抵抗力，被称之为抵抗线，其功能是使个体稳定，并使个体恢复到通常的健康状态(正常防御线)，或是保持个体在环境中应激原反应后高水平

的稳定状态。

（7）初级预防是涉及评估、识别和降低或减少环境中应激原的危险因素。

（8）二级预防涉及症状学、护理干预措施的预先排序以及治疗。

（9）三级预防为康复阶段人的适应过程，并以循环方式恢复以及预防。

（10）当事人与环境进行着连续的动态的能量交换。

二、NSM 的主要内容

NSM 是以开放系统作为理论框架，模式由三部分构成，即与环境进行互动的个体、应激原、应激反应。护士的工作是进行干预（intervention），也就是恰当地运用初级预防、二级预防或三级预防的措施来维持、促进或恢复系统的稳定性和完整性。

Neuman 用模式结构图对模式中涉及的主要概念进行定义，包括整体人的观点、开放系统、基本结构、环境、应激原、防御和抵抗线、反应度（水平）、预防干预措施和重建，图 10 - 11 所示为 Neuman 人的整体观示意图。

（一）人/个体

Neuman 模式中，人被定义为与环境持续互动的开放系统，称服务对象系统。该系统可指个体，也可为家庭、群体、社区。其中 Neuman 着重描述了个体。

（1）基本结构（basic structure）：为能量源，是由生物体即系统共有的最基本生存因素组成，如解剖结构、生理功能、基因类型、反应类型、自我结构、认知能力、体内各亚系统的优势与劣势等。Neuman 认为系统是一个开放的系统，可以迅速调动机体核心能量，来保持系统的稳定（结构正常）与动态平衡。

（2）弹性防御线（flexible line of defense）：为最外层的虚线圈，是动态变化的。它是系统对应激原的最初反应或是系统的保护防线，环境压力增加时，它迅速扩展，从而缓冲正常防线，对个体的稳定其更大的保护作用，防止应激原侵入系统；而当环境支持有助于成长和发展时，它又是正常防御线的过滤器。但其功能会因一些变化，如失眠、营养不足或其他日常生活变化而降低。其主要功能是防止压力源入侵、缓冲与保护正常防御线。

（3）正常防御线（normal line of defense）：位于弹性防御线与抵抗线之间，是系统应对各种各样应激原不断变化的结果，为系统经过一定时间逐渐形成稳定系统的正常反应范围，即通常的健康和稳定状态。由生理的、心理的、社会文化的、发展的、精神的要素组成，用来应对应激原。这条防御线是动态的。

（4）抵抗线（lines of resistance）：当环境中的应激原侵入或破坏正常防御线时，抵抗线被激活。它是抵御应激原的一些内部因素，如白细胞、免疫功能以及其他生理机制组成。其主要功能是使个体稳定并恢复到健康最佳状态（正常防御线）；也有可能在与应激原作用后上升至更高的稳定水平。例如免疫机制。如果抵抗线的作用（反应）是有效的，系统可以重建；如果抵抗线的作用（反应）是无效的，其结果是能量耗尽，系统崩溃。

（二）应激原

Neuman 将应激原定义为能产生紧张及潜在的引起系统失衡的刺激，系统需要应对一个或多个应激原，环境中有许多已知的、未知的应激原，它们对个体的干扰是有差异的，应激原可以对某人有害，但对另一人无害。有关内容可参考应激与适应部分。Neuman 系统模式中强调的是确定应激原的类型、本质和强度。Neuman 将应激原分为：

基本结构
☆ 元素
  一般所有机体的基本
  正常的体温范围
  遗传结构
  反应型态
  器官的优势或弱点
  自我结构
  已知的或共同的
  特性

应激原
☆ 可以有多个应激原同时
  发生
☆ 相同的影响和反应
  不同的影响和反应
☆ 正常防御线可以随
  年龄和成长而变化

应激原

弹性防御线
正常防御线
抵抗线

基本结构
能量来源
核心能量

重建

反应程度

重建
☆ 可以开始与反应的任何阶段
  和水平
☆ 可能发生的范围可以延伸到
  正常防御线以外

反应

应激原
☆ 已确定的
  失落
  疼痛
  抑郁
  文化变化

应激原
☆ 已知或可能的
  降低可能性
  应激原
  增强弹性防御线

个体因素
☆ 之间的
  内在的
  外在的

反应
☆ 有关个体的变量
  措施的特性
  基本结构的先天
  天生的和后天
  习得的抵抗能力
  遭遇应激原的时间

个体因素
☆ 之间的
  内在的
  外在的

干预(措施)
☆ 干预措施应该发生在反应和重
  建两个阶段之前或之后
☆ 干预措施是基于:
  反应发生的程度
  资源
  目标
  预期结果

初级预防
☆ 降低可能性
  应激原
  增强弹性防御线

二级预防
☆ 早发现病例
☆ 症状治疗

三级预防
☆ 重新适应的能力
☆ 重新学习预防复发
  的(知识)
☆ 保持稳定性

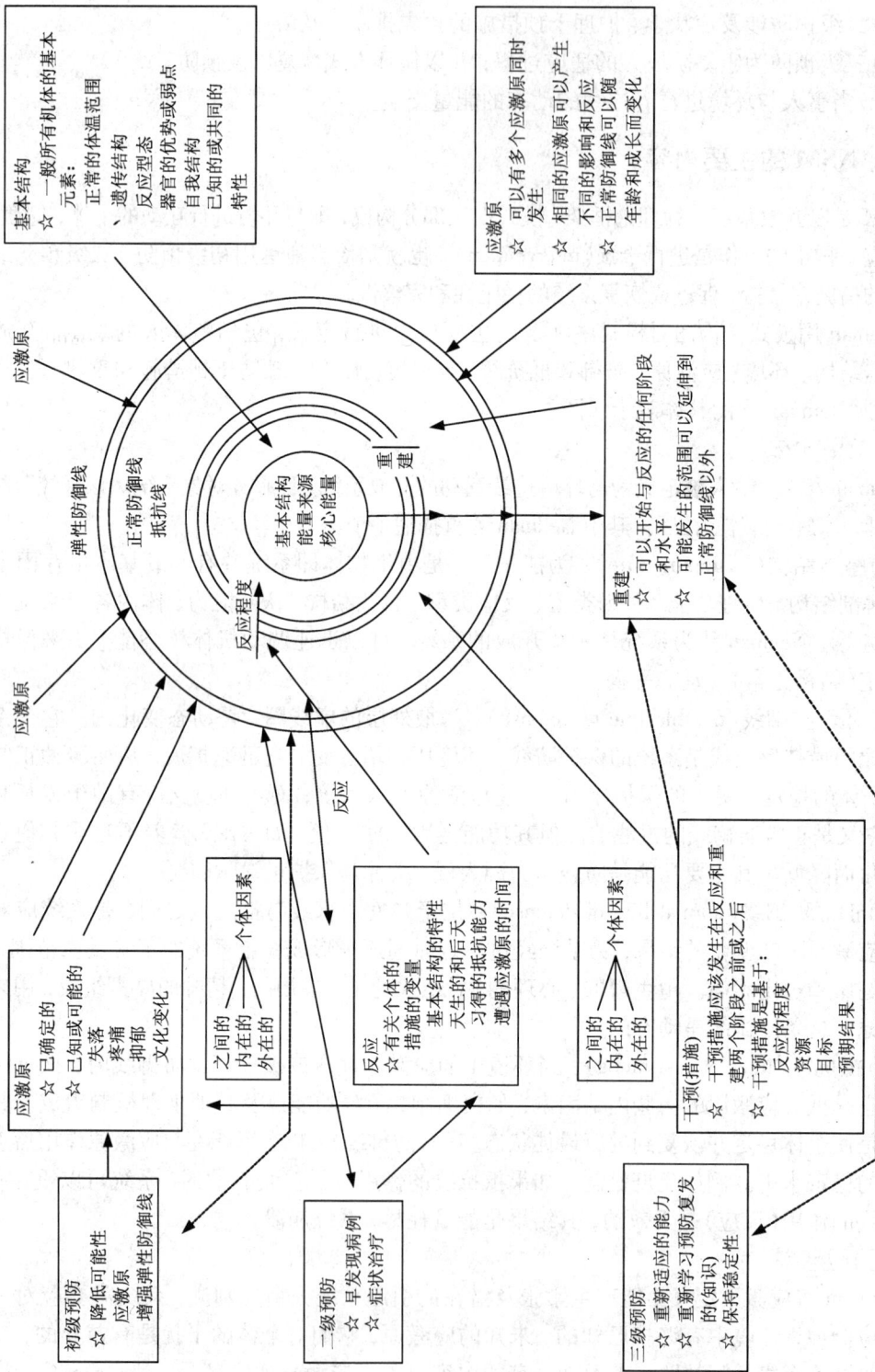

图10-11 Neuman人的整体观示意图

（1）个体内的（intrapersonal）：指发生在个体内与内环境有关的力量。如愤怒、悲伤、自尊紊乱、自我形象改变、气急、失眠等。是一种个体内部力量，其表达方式是受年龄（发展的）、体力（生理的）、同伴们的接受情况（社会文化的）以及既往应对应激的经历（心理的）等因素的影响。

（2）个体间的（interpersonal）：发生在一个或多个个体之间的力量。如夫妻关系、家庭关系、上下级关系、护患关系的紧张。常受不同地区和时代（社会文化）、双方的年龄和发展水平（生理和发展的）、对相互关系的感觉和期望（心理的）等因素的影响。

（3）个体外的（extrapersonal）：是发生在个体以外的，距离比个体间更大的力量。如失业，社会政策、经济状况、环境陌生、家人患病住院等。

以上各类应激源又分别包括来自于生理、心理、社会文化、精神与发展五个方面的应激。人际间和各个体外的压力源共同组成的外环境，详见 Neuman 四个基本概念中的环境部分。

（三）反应

Neuman 认为，Selye 的应激于应激学说已对应激反应作了详尽的描述，故未再作很多阐述。在此模式的部分内容中，她重点描述了保健人员应根据个体对应激原的反应情况进行不同的干预。

（1）初级预防（primary prevention）：当怀疑或已确定有应激原而尚未发生反应的情况下就开始进行的干预。初级预防的目的是预防应激原侵入正常防御线。主要措施为减少或避免与应激原相遇的可能性以及巩固防御线，从而降低反应的程度，如减轻空气污染、预防免疫注射等。

（2）二级预防（secondary prevention）：应激反应一旦发生，干预就从二级预防开始。即早期发现病例、及时治疗症状、增强内部抵抗线来减少反应，如进行各种治疗和护理。该水平的干预可在应激反应被识别的任何点开始，目的是减轻和消除反应、恢复个体的稳定性并促使其恢复到通常的健康状态。

（3）三级预防（tertiary prevention）：是指在上述治疗计划后，已出现重建和相当程度的稳定时进行的干预，其目的是通过增强抵抗线维持其适应性以防止复发，如进行病人教育，提供康复条件等。

三、NSM 与四个基本概念

（一）人

Neuman 对人的认识主要基于整体论、系统论的观点，即整体不同于并超过其各部分的总和。这个概念也是 NSM 的基础。整体性（wholeness）、完整性（totality）、开放性（openness）是 Neuman 关于人的核心概念。Neuman 认为，人作为一个系统，是整体的、多维的；是由生理的、心理的、社会文化的、发展的、精神的五方面因素构成的整体。

Neuman 认为护理中人的范围不仅局限在个体，还应该包括家庭、群体、社区。对人的诠释和人的整体观是 NSM 的核心内容，详见 NSM 内容人/个体部分和图 10-11。

（二）社会与环境

Neuman 把环境定义为"在一定时间内围绕着人们的一些内部和外部力量"。Neuman 认为环境分为内环境、外环境和自生环境（created enviroment）。内环境由存在于个体内的所有因素（力量）及其相互影响组成；外环境包括存在于个体外的所有因素（力量）及其相互影响；自生环境是服务对象（系统）在不知不觉中产生的，代表着开放系统内、外环境间能量的交换；是系统的变量,特别是心理/社会文化方面的变量动态的和无意识的变化,这种变化是为了保持系统的综合性、完整性和稳定性。自生环境的主要目的是提供积极的刺激使系统向健康的方向趋近。

Neuman 特别提到环境中存在着应激原,这些应激原(个体内的、个体间的和个体外的)是本模式中的一个重要次系统,所有这些构成了个体在其中活动的环境。这些应激源对人可产生正性或负性的影响。

（三）健康与最佳健康状态

Neuman 将健康看作为最佳健康—疾病连续体,即在任何特定的时间内个体在身、心、社会文化、精神与发展等各方面应对应激源的正常反应范围以及稳定与和谐状态。最佳健康是指可获得能量以支持系统处于连续体上的最佳状态。Neuman 模式的整体人的最佳健康状态(wellness)可被看成是个体身体的、心理的、社会文化的、发展的和精神的平衡的、动态的综合体,见图10-12。

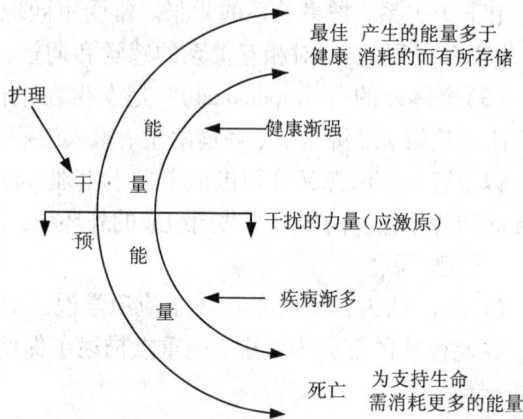

图 10-12　最佳健康-疾病连续示意图

Neuman 认为健康是一种活能量(a living energy),不论个体系统是趋向最佳健康或疾病状态,保持能量始终是护理的目标和基本工作原则。

（四）护理

Neuman 认为护理作为一种"独特的职业",它关注可影响人对应激原反应的所有因素,并且首先考虑的是整体的人或系统。她将护理定义为:通过有目的的干预以减少应激原和不利情况,帮助个体、家庭和群体获得和保持一个最高水平的整体最佳健康状态。护理的主要任务是保存能量、恢复、维持和促进人的稳定、和谐与平衡,帮助人们沿着最佳健康-疾病的正方向发展。

护理包括准确地评估现存的和潜在的应激原以及系统为了达到最佳健康需要进行调节的方法,护理的目的是对不同程度的健康状态进行干预,并设计一些措施以促进产生积极的变化。

四、NSM 与护理程序

（一）护理评估

Neuman 对护理评估设计了一个评估表,见表10-3。

表 10-3　Neuman 的护理评估表

Ⅰ　一般资料			
姓名	年龄	性别	职业
婚姻状况		住址	
其他相关信息			
Ⅱ　患者所感知的应激原			
1.你认为你的主要应激原和健康问题是什么?（明确主要问题）			

续表 10－3

2.你现在的情况与日常生活方式有何不同？（明确生活型态）

3.你曾有过同样的经历吗？如果有，是什么问题？你是如何应对的？是否成功？（明确过去的应对型态）

4.由于现在的影响，你预期将来会怎样？（了解期望是否现实？）

5.你为你自己已做了或能做哪些努力？（了解现在的和将来的应对型态）

6.你希望家人、朋友、照顾者能为你做些什么？（了解现在和未来可能的应对型态）

Ⅲ 照顾者所感知的应激原

1.你认为患者最主要的应激原和健康问题是什么？

2.患者日常的生活方式和现在有何不同？

3.患者过去有同样经历吗？如果有，你如何评价患者的所为？你认为是成功的吗？

4.由于患者现况的影响，你对将来的期望是什么？

5.患者自己能做些什么？

6.你认为患者希望从家人、朋友、照顾者那里得到些什么？

小结：注意患者和照顾者对情况的感知有哪些差异和曲解。

Ⅳ 个体内的因素

1.身体的(活动度、身体功能情况)。

2.社会文化的(态度、价值观、期望、行为型态和应对型态)。

3.发展的(年龄、是否正常、与现况有关的因素)。

4.精神的(信仰、人生观)。

Ⅴ 个体间的因素

有关家庭、朋友、照顾者的影响或可能的影响部分的关系和条件。

Ⅵ 个体外的因素

有关社区设施、经济状况、职业或其他能影响Ⅳ和Ⅴ范围的因素

（二）护理诊断

在所收集资料的基础上(包括各种检查及实验室报告)，结合理论进行综合分析，并对患者在生理、心理、社会文化、发展和精神的变量之间动态的相互作用中存在的问题作出诊断，然后排列优先顺序。

（三）护理目标

以保存能量、恢复、维持和促进个体稳定性与完整性为前提，护患双方共同参与制定预期结果并设计应采取的护理干预。

（四）护理干预

Neuman 特别强调使用"干预"(intervention)来说明护理措施，并且要求按初级、二级、三级预防来组织护理活动，可以视个体情况使用一个或多个预防模式。

（五）护理结果

护理结果即对干预效果的评价以验证护理的有效性，也就是护理评价或再评估。Neuman认为再评估是一个持续的过程，主要是检验在列出目标的基础上所进行的干预是否有效。

五、Neuman 模式的应用实例

患儿，男，12 岁，学生。查血糖 19.3mmol/l，尿糖(＋＋＋＋)，酮体(＋＋＋＋)。诊断为胰岛素依赖性糖尿病(IDDM)：由于患儿不配合，在饮食方面自控能力差，父母未能严格督

促控制，使血糖处于不稳定状态，反复2次入院治疗。父母实施严厉控制，虽血糖得以控制，但患儿对此产生强烈的逆反心理，故意不定时定量进餐。患儿患病后身心健康大受影响，性格变得内向，学习成绩一落千丈，与父母关系疏远。患儿父母深感痛苦、自责，家庭经济变得拮据，此外，夫妇俩还常为教育孩子的方式吵架。总体来说家庭成员时常感受到较大的压力。

1. 护理评估

基本结构：内分泌系统存在IDDM。

弹性防御线：已被应激源穿透。患病后身心健康大受影响，对生活习惯改变产生强烈的不适应感，饮食方面自控能力差，故意不定时定量进餐等因素使其防御效能更加削弱。

正常防御线：由于基本结构有改变，日常健康水平就不高，故防御效能较弱。病情反复恶化住院又使正常防御线进一步萎缩。

抵抗线：IDDM的存在导致免疫功能下降。

应激源：①体内的——IDDM、对疾病的无知、对自身的健康产生的恐惧、自怜等心理。②体外的——环境陌生，家庭经济变得拮据。③人际间的——父母为教育孩子的方式发生分歧。

应激反应：①生理性的——血糖19.3 mmol/L，尿糖（＋＋＋＋），酮体（＋＋＋＋）。②心理性的——性格变内向、对父母的饮食控制产生逆反心理。

2. 护理诊断

自尊紊乱——恐惧、自责、自怜心态，与儿童心理承受能力差有关。

知识缺乏——与糖尿病知识缺乏、自控能力差有关。

社交孤立——与家庭和集体的关系疏远等。

父母不称职——父母教育方法对糖尿病知识缺乏有关。

3. 护理措施

由于有明显的应激原存在并且已突破弹性防御线，侵入正常防御线和发生应激反应，所以应该采取二级预防水平干预并应同时采用一级水平的干预。具体措施主要有：

（1）自尊紊乱——与患儿家长和老师一起对患儿进行长期周密的心理辅导，与患儿谈话交流，鼓励患儿多进行室外各种活动等。

（2）知识缺乏——向患儿反复讲解和强调坚持长期注射胰岛素与控制饮食的必要性和重要性，教会患儿用胰岛素笔进行自我注射，告诉患儿注射胰岛素和饮食的注意事项。

（3）社交孤立——协助其父母分阶段预定合理目标，耐心、灵活、细致地教育和督促。使患儿和父母的关系逐渐融洽。向学校老师介绍一些糖尿病有关知识，取得老师的帮助和配合，同时希望老师和同学以正常标准要求看待患儿。

（4）父母不称职——向患儿父母进行建议，以积极的态度营造良好的家庭环境，教育方法要得当。教育其父母掌握糖尿病有关知识。

4. 护理评价

患儿心理问题解决，性格变得开朗，愿意向家长吐露心声。掌握了糖尿病的有关知识，自控能力增强，身体得以健康发育。父母与患儿的关系逐渐融洽，相关知识掌握，饮食控制合理。

六、Neuman 模式的应用

Neuman 模式已在护理实践、科研和教育等方面广泛应用。

（1）在护理实践中的应用：Neuman 模式在临床护理实践中，主要用于指导护士运用护理程序。大量文献报道，Neuman 模式可用于从新生儿到老年不同发展阶段的护理。它不仅在精神科也在内科、外科、重症监护室、急诊科、康复病房、老人院等地方使用。

（2）在护理教育中的应用：Neuman 模式被成功地用于指导课程建设，并被作为指导校际间合作本科教学的框架。仅美国就有至少 24 种学士学位或学士学位以上的课程将 Neuman 模式作为其课程设置的理论架构。

（3）在护理科研中的应用：在科研方面，Neuman 模式已用于指导对相关护理现象的质性研究。

七、Neuman 模式的评价

Neuman 模式是用整体人的方法看待人与环境不断相互作用的模式，她对最佳健康和初级预防的重视是很独特的。对人、健康、护理、社会与环境这些概念的内在联系的阐述是恰当的，有关初级、二级和三级预防的概念和定义的陈述将本模式的一些概念很好地串联起来了。特别是对人这个概念到定义被护理界广泛接受。然而，还有些概念，如重组（reconstitution）和最佳健康状态（wellness）还需要更具体地探讨。

Neuman 模式一般来说在逻辑上是一致的，她强调准确评估资料的重要性，认为执行护理程序也是最基本的合这个模式相对简单，所用术语容易理解，再者本模式的另一特征是有评估和干预的具体工具，以及在护理程序中的综合性指南，对护理教育以及在各种场所的护理实践应用本模式都是很有利的。但是，Neuman 的有些观点不被逻辑支持。例如在论述人与环境的关系时，该模式既反映了机械论的观点，又反映了有机论的观点。

随着当前对自理、初级预防的重视，以及人们对促进健康意识的加强，保健工作者纷纷转向最佳健康照顾领域，护理也从面向疾病转向面向健康的场所，因而 Neuman 模式和当前的健康照顾的哲理是非常符合的。

由于此模式具有一定高度和广度，为形成一种理论打下了基础，并且为检验护理理论、护理研究和护理实践之间的相互关系提供了很大潜力，将来可考虑的一个领域，就是预防作为干预这样一个概念，值得进一步探讨和研究。

第十一节　莱茵格（Leininger）的跨文化护理理论

一、莱茵格的个人背景、理论来源

（一）莱茵格个人背景

莱茵格（Leininger）出生于美国的内布拉斯加州的萨顿，1948 年毕业于美国丹佛的安东尼护士学校。1950 年于堪萨斯州的贝尼狄克汀大学获生物科学学士学位。1954 年于华盛顿天主教大学获精神科护理硕士学位。并与 1965 年在 1965 年获西雅图华盛顿大学的人类学博士学位。她曾与 Hofling 撰写了第一套精神科护理教材中的《精神科护理基本概念》一书，该书先后以至三种语言出版发行，并在世界范围内广泛使用。

（二）理论的来源

20 世纪 50 年代中期，Leininger 在一所"儿童指导之家"工作时发现了"文化休克"现象，她观察到儿童中反复出现的文化差异是由于不同的文化背景造成的。她还认为对服务对象的文化背景知识的缺乏是护理不懂得不同对象需要多样文化照顾的根源。由此创立了跨文化护理理论。1979 年，Leininger 对跨文化护理进行了定义。她认为"跨文化护理"是护理学的一个学术分支。它是对与护理和健康—疾病照顾有关的习惯、信念和价值的文化所进行的比较研究和分析。其目的是运用这些知识为不同文化背景的人提供共性的和各异的护理。

二、Leininger 的理论

Leininger 的跨文化理论建立基于这样一个前提（premise）：各种不同文化背景的人不仅对他的经历、感知到的护理有不同的理解和解释，并能将这些经验和感知与他们的健康信仰和实践相联系起来。因此，护理照顾是从这些照顾的文化中产生并在文化中得以发展的。不同的文化以不同的方式感知、认识和实施照顾，但世界上各种文化之间的照顾也存在一些共同之处。所存在的不同之处谓之"差异性"，所存在的相同之处谓之"共性"。为此，Leininger 在她的跨文化理论名称中增加了"差异""共性"两个词。目前，Leininger 跨文化理论最常用的名称为文化照顾理论（the theory of culture care）或文化照顾差异与共性理论（the theory of culture care diversity and university）。

（一）相关概念与假设

任何理论都是由一组相互关联的概念以及具有解释性和预测性的观点组成的。Leininger 的文化照顾理论的主要概念有：文化、照顾、文化照顾、文化照顾差异、文化照顾共性、社会结构、民间照顾系统、专业照顾系统、文化照顾保存、文化照顾调整、文化照顾再建等。

（1）文化（culture）：是由一个特定的群体学习得到的、共同享有的、流传下来的一些被用来指导其以一定的方式进行思考、决策和行动的价值、信念、规范和生活方式。

（2）照顾（care）：是指能够帮助、支持或使具有明确或预期需要的人或群体获得相应能力的行为及活动。这种行为及活动能改善和促进个体或群体的健康状况、生活方式或面对死亡。Leininger 认为照顾是人类得以生存的基础。照顾被假设为在护理学中占中心的、统治的地位。

（3）文化照顾（culture care）：是指对另一个个体或群体维持其健康，改善生活状况和生活方式，或面对疾病、残障或死亡的一些价值、信念和已模式化的生活方式进行辅助、支持和促进。

（4）文化照顾差异（culture care diversity）与文化照顾共性（culture care university）：文化照顾差异是在涉及辅助、支持、促进人类照顾的表达方面，不同人群或人群内部对照顾的意义、价值、型态、生活方式或象征等所存在的不同或变异。文化照顾共性是指在涉及辅助、支持、促进人类照顾的表达方面，各种不同文化之间所表现的对照顾的共同的、相似的或一致的意义、价值、型态、生活方式或象征等。

（5）世界观（worldview）：是人们看待世界或宇宙的方式，以及所形成的对世界和生命的"图像或价值取向"。

（6）文化与社会结构因素（cultural and social structure dimensions）：是指某特定文化中具有内存联系结构和组织因素所形成的动态模式和特征，以及这些因素在不同的环境背景下是如何相互联系并影响人的行为的。这些结构和组织因素包括宗教、亲属关系、政治与法律、经济、技术、文化价值、种族历史等。

(7)环境因素(Environmental context):是指对人类有意义的所有事件、情景和特殊的经历,包括社会互动、躯体的、生态的、情感的、文化的等范畴。

(8)民间(或传统)照顾系统(folk or lay care systems)与专业照顾系统(professionla care systems):民间照顾系统是指流传下来的、传统的、固有的,用以改善生活方式、健康状况、面对残障或死亡的健康照顾和治疗服务。专业照顾系统是指在专业机构,经过正规培训的保健人员所提供健康照顾和治疗服务。

Leininger认为每种文化都有自己的民间(或传统)的卫生保健习惯,而专业照顾通常是跨越不同文化的。在任何文化中,专业照顾的提供者与照顾的接受者之间都会在文化上存在相近和不同之处。

(9)文化休克(culture shock)与文化强迫(culture imposition):文化休克是指在试图理解或适应不同文化群体时,由于不同的文化价值观、信念和习惯而经历的不舒服、无助以及不知所措的感觉。文化强迫是指有意或无意地将自己的文化价值观、信念和行为强加于来自另一文化的个人或群体。

照顾是人类得以生存繁衍的基础,是人类的共有的特性。但对于某一具体的文化来说,其照顾的文化价值、信念和习惯又有其独特性。在此基础上,Leininger以提出了护理照顾决策与行为的三个模式:

1)文化照顾保留/维持(cultural care preservation /maintainance):是指有助于特定文化的人们保持和(或)保留能维持健康、使其从疾病中康复,或面对残障和(或)死亡的照顾价值的一些帮助性、支持性、促进性专业照顾行为和决策。

2)文化照顾调整(cultural care accommodation):是指所做出的帮助性、支持性、促进性的专业照顾决策和行为,是为了帮助特定文化的人们获得有益或满意的健康照顾结果,调整原有的照顾价值而与专业照顾提供者进行协商和调整。

3)文化照顾重塑(cultural care repatterning/restructuring):是指所做出的帮助性。文化照顾重塑/重建是在尊重服务对象的文化价值与信念的同时,为其提供较之以前更有益的、更健康的生活方式。因此,这种改变必须是专业照顾的提供者与服务对象共同参与建立。

(二)朝阳模式

Leininger将其理论称之为文化照顾的差异与共性。为了描述该理论的基本组成成分,Leininger构建了一个所谓的"朝阳模式(sunrise model)",见图10-13,并逐渐予以改进和完善。该模式通过不同的表现形式准确地描述了理论中各组成部分之间的关系。

通过三种不同类型的护理照顾的决策和行为,护理照顾这个亚系统将民间照顾系统和专业照顾系统联系起来而成为两者之间的桥梁纽带,并最终实现提供与文化一致的照顾的护理目标。

朝阳模式可被看作是一个由最为抽象到最不抽象的认知图谱。根据各部分的抽象程度不同可分为以下4级:

Ⅰ级为模式的最顶层,即世界观与社会系统层,是对某种文化以外的世界的研究。根据一般系统论的观点,该层可称为超系统。在这一层可通过三种不同的方法对照顾的本质、意义和属性进行研究。以微观法对某文化中的个体进行研究,以中间法对某特定文化中的一些更复杂的因素进行研究,而宏观法则是对不同文化问题的照顾现象进行比较研究。包含了可能影响护理过程的有关服务对象的所有社会、世界观等方面的因素。

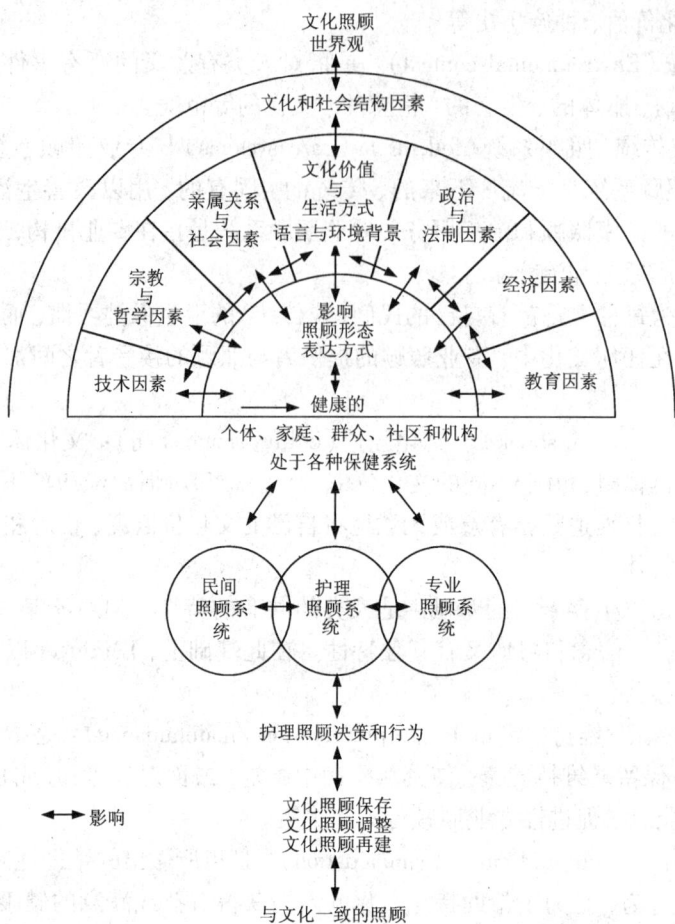

图 10－13　Leininger 的朝阳模式示意图

Ⅱ级提供了各种不同健康系统中个人、家庭、群体和社会文化结构的知识. 与文化有关的照顾和健康的特定意义及表达方式。

Ⅲ级是 3 个保健系统，即民间照顾系统、专业照顾系统与护理照顾系统的特征及各自的照顾特色。这些信息有利于鉴别文化护理照顾的不同点和共同点。

Ⅳ级是护理照顾的决策和行为，包括文化照顾保存、文化照顾调整和文化照顾再建。护理照顾在这一层得以实施. 以最大限度满足服务对象需要，并提供与文化一致的护理。Ⅳ级是护理照顾的决策和行为，包括文化照顾保存、文化照顾调整和文化照顾再建。护理照顾在这一层得以实施. 以最大限度满足服务对象需要，并提供与文化一致的护理。

Leininger 指出朝阳模式不是理论而是对理论的构成成分的一种描述。该模式的目的是帮助理解理论中的各种成分在一种文化中是如何影响人们的健康状态，以及对他们所提供的健康照顾的。Leininger 强烈反对以因果关系或线性关系的观点来研究文化照顾的差异与共性，她认为找出什么是照顾，探讨和发现照顾的本质和意义是很重要的。

三、跨文化护理理论与四个基本概念

在 4 个主要概念中，除健康以外，Leininger 对其他三个主要概念都没有专门明确的定义，

但可从她对有关概念及假设的陈述中获得。

(一)人类(human being)

人是确信能受到照顾，并能关心他人的需要、健康状况和生存的。因此，人类的照顾是普遍存在于各种文化之中的。Leininger 提出护理作为一门照顾的科学，应由传统护患两个人的互动扩展到家庭、群体、所有的文化和机构，乃至建立世界性的卫生机构，以发展和建立国际护理照顾的政策和实践。

(二)健康(health)

健康是跨文化理论中一个非常重要的概念，并被定义为"是一种被相应文化所诠释的，能够反应个体和群体按其文化上满意的方式执行日常角色功能的完好状态(well-being)。健康是各文化之间所共有的，但每种文化则是以各自特定的文化信念。价值和习惯来进行定义的。因此，健康既有共性，又存在差异。护士在提供护理服务时，必须了解相应文化的特殊性。

(三)社会与环境(society/environment)

Leininge 没有对社会与环境进行定义。她是用世界观、社会结构和环境因素来代替的。如果将社会与环境看作是文化，那么，社会与环境则是 Leininger 的跨文化理论所要讨论的重要主题。环境因素被定义为是所有事件、情景和经历的总和。文化则被定义为是特定的群体，以及由该群体的价值、信念、准则和生活方式所形成的行为、思考和决策定式。

(四)护理(nursing)

护理是一门主要研究人类的照顾现象和活动的，人性的、科学的专业和学科。其目的是为个体或群体提供帮助、支持，使其便于或能够以一种符合其文化意义和利益的方式维持或恢复健康，面对残障或死亡。对一个护士来说，了解和理解自己所不熟悉的文化是需要一定的过程的。因此，在提供跨文化护理时，我们应警惕可能出现的文化休克或文化强迫。

四、跨文化护理理论与护理程序

跨文化护理理论的主要特点是提出并强调了文化与照顾和护理的关系。护士在为服务对象提供护理服务的过程中，必须具有跨文化护理的意识和能力，了解并尊重服务对象的文化价值、信念和行为习惯。

根据朝阳模式所描述的认知途径可以看出，护士首先要了解服务对象所处的文化背景及其对服务对象的健康与照顾的影响，然后根据服务对象所处的不同照顾系统的关系，通过文化照顾保存、文化照顾调整和文化照顾再建三种护理照顾的行为和决策为服务对象提供与文化一致的护理照顾。

(一)评估

根据跨文化护理理论，对服务对象的评估可分为两个部分进行。

第一部分：首先，护士要具有服务对象所处的文化的世界观和社会结构的相关知识。同时，还要了解该文化的语言与环境状况以及文化价值与信念、亲属关系、宗教、政治、技术、经济和教育等因素的有关情况。

第二部分：是将上述知识与服务对象(不论是个体、家庭，还是群体或社会文化机构)的具体情况相结合，确认服务对象所处的保健系统以及三种保健系统(民间的、专业的和护理照顾系统)的价值、信念和行为特征。

(二)诊断

对上述特征进行分析和判断，找出哪些特征是各种文化所共有的、普遍的，哪些是服务对象的文化所特有的、不同的。找到了该文化的共性与差异，就可以确认服务对象在哪些方面未能满足其文化期望，进而就可以得出护理诊断。

（三）计划与实施

有了护理诊断，就该制定和执行护理计划了，也就是做出护理照顾的决策与行为。根据文化照顾差异与共性理论，护理照顾决策与行为必须是以文化为基础的，才能最好满足服务对象需要和提供与文化一致的照顾。根据服务对象的具体情况可采用以下三种不同的文化照顾决策与行为即：文化照顾保留/维持、文化照顾调整、文化照顾重塑。

（四）评价

Leininger 没有提到如何进行评价，但她非常强调为服务对象提供最有益的照顾方式，以及对护理行为进行系统研究以找出能满足不同文化人们健康需要的照顾行为的重要性。Leininger 及其他对跨文化护理感兴趣的护理人士在这方面已进行了大量的相关研究。实际上，这些研究就相当于一种评价。

五、跨文化护理理论的应用实例

郭某，女，29 岁，回族，已婚，第一胎，孕足月，分娩过程顺利，产后有会阴伤口疼痛。郭某及其亲属均认为产后需卧床休息而不愿早期活动，且不许开门窗，饮食清淡，不食猪肉类食物等。不愿进行母乳喂养。

针对这种情况，以 Leininger 跨文化理论为指导，对产妇进行护理。不同文化背景影响着每个人的行为、价值观、习惯、健康与疾病的概念和求医态度，跨文化护理理论指导护士针对不同文化背景的人，采取顺应其文化特点的护理措施。把跨文化护理模式"日出"图四个层次作为理论框架。具体如下：

第一层，收集资料：产妇为回族（宗教信仰），不食猪肉类食品；产妇及其亲属均认为产后需卧床休息而不愿早期活动，不许开门窗（社会因素、家庭），产妇为一公司秘书，因担心哺乳后影响体形而拒绝母乳喂养（群众系统、文化价值信仰）。这些均是构成产妇社会结构及世界观即第一层文化背景的因素。

第二层，丈夫、家庭、社会团体对于产褥期护理的态度、观念，社会文化背景对公司秘书这种特殊职业的要求，护理专业对产褥期产妇护理的要求，专业人员、群众、社会团体对母乳喂养的态度，产后会阴伤口疼痛等等，均构成了该产妇第二层次的文化背景。认识到所有有关患者健康问题反应，并根据其不同文化背景、民俗习惯及专业知识，采取适应其文化特点的交流方法，帮助产妇满足其文化一致的护理需要。

第三层，鉴别不同文化背景需要给予护理照顾的不同点和共同点，例如产妇不食猪肉是回族的传统习惯，这与其他民族有着不同的特点，应予以尊重。而不愿活动、不许开门窗、疼痛、焦虑等是多数民族的共同点。那么，护士根据跨文化护理的理论，应对不同文化的民族提供具有共性的不同的护理。

第四层，护理照顾的措施在这一层得以具体的实施，针对上述评估收集到的产妇有关健康问题，采取如下措施：

（1）饮食护理：给予符合回族饮食习惯的肉食，如鸡肉、牛肉、羊肉，少食多餐。多食新鲜蔬菜和水果。

（2）母乳喂养：讲解母乳喂养的意义、正确喂养方式，示范并让产妇掌握对新生儿的护理。

（3）心理护理：安慰、关心产妇，加强医护人员与产妇的沟通。

（4）鼓励早期下床活动，讲解早期下床活动的意义，如能促进恶露畅流，子宫复旧，减少产后出血；促进肠蠕动，防止便秘发生等。

六、理论的应用与评价

Leininger 的跨文化理论强调了文化与照顾与护理之间的关系，而且是第一个从跨文化的角度来关注人类照顾的理论。该理论认为照顾是护理的本质，在护理学中占统治地位。而照顾又是复杂的，常常体现于相应的社会结构以及其他的文化方面，可通过文化群体对世界。护理作为一个跨文化照顾的专业，为各种不同文化的个人或群体提供健康照顾。有效的、令人满意的护理照顾必须是以文化为基础，与文化相一致的。该理论围绕着文化和护理照顾提出了许多新的概念，每个概念都有明确的定义，并通过朝阳模式将这些概念之间的相互关系进行了描述。理论中的各个概念之间存在着内在的、密切的联系，是相辅相成、相互影响的。Leininger 的跨文化理论为我们观察和理解护理现象和实施与文化一致的护理服务提供了一种新的途径。

对护理对象了解越多（这里是指了解文化方面的情况越多），为其提供能满足其需要的护理照顾的可能性就越大。因此，该理论在本质上是符合逻辑的。

Leininger 的理论与其他已存在的理论、定律等也是一致的。例如，Leininger 对护士无意识的文化强迫的危害、护士必须了解自身文化以及其对护患情景的影响等的论述与 King 对感知以及护士了解服务对象与自身感知的重要性的重视是非常相近的。

Leininger 在发展她的文化照顾差异与共性理论过程中进行了大量的定性研究。该理论正是在这些研究的基础上建立起来的。1985 年，她又提出了许多相关的假设，为进一步的深入研究提供了基础。此外，1991 年她还提出了一种研究方法，被她称为种族护理研究方法。Leininger 认为护士将会为世界上不同文化的人们提供护理照顾，因此，跨文化护理应是所有护理教育、理论、科研和实践的主要框架。

在临床护理实践中，可根据朝阳模式的描述来执行护理程序。尽管在刚一开始时，可能会感觉有些概念比较抽象，难以理解。一旦掌握了各概念之间的关系，就会发现 Leininger 的跨文化理论还是比较容易理解和简单易行的。

该理论的主要特点是强调了文化的重要性及其对包括护理照顾的提供者与接受者在内的所有事物的影响。通过对文化与护理照顾的关系的描述，将护理由单一文化扩展到多文化之间。这对我们这样一个地域广阔的多民族国家来说，是很有借鉴意义的。而在国际间交流日益频繁的今天，该理论的重要意义已愈显突出。应积极开展和推进跨文化护理的研究，大力培养具有跨文化护理意识和能力的护理人员，以适应现代护理发展的要求。

第十二节　Watson 的人性照护理论

一、Watson 的个人背景、理论来源及假说

（一）Watson 个人背景

Jean Watson 于 1940 年出生在美国西弗吉尼亚州。1961 年，Watson 毕业于弗吉尼亚州护士学校，1964 年获得科罗拉多大学护理学学士学位，1966 年获该校精神卫生护理学硕士学

位,1973 年获该校教育心理学和咨询学博士学位。Watson 曾担任精神和心理卫生护理治疗师、临床辅导员、教师、主任等职,还担任过美国护理联盟的主席,是美国护理研究院院士。1979 年发表理论著作有《护理:关怀的哲学和科学》(nursing:the philosophy and science of caring)。1985 年发表增订的理论著作有《护理:人性科学和人性照护》(nursing:human science and human care)。她还发表过其他许多著作,对于人性照护概念的拓展和贡献很大,她的多项研究成果在国际护理界也获得了极高的称誉。

（二）理论的来源

Watson 的理论是从其他护理理论家的理论和实践中提炼、形成自己的理论,包括南丁格尔、莱茵格(Leininger)和罗杰斯(Rogers)的哲理和心理、现象学理论。Watson 在 1997 年的论著中也强调了护理相关理论对其形成人性照护理论的重要影响,包括马斯洛的需要层次论、艾里克森的心理社会发展理论、塞里的应激理论等。Watson 的理论也与她接触许多不同国家的文化和民族有很大关系,她十分注重人文科学的意义,所以其理论具有很强的现象主义、存在主义和精神主义的导向。

（三）理论的假说

Watson 在 1985 年提出了关于人性照护的 11 条假说:

(1)照护和关爱组成了人类最基本、最普遍的心灵能量。

(2)照护和关爱常常被忽视,但它们是人性的基石,培养这种需求可以完善人性。

(3)在实践中认同关怀照护的意识形态可促进文明的发展,并确定护理学科对社会的贡献。

(4)学会关心自己是学会关怀照护他人的前提。

(5)护理承担着人们健康和疾病的照护者的角色。

(6)照护是护理的本质。

(7)在现代健康照护系统中,照护得到较少的应用。

(8)随着现代技术的发展,护理的照护基础正被不断地改变。

(9)人性照护的维持和发展是当前和今后的一个重大课题。

(10)关怀照护只有通过人际间互动才可能有效实现。

(11)护理的社会性、道德性、科学性在理论、实践和研究中对人类社会的贡献在于她致力于人类照护的理想模式。

二、Watson 的人性照护理论

Watson 的人性照护理论主要由 10 个关怀照护性要素构成。护理人员按照这 10 个要素,以达到人性照护的目标,也就是达到护理工作的目标,即促进健康、预防疾病、照顾有疾病的人,并协助病人恢复健康。

（一）形成人文利他主义的价值系统

人文利他主义价值系统指通过给予和扩展达到自我满足。人性照护以人文利观和利他行为为基础。护理人员通过对自我价值观、信念、文化互动以及对个人成长经历的反省,而使其人性照护观得以发展。这是护理人员自我成熟的必要条件,可促进其利他行为的形成。

（二）灌输信念和希望

该要素对照护性过程和治疗性过程均非常重要。Watson 认为,健康包含了个体经历中多维度的协调和平衡,如果现代医学对患者的治疗已无能为力,护理人员可通过强化对患者而言有意义的信念和希望，为患者带来一种安适感。她强调护理的重要功能包括理解个体的信仰和价值系统，尊重个体的尊严、权力、责任，促进康复的信念。

（三）培养对自我和对他们的敏感性

这种对自我和他们的敏感性可使护理人员达到自我接受、自我发展、促进护理人员和患者的自我实现。如果护理人员具有了这种敏感性和感应性，就会更真诚、更可靠、更敏锐。

（四）建立帮助——信任的关系

护患之间的这种帮助——信任的关系对形成互动性关怀照护关系极为关键。这种关系可促进并接受双方表达正性的或负性的感受。帮助——信任关系的特征为和谐性、通情、非占有性热诚、有效的沟通。和谐性指护理人员在和患者的互动过程中保持真实、诚恳、开放和利他性，不虚伪。通情指体验他们感受和情感并将这种理解表达出来，即护理人员接受患者的感受，并没有抵触、愤怒或害怕。非占有性热诚指积极地接纳他人，往往通过放松的、开放式的身体语言、适当的语气和面部表情表达出来。有效的沟通包含认知、情感、行为反应等成分。

（五）促进并接受表达正性和负性的感受

护患沟通包括语言和非语言的沟通以及通情性倾听。表达正性和负性的感受可提高个体的洞察力。只有通过这种深入的、专注的沟通，护理人员才能够把握沟通的主题并充分体察患者。

（六）在决策中系统应用科学地解决问题的方法

Watson 认为如果没有科学地解决问题的方法的指导，则不可能形成有效的护理实践，甚至会给患者带来伤害。

（七）促进人际间的教与学

教与学的过程可使个体将知识转化为个体化的信息，增强个体对自身健康的控制感。人际间的教与学要素是护理学中的重要概念，它强调患者的知情同意权，患者应对自身的健康负责，护理人员通过教与学的过程使患者更明确自己的需求，促进患者学会自理，为患者提供发展机会。

（八）提供支持性、保护性、矫正性的生理、心理、社会文化和精神的环境

这是护理活动的主要功能。护理人员应认识到内部环境和外部环境对个体健康和疾病的影响。个体的内部环境包括其心理、精神和社会文化信仰，外部环境包括个性特征、舒适、安全、清洁、适宜、隐私是否得到尊重等。Watson 认为护理人员应该首先为患者提供清洁的、美的环境，同时还应为个体提供安慰、安全感并尊重其隐私。

（九）帮助患者满足人性的需求

护理人员应认识到自身以及患者生物、心理、社会需求。首先应帮助他们满足最低层次的需求，在逐渐满足高一层次的需求。

（十）允许存在主义现象学力量的影响

现象学通过人们对事物的体验和主观感受理解人，强调利用情景资料帮助人们了解现象。存在主义心理学应用现象学分析并认识人性。允许存在主义现象学力量的影响意味着既要整体看待个体，又要满足个体的不同层次的需求，当两者存在不一致时利用存在主义现象学的力量进行调停。Watson 建议护理人员在帮助他们应对生活困境前，首先重新审视自己的存在主义观念。该要素可以帮助护理人员激发思维，以便更好地理解自我和他人。

三、人性照护理论与四个基本概念

(一)人

Watson 认为人是"被照护、被尊重、被培养、被理解和被帮助的有价值的个体,是具完备功能的整合性自我。个体的整体大于并有别于个体部分之和"。

(二)健康

Watson 认同 WHO 对健康的定义,认为健康是生理、心理和社会的良好适应状态,同时她补充了 3 个健康的要素:①健康是生理、心理和社会功能处于最高的层次;②健康是日常功能处于适应性、维持性层次;③健康是没有疾病。因此她进一步对健康做出以下定义:健康是身体、心理和心灵的统一和协调,力求达到"我知"(self as perceived)和"我行"(self as experienced)的统一。她认为,健康照护的重点是生活方式、社会条件和环境。影响健康的主要因素是与生活方式、社会条件和环境相关的应激和与应激相关的活动。

(三)社会与环境

影响社会的重要变量社会环境。社会为个体确定自己的行为和努力方向提供了价值判断体系。这些价值系统因社会、文化和精神领域的改变而可能产生变化,由此影响个体对事物的感知,从而导致应激。Watson 认为照护是一种独特的应对环境的方式。

(四)护理

护理是以人性照护为本质,目标是促进健康、预防疾病及照护患病者,使其恢复健康。护理是帮助患者增进个人知识及自我治愈能力;护理是护理人员与患者之间相互了解的人性化照护,以协助患者恢复其内在的和谐感。运用照护程序帮助患者达到更高程度的自我和谐,以促进自我治愈或者是对生活意义的洞察。运用解决问题的方法结合科研过程,使护士在护理实践中作出护理判断和决策。

四、人性照护理论与护理程序

Watson 认为,护理程序是科学解决问题的程序,在其 1979 年的著作中对护理程序作了阐述。

(一)评估

评估包括应用文献中的相关知识,对问题进行观察、确认、回顾。在对问题进行评估时,护理人员应运用概念化的知识构建问题的框架,同时建立假设,对该问题的影响因素及相关关系进行阐述。在评估过程中,护理人员应对解决问题过程中的关键变量进行界定。

(二)计划

计划帮助护理人员明确如何对变量进行测量和检查,该过程包括制订护理计划,应用概念化方式设计解决问题的方案。在该过程中应明确收集什么资料,在何处、有何人收集该资料以及如何收集资料。

(三)实施

实施是通过直接的行动实施计划,在这一过程中应继续进行资料的收集。

(四)评价

评价是对资料进行分析,以便根据所收集的资料评定实施的效果。包括解释结果并判断该结果是否可以推广。Watson 认为通过评价可产生新的假设,这种对问题及其解决方案的研究甚至可产生新的概念框架。更高程度的自我和谐,以促进自我治愈或者是对生活意义的洞察。运用解决问题的方法结合科研过程,使护士在护理实践中做出护理判断和决策。

五、人性照护理论的应用

(一)在护理实践中的应用

在护理实践领域,Watson 的人性照护理论在各种不同的场所和不同的护理对象中得到证实。加拿大卫生部曾根据华生的理论在多伦多的贝克瑞斯(Baycrest)中心发展一个老人照护的计划。这个以华生理论为根基的计划,引导了大约 650 位注册护士及其他卫生人员执行其工作(Watson,1996)。然而华生理论应用在护理实践上最有名的是 1988 年在美国科罗拉多州丹佛市的人性照护中心启用的"丹佛人性关怀护理计划"。人性照护中心是一个有护理人员管理的社区中心,主要是提供 HIV 和艾滋病病人居住所在。此中心是以华生理论为基础而发展起来的,其对病人的贡献是众所皆知的。

(二)在护理教育中的应用

在护理教育领域,Watson 的人性照护理论成为科罗拉多大学护理学院本科课程设置的指南和框架,同时,美国许多大学的护理学院也将 Watson 的人性照护理论作为本科护理专业必修的内容。她的人性照护理论中的基本概念也被英国、澳大利亚、芬兰等的护理教育界应用。

(三)在护理科研中的应用

在护理研究领域,Watson 以及她的人性化照护中心一直以来都在探索人性照护理论的框架,她的人性照护理论成为很多研究护患关系、多元文化护理的质性研究所依据的理论基础。

六、人性照护理论的评价

(一)理论可接受性强,推广性收到限制

Watson 理论的主要概念——人性照护,是护理人员所熟悉的词语,故很容易被理解。她强调护理的核心是指导护患关系过程的知识而不是护理实践的任务和程序。此外,10 个要素的内容相当复杂,这些概念的内容包含很广泛,使得该理论可适用在许多不同的护理状况下。然而 10 个人性照护要素中有些要素的解释,尤其在对护理人员和病人互动关系上并未给予清楚地解释,哪些是护理人员的责任,哪些是病人的责任。

(二)理论可作为指导和改进临床护理实践的依据

面向 21 世纪,我国护理事业面临着重大的改革。人性化护理理论将会因它的实用、可行、重要,在临床护理工作中得到广泛推行。《护理:关怀的哲学和科学》中所述:如果护士深深体验到自己作为一个人的意义感,从病人的角度去探讨他的内心世界,如此将可协助病人在这段与护士建立信任关系的经验中,不但需要获得满足,同时也活得更丰富了。护士本身的生命也借着这样深度的交流共融而愈来愈丰富。"当代临床护理若应用了人性化护理,将会使护理质量得到提高,且可使护士们热爱临床工作而眷恋永不肯离去"一定会成为现实的。

第十一章 与护理学实践相关的理论

理论是实践的总结与升华,反过来又能对实践提供指导,促进实践的发展。与护理学实践息息相关的一些理论如系统论、需要论、角色论、应激与适应理论等,不但推动了各护理专业理论的产生;促进了临床护理实践的发展;还加强了护理学与其他学科的横向联系,使护理学能与其他学科紧密结合,拓展专业知识与技能领域,从而进一步推动了护理学科的发展。

第一节 系统论

一、概述

(一)系统思想与系统论的产生

系统存在于世间万物,系统思想的产生与发展过程贯穿于人类改造客观世界的过程。在古代"系统"一词往往与秩序、整体、组织、相互联系等概念一起出现,古希腊时代古代原子论创始人德谟克利特所著的《世界大系统》最早采用"系统"阐述世界;亚里士多德的整体论、目的论也体现了丰富的系统思想。康德把知识看成为相互联系、有一定秩序、层次以及一定要素组成的统一整体,强调整体高于部分,各部分只有与其整体相联系的情况下才存在;黑格尔用概念的系统发展反映出客观世界现实系统的发展过程,认为系统是一个"过程的集合体",真理只有作为系统才是现实的。马克思与恩格斯强调宇宙是一个体系,是由各种物体相互联系组成的整体,他们认为不仅宇宙中的一切事物、现象和过程是相互联系和相互作用的,而且每一事物内部诸要素间、每一事物发展过程的诸环节间也是相互联系、相互制约的,不存在孤立的事物或现象,并用系统思想、系统方法分析自然界和人类社会发展过程中的事物及其系统性。而古代中国的《易经》《洪范》中的阴阳、五行学说,战国时代修建的都江堰水利工程,秦汉时期《黄帝内经》中"天人相应""整体恒动"的医疗原则等等,也无一不体现着良好的系统思想在实践中的应用。

把系统思想作为一门科学,使系统思想成为一门知识学科,是一般系统论的创始人美籍奥地利理论生物学家路·贝塔朗菲(Ludwig von Bertalanffy)。他最早于20世纪20年代提出系统论的观点,1934年提出用数学和模型来研究生物学的方法和机体系统论,在1937年将这一思想一般化,提出了一般系统论,1968年发表了一般系统论的经典著作《一般系统论的基础、发展与应用》。20世纪70年代,一般系统论开始活跃于国际学术各个领域,引起人们思想领域、应用领域的大改变,使系统科学日趋成熟,并形成以系统作为研究对象的理论基础和应用学科所组成的学科群。

(二)一般系统论

一般系统论认为世界上的所有事物都是以系统的方式存在着的,其基本思想是把每一个过程和对象都看成一个系统,而这一系统与它的环境构成了一个统一体,着重于从系统的整体与组成系统的要素、要素与要素以及系统与环境之间的相互作用和相互联系的关系中进行分析，揭示对象的系统规律，并得到对问题的最终解决办法。

1. 系统的定义及特点

系统是由相互联系、相互依赖、相互制约、相互作用的若干要素所构成的有特定功能的有机整体。要素是构成系统的基本单位，系统广泛存在于自然界、人类社会和人类思维中。

系统具有整体性、动态性、最优化性等特点。整体性是系统最大的特性，在系统论中，系统是由许多部分组成的整体，组成系统的每个部分都具有各自独特的功能，但这些组成部分不具有或不能代表系统总体的特性，也就是说系统整体并不是由各组成部分简单罗列和相加构成的，各要素必须在一定条件下相互作用、相互融合才能构成系统整体，具有整体行为能力，并且系统整体的功能大于并且不同于各组成部分的总和。对待事物要从系统整体出发，以系统与要素的关系、系统与环境的关系为着力点去把握要素，从要素间的相互关系、协同作用方面了解要素对系统的影响，把握整体功能。系统动态性原则，系统强调任何系统都处在运动变化之中，认为系统的要素、结构、功能、内部联系及外在环境都在变化之中，系统与环境间进行着不断的物质、能量、信息的交换；系统的基本目标是维持内部的稳定和平衡，它的活动都与目标有关，为了达到目标，必须持续不断地与它所处的环境包括其他系统相互作用，并适应环境。

2. 系统分类

系统是按复杂程度的层次排列分为次系统和超系统。较简单、低层次的系统称为次系统，较复杂、高层次的为超系统。一个系统可分为许多较简单的、相互关联、相互作用的次系统；同时，每一个系统又是其上一层系统即超系统的一部分。一个系统为次系统还是超系统是相对而言的，例如，家庭是个体的超系统，又是社区的次系统；社区是家庭的超系统，又是社会的次系统。系统的活动是按照目标进行的，为达到共同的目标，系统需要通过各次系统之间的相互作用和协调，以达到适应环境，保持系统稳定的目标。因此，某一次系统的变化都会影响到其他次系统，以至整个系统或超系统。超系统同样也对其内部各次系统产生影响。

根据系统与环境的关系，系统又分为闭合系统和开放系统。闭合系统（close system）是指与环境间不发生相互作用的系统，即与环境没有物质、信息或能量的交换。事实上绝对的闭合系统是不存在的。与闭合系统相反，开放系统（open system）是指通过与环境间的持续相互作用，包括次系统、超系统之间的相互作用来改变自己，达到目标的系统。开放系统与环境间的作用是通过输入、输出和反馈过程完成的，见图 11 - 1。

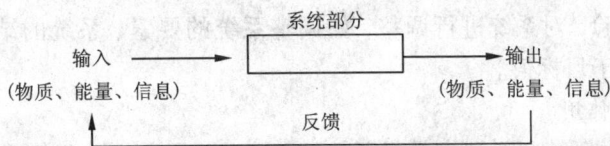

图 11 - 1 开放系统示意图

输入是指进入系统的物质、信息或能量，系统部分是对获得的物质、信息或能量进行加工和处理，并将有用的部分吸收、转化，使之成为系统的组成部分。例如，人体消化系统对食物进行消化和吸收，呼吸系统完成氧气和二氧化碳的交换，大脑对获得的信息进行处理等。通过对所获得的物质、信息和能量进行加工、吸收，整个系统可因此而发生改变。输出是指从系统散发出的改变后的物质、信息或能量，例如，人体排泄出的粪便、尿液和汗液、呼出的二氧化碳、散发出的热能、及发出的各种信息等。开放系统具有自我调控的能力，反馈即是对开放系统与环境间相互作用进行控制的过程。系统的活动是按维持稳定和平衡的目标进行的，系统的输出部分与预期目标做比较后，能够反馈给输入，从而影响和修正以后的输出结果，对系统进行调节。

二、系统科学一般方法

人们运用系统科学的理论和观点去观察、分析事物的方法即系统科学方法，诸如系统分析方法、系统决策方法、信息方法、控制方法、反馈方法、黑箱方法等。下面将介绍两种常用的方法。

（一）系统论方法

系统分析方法是为了确定系统整体的组成、结构、功能、效用，对系统要素、过程及其相互关系进行考察的方法。运用这种方法的步骤主要包括提出问题、确立目标、收集资料、建立模型、系统优化和决策、系统评价等。

1. 系统论方法实施

（1）提出问题：提出要解决的问题，并通过调查研究弄清待解决问题的历史、现状和发展趋势。

（2）规定边界：把问题作为一个系统，规定系统的边界范围，将其从环境中暂时分离出来确立该系统的组成要素；初步了解系统与要素、要素与要素、系统与环境之间的相互联系。

（3）确立目标：根据摆明的问题和确定的系统，确定好系统研究所要达到的目标，包括技术指标、经济效益、社会目的、环境效益等，为系统内外因素的调节提供指标参素。

（4）收集资料和数据：系统目标确立后，就要收集与系统有关的一切资料，系统的历史和现状，要素与要素之间的相互关系，系统和要素在各个过程各个阶段上的变化。

（5）建立系统模型，设计各种方案：依据所收集的资料和数据，建立系统模型（包括数据模型、物理模型、实物模型、流程图、数据表等），把所收集的资料——对应的放置于系统模型上，初步设计除各种方案，然后实验检验或利用计算机进行仿真试验，以便鉴别各种方案的优点和缺点。

（6）选择方案：在对各种预选方案进行分析、论证或试验的基础上，根据所确立的目标，通过比较和鉴定，选择出其中最优秀的系统方案。

（7）实施和检验方案：根据决策中所选定的方案，使之投入运行，在方案实施过程中，对方案进行评价、检验，对系统进行调整，如调整系统的要素、系统的结构、系统的有关参量等，直至使系统趋于目标值。

2. 系统方法的作用

（1）系统方法的现代科学研究提供了新思路，突破了系统的只侧重分析的思维模式的束缚，使人们从系统整体出发，从部分与整体的联系，系统与环境的复杂联系中去把整个系统发的运动规律。

（2）系统方法为人们认识、调控、改造、创造复杂系统提供了有效的手段。

（3）系统方法作为一种新思路、新工具，为人们提供了制定系统最佳方案、实行优化组合和优化管理的的新途径。

（二）控制论方法

控制是指根据一定的条件和预定目标，对系统及其发展过程施加影响的行为，控制论方法就运用控制论原理，通过信息处理的能动过程，使系统保持稳定状态或最佳状态，从而实现系统目标的方法。根据系统输入和输出的关系可将控制系统分为开环控制系统和闭环控制系统，在开环控制系统中，输入直接控制着输出，但输出不能反过来控制输入；而在闭环控制系统中，系统的输入控制着输出，同时输出通过回输也控制着输入，系统的输入和输出共同控制着系统运行的这类系统也常称为反馈控制系统。反馈控制方法就是用系统活动结果来控制系统活动的方法，包括正反馈和负反馈。反馈是指将系统输出的信息通过一定的通道遣送到系统的输入端，从而对系的输入和再输出施加影响的过程，负反馈是控制系统的基本规则，是最常用的反馈控制方法，复杂系统现多运用前馈控制方法。反馈控制方法使施控系统可以通过信息反馈作用不断纠正受控系统偏离目标的行为，保证系统预定目标的完成，具有普遍的适用性。

三、系统论在护理学科中的应用

一般系统论的观点对护理学科具有重要的指导作用，许多护理理论家将一般系统论作为其理论或模式的基本框架或基本理论依据，一些护理学院将一般系统论作为其课程设置的基本宗旨，围绕这一宗旨设置护理专业课程计划。它的一般方法被广泛运用临床护理实践、护理管理、护理教育等各领域中。

（一）系统论与护理实践

根据系统论的观点，人是一个系统，由生理、心理、社会文化等各部分组成，人的整体生理机能由血液、循环、呼吸、消化、泌尿、神经肌肉和内分泌等不同系统和组织器官组成。这些组成部分或器官组织中，每一个单独的部分均不能代表和体现整体人的特性，只有当各部分相互作用、协调一致时，才形成一个完整的、独特的人。人体由各器官组织组成，是各个器官系统，如呼吸系统、消化系统、循环系统、泌尿系统等的超系统，每个器官或组织都是人体的次系统，人体是由生理、心理、社会等多方面组成，人的整体也是这些组成部分的超系统；家庭由个体组成，每个家庭成员都是家庭的次系统，个体是家庭的一部分，家庭则是个体的超系统；家庭是社区的一部分，社区是家庭的超系统。护理职业服务对象是人，由于人是生活在复杂社会的有机体，无时不刻不在与其周围环境发生着关系，因此在护理实践中强调人是一个不断与其周围环境相互作用，进行物质能和信息交换的开放系统，是自然系统的一个子系统。所有有生命的系统都有一个内环境和围绕在它周围的外环境，人作为一开放系统，需要不断地从外界摄入食物和向外排泄代谢物，不断从外界获取信息，形成自己的思想并向外表达自己的观点、立场与态度。人的基本目标是保持机体内、外环境的平衡，也就是保持机体健康即躯体没有疾病、心理健康、社会适应能力良好，这种平衡包括机体内部各子系统间以及机体与环境间的平衡。护理的主要功能就是帮助个体调整其内环境，去适应外环境的不断变化，以获得并维持身心的平衡即健康状态。从系统论的角度出发，在住院病人的疾病护理中要求护士不仅要着眼于服务对象的局部病变，而且要考虑到外部环境即社会心理因素对其疾病发生、发展过程的影响。整体护理即体现了系统论的思想，强调护理的对象不是"疾病"，而是整体的人，使护士将服务对象看作是由身体、心理或精神、社会几个方面组成的整体的、开放的系统，认为服务对象具有情绪和情感，有抽象思维的能力、沟通的能力、不断学习的能力，以及独特的家庭和社会文化背景、不同的习惯、信仰、价值观等，其各方面不能相互割裂独立存在，而是通过相互联系、相互依赖、相互作用形成完整和独特的人。与此同时，还关注到服务对象同周围的物理、化学和社会文化等环境的相互作用，受到家庭、所在群体、社区和社会等超系统的影响和控制。在社区人群的健康教育、健康促进中，护理人员需要考虑服务对象的个体特点、群体特点以及社区特点，全面综合服务群体内部间、内部与外部间的联系来开展工作。一句话，要想实现护理功能，完成护理目标，满足服务对象的全方位需求，就不能只关心机体各系统或各器官功能的协调平衡，同时还应注意外部环境中的其他人、家庭、社区甚至更在的群体对机体的影响，只有这样才能使人的整体功能更好地发挥和运转。在护理过程中要强调护理的整体观和综合护理，特别是现代护理已突破了单纯生活照顾的护理狭隘观念，护士必须接受相当程度的教育和系统的学习，将医学、护理学、社会学、人类学、心理学等知识广泛动用于临床实践，将现代科学技术广泛引入护理领域，注重身心的整体护理。临床日益盛行的临床路径就是按系统论方法设计、制定的一种医护人员标准化工作流程，是系统论方法在护理实践中良好运用的典范。临床路径是医疗或者健康机构内的一组成员按照系统原则及方法仔细调查、核准、设计，并经医疗专家科学的论证、多学科组成员共同商讨制定的一种疾病康复路径图或医疗服务程序，也称一种照护模式。该程序针对特定的疾病或手术制定出有顺序的、有时间性的和最适当的临床服务计划，以加快病人的康复，减少资源的浪费，使服务对象获得最佳的持续改进的照顾品质。如临终的晚期癌症患者及护理本身均是复杂的系统，要想使患者安宁平静地度过生命最后旅程，就必须从系统的角度出发，在全面认识晚期癌症患者这一特殊群体的基础上给予系统的照护。晚期癌症患者，更多需要的是护士的全面照护，护理服务为主体，治疗为从体。

（二）系统论与护理程序

护理程序是现代医学模式、护理学发展到一定阶段，在新的护理理论基础上产生的一种护理工作方法及工作流程。护理程序由五个部分组成，即评估、诊断、计划、实施和评价，一般系统论是护理程序的理论框架。护理程序虽然在文字上分为五个明确的阶段，但在实际工作中，它们相互作用，彼此依赖，因而是不可分割的，它们有各自的功能作用又相互关联，达到一个共同目标，即增进或恢复病人的健康，这种循环模式贯穿于从病人入院开始直至出院（或转院、转科或死亡）的整个病程中。因此，护理程序是一个开放的系统，是它五个组成部分评估、诊断、计划、实施和评价的超系统，护理评估、护理计划、护理实施等都各自成为一个体系，构成护理程序的次级系统，相互循环作用，发挥整体功能，如护理诊断体系，这个系统的发展为护士提供了一种用于临床实践的语言，以更好地描述护理患者照顾中的侧重点。护理程序与环境及其次系统持续不断地相互作用，以达到为护理对象提供系统的、适合个别的和恰当的护理。该系统的输入是护理对象的评估资料，输出即是评价结果。评价的结果作为反馈，可以帮助对护理对象的再评估。护理程序的学说认为，对病人的护理活动应是一个完整的过程，是一个综合的、动态的、具有决策和反馈功能的过程。所谓综合的，也即整体的，是因为护理手段是综合多方面的有关知识，如应用系统观察的方法，解决问题的方法来处理病人的疾病和健康问题。所谓动态的，系指护理工作是根据病人整个病程各个阶段的不同护理而变动的。所谓决策，是指护理措施是针对病人存在的护理问题而决定。所谓反馈，是指采取护理措施后的结果又反过来影响和决定下一步的决策措施。因此，护理程序不仅是一种有逻辑性、合乎系统科学原理的工作方法与思想方法。

（三）系统论与护理管理

管理科学是按系统原理展开的，护理管理是医院管理系统的子系统，医院又处于社会大环境之中，是社会系统中的一个有机组成部分，护理管理必须应用系统工程的原理系统分析的方法指导工作、思考问题，防止片面性、局限性，克服本位主义、地方主义，同时护理管理又是贯穿护理过程的每一个环节和方方面面,护理过程处处包括着管理的内容和职责,管理并不单纯是护理部或护士长的事,而是与每个护理人员密切相关,每个人都须置身于这个系统中,实行全过程、全方位、全员性的系统管理。护理功能、护理目标的实现需要技术服务、心理服务、生活服务相结合进行,护理管理者要动用科学方法统观全局,纵横分析、全面、全方位、全系统地进行管理,从规章制度制定、执行到护理质量提升,息息相关,脉脉相连。在护理管理实践中护理人力资源管理、护理质量管理如PDCA都是按系统的原理开展的。医院管理目标是由各个科室、各部门、各人员分工协作、共同完成,各部门和各类人员需要较好进协作才能保持动态平衡,护理工作与医疗、医技、后勤部门联系以及护患之间都需要沟通协调,才能自身系统稳定发展。护理管理作为护理学科、医院管理系统的一个子系统,它本身又是护理文化、护理制度的管理、护理质量管理、护理人力资源管理、医院感染的控制、成本管理等的超系统。在管理过程中既要考虑到医院整体、护理群体的发展,也关注到护理学科的发展、医院的发展与社会的需求。护理管理者要有整体思想和完整的管理体系,所有的子系统要服从主系统的发展,有研究者在手术室管理实践中依据系统论整体性的特点,从整体上协调局部,将整体管理思想贯穿到日常工作。不同系统有不同的目的,医院管理必须按照医院的功能、特点运行,研究者根据患者入院后等待手术时间长的问题,将系统的目的明确地定为缩短患者术前住院日,保证患者手术的及时施行,奖金分配、护士的末位淘汰制度、护士的奖惩、设备的添置、手术的安排等均围绕中心工作运作;根据系统理论层次性特点,保证管理系统各层次之间,按业务要求将岗位分类,职责分明,各司其责,达到有效的管理。这些使手术室整体的工作数量和护理质量都得到保证。

（四）系统论与护理教育

人的发展、社会的发展与教育的关系是教育学的基本问题,同样也是护理教育的理论基础。根据系统科学的观点,社会是个大系统,教育是社会大系统中的子系统,教育随着人类社会的产生而产生,随着人类社会的发展而发展,人类社会中教育的发展水平是该社会诸方面因素综合作用的结果。因此护理教育要发挥促进人和社会发展的功能就必须了解护理教育与社会及其各子系统关系及其相互之间作用的性质、特点和规律,认清社会现状与发展趋势对护理专业人才发展的客观需求,按照社会发展的趋势和未来的要求,造就一代新型护理人才。我们应认识到护理教育事业的发展必须建立在一定的物质基础上,社会的物质生产为护理教育提供人力、物力和财力等基础条件,直接影响护理教育发展的规模与速度、护理人才培养的规格和教育结构。社会的发展要求护理教育培养出来的人才适应新的物质生产水平,掌握所需的护理知识和技术,满足社会发展对不同层次护理人才的需要,也就是说我国护理教育发展的目标、规模与速度应与我国现阶段的社会各方面的发展需要和提供的可能性相适应,否则不仅不利于社会人群健康需求的满足,还会造成人才流失、资金浪费,阻碍护理事业的发展。护理教育作为一种培养护理人才的社会活动,是护理人才与护理学科发展的中介,护理学科的发展取决于护理人才素质的提高。因此护理教育的基本功能就是根据社会的需要,促进护理人才的发展,通过培养护理人才的培养来促进护理学科的发展。护理学科体系与护理教育体系是母学科与子学科的关系。

系统论分析法运用系统论原理考察系统整体与部分、系统与环境、结构与功能等相互联系和相互作用的关系,以揭示其本质与规律,帮助人们认识和掌握看似复杂的事物。以系统论为指导,就是把所研究和处理的对象,当作一个系统,分析系统的结构和功能,研究系统、要素、环境三者的相互关系和变动的规律性,并优化系统观点看问题。在护理教学方法中,只有全面认识和准确把握护理教学方法这一大系统内各子系统的功能，才能优化组合各种教学方法，有效发挥各局部教学功能，进而发挥大系统的整体教学功能。有研究者认为，为达到护理教学目标所采用的手段、工具和途径都属于护理教学方法，范围十分宽广，以传统的方法去比较、分析、综合与归纳教学方法较为困难，提出应用系统论的观点去透视与辨析各教学方法之间清楚的结构和功能层次，以助于透彻地判断每一教学方法与运用这种教学方法。其从系统论的角度辨析，将护理教学方法完整系统分为护理教学思维方法、护理一般教学方法、各专科护理教学方法、各项护理操作教学方法4个密切相关的子系统，各子系统有其不同的教学特点和功能。其中护理教学思维方法系统这是护理教学方法完整系统的最高层次，对思考、选择与运用各种教学方法起着关键的指导性作用，是其他各层次教学方法的灵魂。根据内部的运行规律，护理教师根据各门课教材内容设计教学方案时总是循着护理教学思维方法—护理一般教学方法—各专科护理教学方法—各项护理操作教学方法过程去思辨、挑选、运用各种教学方法，从而达到优化组合，求得整体教学效果。并在教学过程中，根据学生不同情况或存在的各种错误认识和错误操作方法，需从整个系统中去寻找各种针对性的教学方法，以达到区别对待、因材施教、事半功倍的效果。

整个护理学科是一个大系统，相对于医学体系来说其是一个次级系统，但相对于临床护理体系、护理教育体系、护理管理体系它又是一个超系统，护理学科需要保持与国际社会、我国社会大系统、医学大系统的协同发展，也要促进其内部各子系统的发展、完善、健全各个子系统，这样才能更新并良好运作大系统，才能保持整个护理学科系统的稳定、良性的发展，使护理既走向国际化，又保持本土化；既适应了社会发展的需要，也促进了社会的发展，促进了护理自身的发展。因此，我们须从护理体系各个子系统的各个要素组成部分来寻求我们护理专业的发展，从护理学科大系统与各子系统要素的关系、护理系统与社会环境、国际环境的关系去把握、分析要素，从各子系统间的相互关系、协同作用方面了解其对整个护理学科的影响。总之，不论在护理管理、临床护理还是在护理教育中考虑问题要运用、把握整体的、动态的原则，与社会环境、国际环境时时保持高度的联系、接触，以获取信息，与外部世界保持一致，以维持护理学科内部的平衡与发展。

第二节　需要论

一、概述

（一）何为需要

需要又称需求，是指当环境与机体之间的某种生理心理出现不平衡，为了恢复平衡而必须活动的一种潜力状态。这种潜力状态会导致有机体产生某种特定行为的内驱力，当动物有机体产生这种状态时，通过生物结构表现出保证某种平衡状态的倾向以及相应的行为。需要是动物产生特定行为的基本动因。人的需要是人脑对客观现实生物的、社会的物质的精神的心理反映，是人对各种客观要求的体验和应答。需要与人的情绪、情感及动机有着紧密联系，是情绪发生的中介因素，人的基本情绪的发生是以需要满足与否为条件；需要是动机产生的必要条件，任何人都不会去做根本不需要做的事，但并不是所有需要都能形成动机，动机有时是需要的高级形式，是为满足需要而发生的一种自觉的心理倾向。

（二）需要的性质和类别

需要的性质是由生物有机体的心理反映功能和水平确定的，而机体神经系统的复杂程度及功能水平与其心理反映水平呈高度正相关。低等动物因其机体神经系统简单，其心理反映功能和水平很低，相应仅具有维持机体生存客观要求的反应。高等动物，其神经系统已具有相当复杂程度，生存条件、自然需求、满足需求的方式和手段也同样复杂化。

人的需要是人类本性的一种心理过程，人具有生物属性、社会属性和精神属性，可据此将人的需要划分为三类：

1. 生物性需要或是自然需要、生理需要

这是由人的生物属性决定的，指对空气、温度、水、食物、性、休息、运动和排泄等需要。

2. 社会性需要

是由人的社会属性决定的，指对社会交往、劳动生产、文化学习以及对伦理、道德规范的需要。对个体而言，其社会需要在社会化过程中产生，社会是人赖以生存和发展的基础，在长期的社会化过程中，社会的规范观念内化到个体的意识中，与其他社会成员的交往中，表现出共同的语言、共同的生活方式，这样就体验和认识到社会的客观要求，成为社会性需要。

3. 精神性需要

指人对自我与周围人或事物关系的认识，内省和体验的需要。如人的信仰、信念、荣誉感、审美、自我价值等等。

其他如按自身性质和形式分为自然需要和社会需要，按指向对象分物质需要和精神需要。作为一个社会的人，不论其所处的时代、社会文化背景以及生活方式等有多大的差异，都有一些共同的需要。例如在生理上有对食物、水、氧气、排泄以及避开外界有害刺激等的需要；在心理上有对友谊、自尊以及求知等的需要。其中有些需要是与生俱来的，但绝大部分的需要则是在后天的生活中习得的。当一个人的需要得不到满足时，其机体内部就会处于一种焦虑状态。这种焦虑就成为一种刺激，激发其产生行为动机，导致某种行为的产生，从而使未能满足的需要得以满足。当一种需要得到满足后，原来的焦虑状态得到平息，但新的需要又会产生。人总是有所需求的，几乎很少达到完全满足的状态。可以说，一个人的成长与发展的过程也是其不断需要不断满足的过程。

二、马斯洛的人类基本需要层次论

人的基本需要是指个体为了维持身心平衡并求得生存、成长与发展，在生理和心理上最低限度的需要。所有人都必须努力满足其基本需要，才能维持生命，当基本需要得不到满足时，会出现机体的失衡进而导致疾病。每种需要的重要性可因人而异，受个人期望、文化程度、躯体健康状况及个人的身心发展程度的影响。各种需要之间可相互联系、相互作用，生理需要的满足可促进认知方面需要及社会方面的需要的满足，而精神方面的需求满足又能促进生理功能更加旺盛。

（一）马斯洛的人类基本需要层次论

在对人的需要理论研究中，美国人本主义心理学家马斯洛（Abraham Maslow）的人的基本需要层次论最为著名，影响最广泛。他提出了如下观点：

1. 需要的普遍性

人类有五种基本需要，即生理需要、安全需要、社交需要、尊重需要和自我实现的需要。人类拥有大致相同的基本需要，无论是古代人还是现代人，无论是西方人还是东方人，其基本需要大体一致。

2. 需要的层次性

人的基本需要有不同层次之分，马斯洛认为，上述五种需要由低到高依次排列成一个阶梯而组成了人的基本需要系统(图 11 - 2)。当低层次的需要获得相对的满足后，下一个需要就占据了主导地位，成为驱动行为的主要动力。其中，生理需要和安全需要属低级需要，尊重需要和自我实现需要属于高级需要，社交需要为中间层次的需要，基本上也属于高级需要。在马斯洛看来，人类价值体系存在两类不同的需要，一类是沿生物谱系上升方向逐渐变弱的

本能或冲动，称为低级需要和生理需要。一类是随生物进化而逐渐显现的潜能或需要，称为高级需要。在高层次的需要充分出现之前，低层次的需要必须得到适当的满足，而且人的需要是从外部得来的满足逐渐向内在得到的满足转化。任何一种需要并不因为下一个高层次需要的发展而告消失，各层次的需要相互依赖与重叠，高层次的需要发展后，低层次的需要仍然存在，只是对行为影响的比重减轻而已。这五种需要不可能完全满足，愈到上层，满足的百分比愈少。

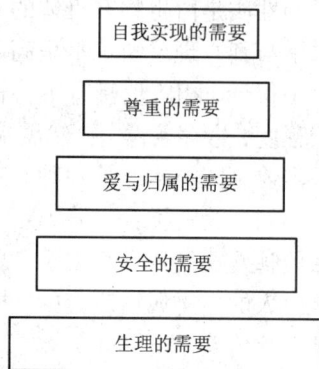

图 11 - 2 马斯洛——人的基本需要系统图

3. 需要的主导性

行为是由优势需要决定的。每个人都潜藏着五种不同层次的需要，但在不同的时期表现出来的各种需要的迫切程度是不同的。人的最迫切的需要才是激励人行动的主要原因和动力。每种需要的重要性可因人而异，受个人期望、文化程度、躯体健康状况及个人的身心发展程度的影响。低层次的需要基本得到满足以后，它的激励作用就会降低，其优势地位将不再保持下去，高层次的需要会取代它成为推动行为的主要原因。有的需要一经满足，便不能成为激发人们行为的起因，于是被其他需要取而代之。

(二)各层次需要所包括的具体内容

1. 生理的需要

生理需要是人类最原始最基本的需要，是维持人们生命的最起码要求，包括食物、氧气、水、温度、排泄、休息、避免疼痛；是最强烈的、不可避免的最低层需要，也是推动人们行动的强大动力。在一切需要中生理需要是最优势产生的，而且是有限度的，当需要被满足时，它就不再作为行为的动力而存在，这时人类可以从生理需要的支配下解脱出来，产生更高级的需要。当一个人存在多种需要时，例如同时缺乏食物、安全和爱情，总是缺乏食物的饥饿需要占有最大的优势，这说明当一个人为生理需要所控制时，那么其他一切需要都被推到幕后。

2. 安全的需要

当个体的生理需要相对地得到满足之后，就会产生安全需要。如希望避免各种伤害、生活安定、有保障、能够受到保护等等。具体表现在：物质上的，如操作安全、劳动保护和保健待遇等；经济上的，如失业、意外事故、养老等；心理上的，希望解除严酷监督的威胁、希望免受不公正待遇，工作有应付能力和信心。安全需要比生理需要较高一级，当生理需要得到满足以后就要保障这种需要。每一个在现实中生活的人，都会产生安全感的欲望、自由的欲望、防御的欲望。

3. 爱与归属的需要

爱与归属的需要又称社交需要。是指个人渴望得到家庭、团体、朋友、同事的关怀、爱护、理解，是对友情、信任、温暖、爱情的需要。马斯洛特别强调，人是社会的动物，没有人希望自己过孤独生活，总希望有些知心朋友，有个温暖的集体，渴望在团体中与他人之间建立深厚的感情，保持友谊和忠诚。社交的需要比生理需要和安全需要更细微、更难捉摸。它包括：社交欲，希望和同事保持友谊与忠诚的伙伴关系，希望得到互爱等；归属感，希望有所归属，成为团体的一员，在个人有困难时能互相帮助，希望有熟识的友人能倾吐心里话、说说意见，甚至发发牢骚。而爱不单是指两性间的爱，而是广义的，体现在互相信任、深深理解和相互给予上，包括给予和接受爱。社交的需要与个人性格、经历、生活区域、民族、生活习惯、宗教信仰等都有关系。

4. 尊重的需要

尊重的需要可分为自尊、他尊和权力欲三类，与自尊有关的，包括自尊心、自信心，对独立、知识、成就、能力的需要等。尊重的需要也可以如此划分：渴望实力、成就、适应性和面向世界的自信心、以及渴望独立与自由；渴望名誉与声望，声望为来自别人的尊重、受人赏识、注意或欣赏。作为一个社会的人，都有自尊、自重的需要以及受到他人尊重的需要，希望自己的工作得到社会的认可与肯定，要求有名誉、威望和地位；在所面临的环境中，希望自己有实力、有成就和有信心。这些需要的满足，可以增长人们自信的感情，觉得自己生活在这个世界上有价值、有用处，可对周围环境产生影响力。这些需要一旦受挫就会使人产生自卑、软弱、无能等感情，从而失去信心。当这些需要得到满足时，就会产生很大动力，表现出持久的干劲。

5. 自我实现的需要

所谓自我实现需要是指促使一个人的潜在能力得以实现的趋势，这种趋势可以说成是希望自己越来越成为所期望的人物，完成与自己的能力相称的一切事情。马斯洛认为，人除了具有上述 4 个层次的基本需要外，还有成长、发展及利用潜能的心理需要。当以上 4 个层次的需要都得到满足后，又会产生实现个人聪明、才智、理想与抱负的要求。尽管马斯洛在进行自我实现需要的研究中，所选择的研究对象是少数的杰出人物，是"不断发展的一小部分人"。但我们应从更为广泛的角度来理解，自我实现需要不仅仅限于科学家、伟人等，应包括所有希望实现自我价值，而努力工作的人。自我实现的需要是最高等级的需要，满足这种需要就要求完成与自己能力相称的工作，最充分地发挥自己的潜在能力，成为所期望的人物。这是一种创造的需要，有自我实现需要的人，似乎在竭尽所能，使自己趋于完美。自我实现意味着充分地、活跃地、忘我地、集中全力全神贯注地体验生活。

（三）各需要层次之间的关系

（1）上述马斯洛的 5 种基本需要是逐级上升的。生理需要是人类生存所必需的、最低级的、最基本的需要。为了维持生命，必须首先满足其基本的生理需要。如氧气的需要。

（2）当较低级的需要满足后，更高一级的需要就会产生。低级需要的满足是高级需要产生的基础。古人云"仓库实而知礼节，衣食足而知荣辱"，也正反映了这样一个道理。

（3）一种需要满足之后出现新的需要的过程不是跳跃式进行的，而是以一种由无到有，由弱到强逐步发生的。对于多数人来说，在每一层次需要上往往都只获得部分的满足和部分的不满足，人们的行为也往往由几种基本需要或一切基本需要共同决定的。

（4）各层次需要的发展过程与个体的发育成长过程是相一致的。对于新生儿或婴儿来说，最主要的是生理需要，如氧气、食物、水、睡眠等。而后才逐渐有了安全的需要、爱与归属需要，表现出害怕、依恋、需要别人陪伴等。进入少年时期后才真正出现尊重的需要。随着身心的不断发育成熟，进而开始出现自我实现的需要。

（5）各需要之间的层次顺序并不是固定不变的。不同的人、在不同的条件下会有所不同。饥饿时，有的人可能会去抢别人的东西吃，而有的人宁愿饿死也不会接受"嗟来之食"，自尊的需要占优势。对于前者来说，其生理需要远较于其自尊需要强烈，换言之，此时生理需要成为支配其行为的优势需要。对于后者来说，尽管此时其生理需要尚未满足，却宁愿了为维护其自尊的需要而放弃生理需要的满足。

（6）人类基本需要满足的程度与健康是密切联系的。生理需要是生存所必需的、最基本的需要，必须首先得到满足，否则就会导致疾病。有些高层次的需要虽非生存所必需，但它的满足能够促进生理功能更加旺盛，否则也会导致疾病，甚至于致命。基本需求满足的程度越高，所处的需求层次水平越高，意味着更高的健康水平。对高层次需要的追求与满足是心理健康的标志。

（7）随着需要层次的上移，其满足的方式就越有差异。人们满足较低层次需要的方式是基本相同的。如人们都是通过呼吸运动来满足对氧气的需要的。越是高层次的需要，因个人所处的心身发展阶段、个性心理特征以及社会文化背景等的不同，个人之间所采取的满足方式就越有差异。同样是自我实现需要的满足，小学生可能是考试获得满分，而成年人则可能是在事业上有所建树；爱慕虚荣者努力于获得好的名声和地位，乐于奉献的人则把满足他人的需要和幸福作为人生最大的追求。

（8）需要层次越高，心理治疗越有效。而在最低需要层次上，心理治疗几乎是无效的。很显然，心理治疗不能止住饥饿，更不能代替氧气吸入。

（三）影响需要满足的因素

个体为了生存、成长与发展，维持和增进健康水平必须满足基本的需要。而这些基本需要的满足又要受到个体自身因素及其所生存的外部环境的影响与限制。个体自身的因素包括生理方面的及心理方面的，而所谓的外部环境除了包括物理环境外，还包括社会文化环境。常见的影响需要满足的内部因素有：

1. 生理方面

生理方面是指由于个体的生理素质、体力、外貌及某些生理上的缺陷所带来的限制。如由于疾病而引起疼痛、进食减少、睡眠紊乱等而影响其生理需要及安全需要的满足；由于患病住院而限制了与家人、朋友及同事等的接触，就会影响其爱与归属需要的满足；某些人会因为自己的外貌或生理上的缺陷而产生自卑、孤独等心理反应，从而影响其爱与归属需要及尊重需要的满足等。

2. 情绪方面

心理情绪状态与一个人的躯体功能状态是密切相关的。焦虑、恐惧、愤怒等情绪反应会引起食欲下降、失眠等躯体反应，甚至会导致疾病而影响其生理需要、安全需要的满足，进而导致其高级需要的无法满足。

3. 知识方面

基本需要的满足需要有相应的知识基础。如预防保健知识可以帮助人们了解自身的生理需要以及能够及时而正确的选择满足需要的方式并给以满足；掌握一定的专业知识与技能则是满足尊重需要及自我实现需要的前提条件。而当一个人的认知水平较低或存在认知障碍时，必然影响其对有关信息的接受、理解与运用，从而影响其对自身需要的认识与满足。

4.人格类型及性格特点

属于依赖、紧张、被动人格类型的人往往会影响其尊重需要及自我实现需要的满足。一个性格外向、善于人际交往的人则可能更容易适应环境，特别是新的环境，也就更容易使爱与归属的需要得到满足。

5.价值与信仰方面

个人价值观念、信仰追求也会影响其需要的满足。一个安于现状、不思进取的人就会影响其寻求更为有效地满足需要的方式以及对更高层次需要的追求。

常见的外部影响因素有：①环境方面：如恶劣的气候、噪音、空气污染、自然灾害等以及对环境的不熟悉、不适应等都会造成个体的不良生理及心理反应，从而影响其需要的满足；②社会及文化方面：人是处于一定的社会群体之中的社会的人，在生活中必然受到相应的社会、政治、经济及文化等因素的影响与制约。如紧张的人际关系、过低的经济来源、不能施展才能的工作岗位以及陈规陋习等社会文化背景都会影响个体对基本需要的满足。

三、其他需要论

自马斯洛提出人类的基本需要层次论后，许多专家、学者又从不同的角度发展、修正了马斯洛的观点或者提出自己的需要层次学说。

阿德弗(C. P. Alderfer)在大量调查研究基础上，于1969年在《人类需要新理论的经验测试》一文中对马斯洛的论点进行了修正，提出了需要的ERG模型。该模型只有三个水平：生存需要、关系需要、成长需要。他认为在组织内，员工最初感兴趣的是满足他们生存需要，结合了生理和安全因素，如收入、舒适的工作环境、工作保障、额外福利等都可以归为这类需要。处于下一个水平的是关系需要，包括被他人理解和认可。第三类是成长需要，包括人类潜能发展、自我尊重和自我实现的愿望。与马斯洛不同，阿德弗认为这些需要不完全是天生的。而且，除了低级需要得到满足后会上升到高级需要外，ERG理论也提到了与之相反的另一方面：挫折——倒退。挫折——倒退说明，当较高的需要得不到满足时，人们就会把欲望降低到较低的需要上。此外，ERG理论认为需要次序并不一定如此严格，而是可以越级的，有时还可以有一个以上的需要。

在马斯洛陈述本理论数年之后，凯利希(Richard Kalish)给以修改，又增加了一个层次，即刺激的需要，列在生理和安全的需要之间，包括性、活动、探索、新奇和操作(图11-3)。

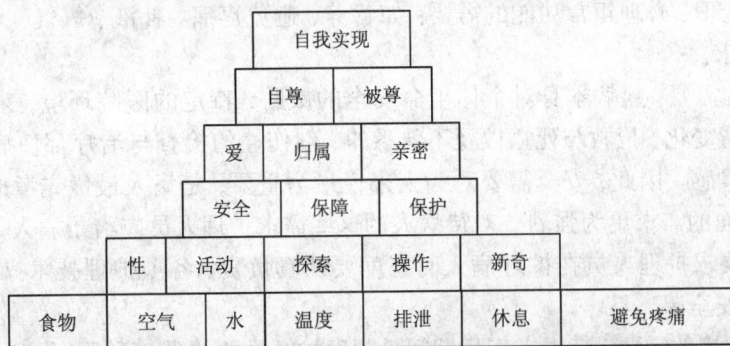

图11-3　Kalish修改后的基本需要层次论

四、人类基本需要层次论对护理学科的意义

人类基本需要层次论认为，基本需要的满足与否及其满足的程度与个体的健康水平是密切相关的。当一个人的大部分需要得到满足时，就能够保持平衡状态，维持机体的健康；当基本需要得不到满足时，就会出现失衡状态而导致疾病。正因如此，该理论在护理实践及护理科研等各个领域得到广泛的应用。护理的主要功能是恢复、维持和增进人类的健康，也就是帮助个体及社会人群满足其基本需要以维持机体内、外平衡状态的过程。

（一）人类基本需要层次论与临床护理实践

1. 人类基本需要层次论对临床护理实践的指导作用主要表现在以下方面：

（1）采用人的基本需要层次作为护理评估框架有助于护理人员全面评估服务对象各方面的需求，识别患病时可能出现的未满足需要，预测护理对象尚未表达的需要，提高工作效率。

（2）按照基本需要层次，有助于护士识别护理实践中病人需要的轻、重、缓、急，按其优先次序制定实施护理计划，采取不同措施帮助病人满足基本需要。

（3）依据人的基本需要的层次论，每种需要的重要性可因人而异，受个人期望、文化程度、躯体健康状况及个人的身心发展程度的影响，不同的个体存在需求差异，要求护理人员在护理实践过程中要以人为本，提供个性化、人性化服务，以满足不同人群的不同需求。

美国护理理论家韩德森认为护理人员的基本任务是协助病人去满足其基本需要，需要即是基本的护理要素，所以她提出护理人员应关心14项病人的需要，也就是14项基本的护理要素。即正常地呼吸；适当的饮食；顺畅地排泄废物；运动及维持恰当体位；充足的睡眠和休息；选择合适的衣着、穿脱衣服；维持正常的体温；保持身体的清洁与良好的仪表，保持皮肤完整；避免环境中的危险因素和避免伤害他人；与他人沟通，并能表达自己的需要与感受；根据个人信仰参加宗教活动，并遵从自己的价值观；从事有成就感的工作；参与各种形式的娱乐消遣活动；学习、发现并满足有益于健康与正常发展的好奇心等。一个人在健康状态下，能够由自己来满足基本需要，但在患病时，就会有许多需要不能自行满足，必须由他人来协助满足，否则就会加重其机体的失衡状态，使健康状况进一步恶化。此时，护士必须明确病人有哪些尚未满足的需要以及这些需要对病人所造成的影响，并根据其优先次序制定和实施相应的护理措施以帮助病人满足需要，恢复机体的平稳与稳定。可以说了解并满足需要是解决病人问题的根本途径。

2. 个体患病时出现的需要主要包括：

（1）恢复生理、心理正常功能的需要：如营养、避免疼痛、补液、氧气、环境、休息与睡眠等方面的需求。

（2）安全的需要：疾病本身对个体生命安全的威胁，特定的医院环境、来往穿梭的医护人员、病友病情变化、抢救与死亡以及不熟悉的、创伤性的检查与治疗都使病人产生不安全感，甚至于恐惧感。因此，安全需要对病人来说最为重要，是病人最优先考虑的，特别是急危重患者此方面的需求更为强烈。对待病人的这些需求护理人员应给予病人足够的信息、作适当的保证，要求护理人员在护理病人时态度要认真负责、各项护理技术操作娴熟、轻柔，以增强病人的安全感。

（3）爱与归属的需要：病人在患病期间希望医护人员的关爱、重视；得到亲友、同事、领导的看望、关心、帮助；希望被病友接纳、理解与尊重，成为新环境中的一员，与病友关系融洽。这些需要得不到满足，病人会产生失落感、孤独感、抑郁或愤怒等情绪反应。

(4)尊重的需要：主要包括尊重病人的人格尊严；尊重病人的隐私，为病人保密；尊重病人的合理要求。人是各种各样的，由于社会地位、职业、民族、信仰、生活习惯文化程度的不同，他们的生活方式、价值观念就会大相径庭，但有一点是相同的那就是他们都希望被看重，希望自己的尊严、价值意识得到维护。

(5)自我实现的需要：由于疾病常影响人们各种能力的发挥，特别是有严重的能力丧失时，如失明、耳聋、失语、瘫痪、截肢等会给自我实现造成更大的困难。但对于某些人来说，疾病常同时带来反省的机会而有利于成长，反而对自我实现有所帮助。对自我实现需要的程度是因人而异的，护理的功能是切实保证低层次需要的满足，使病人意识到自己还有能力并能通过积极康复和加强学习，为自我实现创造条件。

一些护理专家按照人的基本需要层次，对患病时可能出现的尚未满足需要的优先次序进行了排列。其中越是排在前面的需要相对就越重要，越需要及早给以满足。一般来说，维持生存的需要是最基本的，必须优先予以满足。在低级需要基本得到满足的基础上，护士还要注意对高级需要的满足。应注意，尽管所有的人都存在着基本需要，但由于个体不同的社会文化背景、个性心理特征，各层次需要的优先次序可能会有所不同；尽管对于低层次需要的满足方式基本上是相同的，但对于高级需要的满足方式不同个体之间则会存在着明显差异。护士在满足病人基本需要时，应充分考虑到不同病人的个体差异性，不能千篇一律。而且各层次需要之间不是彼此孤立的，而是相互联系、相互影响的。总之，护理的目的应该是帮助和促进病人尽可能恢复和提高独立满足其基本需要的能力。在评估病人的需要及选择相应的满足病人的基本需要的方式时，必须针对每个人独特的需要特点而实施个体化的、整体的护理。

3.马斯洛需要层次论在老年护理中的运用

(1)满足老年人生理需要。了解老年人饮食习惯、营养需求特点以便安排合理膳食结构；帮助患者养成定时排便习惯；辅助患者维持良好的个人卫生状况；生活不能自理者，帮助患者满足其生存需要，为其解决最切实的实际问题。

(2)满足老年人安全需要。以整洁、安静、安全、便利为原则，改善病房设施，病房配备24 h冷热水供应、电视机、物品存放柜、移动式餐桌、高矮适当的床铺、床档、结实的坐便器，病室走廊墙壁、浴室安装扶手、使用柔和灯光、地板防滑处理等。三查七对，口服给药做到发药到口；做好安全教育工作，帮助佩戴腕带，患者不单独外出；评估其跌倒的危险因素，有效防范。

(3)满足爱和归属的需要。护理者态度和蔼、热情、积极，认真听取主诉，不直接打断患者说话时，向患者耐心解释，交流沟通中语速、声音符合老年人特性；为老年人安排娱乐活动；鼓励老年人做力所能及的活动；联系亲属常探视，减少老年人孤独感；经常征求对护理工作的意见，使患者有被认同感。

(4)满足自尊的需要。自尊的需要主要是患者要求受到别人的尊重和自己具有内在的自尊心，护士主动接近和关心患者，遵循个体化原则，对老人称呼恰当，操作时，减少身体暴露，保护其隐私。尊重老年患者生活、饮食习惯.安排完成力所能及的事务。

(5)满足自我实现需要。理解老年人的人生经历回顾是心理发展的重要内容，鼓励患者回顾人生，使其对自己的生活方式及人生意义感到满足，产生自我完善的感觉；帮助恢复期患者应对体力改变，投入新的社会角色和活动，帮助其认识死亡、明确生命的意义，完善人生价值。

（二）需要层次论与护理管理

社会的发展与护理模式的转变，使护理工作发生了质的变化，给护理管理者带来新的挑战。近年来护理人才的流失已成为管理中的难题之一。管理者要善于运用科学管理，采用新思路、新举措，以调动人的积极性为中心，达到提高护理质量的目的。人的需要层次论相近于"以人为本"的理念，是分析、研究人行为的一种理论，是激励理论的基础，提倡管理人性化。作为一个护理管理者，应了解各级护理人员所处的需要层次、需要的满足状况以及影响其需要满足的因素，以个人需求、群体的共同需求为基础进行激励，从而达到护理人员个人发展与服务质量优化的相互协调、互为统一。将需要层次论运用于护理管理工作中，从监督管理转向激励行为的管理，通过沟通、激励、疏导、消除和缓解职业应激和负面消极情绪，克服家长式的经验管理，以环境培养人，感情留住人，事业发展人来稳定护理队伍，解决护理管理中存在的问题。管理者可以采用下面的"激励"要素，来满足护理人员的不同需要：

第一级：生存需要，如提高工资奖金、改善工作条件、定期体检、娱乐等。

第二级：安全需要，如享有保险、职业稳定、口头承诺和书面承诺等。

第三级：归属需要，如工作轮换、晋升、邀请到特殊场合、有机会加入特殊任务小组、有机会成为团体组织成员等

第四级：自尊需要，如公开场合露面、奖励、表扬、授予称号等

第五级：自我实现的需要，使潜力能得到充分发挥，如领导项目任务小组、受教育的机会、承担教学任务、承担指导任务等。

护理管理过程中运用激励机制进行科学管理，充分发掘并尽可能满足护士的内心需要，可充分调动护士的工作积极性及责任心，提高护理质量，提升护理管理水平。研究者刘懿洋调查显示，不同层次护理人员对工作需求满足不一样，在提升工作待遇方面；18岁至25岁护理人员提倡奖金平均制，26岁至35岁的护理人员对额外补贴需求大，要求奖金以年资职称评定，36岁以上护理人员则愿意按照工作量评定。不同职称护理人员对经济利益和激励需要存在差异。病人满意与护士满意相互影响的，有满意的护士才有对其护理满意的病人，因此，如何运用好激励因素，满足护理人员的需要，促进护理质量的提高，是值得护理管理者深入思索之问题。

第三节　成长与发展的理论

一、概述

（一）有关概念

1. 成长

成长是指个体生理方面的改变，是细胞增殖的结果。表现为机体整体和各器官的长大，即机体在量方面的增加。成长是可测量和可观察到的，如身高、体重、骨密度、牙齿结构的变化等均为人体成长可测量性的客观指标。

2. 发展

发展是个体随年龄增长及与环境间的互动而产生的身心变化过程，发展在人的一生中是持续进行的，不仅包括生理方面的变化，也包括心理、社会方面的适应及改变，人的发展是整体性，生理、心理、社会的功能彼此间相互影响。发展是学习的结果和成熟的象征，表示

质方面的变化，往往不易被测量。

3. 发展任务

发展任务是个体在生命的一定时期出现的、并需要达到和完成的一些任务，即当个体达到某一年龄阶段时，社会所期待他(她)在行为发展上应达到的程度。人在生命的不同时期会出现特有的心理社会需求，以及特定的心理社会问题或冲突需要解决，如果这些需求或问题通过努力予以满足或解决，即成功地完成某一阶段的发展任务，就意味着人可获得满足感和幸福感，并能为下一阶段的成功发展提供良好基础。反之，发展失败可导致个人的不幸，出现心理社会和行为的异常，并被社会所不认可，也会对以后的发展造成障碍。

4. 成熟

成熟是成长和发展的结果，由遗传基因所决定，但又受环境影响。成熟就是遗传的发展潜能获得最适宜的成长和发展的结果。狭义的成熟是指生理上的生长发育，广义的成熟包括心理社会的发展。人的心理社会成熟范围可表现为：从依赖到自治；被动到主动；主观到客观；无知到有见识；能力弱到能力强；承担责任少到责任多；兴趣狭窄到广泛；自私到利他；自我否定或排斥到自我接受；自我认同不定到自我认同完整；模仿到独创；注重细节到注重原则；考虑肤浅到考虑深入；需要确切性到能耐受模糊性；冲动到理智等。成长、发展和成熟三者之间紧密相关，不能截然分开。

(二)成长和发展的组成部分

(1)生理方面(physiologic)：生理方面主要指身体发育、器官功能增长、体格的生长以及各器官系统功能的增强和成熟。

(2)认知方面(cognitive)：认知的发展是指获得和使用知识的能力增强。认知的过程包括感知、识别、解释、组织、储存和运用信息，以及应用知识解决问题等有关行为。认知能力可表现为观察能力、判断力、记忆力、理解力、推理能力、想象力、对知识的运用能力等。

(3)情感方面(emotional)：情感是人在各种需要得到满足或不被满足时所产生的内心体验，是一种主观的经历。情感是人在社会实践中逐渐形成的，又是以个人的立场观点和生活经历为转移的。

(4)精神方面(spiritual)：精神方面是指人对生命的意义、生存价值的认识，是物质的最高产物。

(5)社会方面(social)：社会方面表现为与他人、群体、社会的相互作用。

(6)道德方面(moral)：道德方面是指人的是非观念和信仰的形成，不同社会文化背景的人有不同的道德价值观念。

(二)成长与发展的规律

人的成长发展过程受许多因素的影响，所有正常人均依照一定的生长发育规律成长，但每个人所表现出的成熟方式又具有差异性。成长和发展所遵循的规律如下：

(1)规律性和可预测性：虽然每个人的生长发展速度各不相同，但都遵循相同的发展过程，即每个人都要经历相同的发展阶段。

(2)顺序性：人体各器官功能的生长发育都遵循一些预期的特定顺序。一般遵循由上到下、由近至远、由粗到细、由低级到高级、由简单到复杂的顺序或规律。

(3)连续性和阶段性：在人的整个生命阶段，成长和发展是在不断地进行中，它是一个连续的过程。但此过程又并非等速进行，具有阶段性，每一个阶段的发展均有其特点，且一个阶段的发展都要依赖前一阶段，并以前一阶段为基础。

(4)不平衡性：在人的体格生长方面，各器官系统的发育是快慢不同，各有先后的。

(5)个体差异性：人的生长发展虽按一般规律发展，但在一定范围内因受先天和后天各种因素影响而存在较大的个体差异，每个人都按照其独特的方式和速度通过各个发展阶段。

(6)成长发展有敏感时期：成长和发展的过程中存在较敏感的时期，一般认为生长发展较快阶段是人较敏感的时期。大脑发展有两个快速期：5~6岁、13岁左右；身体发育有两个快速期，或称两个高峰期。第一个发育高峰期年龄是0~1、2岁，第二个发育高峰期的年龄是11~13岁至13~15岁即青春发育期。

(7)发展是逐渐成熟和不断学习的过程：个体必须达到一定的成熟度，即具备必要的生理和心理条件后，才有学习的能力，并通过学习完成生长发展的任务。

(8)成长和发展受环境因素的影响：自然环境、社会经济、文化、民族习惯、宗教信仰等多种因素可影响人的成长发展速度和方式，但基本发展过程仍是相同的。

（三）影响成长发展的因素

遗传特性和环境影响是确定人的成长和发展进程的两个最基本因素。遗传决定机体发育的可能范围，环境则决定发展的速度及最终达到的程度。内在遗传因素与外界环境因素相互作用决定了每个人如何生长与发展。

1.遗传因素

人的生长发展受父母双方遗传因素的影响，基因决定了个体发展过程中身体的变化，控制着身体的生物功能，而且人体各器官系统和生理功能的成长与成熟也是按基因图进行的，可以说遗传因素在很大程度上影响着人体的成长与发展。种族和家族间的差异影响着皮肤、头发颜色、面型特征、身材高矮、性成熟早晚等体格特征。同时，决定了人的性格、气质、智力和学习方式等方面的特点。性别和内分泌腺对成长发展也有较大影响。

2.环境因素

(1)家庭：家庭是个体接受社会化教育的第一个场所，承担着对个体多方面素质形成的启蒙责任，从家庭经济状况、父母养育方式、家庭结构、家庭成员关系等无一不在影响着个体的生长发育。

(2)学校教育：学校是提供正规教育及社会化的场所，个体生长发育关键时期大都在学校度过，学校通过系统地传授知识，帮助个体在认知方面成长，提供个体将来立足社会的必要知识、技能与社会规范。同时学校也兼顾个体的体格锻炼与艺术熏陶，帮助个体建立与家庭成员以外的人际关系如同学关系、师生关系等。

(3)社会文化习俗：不同的社会文化环境对个体在各发展阶段所需完成的任务有着不同的要求，因此，文化习俗对个体的教养和护理方式有较大的影响。

（四）成长与发展的过程

1.胚胎和胎儿期

从受精到胎儿出生这一时期。所有的主要器官和系统在9个月的孕期中得到了发展，其中部分在产前已具有了功能。

2.新生儿期

出生后1个月内的婴儿

(1)生理发展：新生儿特有外观，特殊的生理变化。

(2)心理社会发展：新生儿经过一段时间与照料者(特别是父母)的互动，在父母的关心、爱抚或爱的注视下逐渐产生依恋，社会性依恋的发展是情绪情感发展的重要标志；新生儿同外界的沟通主要是以哭的方式进行的，当婴儿有需要（如进食需要）或不舒服时，他都会以哭来吸引别人的注意力。

3. 婴儿期（1 个月至 1 岁）

（1）生理发展：成长迅速，体重、身高、头围变化大，下肢生长速度较躯干快，身体与头的比例逐渐增大。身体活动的发展遵循由头至脚、由内而外的原则，以规律的可预测的方式进行。

（2）心理社会发展：主要包括与外部世界建立信任感、通过声音或身体的动作和外界沟通、认知方面从最初的反射性行为逐步扩展到有意识地运用感觉和运动的行为，有"物体恒定"观念。

4. 幼儿期（1～3 岁的孩童）

（1）生理发展：呼吸系统、泌尿系统、循环系统等的生理功能均较以前成熟；身体活动已发展到了较有组织的整体运动阶段，可自由行走（前进或后退）、俯身、攀爬、跑步、立地跳、会拿筷子、汤匙，会穿脱衣服等，但精细动作还不成熟。

（2）心理社会发展：言语发展的重要时期；动作发展对心理发展意义重大，感知觉迅速发展，在许多方面接近成熟水平；建立卫生习惯，控制大小便。

5. 学龄前期（即 3～6 岁，又称游戏期儿童）

（1）生理发展：身高增加较体重快，各系统功能均已基本成熟，处于大脑发展的第一个快速期，发展了一些精细动作。

（2）心理社会发展：主要包括主动性的发展、游戏以及道德观的初步建立。

6. 学龄期（6～12 岁的儿童，此时正处于学习阶段）

（1）生理发展：各系统生理功能趋于成熟、青春前期性生理变化、身体活动发展协调性进一步加强。

（2）心理社会发展：知识增长、有逻辑思维的能力、活动空间扩展、建立兴趣、爱好，建立朋友关系以及自我意识的产生。

7. 青春期（12～20 岁）

（1）生理发展：是个体另一个快速生长和发育的时期，出现第二性征。

（2）心理社会发展：认知方面具有了抽象思维能力，有丰富的想象力和创造性；自我同一性建立与发展；建立社会关系能力进一步加强；确立人生观、道德观；开始职业探索与选择。

8. 成年期

是人生经历最长的一段时期，约从 20～65 岁，又可再细分为 20～30 岁的青年期，30～40 岁的壮年期和 40～64 岁的中年期。

（1）生理变化：青壮年期，生理功能达人生的巅峰状态，各系统均已发育成熟且运转良好；中年期，生理功能开始出现衰退现象。

（2）心理社会发展：社会角色的适应如职业适应、建立亲密关系、后代培养、成就事业。

9. 老年期

按照 WHO 对老年的定义，是指 65 岁以上的老人。

（1）生理变化：各系统的生理功能均表现出老化现象。

（2）心理社会方面的适应：角色改变的适应，如退休，丧偶的适应、死亡的适应等。

二、有关成长与发展的理论

有关成长和发展的理论很多，主要分为阶段论和连续论。阶段论认为心理发展的进程是不连续的，是分阶段进行的，各个不同的发展阶段都有与其他年龄阶段不同的生理、心理的质的规定性。连续论观点强调心理发展是连续的，认为阶段论者只看到表面现象，没有发现不同年龄阶段之间心理发展的渐进的变化。实际上个体心理发展是阶段性和连续性的统一，成长与发展过程包含着量的积累、质的飞跃以及量的继续积累再进入新的飞跃的矛盾运动过程，形成量变质变统一，连续性与阶段性的统一。阶段学说因便于观察应用较为普遍。如弗洛伊德按其情欲说划分儿童发展阶段，皮亚杰以认知发展的标准划分心理发展阶段，艾里克森以人格特征为标准划分心理发展阶段，柏曼（L. Berman）以生理发展为标准等，下面将对阶段学说的几种理论作一简介。

（一）弗洛伊德的性心理学说（Freud's psychosexual theory）

奥地利著名精神医学家弗洛伊德（SigmundFreud，1856 – 1939）被称为现代心理学之父，他用精神分析的方法观察人的行为，并创立了性心理学说。此学说认为人类是倾向自卫、享乐和求生存的，其原动力是原欲（libido）或称性本能冲动，弗洛伊德认为原欲是一种性的力量，是指广义的追求快乐的本能，而不只是性的满足。原欲是人的精神力量，也是性心理发展的基础。

弗洛伊德将人格结构分为 3 个独立的范畴，即 Id 本我、Ego 自我和 Superego 超我。

Id 本我是人格最主要的部分，是潜意识的主要来源，包含遗传的各种内容，是人出生时就存在的。Id 本我是由快乐原则（pleasure principle）所支配的，目标在于汲取最大的快乐和最小的痛苦，而且本我所关注的是用最容易、最快捷的方法得到自我满足。

Ego 自我是在 Id 本我的欲望和外部现实世界对人的制约之间的调节机构，在 Id 本我的冲动和超我的控制发生对抗时进行协调和平衡，使人的行为适应社会和环境，遵循唯实原则（reality principle）。

Superego 超我是精神范畴中理性的部分，为维持社会准则的一种机制，属于良心和道德的范畴。Superego 超我代表了人对社会可接受的伦理、道德标准、价值观的内在化。

个体发展的过程就是以上这 3 种人格结构的功能及其相互作用的反映。每个阶段"本我"和"超我"之间均可能产生矛盾冲突，成功地解决这些矛盾就会使个体获得和保存足够的精神能量，为进入下一个阶段做好准备，反之，若不能很好地解决冲突，将导致能量减少，影响将来的发展。

弗洛伊德学说将人的性心理发展分为以下 5 个阶段：

1. 口欲期（oral stage）：1 岁以前

口欲期原欲集中在口部，婴儿的吸吮和进食欲望能得到满足，就会带来舒适及安全感；若未得到满足和过于满足，则会出现固结（fixation）现象，会造成以后的自恋、过于乐观或过于悲观、过于依赖、吮手指、咬指甲、吸烟、酗酒和吸毒等行为。

2. 肛门期（ananlstage）：周岁至 3 岁

肛门期原欲集中在肛门区，小儿开始以自我为主，对能够控制括约肌肌肉感到愉快，特别是憋住大便时增加了直肠的压力，因而增加了最终排泄时的快感。大小便训练是此期的主要任务，健康发展建立在排泄所带来的愉快经历上，进而养成讲清洁、有秩序的习惯和能控制自己。此期团结会造成缺乏自我意识或自以为是，以及过于抓紧自己的物品不让别人夺走。

3. 性蕾期(phallic stage)：3 岁至 6 岁

原欲集中在生殖器，儿童开始了解自己的性别，特别是男孩通过恋母情结喜欢母亲，而女孩则通过恋父情结偏爱父亲。健康的发展在于能够克服恋母恋父情结危机，并建立起内部警戒以防卫危险的冲动和愿望，这样儿童的内在化超我就发展了。此期固结会造成性别认同困难和难以建立正确的道德观念。

4. 潜伏期(latency stage)：6 岁至青春期

随着抵御恋母恋父情结超我的建立，孩子进入潜伏期，把性和进攻的冲动埋在潜意识中，而将精力放在实际的社会可接受的追求中，如与同伴共同参与智力和体育活动。愉快来自外在的环境，是一个平静的时期。同时，儿童进一步从同性父母那里学习性别角色，为下一阶段作准备。此期固结会造成压迫和强迫性人格。

5. 生殖期(genital stage)：又称青春期开始

原欲重新回到生殖器，青少年开始与异性交往。但青年人毕竟已经成长，他们能够面对现实。此期的任务是"从父母那里摆脱出来"，寻找自己的性伴侣，建立自己的生活。但独立并非是轻而易举的，这阶段的失败将导致功能不良和病态。

(二)爱瑞克森的心理社会发展理论(theory of psychosocial development)

爱瑞克森(Erik Erikson)是美国哈佛大学的一位心理分析学家，他是弗洛伊德的学生。1950 年，爱瑞克森在弗洛伊德性心理学说的基础上发展、形成了他的心理社会发展理论。他的理论强调文化及社会环境在人格或情感发展中的重要作用。他把人的一生分为 8 个心理社会发展阶段，每个阶段都有其发展任务要完成，而且所有人都要经过这些阶段，顺序固定，不能颠倒。每个发展阶段均有一个中心问题或危机必须解决，这些矛盾冲突即是健康人格的形成和发展过程中所必须遇到的社会对个体的要求或挑战。因此，爱瑞克森在陈述每个阶段的发展任务时采用了两极的描述方式，即对处理危机可能产生的成功结果和失败结果加以描述。成功地解决每一发展阶段的中心问题，或至少减轻这些压力，就可以健康地步入下一阶段。也就是说成功的上一个阶段的完成是下一个阶段中心任务正性解决的基础。反之，将导致不健康的结果而影响以后的心理社会发展。爱瑞克森认为人格的各部分是分别在人生发展的一定时期形成的，个体通过各阶段的发展以形成完整的整体，如果出现行为异常或人格缺陷，多是由于发展过程中的中心问题没有得到较好和及时的解决，日积月累导致个人发展的障碍。因此，一个人的人格或情感表现就可反映其每一阶段的发展结果。

爱瑞克森的理论是最早涉及到整个人生发展过程的理论之一。

1. 第一期

口感期(oral sensory stage)：0－18 个月，此期发展任务是信任对不信任(trust vs mistrust)。

信任感是发展健全人格最初而且最重要的因素，人生第 1 年的发展任务是与照顾者(父母)建立起信任感，学习爱与被爱。此期当婴儿接受口感输入时会有良好和愉快的感受，从而对母亲或主要照顾者产生基本的信任感。同时，小儿的各种需要得到持续满足时，其对父母的信任感就得以建立和巩固。与此相反，如果婴儿觉察到父母在自己需要时不一定出现，经常感受到的是痛苦、危险和无人爱抚，就会对周围环境产生不安全感和不信任感，婴儿会把对外界的恐惧和怀疑情绪带入以后的发展阶段。

另外，信任感还取决于父母对自己的信心，因为婴儿对母亲有一种特殊的身体共情

（physical empathy），即婴儿能够敏感地体会到母亲的情绪状态，若母亲焦虑，婴儿也会焦虑；母亲安宁、快乐，婴儿也会体验宁静，这种早期的互动将影响儿童今后的发展。与父母之间所建立的信任感是儿童对外界和他人基本信任感的来源。同时，爱瑞克森又认为信任和不信任是相对的，所有婴儿应体验这两种经历，因为当婴儿有相当的不信任体验时，才能识别信任的体验。重要的是信任与不信任的比例，信任应当超过不信任，这一点同样适用于其他时期。信任感发展的结果是乐观，对他人信赖，有安全感，愿意与他人交往，对环境和将来有信心，反之，易出现焦虑不安，以及对人的不信任感。

2. 第二期

肛-肌期（anal-musculature stage）：18 个月至 3 岁，发展任务是自主对羞愧或疑虑（autonomy vs shame or doubt）。

此期小儿开始运用新掌握的运动和语言技能认识周围世界，并学习对自己的括约肌加以控制。在有大便感时，小儿常常先自我控制一会儿，然后释放，以增加排便时的快感，通过控制排便，儿童企图练习一种自主感和选择能力，即在需要时加以保持，而在不需时对其放弃。这种自主感还表现在开始能够自由行走的幼儿，他们在运动能力和智力发展的基础上扩大对周围环境的探索。他们想要独立完成每一件事，如吃饭、穿衣、爬楼梯、操作玩具等。他们还反复说"我""我的"表示自我为中心的感觉，爱用"不'表示自主性。此期儿童自主感的建立是基于父母对其在日常生活中的自主行动给予支持和鼓励。反之，如果父母经常怕孩子做不好，而过分干预其自理活动，并且替孩子做每一件事，不允许他们去做其想做的事，或对其独立行为缺乏耐心，进行嘲笑、否定和斥责，将会使儿童产生羞愧和疑虑。儿童将怀疑自己的能力，并将停止各种尝试和努力。同时，父母应注意用温和、适当的方式约束小地促使其按社会能接受的方式行事，帮助他们学会适应社会规则。此期顺利发展的结果是自我控制和自信感。反之，表现出缺乏自信，畏首畏尾等行为。

3. 第三期

生殖-运动期（genital-locomotor stage）：3-6 岁，发展任务是主动对内疚（initiative vs guilt）。

此期儿童的特点之一是被异性父母所吸引，并逐步理解自己的性别。此阶段小儿活动能力加强，有足够的语言能力，已不终日守在父母身边，他们有无穷无尽的好奇心去探索未知事物，会经常对周围的现象提出"为什么"和"如何发生"的问题。主动性意味着儿童愿意发明或尝试一些新活动或新语言，他们自己制定计划，订立目标，并极力争取达到目标，而不是单纯地模仿其他孩子或父母的行为。这一时期儿童的心理社会发展取决于父母对孩子这些自创活动的反应。如果儿童被给予更多的自由和机会去创造和实践，儿童的自主感就可得以增强。同时，父母对孩子提出的各种问题予以耐心解答，而不是禁止他们有一些离奇的想法或游戏活动，也会增强其主动感。反之，如果成人总是指责孩子的活动是不好的，提出的问题是荒谬的，游戏是愚蠢的，或要求孩子完成他们力所不能及的任务，都会使儿童产生内疚感。因此，父母或照顾者的理解、鼓励和正确引导，可使儿童顺利通过此阶段，其结果是不怕挫折、有进取心、有创造力。

4. 第四期

潜在期（latencystage）：6-12 岁，发展任务是勤奋对自卑（industy vs inferiority）。

此期是成长过程中的一个决定性阶段。儿童迫切地学习文化知识和各种技能，如掌握自然常识、文化知识、基本的生活技能，学习与他人合作和竞争，以及守规矩。他们在做任何事时都强烈要求如何将事情做得完美，如当儿童被吸收参加某项活动时，他们常问自己"我能做好这项工作吗？我做的对吗？"如果在孩子完成任务或活动时给予奖励和赞扬，其勤奋感就会增长。此期儿童的活动场所很广阔，包括家庭、学校和社区等。父母、教师和其他成人都有责任帮助儿童发掘其自身的勤奋潜力。如果孩子的努力只被父母视为胡闹，工作成果不被赞赏，在课堂或操场上因失败而受到嘲笑和伤害，都会导致自卑感的产生。此期顺利发展的结果应是学会与他人竞争、合作、守规则，以及获得基本的学习和待人接物的能力。反之，会产生失败感。

5. 第五期

青春期（puberty stage）：12－18岁，发展任务是自我认同对角色紊乱（identity vs the confusion）。

爱瑞克森认为此期是人生最为关键的阶段，对自我感知的确立是个体从儿童发展为成人的重要基础。青少年在性激素的作用下身体和思维日趋成熟，他们需要面对自己身体的变化。青少年不仅开始注意自己的仪表，还为将来在较大社会中自己所处的地位而苦恼。青少年在试图回答"我是谁？"和"我将来向哪个方向发展"的问题。他们极为重视别人对自己的看法，并与自我概念相比较。一方面，青少年要适应他们所必须承担的社会角色，例如，实现父母对自己的期望，通过竞争考上大学；另一方面，青少年又想扮演自己所喜欢的新潮形象，如参加歌星演唱会，与自己的朋友在一起娱乐等。他们面临种种选择和困惑，为追求个人价值观与社会观念的统一而奋斗。此期可能出现4种类型的青少年：①矛盾冲突解决，并趋于自我认同，如考上理想的大学而安心努力学习者；②矛盾冲突尚未解决，正在苦苦探寻，如对是否考大学或及早就业尚未拿定主意者；③矛盾冲突无法解决，陷入迷失和困境，如考大学失败而不知道该向何处发展者；④自己对未来毫无主见，一切听从父母的安排者。除第1种外，其他3种类型的青少年都没有很好地解决角色认同的问题，若矛盾冲突最终不能解决，将导致角色紊乱、迷失生活目标、仿徨、堕落等。因此，青春期的发展任务是建立一种自我认同感，努力尝试多种角色并从同伴、家长或其他重要人物那里获得认可，就能够帮助其顺利解决发展中的危机，会使青少年接受自我、有明确的生活目的、为设定的目标努力献身。在发展中，偶然出现的叛逆或反抗行为是正常现象。

6. 第六期

成人早期（early adulthood）：18－40岁，发展任务是亲密对孤独（intimacy vs isolation）。

社会对成人早期的期望是结婚和拥有亲密的朋友，也就是能够与他人建立亲密感。此期的主要任务是学习发展与他人的亲密关系，承担对他人应负的责任和义务，建立起爱情和婚姻关系。爱瑞克森认为真正的亲密感是指两个人都愿意分享和相互调节他们生活中一切重要的方面。人只有在确立自己的认同感之后，也就是解决了上一期自我认同和角色紊乱的矛盾冲突后，才能在与别人的共享中忘却自我，否则很难达到真正的感情共鸣，即亲密感。如果此期发展受到阻碍，人就不能体验和经历亲密感，从而产生孤独、自我专注、缺少密友、性格孤僻等性格和行为特点。顺利发展的结果是有美满的感情生活，有亲密的人际关系，以及具有良好的协作精神，并为一生的事业奠定稳固的基础。

7. 第七期

成人期（adulthood）：40－65岁，发展任务是繁殖或有成就对停滞（generativity vs stagnation）。

在成功获得亲密感后，成年人的兴趣开始扩展，而不仅限于两个人的世界。此期的发展任务是养育下一代，在事业上取得成就，对社会负有责任感。如果没有繁殖、养育和事业上的成就，可能会造成人格的贫乏和停滞，表现为过多地关心自己，自我放纵和无力感。此期顺利发展的结果是细心培养下一代，热爱家庭和有创造性地努力工作。

8. 第八期

老年期（maturity stage）：65 岁以上，发展任务是完善对失望（integrity vs despair）。

此期是生命的终末阶段，许多老年人丧失了体力和健康，丧失了工作、配偶和朋友，他们不可避免地出现抑郁、悲观、失望等情绪。因此，老年人除了要面对自己生理方面和周围环境的变化外，还要与内心的不良情绪作斗争。他们需要学习如何保持自己的潜能和智慧，积极面对现实，做出身体和心理社会的适应和调整。此阶段顺利发展的结果是乐观、满足、顺其自然、安享天年。反之，老年人会处于整日追悔往事的消极情感中，悲观绝望，不能自拔。

（三）皮亚杰的认知发展理论（theory of cognitive development）

瑞士哲学家和心理学家皮亚杰（Jean Piaget，1896—1980 年）基于对儿童长期的观察和研究，最先系统地提出了从婴儿期到青春期的认知发展理论。认知是指获得和使用知识。认知过程包括识别、解释、组织、储存和运用信息，以及应用知识解决问题等有关行为。皮亚杰认为儿童的智力起源于他们的动作或行为，儿童通过与经常变化着的、要求其不断做出新反应的外部环境相互作用，不断重新构建他们的知识，提高解决问题和评判思维的能力，发展其智力。因此，儿童智力的发展不是由教师或父母传授的，而是一个靠自身的活动主动发现的过程。

皮亚杰把基本的认知单位称为图式（schema），即指动作的机构或组织，是为了应付环境的某种行为模式，它是信息存储的形式或结构。最早的图式是新生儿的遗传性反射动作，如吸吮、抓握等，智力活动就是从上述动作开始的。随着儿童对环境的不断接触和适应，会对新的事物和经验产生更复杂的动作，即构成新图式。儿童的智力就是通过图式的不断分化、组合与相互协调，而由低级向高级发展。同化（assimilation）和顺应（accommodation）是认知发展的两个基本过程。皮亚杰认为智力的发展与生物体的生理活动有相同之处，例如，机体通过消化和吸收食物，将其营养成分转化为机体的一部分，以使生物体成长。智力同化则是指儿童在与环境相互作用中，把客观世界中的新事物纳入机体已有的图式之中，从而不断认识世界，并将简单的概念集合成较高水平的新概念。例如，婴儿最初只会吸吮母亲的乳房，后来学会吸奶瓶、吸手指、玩具以至一切所能接触到的东西，从而认识世界。顺应过程则是对图式的某种改组过程，当个体原有的图式已不能成功地适应新环境、解决新问题时，就要改变、调整原有的动作或概念，进一步构建新的图式，以期达到适应。例如，婴儿刚出生时并不会有效地吸吮母亲的乳房，但几天后，就开始能区分乳头与周围的皮肤，并能很好地协调头颈和嘴唇的动作，以使吸乳更有效。

皮亚杰的学说是一个严格的阶段学说，他认为同一年龄阶段儿童的思维特点有其共性的地方，并且强调：①发展阶段的顺序应是不变的。尽管每个儿童通过各阶段的速度有所不同，或者有人最终无法达到认知的最高水平，但各阶段的顺序是固定的，不能跳跃或颠倒。②阶段的划分意味着成长被分为本质上不同的时期。虽然认知发展是一个连续的、量变的过程，但每个阶段存在本质的差别。③每个阶段都涉及思维的一般特征，而不是指某一个特殊的成就，我们可以根据儿童所处的阶段来预测其各方面可能出现的行为。④认知发展的顺序在文化上存在普遍性，即各阶段的发展特点不会受文化差异的影响。

皮亚杰把认知发展的过程分为以下 4 个阶段：

1. 感觉运动期(sensorimotor stage，从出生至 2 岁)

小儿通过与周围事物的感觉运动性接触，即通过他加于客体的动作所产生的结果来认识世界。如了解周围的物体，认识自己和其他(特别是母亲)，并逐步理解自己与母亲或周围物体是分别存在的。此期又按不同特点分为 6 个亚阶段：

(1)反复练习(0-1 个月)：初生婴儿以自身拥有的自发运动和一些基本的遗传性反射动作为基础，反复练习以适应环境。例如吸吮乳汁的动作由不协调到逐步熟练，抓握一切放在手里的东西。同化是此期最显著的活动，但也是顺应和调节的开始。

(2)初级循环反应(1 个月至 4 个月)：此期婴儿开始反复尝试一个新的经验，从而产生一个循环反应。它是第一阶段反射活动的延续，但当婴儿仍然从某些反射性活动中获得乐趣时，他会不断重复这一动作，并扩大范围。例如从吸吮奶头，到发现吮手指可以为其带来真正的快乐，他会反复尝试这个动作，组织嘴唇和手的运动，最终学会吸吮手指，并发展到吸吮其他东西。婴儿还积极地将不同的动作或图式合并在一起与环境相互作用，如，用眼睛注视物体，尝试用手去触摸，然后放进嘴里，这样反复练习，直到视觉、触摸能力及嘴的动作能协调为止。

(3)二级循环反应(4 个月至 8 个月)：婴儿开始关注和探索外界环境和事物，并为再现某一有趣的结果而重复相同的动作，是智力的萌芽阶段。婴儿开始坐起来，探索周围事物，有意义的行为开始增加.

(4)二级图式的协调(8 个月至 12 个月)：婴儿的动作更加分化，并能把已经掌握的两个分离的动作或图式协调起来，试图为达到某个不能直接达到的目的而行动。例如，儿童为了抓到某个物体，能先推开别人挡在该物前面的手，再抓取它，可见儿童协调了推开和抓取两个图式。此期儿童开始形成客体永存的概念，即能对从视线中消失的物体有记忆，意识到客观物体是永远存在的而不会神秘地消失，会采取行动寻找不见了的物品。婴儿能够分辨母亲和陌生人，并对陌生人的出现感到焦虑。有一定的时间和空间经验，会模仿他人的行为。此期小儿能由意图或思想促发行动，标志着严格意义上智力活动的开始。

(5)三级循环反应(12 个月至 18 个月)：此期婴儿试图用不同的动作去获得不同的结果。小儿通过主动试验，探索新方法以解决问题和了解事物的本质。例如，儿童喜欢从不同的高度松开手中的物体以观察物体的下落。又如玩水的孩子会经常改变接水龙头出口的手的位置，以观察不同的喷水方向，他已能区别自身行为和外在反应，对探索物体如何运作的兴趣愈加浓厚。

(6)心智组合(18 个月至 24 个月)：是感觉运动性行为向智能活动过渡的时期。此期婴儿开始将外在的行为内向化，在解决问题时，能先在心中打算好步骤，再开始行动，而不是盲目地重复试验。开始应用语言，具备延缓模仿的能力，即当被模仿者不在场时仍会模仿其行为。逐步理解和建立时间、空间、因果关系等概念，同时认识到自己是许多客体中的一个，并发展了自我独立存在的明确概念。

2. 前运算思维期(preoprational stage，2-7 岁)

在感觉运动期末，儿童发展了应付环境的各种有效和有组织的动作，并在一生中都使用这些技能。进入前运算思维期后，儿童的思维发展到一个新的、符号的水平。本阶段的早期，小儿开始使用语言等符号记忆和储存信息，以及表达需要，因此，儿童必须重新组织他的思维过程，但这样迅速的发展一时很难达到要求，因而其思维方式还不具备逻辑性、系统性。

前运算思维期的小儿思维方式有自我为中心、泛灵论、道德他律、梦是外部事物的观点、缺乏分类能力和守恒能力等特点。尤其以自我为中心，它并不是指自私或利己主义，而是指儿童考虑问题只从自己的角度出发。例如，有几幅图片从不同的角度描绘桌子上的物体，但儿童只能挑选出从他的角度看到的物体的图片，而不能理解其他几幅图片与桌子上物体的关系。儿童认为"这就是我所看到的世界"，从不怀疑自己的主观知觉和观点。泛灵论是指儿童认为动物、玩具和其他物体都与自己一样能活动、吃饭、睡觉，具有人的属性。儿童对成人硬性规定的规则采取完全服从的态度，即道德他律。小儿还认为梦是从外面来的，其他人也能看到和记得。儿童早期缺乏分类能力，如不懂得按照物体的重量、大小、厚度、颜色等进行分类。此期还缺乏守恒能力，认为当物体的形状、序列改变后其数量也会随着改变，例如，一行有 6 个硬币，把它们之间的距离拉大后，儿童会认为硬币数目增加了，又如，一个球形的橡皮泥被捏成其他形状后，他不能想像它还能恢复原状。儿童在观察事物时只能集中于问题的一个方面，不能脱离"自我的中心'而考虑到问题的多个方面。在本阶段的后期，儿童逐步形成有条理的思维。

本阶段又可分为以下 2 个时期：

（1）概念前期（2 - 4 岁）：小儿随语言的增加，开始给环境中的刺激物以新的意义，如把玩偶作为小朋友，把木棍当作步枪。

（2）直觉思维期（4 - 7 岁）：小儿已掌握了较丰富的概念，但对事物的感知仍限于具体，尚不能演绎推理。例如，当着小儿的面，把一个矮而粗玻璃杯中的珠子倒入另一高面窄的杯子，并告诉其杯子中的珠子没有增加或减少，小儿仍会说第二个杯子里的珠子多。同时，此期小儿对因果关系的推理往往是不现实或错误的。

3. 具体运算思维期（concrete operational stage，7 - 11 岁）

儿童能够脱离自我中心，开始同时考虑问题的两个方面或多个方面。能用一个法则解决相同类型的问题，例如，掌握 10 以内加法和十进位法，即能运算多位数的相加。能按物体的特性来分类，发展了永恒的概念，具备守恒能力，儿童能够理解虽然事物外表改变了，但体积、重量、数目仍维持不变，例如在上一期所列举的例子中，前运算思维期小儿认为 2 个杯子中的珠子不相等，而此期儿童则知道它们是相等的。其他学者补充指出，守恒概念在不同时期有不同表现，先是数量的永恒，然后是重量，最后为容积。在处理人与人的相互关系中，他们不但考虑自己要说什么，还考虑听者的需要。同时，具有更复杂的时间和空间概念，理解现在、过去和将来。此期儿童具备了有条不紊的思维能力，但还没有处理抽象事物的能力，其逻辑思维只限于具体的事物。

4. 形式运算思维期（formal operational stage，12 岁以后）

皮亚杰认为青春期是人达到最终思维形式或思维成熟的时期。此期思维迅速发展，进入纯粹抽象和假设的领域。青少年不仅思考具体的（现存的），也能思考抽象的（可能发生的）事物。这就使青春期儿童能够在解决问题之前，预先制定计划，运用科学的论据来思考不同的解决方法，并推断预期结果。在道德领域中，青少年已建立道德的规范，并能与人良好地合作，能以社会可接受的方法与他人建立相互关系。

青少年开始能够理解一些抽象的原则和理想，如自由、正义、平等和博爱。但此期是另一种新的自我为中心的阶段，青年人大多是梦想家、理想主义者和空想主义者，有人会表现出无所不知和无所不能的自信，他们凭空想像虚构的世界与现实社会有很大差别。只有当真正接受成人的任务、承担社会责任时，在实际中检验自己的理想和观点后，青少年才能摆脱自我为中心，理解自己思维的局限性和不现实性。

三、成长与发展理论对护理学科的意义

成长与发展又可称生长与发育，是人体的基本特点，也是护士了解和照顾服务对象所必须掌握的基本概念。由于护理的对象是从生到死各年龄组的人，护理工作者必须对人类生命全过程的成长和发展有所认识，并根据不同年龄阶段的发展特点提供护理。与整体护理的观点相一致，人的成长与发展不仅是指体格的生长，还包括情感、人格、认知、道德水平等心理社会方面的发展，故临床护理实践中护士应清楚了解个体正常的生理、心理社会成长发展规律，以进一步认识人在不同时期所具有的特殊行为和基本需要，从而识别已经发生或可能发生的异常发展情况，并提供有效的护理照顾。同时，虽然正常的成长发展指标和型态可作为判断异常的标准，护士还要注意到成长发展的个体差异性。因此，对每个个体应进行全面、连续、动态的观察和分析，以作出正确判断。成长与发展理论对护理管理、护理教育等方面也具有指导意义。

（一）成长、发展理论与临床护理

爱瑞克森的心理社会发展学说有助于我们了解人生命全过程的心理社会发展规律，从而更好地理解不同年龄阶段服务对象的人格和行为特点。应用此理论，护士能够更好地促进儿童的健康成长，帮助成人和老年人顺利解决各发展阶段的矛盾冲突，以形成良好的人格和情感特征，同时指导护士针对不同服务对象制定和实施护理计划。

皮亚杰的认知理论在许多方面得到证实、发展和补充，是护理学的基础理论之一。护士必须了解儿童认知、思维、沟通等方式，才能对不同年龄阶段的儿童采用不同的语言和方法进行护理。同时，设计出刺激和促进儿童发展的各种活动，以及适当、有意义的教育计划，并根据儿童不同时期智力发展水平为患儿提供治疗性游戏、玩具、图书、画片或阅读材料，便于向他们有效地解释治疗和护理过程，以及教授健康保健的方法。根据成长与发展理论，研究者发现抚触是一种能增加舒适感的、实用的护理技术，除生物性意义外，还有社会和情感的意义，近年来在临床中已广泛应用于婴幼儿的护理。目前，国内常用的抚触方法有国外通用法（COT）、国内改良法（MDST）和国内改良加经络按摩法（MDSTAC）三种。研究显示全身或局部的抚触能促进婴幼儿健康生长，促进婴幼儿与家人的亲情交流及其对社会的适应能力。如有助于增加婴儿体重，改善睡眠节律，促进婴儿识别能力、运动能力和社交能力的成熟，帮助平复暴躁的情绪，减少哭闹。同时由于母婴接触，提高了母亲的良性反馈，促进母乳量的增加，大大有助于母乳喂养。研究人员对胎儿、新生儿生理、心理进行的大量研究，发现对新生儿非特定部位的皮肤、骨骼、五脏六腑给予水的爱抚有助于其健康成长，并已在临床护理实践中开展新生儿游泳护理的服务。

（二）成长、发展理论与护理管理

护理的服务对象是遵循一定生理、心理社会发展规律的个体，护理人员需了解和熟悉正常个体的生理、心理社会发展规律，为个体或社会人群提供个性化、人性化服务。护理人员是提供健康服务的主体，但同时也是处于生理、心理社会发展中的个体，她们在职业生涯中自身生理、心理社会发展的和谐、统一是提供优质护理服务的前提。作为护理管理者，应深知此律，在护理人力资源的管理实践中，根据护理人员生理、心理社会发展阶段的不同，以人为本，实施人性化的管理。如年轻护士群体正经历恋爱、结婚、生育、低收入、购房等阶

段，这些问题是否良好解决，对护理人员自身及护理工作质量均会产生一定影响。有调查显示住房紧张、生活无规律、工作学习压力大是影响低年龄组护士群体(20－29岁)主要生活事件，其中工作学习压力大对护师、大专及以上学历护士、30－39岁年龄组护士的影响排在首位。因此，护理管理者应根据护理人员生理、心理发展特点，对不同年龄、护龄、学历、职称的护士进行有针对性的教育、帮助与支持，如引导护理人员建立平稳的心态，评估护士的社会支持情况，帮助其调动社会支持系统等等，以便各级护理人员在专业实践中的成长与发展良好。

第四节　角色理论

一、有关概念

(一)角色

"角色"一词源于戏剧，是指演员在戏剧舞台上所扮演的某一特定人物，20世纪20至30年代美国芝加哥学派将其引入社会心理学领域。在社会心理学中，角色是指个体在社会结构中所处的一定位置，即社会地位的体现。个体的社会角色是个体与社会地位、身份相一致的行为方式及相应的心理状态。是对在特定地位的个体行为的期待，是社会群体得以形成的基础。

1. 社会角色的分类

按角色获得方式可分为先赋角色和成就角色，前者是建立在先天因素基础上的，后者是指主要靠个体努力获得的角色。

按角色行为的规范化程度可分为规定型角色与开放型角色，前者对行为的规范化程度较高，个体自由度较小，如公务员、军警；后者规范化程度相对较低，自由度较大，如朋友等。

按角色功能分为功利型角色和表现型角色，前者是追求实际利益为目标的角色，如银行家、企业家商人等，主要发挥实现效率之功能。后者以表现社会秩序、制度、价值观念、道德风尚为目的的角色，如学者、教授等，主要发挥社会公平功能。

按角色承担者的心理状态可分为自觉角色和不自觉角色前者对自己的角色扮演有较为明确的意识，并尽力感染观众。后者并未意识到角色表演，只是以习惯的方式行动。

(二)角色扮演

角色扮演包括三个过程：角色期待、角色领悟和角色实践

角色期待是社会对处于一定社会地位的角色的权利和义务所作的规范，是角色行为赖以产生的依据。个体承担某一角色，首先遇到的是他人与社会对这一角色的期待，即社会公众对其行为方式的要求与期望。角色领悟是对角色的认识和理解，往往是按他人的期待不断调节自己的行为并塑造自己来进行的，也称角色学习。角色实践，是角色扮演者依据自身对角色期望的认识与理解，在角色扮演过程中所表现的具体行为方式，也可称之为角色行为，是角色期待与角色领悟在个体社会化过程中的发展与融合。

(三)角色失调

指个体在角色扮演中产生矛盾、障碍，甚至遭到失败。常见的角色失调有四种：角色冲突、角色不清、角色中断及角色失败。角色冲突是指占有一定地位的个体与不相符合的角色期望发生冲突的情境，或者说，是角色扮演者在角色扮演情境中所经历的心理上和(或)行为

上的不适应、不协调状态。角色不清是个体对其扮演的角色认识不清楚，个体在角色不清时往往会产生应激与不满足感。角色中断由于各种原因使个体的角色扮演发生中途间断的现象。角色失败是最严重的角色失调，角色承担者不得不退出舞台，放弃原有角色。

二、角色理论

角色理论是把现实社会比作戏剧舞台，运用戏剧舞台中的概念来研究和解释人类的社会结构、社会关系及社会行为，是综合了心理学、社会学及人类学等有关内容的多学科共同参与和发展而形成的具有独特语言系统和概念系统的理论体系。人与动物的根本区别在于人具有社会性，社会化是个体由自然人成长、发展为社会人的过程，人在社会化的进程中同时发展了自己在社会中的角色。角色理论揭示与探讨的就是个体在社会中扮演的各种角色即社会角色的形成与发展中的一般规律。

角色理论是按照个体所处的社会地位与身份来解释个体行为，认为社会是一个大舞台，每个个体都在此舞台上扮演一定的角色，每一社会地位都赋予了占据它的个体以一定的权利和义务，用以规范个体的行为及其与占据着社会系统中其他地位的人们的互动关系。当个体在社会中根据其所处的社会地位履行相应的权利及义务时，也就扮演着相应的角色。一方面，角色与地位是不可分割的。另一方面，角色的实现是通过互动才能得以完成，人们在社会互动中表现自己，把握自我形象，从而达到一定的目的。米德就曾使用社会角色来说明角色是在互动过程中形成的，人际交往中存在着可预见的互动行为模式，这些理论有助于我们了解个体与社会的关系。

（一）社会角色的学习与角色扮演

角色理论认为角色要通过角色扮演才能得以实现，角色扮演能否取得成功则取决于扮演者的角色扮演技能及其对角色期望的把握是否正确，也就是说取决于扮演者的角色扮演能力。而角色扮演能力是在社会角色实践学习过程中形成、发展的，并非天生。

实际上，角色学习的过程就是个体学会扮演一定社会角色的过程。有学者将这个过程称之为角色的社会化，并将其分为角色认知、角色移情与角色行为3个相互关联的阶段。

1. 角色认知阶段

是指角色扮演者对某一角色的权利及义务的认识和了解，是角色社会化的开始阶段。在该阶段中，个体通过自己的观察、家庭及学校的教育等逐渐了解到某一角色应履行的权利和义务、应采取的行为模式。

2. 角色移情阶段

是指角色扮演者不仅在认知水平上而且在情感水平上进入了角色，即不仅知道某种角色的行为规范和表现方式，而且在情感上对其有了体验。

3. 角色行为阶段

是指角色扮演者以具体的角色行为而出现在"观众"面前，即在行为上进入角色，实现角色扮演的阶段。角色行为是角色认知和移情的结果和表现。一个人的语言能力、模仿能力、想像能力和记忆能力等都会影响其能否成功扮演某一角色。

在角色理论中社会角色学习主要包括以下两个方面：

（1）形成角色观念。是个体在特定的社会关系中对自己所扮演的角色的认识、态度、情感的总和，包括个体对自己所处的社会地位、应履行的权利和义务、角色的行为规范以及应具有的思想品格等的认识。

（2）角色技能学习。个体在形成角色观念的基础上，还要学习顺利完成角色扮演任务、履行角色义务和权利、塑造良好的角色形象所必备的知识、智慧、能力和经验等。角色学习是角色扮演的基础和前提，没有正确的角色观念和相应的角色技巧，要想扮演好角色是很困难的。

（二）社会角色期望与角色行为

角色期望是角色行为赖以产生的依据，是角色扮演者的行动指南，但角色期望并不等于角色行为。角色期望是角色所具有的客观社会属性，由于个体不同心理社会特征以及对所扮演的角色的认识和理解差异，他们在处于相同的社会地位、扮演类似的社会角色时，往往表现出不同的角色行为。也就是说，作为角色扮演者的个体，在扮演角色的过程中有其主观能动的一面。而且即使对角色有相同的理解，由于每个个体自身条件及所处环境的不同，表现在具体的行为上也可能各有不同。角色行为与角色期望的符合程度取决于角色扮演者对角色期望的内化状况。角色期望的内化是角色扮演者通过对角色期望的"同化"和"顺应"而将其纳入自己的认知结构的过程。如果个体在角色期望的内化过程中出现偏差，不仅会使角色行为偏离角色期望，而且会使角色伙伴对同一角色缺乏共视而影响互动。在角色理论中根据来源的不同，角色期望被划分为3个层次：

（1）剧本期望：是指社会系统中的每个位置都有相应的规范，具体说明个体应该怎样行动。正如剧本本身对演员演技的要求一样。人们只有了解和认识社会对角色的这种要求和期望，才能扮演好一定的社会角色，成为一名合格的社会成员。

（2）演员伙伴期望：是指在某种互动情景下由参与互动的其他成员（即角色伙伴）提出的期望和要求。角色是通过互动得以实现的。正如舞台上需要不同角色的合作才能演好一台戏一样，社会中的人们总是在一定的群体中与一定的角色伙伴进行互动。要建立良好的互动关系，就必须了解和协调不同角色伙伴的期望与要求。

（3）观察期望：是指不直接参与互动的观众的有意或无意地暗示的期望，这种期望构成了一种参考框架，制约着处于各种地位的角色扮演者的行为。

在通常的情况下，上述3个层次的期望是一致的，但有时也会出现冲突。

（三）角色冲突与角色适应

每个人一生中往往同时扮演着许多角色，每个角色体现个体的一个方面，如对于一个人来说，在单位是领导，回到家是父亲、丈夫、儿子等。在角色理论中，把同一个人所扮演的各种角色的整体称为角色丛。个体可以同时扮演多个角色并能保持各角色间和谐一致，但有时也会发生角色冲突。社会对不同的角色有着不同的角色期望系统，当一个人扮演的角色越多，不同角色间的角色期望差距越大，而个体无法协调和完全满足不同角色所提出的期望，就越容易产生角色冲突。如作为一位职业妇女，她同时要扮演工作者、女儿、儿媳、妻子、母亲等多种角色。单位的领导、同事希望她能以工作为重，把大部分时间精力放在工作上；父母则希望得到她更多的陪伴和照顾；丈夫和孩子希望她以家庭为重，能多操持家务、照顾孩子。这些不同的角色期望往往使这位妇女感到精力不足、顾此失彼，因而产生角色冲突。

1.角色冲突分为两类：角色间冲突和角色内冲突

（1）角色间冲突：往往与对不同角色提出不同的甚至矛盾的要求有关，是指个体在不同条件下往往有不同的地位、身份与角色，个体必须同时扮演过多的不同角色，由于缺乏充分的时间和精力，无法满足这些角色所提出的期望与要求，特别是当这些角色期望彼此矛盾时，互不相容出现矛盾，个体会产生更大的角色间冲突。

（2）角色内冲突：通常与不同群体对同一角色的体现者提出不同的要求有关，角色内冲突既可来自不同角色互动对象矛盾的角色期望，也可以来自同一角色互动对象矛盾的角色期望。不论是不同的、还是同一个互动对象，在对同一角色存在相矛盾的角色期望时，都会使角色扮演者感到不知所措、无所适从，产生角色冲突。

2. 角色冲突的协调

角色冲突的产生意味着角色扮演者在心理和（或）行为上存在着不适应、不协调的状态。如果长期得不到缓解，必然对其日常生活和身心健康产生不良影响。在现实生活中，要彻底消除角色冲突是不可能的，但可以通过角色协调而使角色冲突尽可能地降至最低限度。角色冲突的产生及其强度与角色期望的性质及个体的角色扮演能力密切相关，角色扮演者所承担的角色越多，各种角色期望之间的差别越大、越无法通融，则角色冲突产生的可能性越大，程度越严重；个体的角色扮演能力越强，处理和协调各种不和谐角色期望的技巧越娴熟，则产生角色冲突的可能性就越小，程度越低。因此，缓解角色冲突的方法主要有：通过角色学习，加强角色扮演技能的培养和训练，提高角色扮演者协调处理各种不同角色期望的能力；努力协调统一角色互动对象们对角色的各种期望，使他们对某一角色采取合作的态度和行为；划分角色，授权他人；调整角色关系，通过消除、限制或扩展角色关系的方式，减少所承担的角色或扩展协调角色期望的能力。而 W.G.古德提出了以角色选择的方法来缓解角色冲突。他认为，个体应从许多角色中挣脱出来，把时间和精力用到那些对其更有价值的角色上。角色的取舍应从以下 3 个方面考虑：角色对个体的意义；不扮演某些角色可能产生的积极和消极的后果；周围人对拒绝某些角色的反应。

（三）一种特殊的社会角色——病人角色

病人或称患者（patient）是指患有疾病，经受病痛的人。病人角色是指医疗过程中病人所表现的与疾病有关的行为方式及对疾病的态度与信念，反映了社会期待的病人的行为模式，也就是社会对一个人患病时的权利、义务和行为所做的规范。病人角色最初由美国社会学家帕森斯于 1951 年提出，他认为病人角色的概念应包含四个方面：

（1）病人可以从常态的社会角色中解脱出来，免除其原有的社会责任和义务。

（2）病人对其陷入疾病状态是没有责任的，疾病是超出个体自控能力的一种状态，也不符合病人的意愿，病人本身就是疾病的受害者，他无需对此负责。

（3）病人应努力使自己痊愈，有接受治疗、努力康复的义务。

（4）病人应求得有效的帮助并在治疗过程中积极配合，主要是求医并与医务人员合作。

帕森斯的理论强调了病人有从正常社会角色中解脱出来的权利，且无需为疾病承担责任，同时又有寻求医疗、康复的义务，这是符合病人角色特点的。这一理论的不足之处在于有些慢性病人并不能完全免除正常的社会责任和义务，而部分性病、艾滋病和成瘾物质等疾病的患者则需负道德甚至是法律责任。弗雷德森继帕森斯理论后对病人角色提出了不同的理解，他认为应从两个方面来分析病人角色的内涵：

1. 个体疾病表现的严重程度

如果疾病严重，病人需立即脱离原有社会角色进入病人角色，如果疾病较轻，则会暂时离开或不离开原有社会角色。

2. 进入病人角色后应承担的义务和获益有所不同

这可分为三种情况，一是条件性获益，以努力恢复原有角色为条件而暂时免除原有责任和义务，二是非条件性获益，慢性病人和濒死病人被无条件地免除正常责任与义务；三是耻辱性获益，如成瘾患者，病后可免除正常责任与义务，但须承担某些歧视与耻辱。

另有一观点认为病人角色由三个要素构成：①由于某种原因引起生理和心理上的异常变化；②由于生理心理的变化而引起个体行为的某些异常及阳性体征的出现，主要是有自觉症状或功能障碍及没有自觉症状的阳性体征；③由于个体行为的异常变化和阳性体征的出现而引起社会关系的改变。这种观点存在突出强调存在生理的改变是病人角色的前提。

我国学者综合几种观点认为病人角色应包括以下三点内容：第一，有生理或心理的异常或出现有医学意义的阳性体征；第二，应得到社会承认，主要是医生以有医学标准确认其疾病状态；第三，处于病人角色的个体有其特殊的权利义务和行为模式。

三、角色理论在护理实践中的应用

角色理论作为阐释社会关系、社会结构对人的行为具有重要影响的社会心理学理论被广泛应用于人类学、社会学、心理学以及教育学等各个领域。它认为人在社会关系中的地位规定了人的社会行为，类似于脚本规定了演员的行为，人的社会角色是人在一定社会背景中所处地位所起的作用。医疗卫生体系是社会结构中的重要组成部分，医护人员与病人之间的关系是一种较为特殊的社会关系，社会对他们各自的角色也有着相应的规范，有着特定的角色期望。如何在临床医疗服务角色行为中实现社会的角色期望，做到各自角色的良好适应、协调对促进护患双方身心健康以及护患关系改善具有重要意义。

（一）角色理论与临床护理

掌握、运用好角色理论有助于护理人员了解和认识自身及其角色伙伴的权利、义务和行为规范，明确和扩展护士的角色范畴；发现、预测病人在角色适应过程中可能出现的角色冲突等问题；寻求缓解角色冲突、顺利完成角色适应的途径和对策。

1. 病人的角色及其角色适应问题

随着健康概念的转变，护理服务对象不仅指病人，还包括健康的个体和人群，即所有寻求健康照顾的人们，但在此处我们主要讨论的是病人角色。随着医学观念的转变，病人角色也在发生着变化。人们已经认识到，病人不仅具有接受医疗和护理照顾、恢复健康的义务，以及免除社会责任等权利，而且还具有监督和参与医疗和护理的权利，特别是对于病人参与和监督医疗护理的权利越来越受到人们的重视。作为护理人员，应了解、认识病人角色的内涵即病人的权利和义务以及病人面临的角色适应问题，了解、认识自身应表现的角色行为，以达到恢复、促进病人健康之目的。

病人角色是一种特殊的社会角色，患病时人们会面临角色转换，由健康人及社会的常态角色转化为病人角色，角色的转换使病人的行为和社会对其行为的期待发生了变化，进入病人角色意味着出现了以下三个方面的改变：

第一，脱离原有社会角色，既免除原有社会责任或义务，又失去原有的社会权利。

第二，改变原有生活环境和人际关系。

第三，要重新学会病人角色应具备的行为模式，如休息、就诊、接受检查、治疗等。

患病时个体脱离原有社会角色面转入病人角色，疾病康复时个体又由病人角色转变为健康人角色，这一过程中个体可出现一系列的角色适应问题，主要表现为适应不良。

病人在角色转换过程中，常见的适应不良有：

（1）角色行为缺如：患病后不承认自己是个病人，拒绝认同病人角色。主要表现为意识不到自己有病，或对疾病所持的一种否认态度，不能很好地配合治疗与护理。角色缺如的不良后果可能是拒医，贻误治疗的时机，使病情进一步恶化。如年轻人容易忽视自己的疾病，而不及时寻求帮助、无视治疗和护理的要求等。缺乏医疗知识的人因不能识别疾病而不能认同病人角色，经济紧张的人怕花钱而不愿治病，还有因社会文化的原因，认为不需要治疗而没进入病人角色。

(2)角色行为强化：进入病人角色并接受一定治疗后，过分认同疾病状态，出现行为固着，对康复后要承担的其他社会角色感到恐惧不安。主要表现为对自己所患疾病过度关心；过度依赖医院环境，不愿从病人角色转为常态角色；他们往往不承认病情好转或痊愈，诉说一些不易证实的主观症状，不愿出院，不愿离开医务人员，不愿摆脱帮助，不愿重返原来的工作、学习和生活环境。有的病人角色强化是因为继发性获益，如患病后可以从原来的各种生活、工作压力中解脱，并可以得到各种补贴、赔偿或来自亲友和医护人员的关心、照顾。

(3)角色行为消退：是指一个人已适应病人角色，由于家庭、工作环境的变化对其提出新的角色要求，需要承担其他角色，而使病人从病人角色中退出。家庭、工作中的突发事件，如家属突发疾病、工作单位发生事故等均可导致病人角色减退。

(4)角色冲突：病人在角色转换中，不愿或不能放弃原有的角色行为，与病人角色行为相互冲突。一般来讲，对于病人更容易发生的是角色间冲突。常见的有因工作繁忙不能安心治疗，因不能放弃家庭责任而影响治疗等。另外，还有因长期担当某种社会角色形成行为习惯，干扰患者进入病角色。病人角色冲突多见于承担较多社会或家庭责任，而且事业心、责任心较强的人。

(5)病人角色恐惧：患病后不能正确认识和接受疾病，夸大疾病影响和各种可能严重后果，对治疗缺乏信心，对自己的健康状况悲观失望，在疾病过程中有较多的担心、害怕、恐惧等消极情绪反应。希望马上从疾病中解脱，因而四处求医，甚至滥用药物。一旦疗效不好，还可能任疾病发展，拒绝继续治疗。

(6)角色假冒：这类人并无疾病，但为了摆脱某种社会责任、义务或获得某利益诈病。

(7)角色认同差异：如医护人员通常从理性的角度看病人。

个体在扮演病人角色的过程中，出现各种角色适应不良的问题，可影响疾病的康复过程，甚至加重病情。因而，认识和理解病人在角色适应过程中可能出现的各种问题及其产生的原因是非常必要的。只有这样才可能制定出有针对性的护理对策，帮助个体顺利适应病人角色，促进病情的早日康复。

2.适应角色的措施

帮助病人尽快适应病人角色，避免和缓解可能出现的角色适应不良，护理人员可采取以下措施：

(1)根据病人的年龄、文化程度、职业以及个性特点等，预测其可能会出现的角色适应问题。

(2)通过交谈和观察病人的角色行为，了解病人对所承担的角色的认识，明确在角色适应过程中存在的问题及其产生的原因。

(3)引导病人树立正确的角色意识，履行应有的角色权利和义务。

(4)帮助其充分认识扮演好病人角色的重要性，只有扮演好病人角色，才能更好地恢复健康。而健康则是成功扮演其他社会角色的基础和前提。

(5)缓解角色冲突，鼓励病人寻求家人、朋友或同事等的支持与帮助，分担和化解其所承担的其他角色的职责。医护人员之间应注意沟通配合，保持与病人的角色互动过程中的协调一致。

(二)角色理论与护理管理

社会角色成功的扮演既是扮演者(个体或群体)自身角色行为的良好体现,也是其各种角色关系的协调与平衡即角色的一种管理。护理工作以人的健康为中心,以人际交往为其社会活动和职业活动的基本形式,工作中存在众多的角色期望,协调和处理好护理实践中的各种角色,已成为护理人员完成工作目标、保持自身健康的重要因素。作为护理管理者,应熟悉护理人员角色的权利、义务和行为规范,认识和了解护士在角色扮演过程中,可能出现的各种角色冲突及其产生的原因,进而采取相应的措施,以预防角色冲突的产生和(或)降低角色冲突的程度。在护理管理实践中促进护理人员的角色认同和角色适应,以提高护理人员的心理素质,保持护理人员的身心健康,进而优化护理质量。

1.护士角色

社会对每一种角色的角色期望是随着社会的发展及文化背景等的不同而不断变化的。随着社会的进步、医学的发展,护士角色和病人角色也经历了一个不断变化和扩展的过程。护士角色已由过去的单纯的照顾者不断扩展为现在的集照顾者、决策者、管理者、教育者等多种角色于一身,并由过去从属于医生的地位中不断独立出来。

2.角色冲突与协调

一方面,同其他人一样,作为一个护士同时还扮演着许多其他角色,如父母的女儿、丈夫的妻子、孩子的母亲等。当这些不同角色所提出的期望和要求过多或彼此矛盾时,往往使其感到无法完全满足,力不从心,精疲力竭。这就是所谓的角色间冲突。另一方面,护士角色是在与护理对象、医生等角色伙伴的互动中实现的。不同的角色伙伴或"观众"对她们作为护士的角色期望也不尽相同。当这些不同的角色期望无法协调时,就会使护士感到无所适从,不知所措,从而产生角色内冲突。如病人希望护士能准许家属探视,而护理部则要求护士必须遵守医院制度,不准探视。

由于各种角色冲突而引起的心理和(或)行为上的不协调状态,不仅会损害护士的身心健康,同时还影响角色互动关系及护士角色的成功扮演,进而影响护理目标的完成以及护理功能的实现。因此,护理管理者帮助各级护理人员理顺、协调好不同角色的关系、减低生活、工作中众多角色冲突十分必要。可通过以下措施来进行:

(1)收集、整理、分析不同层次、不同护龄、不同成长与发展阶段护理人员有关角色适应问题以及潜在角色问题的资料。总结有关护理人员角色适应的保护因素、危险因素,各个不同时期护理人员出现角色适应问题的共性及规律,为各级护理人员寻求积极有效的应对策略提供正确的指导。

(2)针对不同层次、不同护龄的护理人员,提供相应角色学习的机会,提高其角色扮演能力,使护理人员对各种不同的角色期望应付自如。

(3)帮助不同成长与发展阶段的护理人员,建立健全有效的社会支持网络系统,取得家人、朋友、同事等角色伙伴的理解、支持和帮助,协调好护士角色与其他角色的关系。

(4)在医院系统内部,有意识地协调不同角色伙伴对护士的角色期望,使他们对护士采取合作的态度。

(5)有意识引导护理人员进行角色划分、角色选择,通过对所承担的不同角色进行分析,舍弃或限制某些不必承担或影响不大的角色,以便有更多的时间和精力投入到必须承担的主要的角色中。

（6）工作之外，扩大护理人员交往范围，扩展角色关系，有助于各种角色行为的完成。

（三）角色理论与护理教育

1. 护士角色的社会化

角色理论对护理教育具有重要的指导意义，护士角色的学习对其角色扮演的成功具有重要作用。社会对护士角色的职责、权利和义务及行为模式都有着较为明确的规范，帮助个体了解、认识、喜爱并扮演好这一社会角色，成为符合这一社会角色期望的合格护士正是护理教育的任务。护理教育包括学校教育和继续教育，是护理人员进行护士角色学习，帮助其完成护士角色社会化的重要途径，护理教育过程中教育者中应根据角色认知、角色移情、角色行为三个不同的阶段，在护生不同的学习时期进行相应的主题教育，专业课程的设置、教学计划的实施以及实践活动的开展均可遵循此规律。

（1）角色认知阶段加强护生角色意识的培养和训练　角色扮演者对某一角色的权利及义务的认识和了解，是角色社会化的开始阶段。要扮演好护士这一社会角色，个体或群体首先要对所要扮演的社会角色期望即应履行的权利和义务、行为模式，以及应具有的素质包括身体素质、心理素质、知识技能素质等有充分的认识和了解，并内化为自身认知结构中的一部分。这一阶段，护理教育者需借助各种媒介途径对护理专业角色展开积极的社会宣传，以吸引有志于护士角色，喜爱护理专业角色的人才进入；入校后要使护生全面了解、认知护理专业角色，以便增进深层次的接触。

（2）角色移情阶段　护理教育者要使护生在情感上对护理专业角色有所体验，达到一定程度的融合。较多接触护理实践的机会，如不同课程的见习与实习等，增进护生对护理专业角色的情感。情感作为一种主观体验是对现实事物的反映，如护生对专业的喜欢、热爱或厌恶、淡漠都是她们主观对护理学科这个客观事物的体验。态度是人类活动的重要决定因素，积极的情感往往能形成积极的态度，人对喜爱的事物或工作会持有积极的态度，情感扎根于态度中会使态度变得坚定、持久。护生只有在情感上接受并喜爱护理职业，才能对学习和今后的工作形成积极的态度。护理教育者在教育实践过程中应引导护生对护理专业产生正面积极的优势需要，使护生深化热爱专业、积极学习、发展专业的情感，形成良好职业态度。

（3）充分重视护理实践在护理教育中的重要作用　角色学习是在互动中进行的，是与角色扮演交互进行的过程。只能通过护理实践过程，才能使在课堂中学到的角色扮演技能、角色观念得到进一步的强化。

（4）加强继续教育，为在职护士提供一个不断更新观念、更新知识结构的再教育机会，提高临床护士的认识及理论水平，使护理教育与护理实践形成良性循环，扩展护理专业角色范畴。

2. 构建适应现代护士角色转变的护理教育课程体系

护士作为与其他卫生工作者共同完成维护人类健康工作的专业人员，现已被赋予照顾者、决策者、管理者、教育者以及护患关系的协调者、病人合法权益保护者、医生的合作者等多元化角色。要扮演好这么多的护士角色，现有的护理教育课程体系需要进行改革，改变以知识为主的课程设置模式，根据护理科学进展、医学模式转变及社会需求，构建以知识、能力、素质协调发展，适应现代护士角色多元化，以利于护士角色转变的护理教育课程体系。课程设置要注意扩展护士人文素质教育、充实护士专业素质教育、强化护士身心素质教育。

3. 角色扮演在护理教学中的运用

角色理论认为角色扮演具有互换性，角色扮演可能亲身实践他人角色，从而更好地理解他人的处境，体验他人不同的内心情感。现有很多护理院校在护理教学过程中利用角色扮演进行护理专业课程教学。角色扮演是护理学情感教学的一种方法，是以学生为主，教师为辅的一种教学活动，使学生由对知识的被动接受转变为主动思考，提高了对知识的理解度、掌握度，主动学习意识以及主动学习能力也可得以促进。角色扮演也是护生认知护理专业角色和培养专业情感及良好职业态度的教育教学活动，可促使学生的职业情感领域发生积极变化。如在护理学活动与休息课中，让学生扮演成全瘫、截瘫、偏瘫的病人，在他人的帮助下进行床上活动、上下床和下地行走。通过角色扮演，学生们加深了对课堂所学知识的理解和记忆，更重要的是亲身体会了病人的感受和不适，从而在今后的护理工作中更加体贴、关心病人。

4.临床带教中护生的角色实践

临床实习是学校教育的延续，是学生将书本理论知识向临床实践过渡的桥梁。实习护生在从护校学生到实习护生的角色转变过程中，常会面临不少的困惑、挫折和压力，如不能正确处理将阻碍其顺利转入实习护生角色，影响实习质量及其职业生涯。学生向护士角色的过渡，也是职业道德观念的正式形成过程。在临床实习中，学生直接管理并服务于病人，其实践活动体现了基本的职业特征，学生既要按照社会需要塑造自我，又要对各种社会现象作出分析和选择，更要对即将进入的社会环境做好心理准备。由于环境和角色的改变，护生一时难以适应，常对护理工作不知所措，充满神秘感，产生孤独、紧张、害怕、无助的心理。这与其社会适应力较弱、角色转变跨度大、人际沟通能力欠佳、理想与现实差距较大、理论与临床联系衔接不紧密有关。实习教育要做好学生由知向行的转化工作，培养学生的职业自豪感和工作责任心。此外，临床教师对于临床学习环境起着举足轻重的作用，应做好自身多重角色认知与角色实践，包括护士的专业角色，临床带教中的指导教师角色，既是护理实践的参与者，又是护理专业教育者。作为学生学习的促进者和支持者，临床教师必须鼓励学生弄清学习要求，明确工作责任，努力提高学生的操作技能，帮助其学会独立解决问题的能力。作为咨询者和技术顾问，临床教师需运用沟通技巧和熟练的教学方法，鼓励学生讨论其感受和承受的压力，以及学生在处理具体问题时遇到的困难，为学生提供相应的知识和解决问题的方法，帮助选择最佳的解决方案。作为研究者和改革者，教师要与学生建立合作关系，刺激需求并提倡发掘知识。运用先进的方法评价学生的个人能力，拓展其个体的智力水平和实践能力。这种角色的实践不是浑然天成，整体护理教育系统中应关注护生角色实践问题，也要重视临床带教老师的角色培养问题。

护理教育是帮助护士完成护士角色社会化的重要手段。学校护理教育与临床实习教育中应加强角色意识的培养和训练，让学生努力学习相应角色所必需的知识和技能，充分认识角色应履行的权利、义务及行为规范，并内化为自身认识结构中的一部分，帮助学生从认识和情感水平进入护士角色。

第五节　应激与适应

应激一词，首先由汉斯·塞里于1946年提出，后被广泛应用于医学领域，许多学者在医学理论与临床实践中对其进行了研究与探讨。随着医学模式由单一的生物医学模式向生物—心理—社会医学模式的转换，应激与健康的关系更为人们所重视。现实生活中的人们实际上每天都处于一定的应激环境中，没有人能完全避免应激而生存，应激与个体的生存、成长、发展密切相关。

一、概述

（一）与应激有关的术语

1. 应激

在当代的科学文献中，应激这个概念至少有三种不同的含义：

第一种认为应激指那些使人感到紧张的事件或环境刺激。从这个意义上来讲，应激对人是外部的。刺激是一种特异性反应，应激是一种非特异性反应，刺激可引起应激，但刺激并不等同于应激。

第二种认为应激是一种主观反映。从这个意义上讲，应激是紧张或唤醒的一种内部心理状态，它是人体内部出现的解释性的、情感性的、防御性的应对过程。

第三种认为应激可能是人体对需要或伤害侵入的一种生理反应。作为身体防御的应激，应激的第三个定义强调的是对应激做出的普遍性的生物反应，是一切生命为了生存和发展所必需的，并不都是有害的。

目前，应激领域研究倾向于将三种含义作为一个整体过程来认识。

2. 应激源

应激源是指对个体适应能力进行挑战，引起个体产生应激反应的刺激因素。通常将生活事件和应激源作为同义词看待。按应激源的产生和内容可分为：

（1）生理上的：如饥饿、口渴、疼痛、发烧、感染等

（2）心理上的：如自尊、被爱无法满足，感受到危险、威胁、失望、自我控制能力不足、安全受到威胁等

（3）情境上的：噪音、空气污染、交通紊乱、经济拮据、缺乏资源、生活品质欠佳等。

（4）发展上的：上学、离家、谋职、结婚、妊娠、晋升、离婚、配偶死亡、退休等。

（5）人际关系：与同学、同事、领导等关系不好或很少得到支持、敌对、被人排斥、不为人所接纳、社交生活方式发生变化等。

（6）社会文化性的：价值观、宗教信仰、生活习惯等文化环境的差异，角色期待、冲突、社会变迁、社会地位改变、战争、天灾人祸等等。

目前，也有将常见应激源分为四大类：第一类为应激性生活事件，即生活中重大变故，如中年丧偶、老年丧子等；第二类为日常生活中的困扰，如来自家庭、工作及人际关系的困扰；第三类为工作相关应激源，如劳动条件、工作负荷、职业性人际关系等；第四类为环境应激源，即人类生存的自然环境的突然变故，如地震、洪水等。按应激反应的强弱和出现急缓，将应激源分为：急性应激源和慢性应激源。

3. 应激反应

应激反应是指个体因应激源所致的各种生理、心理、社会、行为方面的变化，常称为应激的心身反应。心理－生理方面反应主要是指各种情绪反应及生理指标的变化，生理反应：如心率加快、血压升高、需氧量增加、免疫力降低、胃液分泌增加、肠蠕动减弱或亢进、括约肌失控等；心理反应：如焦虑、抑郁、否认、怀疑、恐惧等。行为反应是个体为缓冲应激对自身的影响，摆脱心身紧张状态而采取的应对行为，如失眠、厌食或大吃大喝、注意力不集中、活动量减少、逃避退缩、物质滥用、敌对、攻击以及自杀等等。

应激反应不是稳定的，也不是单独存在的。一般来说，生理和心理反应经常是同时出现

的，因为身心是持续互动的。每个人对应激作出的反应是不同的，其反应型态决定于：不同的个性；对应激源的不同感知；每个人不同的应对能力和生理条件。应激源的性质与应激反应程度有关，主要涉及到应激源的强度、应激源波及的范围、应激源持续时间、是否合并多种应激源。

4.应对方式(coping style)

应对方式又称应对策略(coping strategies)，是个体在应激期间处理应激情境、保持心理平衡的一种手段。是个体对生活事件以及因生活事件而出现的自身不平衡状态所采取的认知和行为措施。

5.防卫机制(defenses)

防卫机制是机体面临应激源威胁时进行应对及适应的手段，包括生理防卫机制和心理防卫机制。生理防卫机制包括未受破损的皮肤、完整的免疫系统、遗传素质、营养状态和一般健康状况；常用的心理防卫机制有潜抑、压抑、退化、否认、隔离、转移、外射、合理化、升华、选择性疏忽等。

（二）适应(adaptation)

适应是个体能有效地适应环境变化，又能对环境变化产生影响的过程，是促进机体统一、完整、发展的过程。人体适应系统有两个主要的内部控制机制：生理调节系统和认知调节系统，这些与生俱来的或后天获得的适应机制被个体的适应系统用来处理、应对来自内、外环境的刺激。

1.适应过程

适应过程主要包括内外环境刺激的输入，利用适应机制对刺激进行处理、控制，产生有效适应或无效适应。有效适应也称适应性反应，是能够改善机体生存、生长、繁殖和完整的反应，是机体对内外环境刺激的有效控制，有效适应过程是机体健康状态保持的过程；无效适应也称无效反应，是机体适应机制对内外环境刺激的无效控制，可导致身心失衡即疾病状态。

2.适应的层次

适应包括生理、心理、社会、技术四个层次：

（1）生理层次适应：指通过体内生理功能的调整，适应内外环境对机体的影响，以帮助机体维持正常的生理功能，维护机体的生存与健康。这是机体在无意识状态下自动产生的适应，表现为代偿性适应。

（2）心理层次适应：指当个体经受心理应激时，通过调整自己的态度、情绪，认识和处理问题，以恢复心理上的平衡。分为二种，一是有意识地适应，理智状态下采取减少或去除应激源的适应行为，如启用社会支持系统与家人、朋友倾诉，建立积极的生活方式、养成良好生活习惯等；二是无意识的适应，在潜意识状态下运用防卫机制如压抑、转移、否认、合理化等以解决问题、消除心理冲突。

（3）社会文化层次适应：指个体调整行为模式，以保持与其周围的社会群体及文化规定的社会规范、价值观、传统、习俗等相符合、相协调。如进入新环境的"入乡随俗"就是一种社会文化的适应。

（4）技术层次适应：指人们可运用现代科学技术控制、适应生存环境中的应激源，但现代科学技术同样对个体可产生应激如水、空气和噪音污染，需要不断学习和运用新的科学技术提高适应能力进行适应。

（三）应激与适应过程

在应激与适应过程中，来自机体内外环境中的应激源即刺激因素，作用于机体，机体通过生理、心理中介机制进行应对与适应，而后输出机体应对应激的身心反应，包括生理、心理、行为三方面的反应，整合的应激反应结果有二种：适应性反应与无效反应即健康与疾病。个体的身体健康状况、个人经历、个性特征、认知评价、应对方式、社会支持是影响应激与适应过程的中介因素。具体可用图 11 - 4 进行说明。

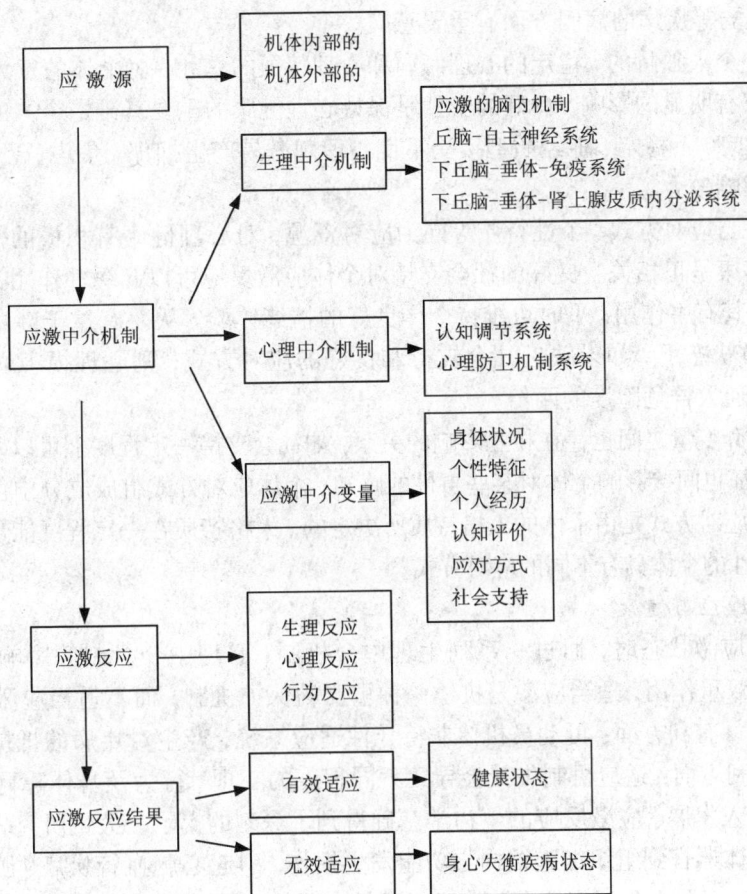

图 11 - 4　应激与适应过程

1. 应激中介变量

应激中介变量对应激反应的产生及其产生的强烈程度即对个体的健康有重要的影响，不同的个体对同一应激情境，有不同的应激反应；同一个体对不同的应激情境有不同的应激反应，在这些应激过程中应激中介变量发挥着不可估量的作用，其中个体的认知评价、应对方式、个性特征及社会支持受到关注最多。应激中介变量按其在应激过程中的作用可分为内部资源如身体状况、认知评价、应对方式、个性等，外部资源如社会支持；也有研究将其分为生理资源（健康状况）、心理资源（人格、自尊、人际交往技巧）、环境资源（社会支持）。

认知评价是个体从自己的角度对遇到的生活事件的性质、程度和可能的危害作出估计。人是思维着的有机体，具有给自己提供某种自我指导力量的潜在能力，人的认知功能是引起人的行为的决定因素。认知应激理论支持者认为应激是关于对需求的能力的觉察和评估，不决定于具体的刺激和反应；认为现实生活中造成问题的不是事件本身，而是人们对事件的判断和解释，强调认知因素在应激过程中的核心意义。

应对方式是个体对应激的认知评价及评价之后为平衡自身精神状态采取的措施，应对方式作为应激与应激反应之间的中间变量影响着个体身心健康水平。良好的应对方式能改变个体的主观认识、提高个体处理问题及改善情绪的能力；有助于缓解精神紧张，帮助个体最终成功的解决问题，从而达到心理平衡。研究结果证明，消极应对方式在肺癌、非溃疡性消化不良、神经衰弱等疾病的病因方面有重要意义。

个性是一个人独特的、稳定的心理倾向和心理特征的总和，对个体的行为、情感、意志、适应等方面都有明显的影响，良好的个性是保持心理健康的重要基础。个人的性格对应激的感知负责，内向、不稳定、神经质型接受不良心理刺激易产生抑郁、焦虑、恐怖等应激反应，对心理健康影响较大。

社会支持与应对方式、个性特质等同为应对资源，对心理健康有积极的作用，社会支持程度与心理健康呈正相关。良好的社会支持对个体应激反应可以起缓冲作用，降低应激反应的强度，减少其有害作用；平时可维持个体良好的情绪体验，从而有益于健康。有研究发现个体在高应激状态下，如果缺乏社会支持和良好的应对方式，则心理损害的危险度可高达43.3%，为普通人群危险度的两倍。

各应激中介变量之间也存在相互影响的关系，如社会支持一定程度上可以改善个体的认知过程，人性特征也间接影响个体对某些事件的感知；个体应对方式组成成分中包括一些基本的具有稳定性的应对方式是由个体的人格特质所决定的，人格特质在一定程度能预测个体的应对行为，不同个性的个体具有不同的应对方式。

2. 应激、适应与健康

机体处于应激状态时，通过一系列生理中介机制、心理中介机制等影响机体内环境平衡，对健康有双重作用，适当应激是机体一种重要的保护机制，而不适当应激则会导致机体发生多种损伤。有利方面：可动员机体非特异性适应系统，产生对疾病的抵抗，增强体质和适应能力；不利方面：适应机制失效会导致不同程度的心理、行为及身体障碍。随着细胞分子生物学的深入发展，应激反应的生物学基础得到了深刻的揭示。大量研究表明，应激能够导致机体从整体器官到组织细胞结构与功能发生损伤，引起心脑血管疾病、肿瘤、神经精神疾病、消化道疾病及内分泌疾病等；甚至有资料表明，75%～90% 的人类重大致死性疾病与应激机制的激活有关。目前已确认，应激机体神经内分泌系统过度活化所导致的机体内稳态失衡使多种组织细胞发生细胞应激效应，引起细胞信号转导通路活化，介导了包括细胞异常增殖、分化、凋亡和坏死等一系列细胞损伤效应，诱导了多种疾病的发生；在对应激机制分子基础的探索中，一系列应激相关基因和蛋白质被相继发现。这些蛋白主要包括急性反应蛋白、应激蛋白细胞信号转导靶蛋白和细胞因子等，它们在血浆中和组织细胞内的含量可在应激即刻或应激反应后几小时升高，参与应激损伤防御反应过程。

职业人群是社会人口最重要的组成部分，现代社会中，职业人群面临着激烈的竞争，工作调动、升迁、降职、再就业和被解雇的机率显著升高，高科技的发展导致工作环境和工作对象不断变更，对人体健康同样存在着许多不可知的影响因素，导致职业应激性疾病的发生率急剧增加。职业应激性疾病主要包括：精神神经疾患、行为异常、心血管疾病、消化道疾病、免疫功能紊乱和骨骼肌肉疾病等。职业应激不仅对职业人群身心健康造成严重影响，而且广泛影响着职业人群的工作能力，并导致了严重的经济损失。有关资料报道，仅在美国，每年为职业应激疾病所付出的医疗费达 500 ~ 1000 亿美元，而职业应激所致劳动效率降低等所造成的经济损失每年高达 3000 亿美元。

（四）危机（Crisis）

1. 危机的定义

危机或称危象，这里所讲的危机，是指当个体不能用常规的应对策略处理当前突发的、重大的应激性事件时出现的强烈的情绪反应，表现为行为失调，难以决断，解决问题能力迅速下降，工作或生活中失败大量增加。

危机与应激的异同点：两者都是由应激源引起；过强、过于持久的应激可引发危机的产生；应激持续存在于我们生活中，伴随我们一生，危机是生命过程中的特发现象；危机严重影响个体的生存、成长与发展；机体与应激处于共存状态，在适应方面，机体对应激可通过生理、心理等中介机制进行有效适应，而危机是机体各机制不能正常应对的，需要重新寻求解决问题的方法，需要专业人员的帮助。危机包括自然灾害、家庭成员的突然死亡、得知患有重病、严重的车祸事故、家庭的严重不和等。

2. 危机的分类

危机通常可分为发展性危机和情景性危机。

（1）发展性危机（maturational crisis）：在每个人的发展过程中，由于缺乏应对技能而出现的应激性事件，是可以预测的。当个人不能完成心理某个阶段发展任务时或是发展期的严重应激干扰发展任务的完成，影响了正常的心理发展，可导致危机出现。在婴儿、儿童、青少年和成人期会引起危机的事件多是与家庭关系和同伴关系有关。如父母离异对儿童的影响，儿童受虐待，刚毕业的大学生找不到工作等。发展性危机较多在心理关键期发生，可以突然发生，也可逐渐发生，持续时间一般较长，其关键是现实的环境和自身条件不能及时地满足心理发展的需要。每个人都是按阶段成长的，因此就有可能预测下个阶段将出现的问题，提前帮助他们对付每个时期可能发生的危机。如学前教育、青春期性知识教育和交友须知等。

（2）情境性危机（situational crisis）：情景性危机是突然发生，没有预期要出现的特殊环境中应激性事件所致个体的突发性反应，例如急性躯体疾病、受到攻击或强奸、亲人死亡、难以预料的失业、重大事故等。情景性危机表现多样，具有突发性及持续时间短暂的特点。在生命任何时期都能发生，不能为个人所控制的，如突然死亡、战争、自然灾害、家庭破裂等都能引起情境性危机。因为是无法预测的，所以也难以提供预期的指导。

一般来说，一个情境是否会发展成为危机，取决于以下 3 个因素：个人对问题和事件的感知；是否可得到支持和帮助；所使用的应对机制是否恰当。

二、应激与适应理论

应激的研究最早始于 20 世纪的 30 ~ 40 年代，应激研究对医学、心理学领域做出了重要贡献。目前，应激研究领域存在三种观点：一是生理应激学说；二是心理应激学说；三是社会应激学说。生理应激学说主要是研究个体面临应激时其体内产生的一系列生理和化学反应，如脑垂体素和肾上腺素分泌增多、呼吸加快、血压升高、机体免疫功能下降等。心理应激学说主要是研究应激中个体的心理和行为的变化、作用等，认为应激刺激物作用于个体时，个体的应激反应不仅取决于应激的数量和强度，而且取决于个体对它的认知评价，强调在调节和产生应激反应时心理变数的重要性。社会应激理论认为紧张本身是社会的一部分，趋向于将个体与社会、个体与应激整合起来进行研究。现代应激的研究倾向于将生理和心理结合在一起，并结合社会因素进行研究。这些理论试图对应激进行科学的解释，包括什么是应激，它是如何运作的，又是如何与健康联系在一起的。下面将对各学说的理论进行简单介绍。

（一）生理应激理论

当前存在着许多有关应激的生物学理论，但是这里我们只讨论其中的两个。第一个是 Hans Selye 的适应综合征，第二个是遗传发生论。

1. Hans Selye 的应激学说

Selye 认为应激是人或动物有机体对环境刺激的一种生物学反应现象，并称此现象为一般适应综合征（general adaptation syndrome，简称为 GAS）。他还提出身体对局部的应激源也能进行适应，称之为局部适应综合征（local adaptation syndrome，简称 LAS），LAS 经常发生在某一个器官或区域，例如局部炎症。他把一般适应综合征分三个阶段：

第 1 期：警报反应期（stage of alarm reaction）：此期是身体对应激的第一个反应，出现挑战或逃避反应。由于交感神经受到刺激，所有身体功能得以增强，如肾上腺皮质素及抗炎性荷尔蒙分泌增加，防御应激源继续入侵的能力提升等。如果个体反应得当，安全度过此期，机体可恢复常态，或是进入第二阶段。如果此期应激源太强，也有可能致死。

第 2 期：阻抗期（stage of resistance）：此时身体维持抵抗能力，副交感神经系统引发一系列的反应，使身体重新建立及储存第一阶段所用的防御力，以回复身体的平衡状态。多数情况下应激源被克服、适应成功；如果应激源过强，个体能量供应不足，或是能量利用不当，则会进入第 3 期。

第 3 期：衰竭期（stage of exhaustion）：机体已对持续存在的应激源进行了调整，体内所有适应性资源已经耗尽，警报期反应再次出现，但已是不可逆的，机体自身的免疫性下降，导致适应性疾病，甚至是衰竭死亡。图 11-5 为应激生理反应的一个模型。

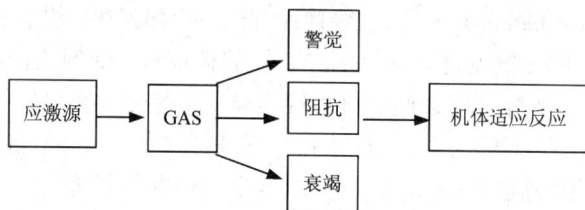

图 11-5 应激的生理反应模型

Selye 的理论还提出在所有疾病中，适应也是起作用的，错误的适应本身就可以引起疾病，他把适应综合征的"出轨现象"称之为适应性疾病。也就是说，疾病不一定只是由于一些特殊病原菌引起的，也可以是对任何应激源的错误适应造成的。通常适应意味着防卫与妥协的平衡，但有时过度的防卫，也是不恰当的，可引起过敏、关节炎和喘息等，而防卫不足可引起严重的感染或溃疡。

Selye 的理论可以总结为四点：

（1）所有生物机体都有一个先天的驱动力，以保持体内的平衡状态。这种保持平衡的过程就是稳态，维持体内的这种平衡是个体毕生的任务。

（2）应激源如病菌、过度的工作要求，会破坏内部的平衡状态。无论应激源是愉快的，还是不愉快的，人体都会用非特异性生理唤醒来对应激源作出反应，这种反应是防御性的和自我保护性的。

（3）对应激的适应是按阶段发生的，各阶段的时间进程和进度依赖于抗拒的成功程度，而这种程度与应激源的强度和持续时间有关。

（4）有机体贮存着有限的适应能量，一旦能量用尽，有机体则缺乏应对持续应激的能力，接下去就是死亡。

Selye 的理论很有影响力，但该理论的一个最大的弱点在于，它没有包含理解人类应激重要的心理因素，也没有提出当要求变成挑战时，产生影响作用的心理过程。除此之外，该理论也没有考虑应付应激时所选择的应对策略，以及应对策略的有效性。

2. 遗传发生论

抵抗应激的能力除了依赖于面临危机时所使有的应对策略之外，一些与个体的遗传史有关的因素也会影响抗拒，可称之为生理倾向因素。这些因素通过先天决定器官的脆弱增加疾病的危险性、反应的兴奋性来影响人体的抗拒。遗传发生论支持者认为基因天性（基因型）与一些生理特征（表现型）之间存在一种联系，而这种联系会降低人们抵抗应激的一般能力。如基因型会影响自主神经系统、博斗紧急反应系统的平衡，基因还可以控制器官和人体系统与功能的编码，抗拒应激最重要的器官是肾脏、心血管系统（如冠心病、高血压、动脉硬化的危险），消化系统（胃溃疡与十二指肠溃疡的危险）以及神经系统（自主系统的不均衡）。

现代研究表明，大脑和植物性神经系统在应激反应中具有重要作用，它们是通过人体的三个系统来控制应激的，这三个系统分别是神经系统（下丘）、腺体（脑垂体和肾上腺）以及激素系统（肾上腺素和其他激素）。其中下丘脑－垂体－肾上腺皮质（HPA）轴激活及由此引起糖皮质类固醇（GC）分泌的增加，是应激反应的最主要特征。因此，对应激生理机制的研究也是从这三方面进行的。

（二）心理应激理论

心理学理论主要包括心理动力学理论、学习理论、认知理论和一般系统模型。我们将主要介绍应激的认知理论。现实生活中人们感知和评价事件，贮存有关他们经验的信息，并且通过不同的方式提取和使用这些信息，而所有这些对于如何影响新环境，对于应激唤醒以及应付应激所采用的应对策略都很重要。认知理论假设人是主动的，理性的，决策的人，认知理论还假设人类构造图式，或构造心理蓝图，图式代表了个体对世界的认识，并认为某些特定的图式几乎具有普遍性。

1. 拉扎勒斯的应激 CPT 理论模型（Cognitive-Phenomenological-Transactional 简称 CPT）

应激的 CPT 理论模型即认知－现象学－相互作用理论模型，该模型是由美国著名心理学家 Lazarus 等提出的。他强调个体对应激的认知评价过程，认为思维、经验以及个体所体验到的事件的意义是决定应激反应的主要中介和直接动因，即应激是否发生，以什么形式出现，这依赖于个体评价他与环境之间关系的方式。个体通过初级评价和次级评价，决定个体的应激强度和应激体验。该模型如图11－6所示。

拉扎勒斯与其同事们认为应激是指"来自环境的或内部的需求或两者同时消耗了或超过了个人、社会等的资源时所发生的情况。"他们指出情感常常不只是应激反应的结果，还是这些反应的原因，因而使应激更加复杂化。拉扎勒斯还提出应对的含义，认为应对和应激都是一种调整的过程，此两者之间还可因互相作用而起变化。因而在应对过程中，个体不但对应激和需求作出反应，还对自己进行了改造。应对也可以改变个体对应激性经历的评价，并对今后发生的事件产生影响。他们认为应激对健康有很大的影响力；相反，健康也能改变个体的抗拒或应对能力。

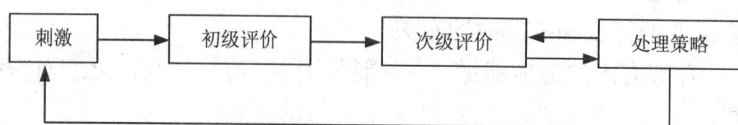

图 11-6 应激的 CPT 模型

(1)拉扎勒斯的应激 CPT 理论模型的核心点：是应激"既不是环境刺激，不是人的性格，也不是一个反应，而是需求以及理性地应对这些需求之间的联系。"从这点上还可以引申出许多重要的内涵。首先，同一个环境事件对某一个人来讲可能具有应激性，而对其他人来讲可能不具有应激性。这表明，大多数外部刺激不能绝对地被定义为具有应激性。事实上，是个的认知评价使得一个事件具有应激性或不具有应激性；其次，一个人在不同的场合会把同一个事件解释成具有应激性或不具有应激性，这可能是因为身体条件发生了变化或是心理状态发生了变化。情绪和动机状态的不同也会影响这个评价的过程。

(2)理论主要内容：

1)需求：在此理论中需求视为刺激或应激源，个人面对的需求有：

内部需求：如青春期、围产期、围绝经期等来自机体内部各种变化对个人的需求。外部需求：主要来自环境中的各种变化，如过热、过冷等。

2)初级评价(primary appraisal)：Lazarus(1984)提出将个体对生活事件的认知评价过程分为两步：初级评价和二级评价。初级评价是个体在某一事件发生时立即通过认知活动判断其是否与自己有利害关系。初级评价有三种：无关性事件，它们不含任何威胁，也不要求做出反应；良性或正性事件，是人们希望的，或者至少是中性的，且对个人应对技巧要求不高；应激性事件，一个事件若被估计为应激性事件时，至少有两个特点：对人的威胁状态与其他事件不同；对人的应对及应对技巧的要求不同。

3)二级评价(secondary appraisal)：一旦得到生活事件与自己有关系的判断，个体立即会对事件是否可以改变即对个人的能力进行估计，这就是二级评估。二级评价关注的是，是否具备可以满足情境需要的技能。伴随次级评价，个体会同时进行相应的应对活动：如果次级评价事件是可以改变的，采用的往往是问题关注应对；如果次级评价为不可改变，则往往采用情绪关注应对。如果认为自己的技能过于贫乏(低自我效能)，所导致的二级评价将是这事件是不可控制的，因而是应激性的。而相信自己处理发生的一切事情的能力时，所产生的二级评价极可能是：这事件是无关的或良性的。无数的研究说明自我效能可以增加应对的成功率。

4)应激：拉扎勒斯认为当一个人的适应性反应，不足以满足环境的或(和)内部的需求时，应激就会发生。当我们感觉到(初级评价)一个情境中含有一些身体或心理的伤害是真实的抑或想像的，而且我们无法有效地对之反应时(二级评价)，应激便开始。当我们改变了赋于事件的意义，使得威胁不再存在时，或当我们使用某一应对方法消除了威胁，或使威胁中性化时，应激就可以结束。

拉扎勒斯提出了三种应激性评价：损失——伤害、威胁性评价、意义评定。

5）应对（coping）：应对机制是为对付环境的与内部的需求，以及需求之间的冲突所进行的努力。应对机制也是对付需求及其所引出的情感的方法，这些方法以初评和二次评估为基础。个人可选择各种应对方法来应对一些具有伤害性、威胁性和挑战性的情况；而在应对这些需求的过程中，个人得到了成长和发展。成功的应对还依赖于两种能力：预测将来发生事件的能力和努力控制行为的能力。

6）情感（emotion）：指在对二次评估和应对过程的反应中出现的情感，可以是积极的情感，也可以是消极的情感。凡能满足或符合人的需要的就能引起积极态度，而产生积极的情感，如满意、欢乐、愉快和喜爱，反之就会引起消极的情感，如懊丧、愤怒、痛苦和悔恨。有威胁时，个体的情感和反应性行为是决定于威胁被感受的程度，和他认为可采用的应对措施之间的差距。例如，若威胁来势凶猛，而某人感到困惑或无助，则可反映出恐惧、愤怒或攻击性行为，也就是斗争或逃避。

7）再评（reappaisal）：个体在进行应对的尝试中所得到反馈的基础上对需求进行的再次评估。在再评价过程中，我们以至少三种方式来处理应激性事件。即合理化、改变事件意义和降低事件重要性。

要注意的是这个模式是循环的，因为对需求或应激原源进行评估和应对是一个持续过程。

2. 霍布福的应激资源守恒模型

依据霍布福的观点，人们拥有一些资源，这些资源是有价值的，是人们希望得到保护和保存的，其中包括客观资源（如家或事业）、条件资源（如老资格、权力、婚姻）、个人性格（如自我效能和自尊）以及能源（如时间、金钱和知识）。当真的失去或感觉到失去了这些资源，或者进行了投资却没有收获时，就会出现心理应激。

在这个理论中，"失去"扮演了一个主要角色。人的一生中会出现许多变化，如转换一个工作、买一套新房、中止一个亲密的个人关系。这些事件本身是不具有应激性的，只有当它们包括失去时才会变得具有应激性，如转换工作就意味着失去地位、权力和收入；应付不了的抵押预示着经济破产；失去爱就预示着失去自尊。

霍布福认为，人们通过很多种途径来抵消失去，其中最直接的途径是代替。某人可能会离开公司去寻找一个工作来维持自己的地位和收入；用一个可承受的抵押来代替一个豪宅；被爱抛弃的人找到一份新爱。

另一个补偿失去的方法是重新评估情境与转移注意力。人们可以把注意力集中在转移工作所带来的好处上——责任感减少、较少的压力、有更多的时间与家人在一起。失去的爱也许已经贬值，而中止一个关系也许带来的是祝福，而不是无休止的不愉快。

（三）社会应激理论

社会应激理论认为应激是一系列事件不可避免的结果，而这一系列事件包括缺乏稳定的社会关系，贫穷，缺乏必须的社会服务以及个人权力的减少等。为社会成员提供更多的生活机会和成长机遇是至关重要的问题，当人们不能获得工作，家庭，教育，技术再培训，以及不能参与政治过程时就会产生应激。社会应激理论也关注社会关系的稳定性，经济财物的分配，为社会服务，以及人际间权力的分布和个人控制。

整体健康模型是社会应激理论之一，整体健康模型默认了生理、心理和社会因素之间的交互作用。依据伯恩斯坦与拉克斯的观点，整体健康运动有三个特征：重新认识人的复杂性和多样性；强调心理事件和个人价值系统的重要性；重新认识责任感对个体的价值。

三、应激与适应理论在护理学科中的运用

应激与适应理论对促进护理实践、护理理论的发展有重要意义。护理的功能是恢复、维持及促进人的健康，而应激、适应与人的身心健康关系密切，应激因素在疾病特别身心疾病的发生、发展及转归中起关键作用。而且躯体疾病作为一种客观存在的应激源，也可引起病人精神紧张或心理、行为的改变。如何通过采取护理干预措施，控制或减少服务对象应激因素、促进服务对象的适应性反应，提高其适应能力，以利于疾病的康复、健康状态的保持与促进，是护理实践与护理理论不断探索的课题。

（一）应激与适应理论促进了护理理论的发展

护理理论包含人、健康、环境、护理四个基本概念，无论何种护理理论，它们的基本概念描述都与应激、适应的观点有关。南丁格尔护理理论的核心是环境，其认为环境是影响生命和有机体发展的所有外界因素的总和，是能够缓解或加重疾病和死亡过程的因素；奥瑞姆自理理论认为环境是存在于人周围的，影响人自理能力的物理的、社会的、心理的因素。这里的环境皆可视为应激与适应理论中的应激源。而罗伊的适应模式是很好的一种通过刺激（即应激源）与适应来说明护理实践的护理理论，Roy 认为人是一个有适应能力，由输入、输出、控制和反馈等部分组成的一个整体；适应是个体能有效地适应环境变化，又能对影响环境变化产生的影响的过程；护理的目标是控制或消除刺激，促进人的适应性反应，保持健康。Roy 认为，环境的变化刺激个体采取适应性反应，对个体来说，生活不会是一成不变的，而是持续改变；当环境改变或面临新的挑战，个体有能力对变化的状况条件作出新的反应，也就有机会继续成长和发展促进完善自我和其他的生命意义；个体积极反应和适应环境的能力取决于变化发展的程度，以及个人应对变化的状况。以上所述皆为 Roy 根据应激与适应理论，结合护理延伸、发展而来，其护理程序设置借鉴了应激理论认知交互模型中的初级评价与二次评价（一级估计、二级估计）。纽曼的系统模式则直接引用了应激理论中的应激源等概念，其主要包括三部分：应激源、机体防御和护理干预措施。系统模式认为护理任务是针对特定的护理对象（个人、家庭、群体），有目的采取干预措施减轻应激反应造成的不良后果，使护理对象保持最佳健康状态。

（二）应激与适应理论在护理实践中的运用

护理工作以人的健康为服务中心，而应激源造成的生理、心理、行为等方面的应激反应以及个体良好应对、适应与否是影响个体身心整体健康的重要因素。护理人员作为维护健康的专业人员，应理解、掌握应激与适应理论的基本要点如疾病应激反应的各种指标、测量方法、对策等，在实践中能正确运用有关知识，评估服务对象的应激源、应激反应的程度以及适应方式、适应水平如何，尔后针对个体差异采取有效护理干预措施，控制应激源刺激的强度、量，强化服务对象的适应机制，并帮助其创造性运用适应机制，提高适应能力。另外生病住院可造成新的应激源如陌生的环境、抢救场景、不了解的治疗与检查、角色的改变、医务人员态度、言语等等。护理人员在服务中不仅要能分辩、控制各种应激源及应激反应、进行一般的应对及危机的干预等，而且要对服务对象进行应激与适应相关知识、应激一般处理方法、危机等方面的健康宣教。

1. 住院期间对病人可能具有威胁的应激源

（1）对周围环境不熟悉：如对病房的环境不熟悉、对医院的作息制度不适应、对医院的饮食不习惯和对主管自己的医师或护士不了解等。也有人可因同房间有陌生人、睡陌生的

床、房间温度不合适或被褥改变而难以入睡等。

（2）感受到疾病的威胁和对治疗的顾虑：如对诊断不了解，猜测或得知可能患了难治的或不治之症。医务人员的一些医学术语听不懂，或自己的提问得不到答复。对做手术有恐惧，害怕疼痛、致残或影响身体形象等，对药物的疗效有怀疑，害怕药物的副作用，尤其是既往住院的消极经历，或与传统文化习俗有所抵触的治疗。

（3）与家庭分离或被隔离：如与配偶、父母、子女分离，家离得较远不能经常联系；过节假日不能与家人团聚；与病友无共同语言，医护人员过忙难以交谈和感到自己不受重视。尤其是因有传染性或因怕受感染而被保护隔离者更感孤独。

（4）丧失独立自尊感：因疾病而失去自我照顾能力时，进食、入厕、洗澡、穿衣等需要别人协助；对必须卧床休息，不能按自己意志行事感到难以忍受。特别是在需要帮助没有如愿时，如按呼叫器后没人理等。

（5）经济问题：住院后不能工作，不但经济收入会减少，支出还要增加而有所负担。老年人可因怕增加儿女的压力而放弃治疗。

（6）缺少信息和娱乐：在住院期间可因看不到报纸、电视等，也没有电话和电子邮件等通讯设备，会感到与世隔绝。再加缺少娱乐活动，就更感生活枯燥。

2．确认患病后的心理反应

主要有焦虑和震惊、否认和怀疑、抑郁和情绪波动、孤独和无能为力、愤怒与恐惧等。

3．患病后的心理社会适应过程

（1）疾病开始期：或称过渡期，即从健康过渡到患病的时期，此期可能症状不太明显，病人多试图去否认，认为自己很好。当症状继续发展，可能会求医咨询，但仍不承认自己生病。若出现急症（如脑血管意外、心脏病发作等），则病人和其亲属都可能经历震惊、怀疑、否认等阶段。在此时护士应表示同情，在了解病人和其亲属的感觉和内心冲突后帮助他们接受事实。

（2）接受期：病人不再否认患病，但常表现为较多注意自己的疾病，以自我为中心，对他人的依赖增加，甚至出现退化行为、角色强化，容易要求过高，并且提问也较多。这种以自我为中心，可被认为是正性反应，因为这样可以集中精力于治疗和康复上。在此时，护士应鼓励他表达，不与他争辩，但在适当时候鼓励他自我照顾和自己作决定。

（3）康复期：这是一个从患病到健康的转变过程，一般是在身体方面的功能先恢复，然后达到心理社会功能的完整。护士在这时应帮助病人恢复体力和功能，促使其恢复原来的生活方式、工作兴趣和角色任务。

4．护理人员的职责

（1）评估病人所受应激（包括疾病）的程度、持续时间、过去承受应激的经验等，如既往疾病史、住院及手术史；以及可能得到支持的条件，如家庭成员、经济条件等。然后根据具体情况进行分析，并找出应激原。

（2）安排合适的治疗环境，尽量减少对病人有害的应激原，如做好入院介绍、带领病人熟悉病房环境、介绍病友等。病房制度应为病人的舒适和方便着想，如把治疗和检查生命体征等工作适当安排，不要影响病人休息，如不要唤醒病人试体温等；要协助病人安排生活，如根据病情安排消遣活动，以克服生活变化（住院）所产生的影响；

（3）了解病人的精神状态，协助病人适应实际的健康状况，妥善应对一些可能出现的心理问题，例如，对难以忍受的疼痛的恐惧，对一些诊疗措施的恐惧和对疾病预后的焦虑等。

要启发病人说出问题，因为这不仅能起到发泄的作用，还能使护士获得信息；要鼓励病人利用心理防卫机转以缓解负性情绪反应，必要时指导学习松弛疗法。

（4）与病人亲属搞好合作，鼓励病人与工作人员和病友交往，协助病人搞好人际关系，维持良好的自尊和减轻孤独感。

5. 应激的一般性处理方法

在护理服务过程中，提供服务对象处理和应对应激的方法与策略，帮助服务对象成功适应应激情境，提高服务对象自护能力，促进其身心健康是院内与社区护理服务健康教育的重要组成部分。应激的一般性处理方法主要包括常规运动锻炼、保持适当饮食与良好的营养、保证足够的休息和睡眠时间、学会运用时间管理技术、扩大社会支持资源等。

6. 应激性疾病的护理

与护理专业密切相关、比较常见的应激性疾病有应激性溃疡、应激性出血、应激性血糖升高等。这类疾病可以由各种突发事件或疾病也可以由长期的身心不适状态所引起，并无特异病因，应根据丰富的临床经验和严密的病情观察及早发现疾病先兆，精心照顾护理，防止疾病的发展、恶化。部分应激性疾病是由应激事件导致的，患者身受应激事件与应激性疾病双重侵袭，身心疲乏，对这种应激性疾病的护理，更多地要考虑到对患者精神心理的治疗疏导，让患者情绪稳定、保持愉快的心情，有利于疾病治疗和健康恢复。

（三）应激、适应理论与护理管理

1. 护理工作应激

医疗服务是高科技、高情感、高风险的职业，护理人员面临的职业压力，导致身心健康问题日益突出。由于护理工作的性质，护理人员长期暴露于各种应激情境中，国外的调查发现护理工作主要的压力源有：工作量、病房管理的问题、人际关系问题及工作环境等；护士缺乏自信及工作自主性、社会的尊重及收入偏低也是重要的压力源；临床科室共同的压力源主要有 3 个：工作负担重、知识储备不能满足病人和家属的心理、情感需求以及病人的死亡等。国内调查显示护理人员的工作压力依次为护理专业及工作方面的问题、工作量及时间分配问题、人际关系问题等；认为超负荷的工作状态是护理工作的主要应激因素，消极的工作环境及工作中众多人际关系是另一主要的压力源，病人死亡对护士心理健康也产生较大影响。研究者张静平等以拉扎勒斯的应激理论模型作为基本理论框架，编制了适用于我国的标准化护士工作应激源量表，并对该表进行条目分析和信效度检验，确定了护士工作应激源量表由 6 个因素组成，即与护士工作期望有关的应激源、与家庭有关的应激源、与人际关系有关的应激源、与工作性质有关的应激源、与患者有关的应激源、与工作负荷有关的应激源，为我国护士工作应激提供了有效的评估方法。在此基础上采用路径分析，对护士工作应激源、护士工作倦怠、自评心理症状、压力反应、生活事件、社会支持、应对方式之间的关系进行分析，进一步构建和验证了我国护士工作应激理论模型。国内外研究表明，工作应激对个体生活方式和健康状况影响巨大，护士的工作压力与工作倦怠、工作满意感、身心健康状况密切相关。研究显示工作压力的负面影响，高度的工作疲溃感可能导致缺勤、更换工作、离开工作岗位以及个人和家庭问题等；会使护士出现一系列的生理、心理、行为症状，例如头痛、睡眠障碍、胃肠道不适，或易激惹、易疲劳、焦虑、注意力不集中等症状，这都有可能导致工作效率下降，差错事故出现，护士心身疾病增加，给医院和护理事业的发展带来不利的影响。因此，护理管理者要充分关注护理人员在长期应激环境中，生理、心理上所表现的健康隐患和亚健康问题，采取积极的干预策略，促进护理人员的身心健康。

2. 引起工作应激的原因

（1）社会因素：随着社会进步和发展，时代对护理人员提出了新的要求，加入WTO、与国际接轨，融入国际护理大家庭，各种护理理论、护理技术、护理理念、护理文化扑面而来，令护理人员压力增大；人们的健康观念发生变化，医疗卫生知识需求增多，保健意识、法律意识增强；医疗卫生制度的改革，新医疗事故处理办法的实施，使护理人员处于医疗纠纷的最前沿，而自身又缺乏相关的法律知识，在工作中如履薄冰，易产生工作应激；护士及护理专业没有引起人们普遍的重视和理解、支持，护士的价值没有得到社会及医院管理者充分的肯定，社会地位低下、社会心理支持不足，这些也是造成护士心理不平衡的重要原因。

（2）组织特征、工作性质所致：组织分配、参与决策的不公平性使护理人员的待遇相对低下、个人成就感降低；而工作的琐碎、繁重、人员相对不足、护理设备投入少等，使得护理人员处于超负荷工作状态；工作中面临众多人际关系，护患关系、医护关系、与管理者的关系等错综复杂，如不能有效处理工作中众多的人际关系，护士将陷入人际冲突的困境；而且主要交往的人群是心理和生理双重受损的病人，长期面临不良情境因素的刺激，加上轮换晚夜班，生活规律紊乱，可以说职业环境造成的高紧张度、高危险度、高度责任是导致高心身疲惫的主要原因。

（3）个人因素：人们健康需求的增长，使护士所储备的知识相对不足，我国一直是以三年制为主的中专护理为起点，大专普及、本科护理开设不过近二十年的事，加上临床护理人员，脱岗学习困难、继续教育欠缺，没有及时进行知识充电，不能了解、掌握专业方面的新知识、新技能，使其应对工作及工作应激的能力下降，有调查表明74.5%的护士心理知识缺乏，训练不足，对外界的各种刺激承受能力差，心态不稳定，易产生烦躁、焦虑、抑郁情绪，又不善于正确运用心理学知识进行自我心理的平衡和调解；护士多为女性，女性本身具有高焦虑倾向，加上家庭、工作的双重压力易使护理人员发生角色冲突与角色模糊；自我期望过高，没有形成正确的职业认同感，易对现实工作状况产生不满情绪；日常生活事件对护士有较大的影响，其中与生活、学习、工作直接有关的项目影响最为突出，不同年龄、不同职称护士面临的生活事件不同，研究显示护士心理健康水平与生活事件呈负相关。

3. 护理工作应激干预与管理

张静平等通过中国东部、中部及西部的数千名护理人员的调查分析，发现影响护士工作应激的主要变量依次为：工作年限、工作科室、职称、工作性质、婚姻、地域. 认为我国护士的职业应激受多方面因素的影响，正确评估护士职业应激的特点，不仅对广大护士的工作，而且对护理管理者有重要意义。护理工作应激干预主要从组织和个体两个层面进行，组织层面工作的目标主要在于减少护理工作的应激源，把导致不良心境的因素降低到最低水平，如改善工作条件，建立良好工作环境——提高护士待遇、解决护士缺编问题，包括合理定编、消除各种在编不在岗的现象；建立护理工作支持系统，包括药物分发系统、物质保障系统、食物分发系统，以减轻护士负担。工作中注重"人－岗匹配"原则，在培养和发展优秀护理人才时，一方面要对文化素质进行考核，另一方面要对人格特征进测试，使护理人员做到人尽其才，各得其所，有利于身心健康。采用各种不同的形式、选择适当的时机将护理工作面向社会作宣传，社会舆论的正确导向对护理工作者有强大的影响，全社会形成尊重护理人员的良好风尚，有利于激发护理工作者的自豪感、责任感。积极的干预策略应该建立在人文关怀的基础上，将来自心理动力学、认知行为和以人为中心应对模式的不同干预技术和策略加以整合。管理者要重视护士群体健康状况，医院建立护理人员健康档案，定期健康体检，掌握护士身心健康变化动态，发现问题及时解决。护理管理者掌握护理人员的心理、身体、家庭状况，采取机动灵活的排班方式，有利于护士保持最佳的身心状态，感受到领导的关心和尊重，也有利于正面职业心态的培养。护理管理者要充分认识护理职业可能形成的一些紧张因素的影响，拥有一定的心理学知识，引导护理人员正确对待压力，对护士的身心健康问题进行及时的疏导，通过各种沟通途径使护理人员的心理压力有机会得以释放，以保持心理平衡，真正做好护理人员的情绪压力管理。

个体层面的干预可以通过教育、培养等手段，使护理人员掌握新的、积极的应对方法和技巧，提高应对工作应激源的能力。应激过程中，个人因素具有决定性的作用，个人的自我调适是应对工作应激的关键。护理人员要正确认知自己及自己的专业、愉快地接受自己和认同自己的专业，做到真正喜欢自己的工作；调整自己的工作期望值，给自己一个合理的、正确的定位，用积极的认知和乐观的态度看待事物、分析应激情境。加强继续在职学习，及时寻求信息、接纳新知识，提高业务能力；树立正确的健康观，增强自我保健意识；掌握必要的心理学知识和技能，学会适当运用心理防御机制、识别和控制工作中的应激源，了解自己的压力情况，总结出适合自己的应对方式，有助于护士应对应激。建立良好的社会支持，如家庭的和睦、常与朋友联系等；改变个人行为特征，如 A 型行为者，要学会适当放松自己；保持良好的体能，积极参加体育活动。处理应激的一般方法也同样适用于护理工作应激处理。

第六节　信息与传播

当今社会，国民的健康意识在提高，对健康状态的保持、疾病状态的预防日益重视，对健康知识的需求越来越多、越来越深、越来越广。与此同时，很多疾病的发生、发展乃至流行与控制都与社会公共卫生、个人生活方式相关，护理人员作为健康教育的主力军之一，在网络信息化时代提供什么样的健康资讯，通过何途径提供，效果如何，对提升服务对象的健康素养，实现"预防为主"新医改宗旨至关重要。信息、传播等相应概念源自于传播学、信息论、新闻学等学科，与护理健康教育实践密切相关，但相关理论的了解以及实践中的指导运用在护理学领域乃至医学界还非常有限，本节将对相关传播学理论作简要介绍，以期对护理健康教育的开展有所裨益。

一、传播理论

传播学是研究人类一切传播活动，研究人与人之间分享信息的关系的一门科学。研究对象是人的传播行为，其传播过程由五个要素组成，即传播者、信息、传播媒介、受传者和传播效果。

（一）与传播理论有关术语

1. 传播

百度网百科认为传播是指社会信息的传递或社会信息系统的运行。传播的根本目的是传递信息，是人与人之间、人与社会之间，通过有意义的符号进行信息传递、信息接受或信息反馈活动的总称。强调传播是信息的共享；强调传播是有意图地施加影响；强调传播是信息交流的互动过程；强调传播是社会信息系统的运行；强调传播是社会关系的体现。

2. 信息

信息是传播的内容。有关定义众说纷纭，通讯方面意指以适合于通信、存储或处理的形式来表示的知识或消息；信息论将消息中有意义的内容称为信息，其创始人香农认为："信息是能够用来消除不确定性的东西"；医学杂志称信息是物质、能量、信息及其属性的标示。信息是有价值的，有学者形容物质、能量和信息是构成世界的三大要素，与空气和水一样，人类离不开信息，信息的传播极其重要。信息分为社会信息与自然信息，其传送过程包括信源、发射器、信道、接收器、信宿。

3.噪音

传播过程中的干扰即噪音，可以影响信息传播，对健康教育不利。

4.传播形式

人际传播，个人与个人之间的直接的面对面的信息沟通和情感交流活动，也是一种符号互动。有学者认为是一种社会交换，主要是信息、地位、爱三种资源的交换。人际传播。

组织传播，各种相互依赖关系结成的网络为了应付环境的不确定性而创造和交流信息的过程。

大众传播，是职业传播者利用机械媒介广泛、迅速、持续不断的发出讯息，使人数众多、成分复杂的受众分享传播者要表达的含义的过程。

大众传播和人际传播等共同构成了社会信息的交互网络。大众传播是人际传播的规模化延伸，人际传播是大众传播的重要补充。并不能简单判定谁的效力更大，只能说两者各有所长。大众传播主要传递基本信息，而人际传播的劝服能力更强。人际传播是大众传播获取信息和反馈信息的重要手段。在大众媒介上呈现人际传播和人际关系，丰富了大众传播的制作手段和节目样式。

5.健康传播

Jackson 于 1992 年首先提出了健康传播这一概念。他指出，健康传播就是以大众传媒为信道来传递与健康相关的资讯以预防疾病、促进健康。1994 年，美国学者 Rogers, Everett M. 界定认为健康传播是一种将医学研究成果转化为大众的健康知识，并通过态度和行为的改变，以降低疾病的患病率和死亡率、有效提高一个社区或国家生活质量和健康水准为目的的行为。1996 年，Rogers, Everett M. 又对健康传播定义：凡是人类传播的类型涉及健康的内容，就是健康传播。后 Rogers 加以补充说明：健康传播是以传播为主轴，籍由四个不同的传递层次将健康相关的内容发散出去的行为。这四个层次是：自我个体传播、人际传播、组织传播和大众传播。在自我个体的层次，如个人的生理、心理健康状况；在人际层次，如医患关系、医生与患者家属的关系；在组织层次，如医院与患者的关系、医护人员的在职训练；在大众层次，如媒介议题设置、媒介与受众的关系等。台湾学者徐美苓论述："健康传播可定义为人们寻找、处理、共享医疗资讯的过程。其关心的范围不仅在个人寻求医疗资讯的过程，或医患之间的沟通，更在整个医疗体系内信息的流动与处理"。在她的定义中，焦点在于医疗领域，包括健康传播的主体、客体与媒介等；其次，它是多层次的，有个人行为、也有系统行为。

(二)相关传播学理论

传播过程的直线模式包括：拉斯韦尔 5W 模式、香农－韦弗模式；传播过程的循环和互动模式包括：德弗勒互动过程模式、施拉姆大众传播模式等。

1."5W"模式

美国政治学家拉斯韦尔在其 1948 年发表的《传播在社会中的结构与功能》一文中，最早以建立模式的方法对人类社会的传播活动进行了分析，这便是著名的"5W"模式，其界定了传播学的研究范围和基本内容，影响极为深远。其称谓来自模式中五个要素同样的首字母"W"：谁（Who）→说什么（Says What）→通过什么渠道（In Which Channel）→对谁（To whom）→取得什么效果（With what effects）。这五个要素又构成了后来传播学研究五个基本内容，即控制研究、内容分析、媒介研究、受众研究和效果研究，如图 11-7。这五个要素各有其自身的特点："谁"就是传播者，在传播过程中担负着信息的收集、加工和传递的任务。传播者既可以是单个的人，也可以是集体或专门的机构。"说什么"是指传播的讯息内容，它是由一组有意义的符号组成的信息组合。符号包括语言符号和非语言符号。"渠道"，是信息传递所必须经过的中介或借助的物质载体。它可以是诸如信件、电话等人际之间的媒介，也可以是报纸、广播、电视等大众传播媒介。"对谁"，就是受传者或受众。受众是所有受传者如读者、听众、观众等的总称，它是传播的最终对象和目的地。"效果"，是信息到达受众后在其认知、情感、行为各层面所引起的反应。它是检验传播活动是否成功的重要尺度。

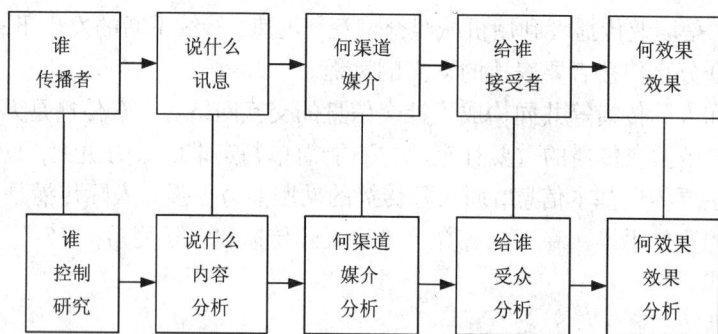

图 11-7 5W 模式及其基本内容

拉斯韦尔的"五 W"模式是线性模式，即信息的流动是直线的、单向的。该模式把人类传播活动明确概括为由五个环节和要素构成的过程，是传播研究史上的一大创举，为后来研究大众传播过程的结构和特性提供了具体的出发点，不过此模式忽视了传播的双向性。

2. "守门人"理论

库尔特·勒温（Kurt Lewin 又译为卢因）是传播学研究中守门理论的创立者，著名的社会心理学家，美籍德国人。库尔特·勒温认为信息总是沿着有"门区"的某些渠道流动的，而信息是否被允许进入渠道，要根据公众的决议或是"把关人"的意见，"把关人"即所谓"守门人"。勒温说的把关含义是指传播者对信息的筛选与过滤，传播者都不可避免地要站在自己的立场与视角上，对信息进行筛选与过滤，这种对信息进行筛选与过滤的传播行为就叫做把关（即守门），凡有这种传播行为的人就叫做把关人（守门人）。韦斯特利·布鲁斯和麦克莱恩·马尔柯姆在此模式基础上提出了一个修正的意见。即信息传播者与信息受传者之间的"把关人"是极为复杂的，把关伴随于整个传播过程中，信息每经一道关口，都有可能发生质的和量的变化，守门人可以告诉受传者一个真实的世界，也可以虚构一个虚假的世界。为此，他们创建了一个新的模式，如图 11-8。

这个模式的各部分内容如下：

N——任何信息（这些信息的传播，必须借助传播媒介）。

A——有目的的传播者（传播媒介及相关方面信息传递者或其他信息传递者）。

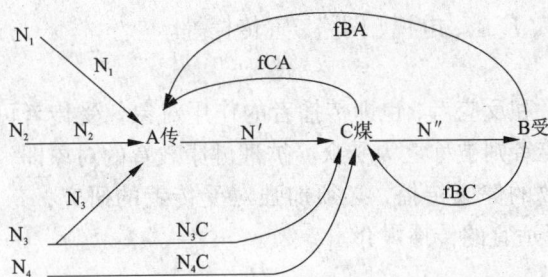

图 11 - 8 韦斯特利—麦克莱恩大众传播概念模式

B——受传者或信息接收行为角色(个人、群体或组织)。

C——传播媒介(也称守门人,个人或组织。他们从 A 或 N 处收集筛选信息,传播给 B)。

N′——加工改造后的信息(传播者为了获取守门人同意,以使信息进入传播渠道,而进行的加工)。

N_3C——传播媒介对所有信息 N 作出的观察和获取的信息。

fBA——信息受传者(B 向信源 A 作出的反馈)。

fBC——信息受传者 B 向媒介 C 作出的反馈。

fCA——传播者 C 向 A 的反馈。

这一把关模式在理论上是对单一化的把关模式的修正与发展,揭示在整个信息流通过程中存在着一条由许多关口组成的把关链,但让人难以分清哪道关口最关键、最重要。现媒介守门论最受关注,但有学者指出这只是表面现象,政府、垄断资本、相关组织等导致问题实质的最大守门人并未触及,此外,如消息提供者、事件目击者、发射设备操作者等均可作为守门人看待,似乎又使守门行为无限延伸和日益复杂化。

二、传播理论在护理学科的应用实践

(一)健康传播过程

1. 传播者

又称传者,是传播行为的引发者,即在传播过程中信息的主动发出者。护理健康教育者扮演的角色即为"传播者"的角色。作为传播者的护士,首先应具备健康教育意识和医学、护理学等学科知识。只有具备多方面的知识和技能,才能做好护理健康教育工作。

2. 信息

信息交流是人们借助于相应的符号系统所进行的知识、消息、数据和事实等信息的传递与交流活动。没有信息交流,信息资源共享就成为一句空话。健康传播活动传播的是健康信息,健康信息泛指一切有关人的健康的知识、技术、观念和行为模式。一则完整的健康信息应能有效地指导人们的健康行为。因此,信息内容不仅要包括是什么(what)、为什么(why),而且还要告诉人们如何去做(how to do)的正确方法。在这一基础上,才能使人们共享健康资源,更好地利用健康资源。

3. 传播媒介

又称传播渠道,是信息的载体,也是将传播过程中各种要素相互联系起来的纽带。传播媒介能最有效地扩大健康传播的影响,提高传播效果。因此,在护理健康教育中,要开发并利用一切可以利用的媒介进行健康传播，包括交谈、咨询、个别指导、健康教育手册、健康知识讲座、讨论会、演讲、广播、电视、网络、宣传栏等。

4. 受传者

是指信息的接受者和反应者，也即传播者的作用对象。受传者可以是个人，也可以是群体或组织。大量的受传者则被称之为受众。护理健康教育的对象即为病人及其家属，还包括健康人群。要进行有效的健康传播，必须加强对受传者的研究，充分了解受传者的教育需求，根据需求特点选择适宜的传播媒介。

5. 传播效果

是指传播对人的行为所产生的有效结果，是受传者接受信息后，在知识、情感、态度和行为等方面发生的变化。护理健康教育传播具有明确的目的性，传播应达到的效果可分为四个层次，即知晓健康信息、健康信念认同、健康信念转变、采纳健康行为。这四个层次对护理健康教育程序的实施有着重要的指导意义。

传播学理论在护理健康教育中所起的作用十分巨大。传播学贯穿于护理健康教育过程的始终；恰当地运用传播学理论可以为护理健康教育提供科学的依据和行动的指南，可以帮助护理健康教育者节时、省力，降低成本投资，从而达到事半功倍的效果。

（二）传播学理论在护理学科中的实践运用

1. 临床护理与社区护理服务中的健康教育

《护士伦理学国际法》规定护士的基本职责包括三个方面，即保护生命、减轻病痛和促进健康。我国《护士注册法》明确规定：健康教育是护士应尽的义务。护理健康教育不同于一般的护理技术操作，它是一项集思维、判断、决策于一体的护理。护士所拥有的信息量，具备的信息传播能力、采取的健康传播形式直接影响患者的教育效果。

国外临床护理中健康教育启动早，如美国日间病房，因在院时间不足 24 小时，护士在健康教育中需要教会病人及家属相关护理知识促进康复；日本医疗机构对糖尿病病人健康教育非常重视，常以学习班形式进行，注重效果评价，对病人考试，如此病人将收获健康知识，学会饮食疗法、运动疗法、药物疗法及自我监测的方法。在我国临床护理中，在整体护理开展后，医疗机构均开展相应的健康教育，为患者提供健康服务，可用"九化"来形容：病人普及化；形式多样化；对象扩大化；内容实用化、及时化、连续化、具体化；方式个体化、灵活化。越来越多的护士开始在临床护理健康实践中用科学的护理知识帮助患者解决困难，恢复并维护其健康状态。

社区护理服务作为疾病预防、基本保健服务的最前沿，健康教育显得更为重要。以老年人为例能非常有力说明这一观点。我国已进入老龄化社会，让老年人健康老龄化，将慢性病对其的侵袭降到最低，将其自理能力的丧失期缩到最短，是迫在眉睫的任务，更是潜在的、汹涌而来的民生问题，而在现有社会保障有限的国情下，抗起这一任务，解决这一问题的其中一关键节点即健康教育。我国老龄化目前呈城乡倒置状，青年农民的大规模迁移，使农村留守化、过疏化，老龄化更趋严重。农村老年人受教育少，健康知识普遍匮乏，健康知识知晓率较低；加之经济来源有限，医疗保障少，与外界交流少，思想守旧，健康观念落后，健康保健意识缺乏，健康期望水平降低，使其处于不利于健康的境地以及无法寻求正确的途径表达自身的卫生服务需求，出现自主就医行为和遵守医嘱行为低，缺乏主动了解老年性疾病保健知识的动力。这种状况将会使年事日高、缺乏成年子女照顾、身处卫生服务可及性与覆盖面均较差区域的农村老人的疾病易感性增高，同时可能在患病时不能获得必要和及时的卫生服务，使健康问题雪上加霜。这种状况决定了我国老年人健康促进不但需要医学治疗，更需要通过健康传播来改变老年人健康信念、生活态度和健康行为。健康传播作为一种有效的手段，可帮助老年人通过拥有健康知识质与量的改善，树立良好的健康信念，建立起健康的行为模式和生活习惯，以有效预防和控制各种慢性疾病的发生，提高老年人的生活质量，延缓丧失期的到来。

但当前护理实践中，健康传播的实施整体还处于起步阶段，存在诸多问题。护士的健康传播能力欠缺，包括信息的质与量、传播技巧与传播媒介运用、效果评价方法等；护理健康教育体系、工作模式和方法不完善，少传播学、信息学等专业理论支撑与指导；另有其他诸如观念相对滞后、角色认知偏差、时间缺乏保障、条件环境不足等问题。现代护理学赋予护士的根本任务是"帮助病人恢复健康，并帮助健康人提高健康水平"，根据这一任务，护理活动可以分为两大类，一类是临床护理活动，即帮助病人保持生命、减轻痛苦和促进健康的恢复。另一类则是健康教育活动，即帮助病人获得健康相关知识、预防疾病发生，提高自我保健能力和建立健康相关行为。对护士而言，意味着需要提高开展健康教育的能力和水平，加强培训，系统学习健康传播的理论知识和相关学科的知识，一是培训与疾病护理相关的知识，二是培训与健康教育相关的知识；三是培训相关学科知识，包括传播学、教育学、行为科学、社会学，心理学等。在社区老年护理服务方面，存在媒体健康传播工作不到位和"养生类"伪科学的误导等。少数涉猎老年领域的研究者在老年人生活行为与健康状况的关系分析基础上，提出了有效促进健康相关行为转变的各种传播策略与手段：明确政府管理部门职责，确保老年人健康传播的有效实施；因地制宜开展健康传播；健康传播方式灵活多样，易于被老年人接受。并构建了以社区为依托，以大众传播、人际与组群传播作为老年人健康传播主要传播手段，在社区中采用健康教育橱窗与展板、有线广播与电视、健康讲座与咨询、健康小组活动等方式来普及老年健康相关知识的健康传播模式。该模式还强调了贯穿始终的社会支持是确保个体行为成功转变的有力保障，指出了卫生监测活动能及时反馈各种变化以帮助政策制定者实时调整传播策略，健康管理则能帮助老年人提高慢性病防治的的主要因素。

2. 传播学理论在护理教育中的运用

传播活动无处不在，教育活动是一种特殊的传播活动，称为教育传播活动。护理教育传播系统是由教育者、受教育者、教育媒体和教育信息、教学评价五个基本要素构成。护理教育传播的目的是教育者按照一定的目的和要求，选定合适的信息内容，通过有效的媒体通道，把知识、技能、思想、观念等传送给特定的教育对象。在普适的教育模式中教育者是信息的控制者和发送者，根据某种需要选择合适的信息内容，通过一定的媒体通道和方式向受教育者传递信息。学生主动地获取信息，

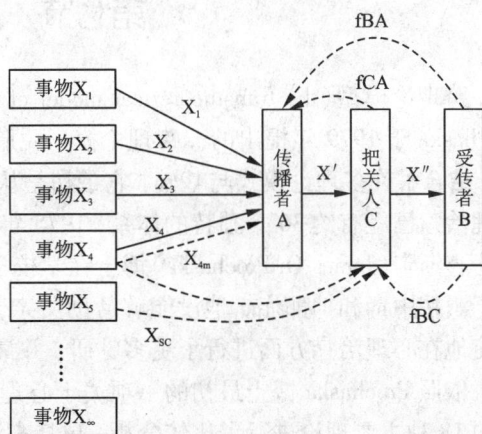

图 11 - 9 守门模式

并对学习效果进行反馈. 教师根据学生的反馈情况调整信息内容、改进传播渠道和方式再进行传递，从而构成一个循环的系统，并通过反复的传播与反馈来取得最佳的传播效果。护理

教育传播系统是社会系统的子系统，传播的各个环节均受到外部教育环境的影响。教育传播活动的传播者是教育者，是信息的控制者与发送者。从传播学角度来看，信息的传播者同时担当的是"把关人"的角色。以图11-9守门模式为例解释护理教育传播过程时，A为护理教学信息的编码者，C为护理授课教师，B为护理专业学生、在职受教育者。在护理教学传播过程中，护理教师应选择多种教学信息，并重视学生的反馈信息，教学信息编制者也应获得教师和学习者的反馈信息，提高所编教材、课件等质量。

护理教师作为教育传播过程中的信息控制者. 对课程内容的"把关"行为也同样存在。教师往往基于自身对课程内容的理解，对学生学习初始水平、学习需要和接受能力的调查和估计，以及对以往运作的课程的反思，而有意识地选取一定的教学内容。通过一定的教学媒体和教学方法传递给学生。这种对课程内容的把关行为势必使课程转换为教师领悟的课程，因而不同的护理教师授同门课程可能会存在一定的差异。唯有对实际情况了解的人，才有可能做出最恰当的选择。因此，护理教师作为课程实施的执行者，有必要根据实际的教育情境来选择和加工课程内容，以便更好地传递给护生，获得更好的传播效果。从教育媒体来看，口语传播、文字传播、印刷传播、电子传播、网络传播等不同传播媒介拥有不同的特性，在呈现力、重现力、传送能力、可控性、参与性等方面各有优缺点。护理教师选择了一种或多种媒体通道。如果媒体设施运用不恰当或者教学设备不良，这势必将影响课堂教学。在传播来源、传播内容、传播手法与技巧、传播媒介、传播环境等其他的影响因素都相同地作用于传播对象时，针对受教育者个体产生的传播效果差异主要为传播对象本身差异的结果。不同护生的兴趣和学力差异将会影响对同一课程内容的选择性接触、理解和记忆。而学力、生活经验以及学习适应性差异将影响护生对接收的信息的加工结果。因此，处于信息时代的护理教师，如何基于专业需要领悟课程，基于学生需要加工课程，基于课程内容特点选择传播媒介，基于学生个性因材施教，以提高教学效果至关重要。传统教学、多媒体教学、网络空间教学各取其长，病例讨论法、角色扮演法、传统讲授法、示教法灵活运用，不同层次护生间课程内容、目标差异化，这些都需要护理教育者去深思、去反省、去探究！

第七节　跨理论模型

跨理论模型（the transtheoretical model of change, TTM）是由美国罗德岛大学心理学教授Prochaska于1979年提出的。跨理论模型脱胎于心理治疗和行为改变中的主流理论的比较分析，结合了许多理论模式与基础，它最初是从研究戒烟过程发展而来的。早在1950年，关于心理治疗已经有约36个独特的体系，1975年发展到130多种。美国罗德岛大学心理学教授普洛查斯卡（James O. Prochaska）博士在学校学习准备成为一名心理治疗师的时候，他的父亲死于酒精中毒和抑郁症。他没能够帮助父亲，也不理解为什么父亲到死也不信任心理治疗。这使他在心理治疗方面进行了更多钻研，并最终导致了跨理论模型的产生。

依照Prochaska博士最初的一项关于心理治疗体系的著作，他对有关心理治疗和行为变化的18种主要理论进行了比较分析，包括来源于弗洛伊德学派思想中的意识唤起（consciousness raising），来自斯金纳传统理论中的突变管理（contingency management）和来自罗杰斯理论中的协作关系（helping relationships）等。TTM综合了主要心理学理论的精华而又将这些理论有机地结合成一个改变行为的完整方法，因此，这一理论模型采用"跨理论"这一术语。

一、跨理论模型概述

（一）概念

跨理论模型（the transtheoretical model of change，TTM）是一个有目的的行为改变的模型，它把重点集中在行为改变方面的个体的决策能力，而非社会的、生物学的影响力。TTM 提出，个体的行为改变是一个连续的过程而非单一的事件，人们在真正做到行为改变之前，是朝向一系列循环变化的阶段变化过程发展，它描述了人们如何改变一个不良行为和获得一个积极行为的过程。

二、实质内容

跨理论模型的内容架构如下：变化阶段（the stage of change）、变化过程（the process of change）、决策平衡（decisional balance）、自我效能（self-efficacy）等四部分。变化阶段反映人们在何时产生行为改变；变化过程体现了人们的行为改变过程；决策平衡和自我效能贯穿于变化阶段和变化过程中，反映影响人们行为改变的因素。在跨理论模型中，变化阶段是模型的核心组织结构，指出了行为变化的一个时间序列，是行为变化的动态本质和发展顺序，共5个阶段。变化过程描述了个体如何进行变化，包括 10 个有利于行为改变的认知和行为活动。决策平衡包括感知到变化产生的利益和障碍。自我效能指的是相信个体能够成功地完成必要的行为从而达到预期的结果。跨理论模型的内容构架见表 11-1。

1. 变化阶段

变化阶段是跨理论模型的核心，指的是行为发生的时间，各行为变化阶段的划分参考了行为改变的时间性、动机和恒心层面。跨理论模型把人的行为改变过程分为五个主要行为变化阶段的一系列进步，这在很大程度上揭示了被其他的行为改变理论所忽略了的关键环节。这 5 个行为变化阶段包括：前意向阶段、意向阶段、准备阶段、行动阶段和保持阶段。这些变化阶段反映了个体行为变化的意图。不同个体可能会以不同的变化率通过各个阶段向前变化，也可能会退回，并且可能会选择在行为变化统一体的不同变化点重新进入，这样通过这些阶段的运动可以被看作是循环往复的。

表 11-1　跨理论模型的四个部分及其内容

四个部分		内容
变化阶段	前意向阶段	在未来 6 个月内没有采取行动的意图
	意向阶段	准备在未来 6 个月内采取行动
	积极阶段	指 30 天内开始采取行为改变，之前已有零星新行为
	行动阶段	产生一些新行为，但此规律行为未超过 6 个月
	保持阶段	产生一些新行为，且此规律行为已超过 6 个月
决策平衡	知觉利益 > 知觉障碍	可能采取行动
	知觉障碍 > 知觉利益	不易产生行为改变
自我效能	自信心	相信自己能够成功地完成必要的行为并达到预期结果
	环境性诱因	反映在中等困难情形下参与某个特定行为的欲望强度

	四个部分		内容
变化过程	认知层面	意识觉醒	利用各种方法提供新实事和观念提升新行为的产生
		情感唤醒	利用各种方法提供不健康的行为，让个体感受需有新行为以避免陷入不健康的行为
		自我再评价	让个体再次评价自己不健康的行为
		环境再评价	让个体再次评价自己不健康的行为对环境产生的评价，可能是正向也可能是负向
		社会解放	利用制定策略或规范来促进及增加健康行为
	行为层面	自我解放	利用公开承诺表明自己坚定愿意达到健康行为
		情景替代	利用其他健康方式取代不健康行为
		强化管理	利用奖赏与惩罚以维持健康行为的出现
		刺激控制	去掉不健康行为的环境或刺激源改以健康方式辅助
		帮助性关系	利用社会支持坚定健康行为的养成

2. 变化过程

变化过程包括内隐性与外显性的活动，它是个人为修正其行为而运用的认知、情感、行为和人际之间的策略和技巧，它为问题行为者提供了改变行为的重要策略，也提供了群体健康行为产生的介入方法和策略。促使问题行为者成功进行行为变化的关键，是了解个体处在哪个行为变化阶段，然后运用恰当的策略或变化程序来推进其行为转变。目前已经发现了 10 个最常用的变化过程，涉及认知层面以及行为层面。

3. 决策平衡

决策平衡描述了个体行为改变发生与否的原因及其重要性，它是跨理论模型的决策部分。经过对跨理论模型进行经验测试，逐渐形成了决策平衡的稳定结构：即正面因素和负面因素，也称为行为改变的知觉利益和知觉障碍，这是跨理论模型中两个重要的中间结果变量。知觉利益是行为改变的积极方面，或者是行为改变的益处和理由（行为改变的原因）；知觉障碍是行为改变的消极方面，或者是行为改变的障碍（不发生改变的原因）。

4. 自我效能

跨理论模型中运用的自我效能结构，整合了 Bandura（1977）的自我效能理论和 Shiffinan（1986）的对行为改变的故态复萌阶段与保持阶段的应对模型，环境性诱因与自信心是自我效能中两个同样重要的伴随结构。其中，自信心代表了在特定情景下人们拥有的信心使他们能应对高危险的情况而不是回退到他们的不健康行为或者高危险习惯中。环境性诱因反映在中等困难情形下参与某个特定行为的欲望强度。环境性诱因和自信心在变化阶段中的作用是相反的。自信心和诱因在变化阶段中同时发生改变，自信心增加的同时诱因减少。

二、跨理论模型的应用

跨理论模型近年来在行为改变领域发展的极为成功，已在许多健康行为改变研究中得到应用。TTM 在行为改变领域主要应用于两个方面：一方面，用于改变不利于健康的行为如戒烟、戒酒、戒毒、控制体重等；另一方面，用于促进有益于健康的行为，如定期锻炼身体、安全性行为、防止紫外线过度辐射、合理膳食、预防乳腺癌、组织变革、压力管理、合理消费行为等。TTM 优于许多传统干预模式的最关键点，是它没有假定有关个体是如何做好准备的，而是承认不同的个体是处于不同的变化阶段，因此能够达到较高的参与率。在健康行为改变的研究中，由于传统的干预计划与参与者的个体需求之间相互脱节，经常会导致很高的退出率。相反，跨理论模型把个体的行为变化作为一个过程来描述，而非仅仅看作为一个事件，根据参与者的需要，干预方式被个体化到每个行为改变者的实际需要，人们就不会因为个体需求与行为改变策略之间的脱节而时常退出，因此可以达到较高的保持率。

（唐　莹　李小云）

参考文献

[1] 殷磊主编. 护理学基础[M].北京：人民卫生出版社，2004，6

[2] 李淑贞主编. 现代护理学[M].北京：人民军医出版社，2003，5

[3] 何国平等主编. 实用护理学[M].北京：人民卫生出版社，2002，4

[4] 成翼娟主编. 整体护理实践[M].北京：人民卫生出版社，2002，3

[5] 支秀玲，李艳红，梁文丽，疼痛的护理评估及控制进展[J].护理研究，2003，17(2)

[6] 谢桂春，疼痛的护理评估及控制进展[J].护士进修杂志，2002，17(3)

[7] 邱萍，危重症患者药物治疗的护理监护[J].中国实用护理杂志，2004，20(5)

[8] 卜秀青，黄艺仪，郭代珠，高压氧治疗急性一氧化碳中毒的护理[J].现代临床护理，2003，1(4)

[9] 胡晓红，硬膜外持续性镇痛输液泵在剖宫产术后应用[J].齐齐哈尔医学院学报，2003，24(7)

[10] 李丹，通过输液泵静滴硫酸镁治疗妊娠高血压综合征的应用[J].现代护理，2002，8(9)

[11] 林凤英，输液泵注射阿托品在抢救有机磷中毒的应用[J].医学理论与实践，2004，17(5)

[12] 王静，张岚，周霞等，血液透析常见并发症的原因及护理对策[J].国外医学护理学分册，2004，23(9)

[13] 许秀丽，关俊，林汉英，低分子肝素的临床应用和护理进展[J].中华护理杂志，2004，39(12)

[14] 郑建华，低温透析在临床应用中的观察及护理[J].实用医院临床杂志，2005，2(1)

[15] 方立珍. 临床路径———一种全新的医疗服务模式[M]. 湖南科学技术出版社.长沙：2002，4

[16] 李菀. 建立"临床护理专家"制度的必要性及建议[J].护理管理杂志，2002，2(2)

[17] 杨小平，王惠珍. 建立我国临床护理专家制度的建议[J].护理研究，2003，17(8)

[18] 王欣，王惠珍. 美国临床护理专家的角色进展[J].护理研究，2003，17(2)

[19] 王惠珍. 临床护理专家的教育发展和展望[J].南方护理学报，2002，9(3)

[20] 王惠珍. 临床护理专家的教育发展和展望[J].南方护理学报，2002，9(4)

[21] 张平平，张江雁.日本临床护理专家及专科护士的现状[J].中华护理杂志，2002，37(9)

[22] 蔡文智，李亚洁.国外临床护理专家角色职能[J].南方护理学报，2003，10(1)

[23] 王惠珍. 我国临床护理专家的培养研究[J].护理研究.2003，17(1)

[24] 齐德广，秦银河，李书章等.临床路径的应用及其相关问题和对策[J].解放军医院管理杂志，2003，10(1)

[25] 杨立群，薛继红，许俊艳。临床路径在日本的应用[J].国外医学护理学分册，2002，21(8)

[26] 张正华，高居中. 实施临床路径的意义和方法[J].中华医院管理杂志，2002，18(9)

[27] 陆定栋，吴雁鸣，徐德志. 临床路径的历史与现状[J].中国医院管理，2003，23(7)

[28] 张慰伦. 护士在临床路径中的作用[J].实用护理杂志，2003，19(8)

[29] 严谨，石丹岳，陶新陆. 循证护理：护理发展的趋势[J].实用预防医学，2003，10(4)

[30] 王晓娅，徐氚，陈向荣，等.PICC 术外测量方法的改进[J].护理研究，2004，18(7A)

[31] 于凡，崔其亮，陈丽萍，等.新生儿外周穿刺中心静脉置管术的插管注意事项[J].现代护理，2003，9(4)

[32] 陈妙华，周玉华，曾文.改良的 PICC 无针输液系统在颅脑外科的应用[J].实用护理杂志，2002，18(4)

[33] 王萍，张敏.程丕叶.经外周静脉中心静脉置管的护理体会及并发症防治[J].中国医疗前沿，2008，2(3)

[34] 吴倩.PICC 置管引起的静脉炎的相关临床因素研究[J]. MODERN ONCOLOGY.2008，l 16(12)

[35] 王春妹.护理操作对 PICC 置管后并发症的影响[J].护理研究，2004，18(6B)

[36] 许璧瑜，成守珍，揭素铭.PICC并发症原因分析及对策[J].现代护理，2003，9(5)

[37] 陈丽萍，崔其亮，林冰清，等.新生儿外周穿刺中心静脉导管的堵管原因及护理[J].中华护理杂志，2003，38(10)

[38] 徐洪莲.造口护理与造口治疗师的研究进展[J].上海护理，2009，9(3)

[39] 宋艳丽，王继忠，刘君.肠造口用品：发展.现状.展望[J].中华护理杂志2005，40(6)

[40] 王先英，李建国，张喜梅.ISO90001：2000标准在护理质量管理中的应用[J].护理研究，2002，1(6)

[41] 杨华，刘立捷.ISO9000族标准在我国护理管理中应用的意义及现状[J].护理学杂志，2004，19(5)

[42] 杨瑞雪，李林，引入ISO9000族标准，加强护理质量管理[J].护理管理杂志，2003，3(3)

[43] 韩淑芳，张金桃，黄明等.医院护理信息系统应用效果分析[J].护理学杂志，2004，19(19)

[44] 鲍凤香，闫秀霞，林平.护理信息系统在病区护理质量管理中的实施[J].护理研究2005，19(4)

[45] 李杏敏，王玲勉.现行护理信息管理系统运行中的缺陷分析与对策[J].2010，24(1)

[46] 唐丹，邓娟.网络在护理信息管理中的作用.中国实用医药，2009，4(17)

[47] 刘则杨，肖飞，董新等.我国护理成本核算体系的构建[J].中国医院管理，2003，23(4)

[48] 刘玮琳，叶文琴.护理成本研究的现状和趋势[J].中华护理杂志，2004，39(1)

[49] 刘玮琳，叶文琴.我国护理成本研究中的问题与思考[J].南方护理学报，2003，10(1)

[50] 陈月娥.我国护理成本核算研究的现状及思考[J].护理与康复，2010，9(2)

[51] 田芬，刘惠清，季敏红等.护理服务价值对护理成本核算结果的影响[J].齐齐哈尔医学院学报，2009，30(22)

[52] 侯忠平.护理成本核算在医院管理中存在的问题[J].中国医药指南，2009，7(23)

[53] 余秀君，李虹，李晓华.临终关怀的护理进展[J].华西医学2003；18(3)

[54] 周富玲.临终关怀与护理进展[J].中国实用护理杂志，2004，20(3)

[55] 刘晴，罗羽.临终关怀中护士面临的问题及对策[J].护理学杂志，2004，19(23)

[56] 朱丽芹，医院护理文化建设的理念与路径[J].齐鲁护理杂志2009，15(12)

[57] 刘丹青，护理文化在人性化护理管理中的应用体会[J].中国实用医药，2009，4(17)

[58] 胡君娥，加强护理文化建设，提升护理团队核心竞争力[J].护理实践与研究，2010，7(10)

[59] 罗祥颖，新形式下护理文化建设的探索与实践[J].中国应用护理杂志，2009，19(11)

[60] 杜淑英，张秋红.刍议护士法律意识培养的重要性[J].中国实用护理杂志，2003，29(8)

[61] 杨翠琴，穆睿华，李慧芳.临床护理安全隐患及防范措施[J].基层医学论坛，2010，14(5)

[62] 马振芳，张桦.手术护理记录单500份中存在的问题及分析[J].职业与健康，2005，21(1)

[63] 熊晓美，冯晓敏，叶宝霞等.新形势下护理管理面临的法律问题及对策[J].实用护理杂志2003，19(6)

[64] 梁银辉，何国平，李映兰.护理文化的内容及建设[J].中国护理管理，2004，4(3)

[65] 张建凤，余梅，于卫华等.人本观念在护理文化中的应用和影响[J].实用护理杂志，2002，18(3)

[66] 杨辉，宋丽萍.护理文化建设在护理管理中的应用探讨[J].护理研究，2003，17(1)

[67] 张景龙.临床护士接受学历教育影响因素的调查[J].中华护理杂志，2004，39(7)

[68] 杨顺秋，吴殿源.现代实用护理管理[M].北京：军事医学科学出版社，2003，1

[69] 乐杰主编.妇产科学[M]，北京：人民卫生出版社，2004

[70] 何国平，张静平主编.实用社区护理[M]，北京：人民卫生出版社，2002

[71] 毛新敏，侯燕，林芳梅.妇幼保健工作社区化的必然趋势及对策[J].新疆中医药2003，2，14

[72] 丁俭，王峥，白姣姣.老年护理领域中存在的问题及其应对[J].解放军护理杂志2004，5，21(5)

[73] 孙建萍.老年人的心理卫生[J].护士进修杂志2002，17(7)

[74] 周登滨，周艳，李勤.家庭访视——社区妇幼保健工作的重点和难点·中国妇幼保健2005年第20(3)：27－28

[75] 苏金林.关于我校开设社区服务(康复护理)专业的实践与思考[J]护理教育，2010，28(767－68)

[76] 甘泉.社区康复运作模式探讨[J]新疆中医药，2009，27(2)

[77] 李小妹.护理教育学[M].北京：人民卫生出版社，2002，6

[78] 姜安丽，李树贞.护理教育学[M].北京：高等教育出版社，2002，1

[79] 郑雪梅，蒋文慧.21世纪我国护理专业发展的思索[J].护士进修杂志，2003，18(5)

[80] 李晓惠，吕久余.护理科研概述[J].现代护理，2004，10(5)

[81] 程金莲，韩世范，孙玉梅等.护理人员开展护理研究现况调查[J].护理研究，2004，18(3)

[82] 钱文静.浅谈护理科研的影响因素及其对策[J].解放军护理杂志，2004，21(5)

[83] 袁长蓉，陈晓英，师晓宁等.循证思维对提高护生科研能力的调查分析[J].解放军护理杂志，2003，20(12)

[84] 姜安丽.中美护理教育之比较与思考[J].中华护理杂志，2003，38(11)：38－41.

[85] Anerson SM. Helberg SB. Chart — based, case-based Learning. SD med, 2007, 60 (10)：391 — 399.

[86] Geoffrey N. Problem — based Learning makes a difference. But Why? CAMJ, 2008, 178(1)：61 – 62.

[87] 马丽和，张培莉，王倩，丁永霞.护理教育中评判性思维培养及其评价的研究进展[J].解放军护理杂志 2009，26(11)：37－39

[88] 蒋小平，郑显兰审校.护理评判性思维能力测量工具的应用比较[J].中华护理教育，2005，2(4)：180－182.

[89] 李省，贺红梅.医院内感染相关因素现况分析[J].中国公共卫生，2005，1(21)

[90] 钟晓明.院内感染相关因素及预防[J].现代医药卫生，2005，21(3)

[91] 朱胜春.护士职业防护现状调查分析与对策[J].天津护理，2005，2(13)：36－37

[92] 黄敏，郑红梅，刘英.初级卫生保健中护士的作用[J].中国实用护理杂志，2005，21(4)：72－74

[93] 柯岫，我国环境与健康工作的目标、内容与建议[J].环境保护，2008，10：61－63

[94] 孙朋，于云江，李定龙，全占军，李屹，李琴，王昕，电子垃圾对环境与健康的影响研究进展[J].环境与健康杂志，2008，25(5)：452－455

[95] 刘启明，张璟，李晓晖，环境与健康关系的社会心理学探究[J].调研世界，2010，10：42－44

[96] 谭穗茹，吴琼宜，潘丽霞，何素萍，廖景丽 血液性针刺伤处理情况分析与及职业防护[J].中国医药导报，2007，4(26)：114

[97] 潘玉波，邢丽芬，王巍，郑玉霞 2004～2006年医院环境卫生学监测结果分析[J].中国现代医生，2011，49(6)102－103

[98] 宁远.2亿人遭受职业病危害呼唤法律的完善[M].读者之声2011，5

[99] 唐莹，张静平，余小波.护士心身健康状况的研究进展[J].现代护理，2005，11(4)

[100] 查韵.马斯洛需要层次论在老年护理中的运用[J].天津护理，2010，18(6)

[101] 孙巧云.应激理论在护理专业的应用现状[J].现代护理，2005，11(17)

[102] 刘懿洋.激励需要在护理管理中的应用[硕士学位论文].南方医科大学，广州：2008，5

[103] 李彬，金瑞华，郑洁.美国临床护理专家应具备的核心能力浅析[J].中国护理管理，2010，10(5)

[104] 高敏.李晓芳，张巧妮.临床护理专家角色职能及资格认证的分析[J].护理研究，2009，23(12)

[105] 李彬.肿瘤科临床护理专家课程设置和角色职能的研究[硕士学位论文].山西医科大学，太原：2010，5

[106] 杨小平，倪彩虹，程玉霞等.对临床护理专家工作领域和能力要求的调查[J].解放军护理杂志，2008，25(9)

[107] 安力彬，张秀英，李文涛.中国循证护理的发展研究检索分析[J].护士进修杂志，2009，4(2)

[108] 汪琪琦.促进老年人健康相关行为转变的传播模式研究[学位论文].合肥：中国科技大学，2008，6

[109] 尹博.健康行为改变的跨理论模型[J].中国心理卫生杂志，2007，21(3)